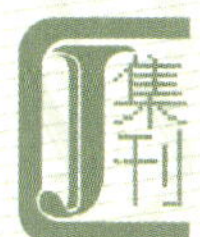

集人文社科之思　刊专业学术之声

集 刊 名：中医药文化理论与实践

主　　编　黄文秀
执行主编　朱德明
副 主 编　温成平　郑　洪　徐光星　王延隆

THEORY AND PRACTICE OF TRADITIONAL CHINESE MEDICINE CULTURE (NO.1)

编辑部地址　浙江省杭州市滨江区滨文路 548 号
微信公众号　浙江中医药文化研究院

（第一辑）

集刊序列号：PIJ-2024-526
中国集刊网：www.jikan.com.cn/ 中医药文化理论与实践
集刊投约稿平台：www.iedol.cn

浙江省哲学社会科学重点培育研究基地
浙江中医药大学浙江中医药文化研究院集刊

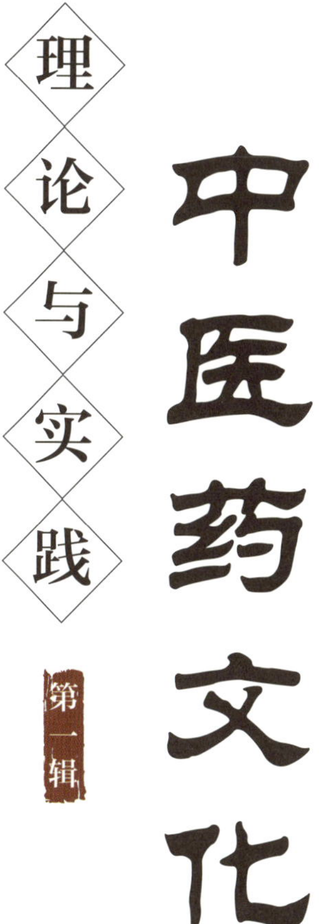

中医药文化

理论与实践

第一辑

主编/黄文秀
执行主编/朱德明

社会科学文献出版社
SOCIAL SCIENCES ACADEMIC PRESS (CHINA)

创刊词

中医药文化是中华民族优秀传统文化的重要组成部分，是中华民族集体创造的结晶，在维护和促进人民健康、传承和延续历史文化方面发挥着不可替代的作用；中医药文化是中医药事业的根基和灵魂，它的精髓集中体现在中华民族的价值理念、思维方式和生活习惯上，为人类提供了一种独特的科学范式；中医药文化是一个伟大的宝库，进一步研究与弘扬中医药文化意义重大。

近年来，党和国家高度重视中医药文化，先后出台了一系列发展中医药文化的重要文件，为发展好、传承好、践行好中医药文化提供了有力支撑。为了更好地研究、实践、推广中医药文化，认真贯彻落实习近平总书记关于中医药的重要指示批示精神，认真落实党中央、国务院传承创新发展中医药的政策举措，浙江中医药大学浙江中医药文化研究院创办了《中医药文化理论与实践》集刊。本集刊主要刊载了中医药文化及其相关学科著名专家学者的学术论文，选题紧扣中医药文化理论与实践主题，涵盖了中医药出土文物和文献、中医医史文献、中医药理论、中医药政策法规、中医药康养文化、中医药对外交流等最新的理论与实践成果。

《中医药文化理论与实践》集刊，是浙江中医药大学建校以来第一部关于中医药文化的学术刊物，也是浙江中医药文化研究领域的唯一集刊。创办该集刊，不仅是浙江省哲学社会科学重点培育研究基地的职责，也是广大中医药文化工作者的使命。该集刊必将对国内外中医药文化传承创新发展，起到引领作用。

序 言

为了更好地贯彻落实习近平总书记关于中医药工作的重要指示批示精神，贯彻落实党和国家一系列弘扬中医药文化的重要文件，研究、实践、弘扬好中医药文化，浙江省哲学社会科学重点培育研究基地浙江中医药大学浙江中医药文化研究院创办了《中医药文化理论与实践》集刊，意义非凡！

我审阅了《中医药文化理论与实践》创刊号（第一辑），主要有四大部分研究成果。第一部分为中医药文化。这一栏目的论文涉及中医药与哲学社会科学的交融研究。第二部分为中医医史文献。这一栏目的论文涉及中医药发展的历史脉络，中医药文化内涵的阐释等问题。第三部分为中医药政策法规研究，并展望新时代、新形势下中医药的发展潮流。这一栏目的论文涉及当今中医药文化相关的政策法规的分析和解读，反映了中医药发展需求及最新立法动态。第四部分为医林漫笔，这一栏目的论文涉及医学与哲学、美学等随笔札记类文章。

我认为，本集刊探讨了中华优秀传统文化之一的中医药文化发展历程、政策法规、医史文献、健康养生等主题，梳理了当代学者的学术经验，提供了中医药文化研究与推广的学术交流平台。同时，向国内外相关领域著名学者、著名专家如北京大学哲学系教授楼宇烈、北京中医药大学教授张其成和樊正伦、浙江大学求是特聘教授曹锦炎、国家中医药博物馆首任馆长杨荣臣、山东中医药大学教授王振国、中国中医科学院首席研究员肖永芝和潘桂娟、南京中医药大学教授沈澍农、北京大学教授甄橙、意大利中华医药学会名誉会长何嘉琅等征稿，他们的赐稿，增添了该集刊的学术价值！

中医药文化源远流长，如何让世人了解中医药、发展中医药、享受中医药是一个重要的课题。因此，浙江中医药大学浙江中医药文化研究院创办这一集刊，是时代赋予的使命。我衷心希望该集刊以弘扬中医药文化为宗旨，以复兴中华传统文化为己任，以习近平总书记对中医药工作的重要指示批示精神为引领，办出中国特色、中国气派、中国风格。浙江省哲学社会科学重点培育研究基地浙江中医药大学浙江中医药文化研究院创办这一集刊，将在海内外中医药文化理论与实践领域起到引领作用。

中国工程院院士　中国中医科学院院长　黄璐琦

2024 年 9 月 25 日

目录
CONTENTS

中医药文化

中医医史文献

中医药政策法规

医林漫笔

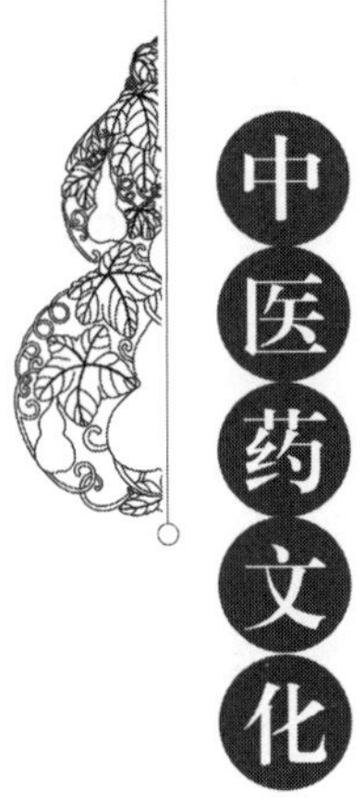

中医药文化

中医的人文内涵及其意义*

楼宇烈**

摘　要　中医不是一个单纯的科学问题，它还有人文内涵，应该纳入人文的思考领域。中医和中国传统文化是一体的。中医在实践层面把中国传统文化中的许多抽象理念体现出来，它的理论和实践充分体现了中国传统文化的根本观念和思维方式。中医认为人体是一个完整的、相互联系的整体，用这样一种整体的辩证方式来看待一个生命体，应该说是中医最根本的一个基点。而中医的阴阳理论反映的是动态平衡，五行学说反映的是整体的相关性，这些可以说是中国文化最根本的理念。中医的存亡，其实牵扯到中国文化根本精神的存亡。中医影响世界的不仅仅是在治病的技术层面，而更多是在中国传统文化理念层面。

关键词　中医；中国传统文化；中国生命观；中国哲学思维

中国传统文化可以分为“道”和“艺”两个层面。“道”是人对宇宙万物的根本认识，“艺”则是这种认识反映出来的实践。“道”与“艺”的关系是形而上与形而下的关系。“道”在中国文化中具有特殊意义，甚至居于至高无上的地位，中国传统文化的任务就是明道、行道、传道，其人生境界以求道、悟道、证道为根本。“道”和“艺”的关系也可以理解为儒家强调的“上达”和“下学”之间的关系。上达者，达的是天道、性命等抽象道理，“下学”者，学习的是具体技艺和日常生活的礼仪规范等，下学可以言传，上达必由心悟。下学一定要上达，上达也必须落实到下学，换言之，“道”可以统“艺”，由“艺”也可以臻“道”。从“艺”入手，通过能具体感触到的“艺”，逐渐加深对传统文化的理解，我们才能领悟到“艺”所包含的“道”是什么意思。而中医正是这样一种“艺”。

一　中医与中国传统文化

古人认为，中医是我们维护生命的医学思想和手段。中国现存最早的目录学文献《汉书·艺文志》，将留存至汉代有关人体保养和医疗健康的典籍都集中在《方技略》

*　本文据 2018 年 6 月 14 日《中国文化研究》发表的《中医的人文内涵及其意义》增补修订而成。

**　作者简介：楼宇烈，北京大学哲学系暨国学研究院教授、博士生导师。研究方向：中国哲学史、佛学史等。

里，并在最后总结为“方技者，皆生生之具”①。所谓“生生”，即维持生命的方法。有生生之具，也有生生之理，二者结合在一起成为生生之学，生生之学是中国传统文化核心内容之一。中医就是这样一门被古人称为“生生之学”的关于生命智慧和生命艺术的学问。因此，不能把中医视为单纯的疾病医学，它具有丰富的人文文化内涵，是包括哲学、艺术、宗教等在内的一种综合性的人文生命学。

中医和中国传统文化是一体的，中医是技术层面的内容，但技术层面离不开整个理论的指导。中医是以中国传统文化当中天人合一、天人感应、整体关联、动态平衡、顺应自然、中和为用、阴阳消长、五行生克等理念为内核，从整体生命观出发构建起的一整套有关摄生、卫生、达生、养生、强生、尊生、贵生等等治未病，以及用针灸、按摩、推拿、经方等治已病的理论和方法。这是非常完整的，从治未病到治已病都有非常丰富的理论和方法，中医跟中国传统文化中儒、释、道的思想，道合理同，道理完全是一致的、密切关联的。中医在实践的层面把中国传统文化中许多抽象的理念呈现出来，它的理论和实践充分体现了中国传统文化的根本观念和思维方式。

所以，学中国传统文化、学中国哲学，如果不懂一点中医的话，只能够停留在抽象的理论的层面，不可能有感性的认识。中医是中国传统文化不可分割的一部分，是中国传统文化和人文精神的体现者与承载者，认识中医的根本特性，对于理解中国传统文化的精神、恢复中国文化的自信具有十分重要的意义。可以说，中国文化的精神要得到重新认识，很大程度上有赖于中医，中国传统文化的复兴有赖于中医的复兴。

早在唐代，把医列为“技艺”以后，很多人就不去学医了。即使学医也多只是诵一家之成说，守一定之成方，少有深入的探讨，更不去求圣贤之意，因而也就不能够博采众议。可见，自唐以来，医学就发生了变化，往往儒者不学医，医者不学儒。其实，学医者应该通儒书；学儒者要明医理，则要读《素问》，读《本草》，读《脉经》，方能得其要妙。元代戴良著的医书《九灵山房集》中便有“医以活人为务，与吾儒道最切近”② 的言论。清初著名医家喻昌所著《医门法律》中也写道：“医之为道，非精不能明其理，非博不能至其约。”③ 进而，喻昌说：“非《四书》无以通义理之精微，非《易》无以知阴阳之消长，非《素问》无以识病，非《本草》无以识药，非《脉经》无从诊候而知寒热虚实之证。”④ 实际上，学医的人，特别是学中医的人，不仅需要对儒学有所了解，还必须有广博的中国传统人文知识。

---

① 张舜徽：《汉书艺文志通释》，湖北教育出版社，1990，第 298 页。

② （清）陈梦雷编《古今图书集成医部全录》第十二册卷五〇三《九灵山房集》，人民卫生出版社，1962，第 46 页。

③ 陈熠主编《喻嘉言医学全书》，中国中医药出版社，1999，第 214 页。

④ 陈熠主编《喻嘉言医学全书》，第 214 页。

二　中医的四层内涵

我们还要认识到，中医不单纯属于科学范畴，它还有人文内涵，我们应该从多方面对之加以认真研究，应该将之纳入人文的思考领域里面。现代人对中医的理解往往是“跟西医相对的中国的医学”，但如此一来，中医这门具有深刻内涵的传统学问就被淡化、被解构了；而实际上，中医具有更深层的含义，我们将其内涵阐发出来，才能够真正了解其深刻的价值意义。

中医的第一个含义，即上、中、下的“中”。《备急千金要方·诊候第四》有云：“上医医国，中医医人，下医医病。”① 自古以来，善为医者，不仅能治病救人，也能以医理论国事，治病与治国、治人，融会贯通，一脉相承。在这个意义上甚至可以讲，“中医”是治人的，而不是治病的。换言之，中医把人看作一个整体，而不仅仅看“病”，如果仅仅看病、治病，那便是下医。同时，把握了医道的精髓，还可以去治人，也可以去治国。中医的这层含义与今天大不相同，如今学了医就只能去看病。宋代政治家、文学家范仲淹曾说过：“不为良相，便为良医。”② 良相是治国的，良医是治人的，但治国、治人、治病的道理是相通的。所以宋代大文豪苏东坡说：“物一理也，通其意则无适而不可。分科而医，医之衰也。”③ 中医需要把握道的根本精神，否则只会沦为囿于成规、定法的“下医”。所以，中医的第一个含义，就是治人。

中医的第二个含义，《汉书·艺文志》中有一句话：“有病不治，常得中医。”④ 有病不治，才能得到中医。《黄帝内经》记载：“圣人不治已病，治未病。”⑤ 有病不治，就是说不治已病。因此，中医不是治已病的，是治未病的。治未病，也就是让每个人都能够保持身心健康。历史上曾流传这样一个故事：

> （魏文侯问扁鹊）曰：“子昆弟三人，其孰最善为医？”扁鹊曰：“长兄最善，中兄次之，扁鹊最为下。”魏文侯曰：“可得闻邪？”扁鹊曰：“长兄于病视神，未有形而除之，故名不出于家。中兄治病，其在毫毛，故名不出于闾。若扁鹊者，镵血脉，投毒药，副肌肤，闲而名出闻于诸侯。”⑥

---

① （唐）孙思邈：《备急千金要方》，中国医药科技出版社，2011，第3页。
② （南宋）吴曾：《能改斋漫录》卷一三，上海古籍出版社，1979，第831页。
③ 《苏轼集·跋君谟飞白》，黑龙江人民出版社，2005，第1765页。
④ 张舜徽：《汉书艺文志通释》，第294页。
⑤ 田代华整理《黄帝内经素问》，人民卫生出版社，2005，第4页。
⑥ 黄怀信：《鹖冠子汇校集注》卷下《世贤》，中华书局，2004，第336-337页。

扁鹊是春秋战国时期的名医，因医术高超被奉为“神医”，然而，扁鹊自认为自己医术并不高明，因为只是治“已病”，真正高明的是治“未病”，让人不生病。所以中医是“不治已病，治未病”的，不要等到有病了再去治，最好还是不要生病。

中医的第三个含义，清代学者钱大昭在注释《汉书·艺文志》时说：“今吴人犹云：‘不服药为中医。’”[①] 他是说，到当时为止，吴地的人仍以不服药为中医。中医不以服药为主的理念可能在清代相当盛行。曾国藩给重病的爱将李希庵写信，嘱咐李希庵：“治心病以‘广大’二字为药。治身以‘不药’二字为药。”[②] 俗话说，“是药三分毒”，能不用药就不用，再好的医生也可能在用药过程中产生偏差，这会导致病情加重甚至死亡，十个人生病，良医能够治好八个人就不错了，庸医却可能把八九个人给治死。因此，用药要慎重，能不服药就不用，这是清代的理念。现在流行的自然疗法有七项原则，其中一个原则，即能不动手术的尽量不动，能不吃药的尽量不吃，要调动人体自身的修复能力。其实，在中医里早就有这样的理念了。当然，凡事都不能绝对化，需要用药时还是要用药，但不能依赖药物，药只是起辅助作用的。这是传统中医的第三个含义。

最重要的是中医的第四个含义，即中医讲究“中正平和”。这跟中国文化的生命观是一致的：生命不是造物主或神创造出来的，生命是天地之气达到和谐状态而产生的。因此，每个生命都是天地之和气而生的。生命因“和”而生，那么怎样维持其生命力呢？也是要靠“和”。中医用“中”的概念来调整人体各种不平衡、不中正、不平和。生命因中正平和而产生、延续，这是中医最核心的价值观、思维方式。“中正平和”是一种生命的动态平衡状态，这种平衡状态不是固定式的，而是“动态”的、“变易”的。我们可以通过《周易》“易”字的三个含义来理解这种“动态平衡”：一是“不易”，就是确定位置；二是“变易”，有了确定的位置就会相互转换；三是“简易”，不把问题搞得非常复杂。其中最重要的是“变易”，因此，中国人必然强调一个“中”，或说“中和”“中庸”。就是要把握一个分寸，把握一个度，但是这个度不是不变的，它是随着时间的变化、地域的变化而变化的。“中”是一个不变的原则，但是这个原则在不同的环境和时间里面是要发生变化的，所以，这是一个动态的平衡，我们要“致中和”。另外，中国哲学有关阴阳五行相生相克的关系，即阴阳之间的相互消长、转换，对于中医来讲影响也很大。中国哲学很重要的特点，并不是仅仅确定某一个事情的一种性质或者一种特征，而更在讲这些性质互相之间的一种关系，它们之间的一种转换，所以非常强调一个“中”，还强调一个“时”。中国哲学里面讲的“时”，含义既包括时间也包括空间，是指从时间、空间两个层面来调整“中”的原

① 张舜徽：《汉书艺文志通释》，第294页。

② （清）曾国藩：《曾国藩家书》，张峰书整理，万卷出版公司，2009，第329页。

则，这些都是中医的诊断治疗或者预防的根本原则。

中医离不开中国整体的文化和哲学，中国整体的文化和哲学也离不开中医。中医在实践中的运用，尤其在养生这方面，也促进了中国哲学思维方式的提升和升华。同时，人对自然万物的认识的加深和扩展，往往伴随着人对自身生命的认识的深化。所以，中医可以说是一种生命哲学。

三 中医的生命观

中国人最核心的思想是把天地看作一个自然，生命是天地的常物，这个自然是没有任何神秘意义的，它不是一个造物主的概念。因为天地赋予生命，尤其人的生命是万物之中最宝贵的，所以中国人非常重视对生命的保护。中国人强调“生生之学”这样一个理念，就是探讨怎样来维护生命、保护生命、提升生命的学问。

具体而言，中医的生命观是生命整体观，它认为生命是一个整体。用整体的辩证的思维来看待生命体，是中医的基点。它把一个人看作一个整体，生病不是某一个部位出了问题，而是整体上有问题。所以，治疗也不仅仅针对某一个实际的病，而是从饮食、起居、心理、情志各个方面进行总体调节。中医强调整体和局部的关系，整体中的每个部分都息息相关。中国哲学强调整体关联与动态平衡，而中医的理论体系正是在整体观的基础上建立起来的。任何事物都不是孤立的，而是相互关联，处于阴阳消长、相生相克的动态平衡中。整体包含部分，部分反映整体，部分在整体里面的任何变化，都会直接影响到整体，整体的变化也会影响部分的变化。正如一张太极图，里面有阴也有阳，阴阳又互相包含、互为消长、互为依赖，阳离不开阴，阴离不开阳。

中医认为人体是一个完整的、相互联系的整体，用这样一种整体的辩证方式来看待一个生命体，应该说是中医最根本的一个基点。中医治病绝不会头痛医头、脚痛医脚，而是一种整体的调适，讲究固本培元，标本兼治。中医的药方也特别重视主药和辅药的组合，讲究君臣佐使，通过配伍产生的整体效果来调节五脏六腑的平衡。现代医学把中医的很多理念都解构了，比如给中医分科，实际上是不符合中医特点的，诚如宋代文豪苏东坡所言：“物一理也，通其意则无适而不可。分科而医，医之衰也。”①

中医的生命观还是身心不二观。中医认为人是精神生命和肉体生命相结合的生命体，其中精神生命起引导作用，肉体生命是听精神生命指挥的。所以，中医从来不会单纯地看待“身”，所谓养生，实则既是养身也是养心。实际上，从身心关系角度看，

---

① 《苏轼集》，第 1765 页。

养心更为关键。中国的传统文化强调养生必先养心，或者说要心术正。《管子·心术》："心之在体，君之位也。九窍之有职，官之分也。"① 心居主导地位。中国传统观念中，心为思之官，心为一身之主，心管官（官，即各种感官——眼、耳、鼻、舌、身），心也管思想。心管官，官管物，是正常的心术。可是，在实际生活中，常常是官让物管住了，心让官管住了，这样心术就不正了。要理顺相互关系，才能让人不沦为物欲的奴隶。人肉体上、精神上的疾病，很多是由于管不住自己，禁不住外物的引诱而产生的。

道家曾讲过各种各样修身、养身的办法，《汉书·艺文志》对"神仙"的界定是最深刻的。《汉书》中养身、治病的方法可分成四大部分：第一部分是医经，整体上说明治病的道理；第二部分是经方，讲怎样保持身体健康；第三部分是神仙，即怎样修炼成神仙；第四部分讲房中术。《汉书·艺文志》载："神仙者，所以保性命之真，而游求于其外者也。"② 身体要健康就要保住真气，人来到世界以后，真性就丢失了。如何保持性命之真呢？《汉书·艺文志》讲了三点。第一点是"聊以荡意平心"。我们的心思经常是混乱的，心意不平会引起疾病。荡意平心，即扫除种种胡思乱想。第二点是"同死生之域"。我们要认识到整个宇宙的规律，即有生必有死，我们要认识、看透它，不要贪生怕死。《吕氏春秋》一书讲"天下，重物也，而不以害其生，又况于它物乎？惟不以天下害其生者也，可以托天下"③，保养也要遵循"自然之道"。欧阳修给《无仙子删正黄庭经》一书写了个序，开头讲："自古有道无仙，而后世之人知有道而不得其道，不知无仙而妄学仙，此我之所哀也。"④ 意思是说天下哪有不死的仙呢？有生必有死，这就是养生之道、自然之道，"道者，自然之道也，生而必死，亦自然之理也"⑤。他提出"以自然之道养自然之生"⑥。他批评了那些老想着长生不死的道家，炼丹、服丹等都是为了抗拒自然之道。第三点是"无怵惕于胸中"。怵惕就是紧张、害怕，神经太紧张，整天提心吊胆对身体有害。我们一方面要坦坦荡荡，做正人君子；另一方面欲望要少，做个无私无欲的人。如果做到这三点就是神仙了。做神仙不是通过服丹药求得的，而是通过调整精神状态，保持身心的平和而来。

以上中医的丰富深刻的哲学内涵，又都建基于中医医理的思维方式上，这种思维方式是长久浸润于中国传统文化之中而形成的，是典型的中国人的思维方式。厘清这一思维方式，对于建立中医以及中国文化的主体性地位是具有重要意义的。

---

① （清）黎翔凤：《管子校注》，中华书局，2021，第 759 页。

② 张舜徽：《汉书艺文志通释》，第 298 页。

③ （战国）吕不韦：《吕氏春秋》，李春玲译，青海人民出版社，第 19 页。

④ 陈新、杜维沫选注《欧阳修选集》，上海古籍出版社，2016，第 369 页。

⑤ 陈新、杜维沫选注《欧阳修选集》，第 369 页。

⑥ 陈新、杜维沫选注《欧阳修选集》，第 369 页。

四　中医的思维方式

（一）整体关联

有人认为，中医的理论是不科学的、模糊的、不可实证的，那是因为他们已经习惯了现在的实证观念和思维，认为你是你，我是我，所以无法认同你中有我、我中有你的观念。而中医的阴阳理论反映的是动态平衡，五行学说反映的是整体的相关性，这些可以说都是中国文化最根本的理念。

中医的思维首先源自中国文化、中国哲学的思维方式，即整体关联的思维方式，它不是一种分析还原的方法。分析还原，还原到最后就各自成为一个孤立的个体。而整体关联的还原，它也是还原，也还原到每一个个体，但个体是相互关联的个体，而不是一个个孤立的个体。中医根本的问题是研究生命的问题，是研究人这个有精神的高级生命体。也正因为这样，中医的理论里才有整体生命的每一个部分都能完整地反映整体的面貌，而不只是反映那个部分的观念。比如，肝脏不只反映肝脏这部分，心不只反映心这部分，而是与其他脏器生理功能密切关联在一起。

我们需要把中国哲学这样一个整体关联的思维方式充分地阐发出来，加强研究，来支撑中医基本理论。中国哲学，特别是在吸收了佛教里的理事无碍、事事无碍这样的理事关系思想以后，就促成了宋明理学中“理一分殊”理论的产生。而“理一分殊”理论的核心，就是每一个事物都是一个整体，所谓“事事一太极”“物物一太极”“人人一太极”。每一个事物都不是孤立的，都是一个反映天人关系的整体。我们的文化有这样丰富、深刻的道理，所以才会有把生命作为一个活生生的整体来对待的医学理论，有人竟然说它是伪科学，简直不可思议。

（二）自然合理

基于整体关联的观念，中国哲学又生发出了“自然合理”的理念。这种“自然合理”的思维方式，在中国比较成熟的时候是魏晋玄学时期，我们认为魏晋玄学在中国哲学中的一个重要贡献就是形成了这样一种思维方式。所谓“自然合理”，也就是说凡是合理的必然是自然的，凡是自然的必然是合理的。具体来说，“自然合理”有两重内涵。

其一，尊重自然。中国哲学里的“自然”是本然的意思，任何违背事物的本来面貌的做法，都得有问题，是不合理的。中国人寻找自然合理，符合自然的才是合理的，我们应该按照事物的本来面貌“因势利导”，要适合、符合这个事物的本来发展的途径、趋势。对中国哲学的“自然合理”的理念和思维方式，我们是要这样去认识，这样去实践。而所谓“科学合理”的理念，在寻找到事物的本来面貌以后，是要去掌控自然，去改造自然，去改变事物的本来面貌。我们“自然合理”理念讲的是要顺从、要符合事物的本来面貌，要积极地随着事物的本来面貌去发展它、去推进它，而不是按照人的主观愿望去改变它，这就是中国道家“自然无为”思想的核心精神，不以私志入公道，即所谓“天人合一”。很多现代科学家已经开始认识到这一点，认识到科学的目标并不是按照人的意志去改变自然界的本来关系（生态关系），而是使自然界和人类能够更加和谐地相处。在这个问题上，如果离开这个理念去讲“天人合一”，那么实际上就成了去破坏自然界的生态关系来适应人类的欲求，那就变味了。

其二，注重个性。自然合理非常强调符合事物的本来面貌，或者它的本性，也就是个性化的。这就跟科学合理的思维方式，强调普遍化、普遍适用性，有很大的差异。魏晋哲学把尊重人自然的个性，尊重自然界每个事物的特殊性，抬得很高，而且把它跟人要遵守社会规律结合起来，认为社会对于人的行为规范的制定，一定要符合人自身的本性，但是这种本性不是放任。很多人不理解，觉得要尊重本性就是为所欲为，往往结果是损害自身。所以，只有“适性”才是最好的，适合你的个性，符合你的个性，“过犹不及”，这才是自然合理。中医非常强调个性化，诊治要周全地考虑不同人的体质、性别、地域及时间等等因素，包括对药材的采用也是非常强调地域性的差异，跟这些思想都有关系。

（三）直觉思维

这里实际上还涉及一个非常重要的理论问题，科学强调精确，是一种线性思维，具有普遍适用性；而中国文化最大的特点是注重整体的关联、动态的平衡、经验的实效，很多是随机性的，不是那么确定，思维是曲线性的，逻辑是相对模糊的。科学讲究清晰，而中国整体联系的思维常常是非常模糊的，所以常常受到指责。实际上，这两种思维方式都是人非常需要的。现代科学发展已经给我们提出这样一个问题：究竟是清晰更接近事物的整体本来面貌，还是模糊更接近事物的整体本来面貌？我觉得这是个很严肃的问题。科学的发展已经越来越认识到模糊化其实更接近事物的整体本来面貌，而有时候越清晰越有可能是对事物的越来越片面的认识。这也正是现在科学模糊学理论发展的原因之一，模糊数学、模糊逻辑发展的原因之一。究竟怎么来看清晰与模糊的问题，我们应当认真思考。在中国的文化里面，比较典型的例子就是中医，中医在模糊中间有极其精确的一面，这也是中国文化最根本的特色。

中国哲学强调直觉思维。百余年来，我们形成了这样一种观念：只有理性才是可靠的，直觉是不可靠的；理性的东西是清晰的、准确的，直觉的东西是模糊的、不准确的。有些科学家现在已经认识到，人类认识世界并不只有理性这一条道路，直觉也是认识世界的一个不可或缺的途径，两者是并行的，理性与直觉都有其优缺点。美国高能物理学家卡普拉在《物理学之“道”：现代物理学与东方神秘主义》一书中指出，我们过去总以为理性才是智慧，直觉好像不是智慧，但直觉恰恰也是一种智慧，直觉是人类认识世界的一种途径，他用现当代科学的视角，反证了许多中国古代文化中被误解了的观念的合理性。

理性和直觉是我们认识世界、认识自我不可或缺的两个方面。现代科学思维重视理性，贬低直觉，认为直觉没有科学依据，低级而又愚昧。这种误读不破除，恢复文化自信无从谈起。中国的传统文化相对重视直觉，并强调将这种直觉认识上升到“道”的层面，即所谓的体悟、开悟和证悟。苏东坡曾说：“论画以形似，见与儿童邻。”① 中国古画画意不画形，寄托的是一种意境。而中国古诗词的字面意思背后，也往往蕴含着深刻的道理。其中的意境和道理，都是需要悟的。而这种悟，往往只可意会，不可言传，正如我们常说的“得象忘言，得意忘象”，《论语》讲认识世界要“下学而上达”——下学可言传、可践行，而上达则需要心悟、体悟——表达的也是这个意思。

直觉思维就对应着中医的“望闻问切”。在中医的四诊中，“望”和“闻”是医生的直觉，中医通过“望”观察患者的气色、舌苔和形态，通过“闻”患者的体气、口气以及听声音来对患者的病情进行初步的判断。医者“问”，患者通过口述的方式，将自己的直观感受告诉医生。最后是“切”，医生通过脉象来印证医者对患者情况的直觉判读是否准确。这构成了一个十分完整的诊断体系。许多人认为中医“望闻问切”太主观、不科学。中国传统文化重视直观直觉，我们不能以为只有用西方的理念来理解中医才是正确的，用中国传统的思维方法来构建中医就是不科学的。很多人说，中医不科学，中医就是靠想象，并没有以生理解剖学作为基础。其实，中医也有解剖学，只是做的不是“生理解剖学”，而是“内观解剖学”。“生理解剖学”是在尸体上做的，当一个生命变成了一具尸体，其所有内在的联系都中断了，被看到的都是个别分离的脏器；而中医强调活的生命体的五脏六腑之间的联系。“内观解剖学”可不是人人都能做的，一个心境很浮躁的人，不可能感知到自己体内的活动，也不可能静下心来去引导体内气血的流转。古人通过直观直觉的方法，把人体内的关系整理、描述出来，古人在“活体”上认识到的规律是不是比在“尸体”上得出的结论更科学呢？我觉得这一点值得思考。如果我们不能够认识到望闻问切是一套系统的理论体系，中医的根本精神就没有了，甚至可以说中医就没有灵魂了。

结　语

综上所述，中医的理论和实践充分体现了中国传统文化的根本观念和思维方式。

① 《苏轼集》，第 309 页。

中医的存亡，其实牵扯到中国文化根本精神的存亡。对中医的否定，实际上是对中国传统文化和中国哲学的一个否定。中国传统文化中最有希望成为世界第一的就是我们的中医。但是中医由于主体性的丢失，结果成了西方医学的附庸。现在西方医学也发生了很大的变化，我们却总跟在西方医学的后面并没有多大变化。例如，在西方医学界，越来越谨慎地使用抗生素，而我们却还在大量使用抗生素。抗生素作为辅助治疗也是可以的，但是当我们逐步依赖它时，人就失去了自我修复的能力。我们要有自信心，要相信每一个生命都有强大的自我修复能力。我们应该意识到，中国的传统的医学理念是西医很好的补充，中西医是可以相互补充的。

我们要继承中医的传统，坚守中医的传统理念。中医影响世界的不只是在治病的技术层面，而更多是在中国传统文化理念层面。这不仅是中医界的责任问题，同样也是研究中国哲学、研究中国文化的责任问题，甚至是每一个中国人的责任问题，责无旁贷、任重道远。

“文化自觉”与中医基础理论研究*

潘桂娟**

摘　要　中医学是中国优秀传统文化的重要组成部分，是具有中国特色的医学。然而，一百多年来，包括中医学在内的中国优秀传统文化，曾遭到严重的侵袭与破坏。以古代道学思想为指导的中医学，是贯通中华民族精神与智慧的千古命脉，其理论体系迥异于西方医学。若脱离对中国优秀传统文化的认知，谈中医学术的继承与创新，无异于无源之水、无本之木。“文化自觉”不仅是中华优秀传统文化复兴的基础，也是中医学理论继承与发展的关键。只有通过“文化自觉”，方能理解中医学理论的来龙去脉、丰富内涵、现代价值及存在问题，正确判断中医学所处的历史方位和根本走向；才能在多元文化并存的新时代把握中医学之根本，中医学方能卓然自立、健康发展。“文化自觉”是一个艰巨的过程，深刻地认识中国优秀传统文化的根本内涵，才能从本质上为中医学的继承、发展与创新，谋求健康的发展路径。

关键词　文化自觉；中医基础理论；中国文化；中医学；道

中华民族有着悠久的历史和文化，在新的时代和未来的历史进程中，如何继承和发展本民族的优秀传统文化、如何处理现代化与传统文化的关系，不仅是重要的学术问题，也是关系到中华民族兴衰的社会现实问题。社会学家、人类学家费孝通先生，自 20 世纪 80 年代以来多次论及中华民族需要“文化自觉”的问题。所谓“文化自觉”，最重要的是要弄清楚本民族文化的来龙去脉、思想内涵、现代价值、未来走向。联想中国文化的百年沉浮与中医基础理论的研究现状，笔者深感“文化自觉”不仅是中华民族传统文化复兴的基础，也是中医学理论继承与发展的关键。

一　中国文化的百年沉浮

自 18 世纪开始，中国不仅遭受西方船坚炮利的侵略，而且同样遭受其文化上的侵袭与破坏。特别是精神文化方面，受其影响，清末以后开始的维新运动，提倡“中学

---

* 本文据 2003 年 9 月 15 日在《中国医药学报》发表的《“文化自觉”与中医基础理论研究》增补修改而成。

** 作者简介：潘桂娟，中国中医科学院中医基础理论所研究员，医学博士、博士研究生导师、博士后合作导师。研究方向：中医学理论体系框架结构研究、中医痰证理论研究、中医历代名家学术研究、日本汉方医学研究等。

为体，西学为用”；民国初年则进一步提出“全盘西化”，以西方“现代化”代替中国“旧文化”。1949 年以后的一些政治运动，也都是在“破旧立新”的口号下，把“传统文化”和“现代化”对立起来，把中国的传统文化视同现代化的障碍。至“文化大革命”，则达到要把传统的“旧东西”统统扫清的程度。总之，中国文化近百年来屡经磨难，步履维艰。

自 19 世纪中叶开始，伴随着东方文化遭受的严重挑战，包括传统医学在内的东方文化的价值遭到全面的非议和否定，在日本、在中国、在韩国，传统医学相继遭受或被排挤或被取缔的命运。首先，日本“明治维新”时期，全面学习西方，于 1873 年取缔了汉医。1914 年，中国北洋政府步日本消灭汉医之后尘，把中医学从教育系统中剔除。1929 年，国民政府通过“废止旧医案”，后由于中医界的抗争而未能得逞。在韩国近代，源于中医学的传统医学，也曾经历过与中医学同样的命运。近百年来，西方文化影响、冲击、改变着整个世界。就中、日、韩三国传统医学在近代被排挤、被取缔的遭遇而言，“是中西方文化冲突的悲剧，是滥用行政、法制手段以一种文化排挤另一种文化的历史典型，是人类社会在疾风暴雨的冲动年代否定民族传统文化的幼稚病，是科学发展之路山重水复、趑趄进退的折光反映”①。

20 世纪以来，人们仍在相当程度上，将“现代化”与“传统文化”当作相互矛盾、相互对立的两方面来看。早在 20 世纪 80 年代，德国慕尼黑大学的波克特教授就指出：“中医药在中国受到国家有关部门的重视，但是对中医学的科学原理认识不够。就象刚才讲的：居然也有许多中国的中医们对中医的科学性表示怀疑，这是问题的实质。中国至今没有为确定其科学传统地位而进行认识论的研究和合理的科学探讨，没有从全人类福祉出发给予人道主义的关注。近一百年来，许多人固执的相信用西医的方法可认（识）发掘和提高中医，这样做的结果，使中医受到的是教条式的轻视和文化摧残。中国的有关主管部门和许多医生，表现出不可理喻的民族虚无主义，不承认自己民族医学的科学性，不认真评价并确定中医的价值，一味追求时髦，用西医的标准和术语改造中医，扼杀中医。”② 值得注意的是，这种情况至今依然存在。因此，如何认识和阐发中医学理论的思想内涵与现代价值、如何正确判别中医基础理论研究的历史方位和根本走向，可谓迫在眉睫。中医学理论继承与发展的现状、人类卫生保健事业的需求、振兴和弘扬中华民族优秀传统文化的历史责任，要求中医基础理论学科，通过“文化自觉”，正确地回答“什么是中医学理论”“中医学理论从何而来”“中医学理论向何处去”。

---

① 诸国本：《医道与文采》，亚洲医药出版社，1998，第 37 页。

② 郑恩元：《中医是成熟的科学——访德国中医药学家波克特博士》，《科技中国》2006 年第 2 期，第 86 页。

二　在“文化自觉”中溯本求源

两千多年来，中华民族赖以繁衍昌盛的中医学，是中国优秀传统文化的重要组成部分。中国传统文化渗透在中医学理论体系和临床实践的各个方面；中医学的思维方式和理论体系与中国传统文化一脉相承，特别是与中国道学更有着直接的内在联系。中国道学，是达古今之变，究天人之际，探讨自然、社会和人生规律的学问。道学的精华，在于参透自然、社会、人生的客观规律，进而追求人与自然的和谐性，追求人与社会、自然界及各种关系的最优化。中医学就是以古代道学思想为指导，运用阴阳五行等象数理论来研究人体生命运动及其调控规律的一门学问。中医学之所以能历千年而不衰，是因为它以“道”为本，兼容百家，执形而上之“道”，用形而下之“术”，“术”可变而“道”终不变，始终遵循着“人法地，地法天，天法道，道法自然”这一基本法则，坚持不懈地研究人类生、长、壮、老、已这一生命规律。总之，现代中医基础理论研究，若不明中国传统文化，不懂中国道学，不解《黄帝内经》，则是自行断绝中医学术继承与创新的活水源头。因为，包括中国道学、中医学在内的中国优秀传统文化，不是已经消失的遥远记忆，而是贯通中华民族精神与智慧的千古命脉之所在。中医学只有知道从何处来，才能知道往何处去。

脱离对中国传统文化的认知谈中医学术继承，好比无源之水；抛开中医学的理论思维谈中医学术创新，即为无本之木。中医学要在与近现代西方医学及世界各国传统医学的联系与交流中保持自己的风格与特色，展现自己的生命力与影响力，为现代人的卫生保健事业做出独特的贡献，极其重要的一点是必须依赖自身优秀传统文化的启迪，必须尊重、发掘、继承、阐释自己所脱胎的传统文化；潜心研究中医学理论与中国文化的内在联系，研究历代医家如何从中医的诊疗思想出发解决临床实际问题。只有通过“文化自觉”，理解中医学理论的来龙去脉、丰富内涵、现代价值及存在的问题，正确地判断中医学所处的历史方位和根本走向，才有光明的前途。

三　在“文化自觉”中潜心悟道

中医学的精髓，是中医学理论的思维方式。中医学理论的思维方式，也是中医临床方法论的灵魂。思维方式是文化结构的内核，是某一种特定文化的真正生命力所在，文化的延续乃是思维方式的延续。在中国文化中，居于主导地位的始终是整体性思维，“天人合一”成为一种最普遍、最基本的观念，构成了中国系统思维的基本立足点。其特点是不仅把自然界当作一个整体，从总的方面来观察，而且更重要的是把天和人与社会当作一个整体来观察。中医学从“天人合一”观念出发，以“系统思维”模式立论，创立了独特的自然观、人体观、生命观、疾病观，以及临床养生、防治的圆机活法。中医学与近现代西方医学最根本的区别，是各自文化背景所导致的思维方式的区别，是思维方式导致的认识论和方法论的区别。如果不理解中国传统文化的思维方式，不研究中医理论与传统文化在思维方式上的内在联系，也难以真正认识和理解中医学理论，更谈不上运用中医学理论去解决临床实际问题。研究中医学的思维方式，不仅关系到如何理解和对待过去的问题，更重要的是关系到如何创造未来的问题。研究和阐发中医学理论的思维方式，目的是探索解析中医学之“道”，实践中医学之“道”的路径。

现代中医基础理论研究，重于对中医学理论的“微观探索”“指标检测”“客观实证”，对于中医学术思想赖以产生的土壤，对于中医学理论的思维方式少有问津。五十多年来大量所谓中医基础理论研究课题和成果，既不是道法自然，也不是道法中医，而是“道法西方”“效法西医”。其间，或执西医之道，用中医之术；或执西医之法，用中医之药；或以西医之术，验中医之理，等等。在中医基础理论研究中，如何充分而又合理地运用现代科技手段，需要解放思想，实事求是，破除迷信，认真总结与反思。

四　在“文化自觉”中卓然自立

在中国文化的沃土上，中医学自古以来就是一条容纳百川的文化长河，而且生生不息地世代传承两千余年。近代以来，受东西方文化变迁趋势的影响与驱动，中医学术界更是全面开放，来者不拒。现代中医基础理论研究，对多学科的理论、方法、技术、手段基本是广收博取。用于中医药基础研究的科研经费是向整个学术界各学科开放的。五十多年来，在中医基础理论的现代科学实证研究方面进行了广泛探索，但中医基础理论学科的自身建设、中医学理论继承与创新的现状却不容乐观。从根本上来说，一百多年来的中医学是一个被质疑、被歧视、被研究的学科，中医学理论是被质疑、被审视、被验证的思想体系。在曾经的传统文化衰落的大势中，中医学失去了原来健康生存的气候、环境与土壤，始终处于东西方文化撞击的漩涡中，实际上早就淡化，或者说在一定程度上失去了学科主体性。未来，中医学科能否在学术上自主发展，依然面临严峻考验。中医基础理论研究向何处去，是这个问题的焦点。

当前，中医基础理论学科，首先需要通过“文化自觉”实现对中医学理论体系的“自知之明”，全面树立和强化学科主体意识。这是中医学科主体性能够存续，并在学术上与其他学科平等交流和相互促进的基本前提。如近代中医学家章次公先生所说

“欲求融合，必先求我之卓然自立”①。中医学术界只有通过“文化自觉”获得对本学科理论的“自知之明”，才能在多元文化并存的时代把握中医学的历史方位和根本走向，而卓然自立、健康发展。

五　在“文化自觉”中继往开来

中医基础理论学科要在“文化自觉”中继往开来，就要把中医学理论放到中国优秀传统文化的背景下，结合古今临床实践加以认真研究和解析，全面阐发中医学的理论基础、理论内涵、理论思维，认真研究、解析理论如何指导实践、实践如何促进理论发展等基本问题。同时，中医基础理论学科还肩负着对既往研究进行理论反思，实事求是地在学术上拨乱反正，维护中医学科学术主体性、捍卫中华民族优秀传统文化的责任。

所谓继承，是要最大限度地利用古典中医学著作中的思想精华和实践经验，探索中医学理论起源和发展的规律，实事求是地回答“中医学理论从何而来”“什么是中医学理论”“如何发展中医学理论”等根本问题。通过回答上述问题，促进中医学科理论的主体性发展。中医学包含了丰富的人文、哲学内涵，要真正认识中医学理论的本质与特征，回答“中医学理论从何而来”，必须全面阐发中医学理论的思想文化基础，探索和揭示中医学理论与中国文化的内在联系。要回答“什么是中医学理论”，必须在全面梳理历代经典著作和各家学说的基础上，全面系统地对中医学的理论内涵和思维方式进行深入的解析和阐发。中医学经历了两千多年的历史积淀，中医学理论体系，实际上是以《黄帝内经》为理论核心，经过历代医家的实践探索、理论充实而发展起来的，有关人类生老病死及其调控规律与法则的知识体系，也可以说是历代医家养生、防病学说的知识总汇。其具体内容见载于中医历代各家相关著述之中，有待系统地加以理论综合和提炼升华。对于古典中医学著作中记载的历代各家学说，应该深入钻研，力求系统而深刻地领会贯穿流动于其中的学术思想，全面而准确地理解蕴含包容于其中的科学事实，而不是仅停留于一家之说，甚至仅看到只言片语。特别是中医历代医案、医话、医论之中，贯穿着丰富的中医理论思维，记载着大量的实践经验和科学事实，是中医理论创新的重要源头，值得深入提炼与研究。

所谓发展，首先要解决中医学理论如何创新的思路与方法问题。中医基础理论研究的基本原则，是要从中医学自身发展的客观规律以及与之相应的思维方式出发，确定与之相应的研究思路。如果不是从中医学发展的内在规律和相应的思维方式出发，就不能称其为中医基础理论研究，研究的结果必然对中医学理论的发展无所裨益。在

---

①　陆广莘：《中医学之道》，人民卫生出版社，2001，第70页。

现实的医疗、教学、科研、决策中，是不是坚持中医学发展的内在规律，关键看是否坚持中医学的思维方式。与此相应，中医基础理论研究的方法，要特别重视坚持理论思维为主导，只有运用理论思维对古今实践进行理论概括与综合，才能从中提炼出新概念、新法则、新规律。因此，与中医基础理论研究相关的文献研究、实验研究、临床研究，还不能完全等同于以理论思维为主导的理论研究。

中医基础理论研究，特别要着眼于新的实践对理论发展的需求，也就是要坚持面对新问题、探索新规律的发展思路。在新的时代里继承和发展中医学，关键是要从中医学理论的基本原理出发，按照中医学理论的思维方式，分析和解决临床现实问题，这样才能把中医药防病治病的实践不断向前推进。以防病治病的实际问题为中心，继承和发展中医学理论，如此才能抓住理论联系实际的最现实的课题，保证中医学理论的继承和可持续发展。我们不能苛求前人创立的理论为今天产生的临床问题提供现成的具体答案，也不能简单地将古书中的方药和现代问题直接对应起来。中医学者应该具有与时俱进的理论品质，根据中医学的基本原理和法则，根据实践经验和时代发展，探索解决临床新问题的答案，形成有临床实践根据的中医学新观念、新理论，继承和完善中医学的理论体系。如果不是从中医学的思想出发去搞所谓创新，充其量是技术、方法、指标的变换和更新，根本谈不上与中医学理论发展有任何关系。

总之，理论创新和发展要着眼于理论思维的实际运用，探索和实现理论思维对于实践的指导作用。实践证明，只有善于运用理论思维指导、分析现实问题，善于把对现实问题的研究提高到理性、理论的高度，善于从现实中总结和发现客观世界的规律性，才能更好地发挥理论对实践的指导作用。实践基础上的理论创新，是中医学理论发展和变革的先导。创新的目的和评价标准，是提高运用中医理论解决临床实际问题的效果、水平和能力。

以上是笔者受费孝通先生“文化自觉”论的启发，有关中医基础理论研究的一些思考。最后仍以费孝通先生的一段讲话作为此文结语：“文化自觉，是当今世界共同的时代要求，并不是哪一个个人的主观空想。……文化自觉是一个艰巨的过程，首先要认识自己的文化，理解所接触到的多种文化，才有条件在这个正在形成中的多元文化的世界里确立自己的位置，经过自主的适应，和其他文化一起，取长补短，共同建立一个有共同认可的基本秩序和一套与各种文化能和平共处、各抒所长、联手发展的共处条件。”①

① 费孝通：《对文化的历史性与社会性的思考》，收入《论人类学与文化自觉》，华夏出版社，2004，第247、248页。

援易入医，以易训医*

——论易学与中医药研究

张其成**

摘　要　众所周知，中医学是中国传统文化的一个重要组成部分，受《易》《老》的影响很深。其中《周易》的思维方式，直接渗透于整个中医理论体系。中医理论体系基于《周易》提供的我国独特的认识方法，其藏象学说、经络学说、运气学说、辨证学说体现了《周易》以卦爻、太极、河图、洛书等象数为形式，以阴阳学说、变易学说、整体学说、中和学说等义理为本质的思维方法和思维模式。因此，要了解中医，认识中医，不能不用易学的思维方式来研究与探讨中医学术，除了采用实证方法，还需结合传统的思维方式来寻找、求证、揭示其本质。

关键词　周易；象数；义理；藏象；经络

关于民族经典，西方学人博尔赫斯曾说："古典作品是一部世世代代的人出于不同理由，以先期的热情和神秘的忠诚阅读的书。"①《周易》正是这样一本书。几千年来，我们这个民族总有一些优秀的人在坚持不懈地解读它，仿佛它的全部内容像宇宙一般深邃，像命运一样不可逆转。《周易》、中医（包括气功、养生），对西方人来说，是最能体现东方神秘、超绝的事物，也是西方人最渴望掌握并加以运用的事物。这是打开中国这个神秘古国的钥匙，但又是一把不同寻常的钥匙，因为在他们面前呈现的将是极其复杂、神秘莫测的巨大迷宫。这两种事物，一个谈的是象数与义理，一个谈的是疾病与健康，实质上是一个事物，如同一个人和他的影子走在同一条路上，那路的尽头大写着：生命——宇宙的生命，人的生命。

令西方人匪夷所思的是，《周易》、中医不是将生命还原为物质，而是将生命还原为符号，还原为模型。《周易》记载的阴阳、卦爻，《尚书》记载的五行，甲骨卜辞上刻着的天干、地支，以及先秦文献所提到的河图洛书、十数九数排列方位等等，都是中国人创造的特有的符号模型——象数符号模型。它不仅内化为中华民族的传统心理

---

* 本文基于以下几篇论文调整修订而成——张其成：《中国人特有的生命科学》，《东方早报》2016 年 1 月 23 日；张其成：《从易学象数模式看中医理论实质》，《南京中医学院学报》1994 年第 6 期；李艳、张其成：《对医易研究的追问》，《北京中医药大学学报》1999 年第 3 期。

** 作者简介：张其成，教授，博士研究生导师，北京中医药大学国学院首任院长。研究方向：易学哲学与中医哲学。

① 〔阿根廷〕博尔赫斯：《博尔赫斯散文》，王永年等译，浙江文艺出版社，2001，第 77 页。

结构，而且外化为宇宙、自然、生命的理论框架。符号的最大特点是它可以代表自身以外的东西，象数符号模型除了具备这个功能，还成为它所代表的对象的一部分，不可随意更换和创造，它有自己的生命，可以生长、可以消亡，却不是科学批判或实证批判的结果，而是它赖以产生的文化环境化生的结果。

《内经》《伤寒论》《金匮要略》等经典构建了中医理论体系，这些经典著作中，至今仍有一些问题难以合理解释。比如为什么要将人体进行阴阳两仪分类和五行分类？“二”和“五”之间有没有深层次联系？“左肝右肺”究竟应该怎样解释？十二经络的定型和三阴三阳的命名是在什么背景下完成的？“经络”到底能不能通过实证、实验的办法找到？寸口脉、尺肤脉、面诊有无结构规律？六经传变、病愈日决病有何理论基础？等等，要深层次、客观地解释这些问题，光从这些学说本身的内涵去考察、分析远远不够，必须从形成这种学说的思维方式的视角进行考察，舍此别无他途。中医理论体系之所以在世界文化史上卓然独立，其根本原因就在于它拥有一套有别于印度医学、西方医学的思维方式，这种思维方式实质上就是由《周易》所创立和代表的中华文化特有的思维方式。[①] 唯有援易入医，以易训医，才能揭示中医理论的实质，这也正是中医理论研究的必由之路。以下主要从三方面来阐述易学思维与中医理论，以期引起学者们对中医药研究的思考。

一　藏象学说与易象类分

《黄帝内经》以阴阳五行类分人体脏腑，对“象”的分析注重功能、轻视实体，即以功能为“象”采用易象分类原则，以阴阳五行整体划分世界，即以阴阳五行为“象”。

为什么以阴阳分类？这是《周易》阴阳太极象数思维（形象思维、直觉思维、类比思维）的体现。《周易》经文虽未直接提到“阴、阳”二字，但其符号系统中“—”（阳爻）和“--”（阴爻）是基本组成要素，六十四卦由两两相对的三十二组对卦构成，充分体现阴阳对立统一之理。《易经》爻辞则蕴含以阴阳不同功能判断吉凶的思维特征。《易传》明确提出：“一阴一阳之谓道。”[②] 正如《庄子》所言：“易以道阴阳。”[③]《周易》阴阳两仪分类具有强烈的功能动态属性，换言之，阴、阳正是对世界万物的功能、行为的分类概括。《周易》中阴阳的代表符号——卦爻，既来源于事物动态之“象”，又类推、整合事物动态之“象”，正如《系辞》所说：“圣人有以见天下之动……故谓之爻。”“爻也者，效天下之动者也。”卦象“变动不居，周流六

① 张其成：《〈周易〉思维方式及偏向发展》，《周易研究》1994 年第 1 期。

② （宋）朱震撰《汉上易传》，九州出版社，2012，第 222 页。

③ 张丰乾编著《〈庄子天下篇〉注疏四种》，华夏出版社，2009，第 20 页。

虚”，“极天下之赜者存乎卦，鼓天下之动者存乎辞”。[①] 可见《周易》将阴阳作为功能、动态之大“象”。《易经》卦爻符号、《易传》阴阳观念充分反映动态、整体的阴阳思维哲学。

中医学吸收并发展了《周易》“阴阳”概念。在《素问·阴阳应象大论》中以“阴阳”应象为依据，构筑藏象学说：“积阳为天，积阴为地。阴静阳躁，阳生阴长，阳杀阴藏。阳化气，阴成形。”“清阳出上窍，浊阴出下窍；清阳发腠理，浊阴走五藏；清阳实四支，浊阴归六府。水为阴，火为阳。阳为气，阴为味。”“阳胜则身热，腠理闭，喘粗为之俯仰……阴胜则身寒汗出，身常清，数栗而寒。”“味厚者为阴，薄为阴之阳；气厚者为阳，薄为阳之阴。”[②] 认为天地自然及人体生理、病理，万千形象皆与阴阳之象相对应。以动态、功能之象构筑藏象，构成了中医学对人体进行观察的根本方法，具体地说就是以表示事物行为功能的动态形象为本位，以形体器官和物质构成为辅从的方法。

为什么《内经》又以五行分类？阴阳（太极八卦）与五行有没有关系？是否为两个不同的体系？

先来看看《内经》的有关论述。《素问·金真言论》：“东方青色，入通于肝，开窍于目……其味酸，其类草木，其畜鸡，其谷麦，其应四时，上为岁星……其音角，其数八……其臭臊……”[③] 这段文字，以五行论述五脏所属，其中“鸡、羊、牛、马、彘”乃源于《周易·说卦传》，“八、七、五、九、六”乃是河图五行之成数，是直接受《周易》象数思维影响的产物。

《灵枢·九宫八风篇》首次提出八卦八方八风与人体脏腑、病变部位相对应，与五行归类原理相同。

虽然阴阳八卦基数为“二”，五行基数为“三”，两者之间存在明显差异，但阴阳八卦和五行形成的思路是基本相同的，在《易传》中已有融合趋势，《内经》则沿着这一思维模式进一步发展。应将五行看成两对阴阳（金与木，水与火）加上中土，中土起到调节、平衡阴阳的作用。“二”为对立、冲突，“三”为中和、调节，两者互补。八卦、六十四卦是“二”（阴爻阳爻）和“三”（天、地、人三才）的统一体，太极图也是“二”（阴鱼、阳鱼）和“三”（阴、阳加上界线）的形象图示。

《素问·六节脏象论》：“心者，生之本，神之变也，其华在面，其充在血脉，为阳中之太阳，通于夏气……”[④] 这一段文字通过生、神、华、充、通等概念揭示和界定五脏，依据五行的动态功能及属性类分组织器官及相关自然事物。其中五脏五行又

---

① 林忠军导读《周易郑注导读》，华龄出版社，2019，第 117 页。

② 傅景华、陈心智点校《黄帝内经素问》，中医古籍出版社，1997，第 7 页。

③ 傅景华、陈心智点校《黄帝内经素问》，第 6 页。

④ 傅景华、陈心智点校《黄帝内经素问》，第 16 页。

分别与太阳、太阴、少阴、少阳、至阴相配属，太阳、太阴、少阳、少阴为“四象”，正是“阴阳”的高一层次（2×2=4）划分。《灵枢·阴阳系日月》阐述了同样道理：“心为阳中之太阳，肺为阳中之少阴，肝为阴中之少阳，脾为阴中之至阴，肾为阴中之太阴。”均体现阴阳四象与五行的相通性。

至阴中土的作用十分重要。《素问·太阴阳明论》认为中土具有统领、调节水火、木金这两对阴阳的功能，反映了河洛八卦象数动态模式中央五、十的重要性。河图中央为“五”“十”，其中“五”是四方生数（一、二、三、四）变为四方成数（六、七、八、九）的中介，生数加“五”即为成数。“五”为生数之极，“十”为成数之极。洛书配属八卦，独中五无卦可配，称为“中五立极”，中五不占四方而统领四方。脾脏不独立于四时而统治四时，与之相符。《素问》中已大量引用河洛之数，说明阴阳八卦与五行、河洛之间可互换、互通，“二”和“三”紧密联系。

“左肝右肺”问题是中医藏象学说中一个不易被人理解的问题。《内经》的这种认识与人类早期观点不同。《古文尚书》《吕氏春秋》等均认为肝属金、肺属火、脾属木、心属土、肾属水，依五行配方位原则，肝在西边（右边）、肺在南边（上边）、脾在东边（左边）、心在中央、肾在北边（下边），这是从五脏解剖位置立论的，与五脏实际位置大体吻合。《内经》作者受《周易》重功能、轻实体的象数思维影响，发现这种配应与五脏的生理功能不符，于是改变了五脏的五行配属。“左肝右肺”反映了人体脏腑功能的、动态的特性，而不是形体上的解剖位置。这种方位其实是《易传·说卦》记载的后天八卦的方位。后天八卦方位中，离卦居南（上）配心，坎卦居北（下）配肾，震卦居东（左）配肝，兑卦居西（右）配肺，巽卦居东南（左上）配胆，艮卦居东北（左下）配脾，坤卦居西南（右上）配胃，乾卦居西北（右下）配肠。

二 经络学说与六爻模式

《内经》十二经络的定型和三阴三阳的命名同样是在易学象数模式的深层次作用下确立的。《灵枢·经脉》十二经脉与早期医家对经络的认识有所不同。1973 年出土的湖南长沙马王堆汉墓帛书《阴阳十一脉灸经》作十一脉：（足）钜阳脉、（足）少阳脉、（足）阳明脉、肩脉、耳脉、齿脉、（足）太阴脉、（足）厥阴脉、（足）少阴脉、（手）钜阴脉、（手）少阴脉。马王堆汉墓帛书《阴阳十一脉灸经》早于《灵枢·经脉》，无“手”“足”冠词，足三阳三阴完备而手三阳三阴不完备（缺“手厥阴”经），手三阳名称不以“钜阳、少阳、阳明”命名。

由十一脉发展为十二脉，由不完全的阴阳命名发展为三阴三阳对称的命名，《周易》六爻模式起了一定作用。《周易》六十四卦由六爻自下而上排列而成，是一个由低到高、由下至上、阴阳迭用的逐级递进过程，下位为始点，上位为终点，至上位则折返而下，再从初位（下位）开始一个新的演变过程，如此周而复始，反复无穷。手、足六经与六爻不仅数量相合，而且阴阳结构相似、功能相同。六经分为三对，可能受六爻分三阴位、三阳位的影响。六经三阳经与三阴经的次序表示人体由表及里、由浅入深的不同层次。六爻的排列与六经的流注均是交错进行，其演进过程又均表现为由外及里、由少到多的规律，呈现循环往复的周期性。

《内经》还提出了三阴三阳的位量及“开、阖、枢”问题（《素问·阴阳离合论》），说明三阴三阳的方位是阴阳交错的，如同六爻阴位阳位交错排列一样。所谓“开、阖、枢”，医易学家张介宾认为：太阳、阳明、少阳分别为三阳之表、三阳之里与表里之间，太阴、厥阴、少阴分别为三阴之表、三阴之里与表里之间，亦是遵循六爻三阳爻与三阴爻下位、上位、中位的模式。

有人认为，六经方位是河图四生数交会组合的结果。河图四生数为一、二、三、四（即五行四生数），其中一、三为阳数，两阳交会为太阳，位于东北艮位，二、四为阴数，两阴交会为太阴，位于西南坤位。一、四合化于西北乾位，主阳明；二、三合化于东南巽位，主少阳；一、二合化为少阴，三、四合化为厥阴，阴从于阳，故少阴在北坎位，厥阴在东震位。六经方位与河图四生数交变化生三阴三阳的方位相契合。马王堆汉墓帛书十一脉中手六脉只有钜阴、少阴是以“阴”命名的。为什么只此二脉以“阴”命名？也是为了配应九宫八卦之需，足六脉配八方，缺的是正南、正西，正南离心，正西兑肺，所补正巧是手少阴心脉、手太阴肺脉。虽然这种推算方法还有待进一步商榷，但六经受河洛易卦象数模式的启迪这种基本观点当是毋庸置疑的。

至于六经传变、六经与脏腑的配应，也是一个象数思维发展过程问题。《素问·热论》仅提到三阳三阴六经，《灵枢·经脉》等篇则有十二经脉及其与脏腑的完整配应。实际上，六经中手厥阴心包经的概念，对于生理、病理与临床诊治都没有什么特殊的意义和独立价值，它与心实为一体关系。《内经》增加这条经脉，只是为了填补阴阳理论框架的空缺，从而集中体现了阴阳对立统一的整体对称之道。

十二经脉在发展过程中，又进一步与时间因素相结合。《灵枢·阴阳系日月》说：“寅者正月之生阳也，主左足之少阳；未者六月，主右足之少阳；卯者二月，主左足之太阳；午者五月，主右足之太阳；辰者三月，主左足之阳明；巳者四月，主右足之阳明……申者七月之生阴也，主右足之少阴，丑者十二月，主左足之少阴；酉者八月，主右足之太阴；子者十一月，主左足之太阴；戌者九月，主右足之厥阴；亥者十月，主左足之厥阴。”《素问·阴阳别论》：“人有四经十二从”“四经应四时，十二从应十二月，十二月应十二脉。”《太素》卷三《阴阳杂说》“从”作“顺”，杨上善解释：“四经，谓四时经脉也。十二顺，谓六阴爻、六阳爻相顺者也。肝、心、肺、肾四脉应四时之气，十二爻应十二月。”① 将十二经脉与东汉郑玄的“爻辰说”相对应，从而使十二经脉与十二月、十二顺（从）、十二爻有了时空上的联系。

笔者认为，十二经络是在中国传统文化以《周易》为代表的整体思维、象数思维背景下产生的，是个文化学概念，体现了重功能（循经感传）、轻实体（形体结构）的特点，因而，有必要对目前大力提倡并实行的科学实证方法进行反思，用这种方法去寻找、求证经络，花费大量人力、物力，到头来则很可能一无所获。

三　诊断辨证学说与八卦全息律

中医诊断辨证学说同样受到《周易》思维模式的影响，《内经》对面诊、尺肤诊、寸口脉诊等均有论述，体现了“有诸内必形诸外”的整体观念，即人体内外环境信息的对立统一的思想。面部、尺肤、寸口正是相对独立的全息元，各自反映着内脏及整个人体健康或疾病的信息。笔者研究证明，中医诊断（全息元诊断）充分体现了后天八卦全息结构规律。

《灵枢·五色》提出面部与人体脏腑肢节的全息诊断法，将面部不同部位与脏腑肢节相对应，是遵循后天八卦模式而形成的。在后天八卦方位中，左颊为震卦，主肝；颜（额）为离卦，主心；鼻为坤卦，主脾胃；右颊为兑卦，主肺；颐为坎卦，主肾。后世医家对面诊作了一些调整，则完全依据后天八卦方位将面分为八个部位而与脏腑相配应。

尺肤诊是切按尺肤的诊病方法。《素问·脉要精微论》将尺肤分成内外、左右、中附上、上附下、上竟上、下竟下等不同部位，依八卦原理分别与人体脏腑肢节相对应。

《内经》还记载了寸口脉诊法，《难经》进一步发展，到王叔和《脉经》蔚为大观。寸口脉实为尺肤诊的缩影，以左手寸、关、尺分候心、肝、肾，右手寸、关、尺分候肺、脾、肾（命门）。李时珍将脉象、脉位、脏腑统一起来，联系卦象，建立脉象整体系统。可见中医脉诊是在《周易》宇宙统一全息观及象数功能结构模式的指导下逐步发展起来的。

中医诊断方法日益丰富，舌诊、鼻诊、耳诊、肢诊、手诊、足诊、腹诊、第二掌骨侧诊等相继出现，这些诊断方法的理论基础都是《周易》整体观、全息观，其具体部位与脏腑、肢体的对应关系均符合后天八卦结构规律。

笔者研究发现，手、足、腹、舌等二维（面性）全息元依据二维后天八卦的结构规律反映人体信息，脉、第二掌骨侧、第五掌骨侧等一维（线性）全息元则依据一维后天八卦结构规律反映人体信息。

---

① 杨上善：《黄帝内经太素》，人民卫生出版社，1965，第46页。

在中医辨证学说中，《内经》提出八纲辨证、《伤寒论》提出六经辨证。八纲辨证以表里辨别疾病之部位，以寒热辨别疾病之性质，以虚实辨别疾病之轻重，而所有疾病则只有阴阳两大类，表里定位、寒热定性、虚实定量，均是阴阳总纲的反映，均包括在“阴阳”之中。八纲辨证是易学阴阳八卦学说的具体应用。

六经辨证中太阳、阳明、少阳、太阴、少阴、厥阴六经排列次序源于《内经》，两者比较，《内经》以六经阐明自然界和人体之间气化活动规律，《伤寒论》则以六经阐明伤寒病传变的气化活动规律。张仲景在总结病例时发现，疾病的发生发展和其他事物一样，经历着始生、渐长、盛极、渐消、始衰、渐复的循环过程，呈现卦爻六位模式规律。在六位启发下对六经分加以发挥，将疾病发展各阶段以六经归纳，发现麻黄汤证与桂枝汤证总是出现在疾病初期，白虎汤证和承气汤证大多出现在疾病极盛期，小柴胡汤证往往出现在邪正进退对峙期，从而将各方证归结为六经证，并总结出各经证的特点及传变规律。

《伤寒论》还提出了阴阳两大证型的病愈日说，《辨太阳病脉证并治法上》说：“发于阳者七日愈，发于阴者六日愈。以阳数七、阴数六故也。”阳数七、阴数六取自河图之数，即五行之成数，亦是《周易》六爻与七日来复及五行循环理论的体现。

《伤寒论·伤寒例》中提出外感病决病法。直接采用后天八卦图模型，建立四时、八节、二十四气、七十二候观测外感病学说，以乾坤阴爻的消长取象比类说明一年四时阴阳变化规律及外感病发病规律。

四　讨论

医易研究应采用什么方法？目前一些学者提出医易研究有没有现实意义的问题，笔者认为研究成果的意义问题是与所采用的方法密不可分的，方法选择不当，即使有意义的问题也会变得没有意义。在当今的医易研究中，笔者认为主要是采用了以下三种方法。

第一是历史考证的方法。从历史文献角度，采用考证辨析的方法，研究的主要问题就是上述“医易同源”“医源于易”“医易会通”这类问题，它们作为医易研究的元问题，当然必须首先搞清楚。然而也应当看到，这种问题毕竟是初级的、低层次的问题。既然医易“同源”与“会通”已为大多数人所认同，那么在没有发现新文献的情况下，就没有必要围绕“同源”“会通”或几个概念继续争论不休。历史文献考证的方法是史学研究的重要方法，而关涉到有没有“现实意义”则至少不那么明显，对中医发展而言充其量不过是一种前提性、基础性的方法。

第二是理论思辨的方法，即哲学的方法。研究的主要问题是：“医”和“易”采用什么样的思维方法、采用什么样的理论构架（模型）？这种思维方法和思维模型与西方相比有什么特色？在今天有什么优点和缺点？应当怎样提升？笔者认为从思维方法、思维模型入手探讨上述问题是医易研究应当继续采用的方法，也是医易研究的必由之路。有学者甚至认为医易研究只不过是为了准确了解和把握传统医学的思维方式，这项研究的结果不可能超出这个范围而给人们带来什么意外的惊喜，这话虽然过于绝对了一点，但也不无道理。

第三是临床应用的方法，就是将易学（主要是象数）直接用于临床实践。这种应用可分两个层面。一是形而上层面，即易学在方法论、理论思维上给医学以总体指导。从医疗实践看，中医八纲辨证、六经辨证、诊断方法、治疗原则、用药法则等无不受易学思维方法的影响，这个层面上所面临的问题其实正是理论思辨方法层面上的问题。二是形而下层面，即临床操作层面，即所谓“用”的部分。随着医易应用研究的深入，人们逐渐关注这个问题。不少人将易学象数直接用来诊病、治病，出现了“八卦象数疗法”“四柱疾病诊断法”等诊疗方法。这些方法有一个特点，即在时间与空间两种因素中更强调时间因素，可以说是一种辨“时”论治的方法。

结　语

人的生命是一个异常复杂、难以穷尽的系统，如何去认知或者说采用什么样的认知方法是构成不同的生命科学样态的根本原因。西方采用物质模型的方法，采用实证、实测的方法，以某种程度、形式相似的模型实体去再现生命原型，物质模型是物质实验赖以存在的手段，强调外求，以寻找生命的物质基础为目的，于是找到了血管、脏器、细胞、蛋白质、DNA、RNA 等。中国传统采用思维模型的方法，采用直觉、体悟、思辨的方法，以人脑中创造出来的形象、符号去反映、描述生命原型，强调内求。以寻找生命的功能关系为目的，于是找到了气、精、神、藏象、经络等。生命的本质到底是细胞、蛋白质、DNA，还是气、精、神？揭开生命奥秘的到底在西方，还是在东方，尤其是中国？在这个问题上，一个世纪以来，东西方的争论一直没有终止，也没有结果，可以相信这种争论伴随着各自的探求还得继续下去。或许西方生命科学更能揭示生命的物质层面的奥秘，东方生命哲学则更能揭示生命的精神层面的奥秘，两者互补互动，才是未来世界的大同。

总之，中医理论体系是在以《周易》为代表的中华文化独特思维方式指导下，以象数为模型构筑起来的，因而一味地用现代自然科学的方法、用西方医学的方法、用实证实测的方法来研究中医，比较中医，势必犯了方法论的错误，其结果不仅无助于揭示中医的本质，还会令人因此自轻自怨，甚而否定中医、反对中医。这不能不引起我们的反思。

现代中医文化的实践智慧与国际影响

何嘉琅*

摘　要　古代传统中医基于其系统的整体观念与动态的辨证施治的顶层设计，得以与时俱进而历久弥新。清末民初提倡“衷中参西”即忠实中医、参考西医。一路走来进入了21世纪，中医药取得了长足进步，且史无前例地传播至世界各国，为当地的医卫保健起到了积极的补充医学的作用。后疫情时代人类疾病谱发生了重大改变，现代人对医疗卫生的要求与期望值越来越高，更新着医学的发展形态，在现代中医的新思维的推动下，由传统医学向现代中医体系的升级转化势在必行，规范地传播现代中医文化与科普扫盲，将为海内外中医高质量发展，推动中医的全球化进程做出重要的铺垫。

关键词　传统医学；衷中参西；国际传播；现代中医

人类医学的起源是个漫长的历史过程。作为地球上的高级动物，人类出于保护生命的本能，从原始的被动感知到有意的知识积累，从无形无序的活动到有组织的实践行为，逐渐形成了独特的文化习俗与医疗方法。医学是在不同领域内研究人类生死的科学，其核心内容包括对人体疾病的预防、诊断和治疗，其本质建立在科学知识与人文关怀的基础上。自史前时代起，涉及健康维护的医疗实践已存在于地球的各个角落。当今世界，以西方医学知识和现代科技为基础的现代医学体系与其他传统医学体系的对比十分显著，因其具备科学实证基础并遵循生物医学模式，长期主导着全球医药发展的潮流。

一　中医文化的历史渊源

传统中医药是东亚区域华夏大地上的古典医学，其经久不衰的强大生命力，基于文化的博大精深。两千年前的《黄帝内经》，众采易经与儒释道医等百家之长，集前人之智慧韬略，完成了高瞻远瞩的顶层设计，其融汇了古代自然规律的元素与同时代的医疗知识，为中医的天人合一的整体观、阴阳五行的逻辑思维、辨证论治的临床法则奠定了坚实的基础。历代医家一直沿着它的路线，探索与领悟、补充与发挥。今天

* 作者简介：何嘉琅，世界中医药学会联合会副主席、全欧洲中医药专家联合会创会主席，意大利中华医药学会名誉会长。研究方向：欧洲中医药文化传播与发展。

的中医药融汇了古代自然科学文化、临床医学经验与现代的高新技术，完全具备医治现代人体各类疾患的时代价值。当我们历经医海沧桑，再来重温《素问》《灵枢》时，依然宛如进入传统医学的文化殿堂与宝库，美不胜收而感慨万千。

如今《黄帝内经》已列入世界记忆名录，这一宝贵遗产不再属于个体，而是属于多民族，属于整个人类。全球已有16种语言文字翻译出版，《黄帝内经》成为各国研究中国传统文化的热门科目。20年前，联合国教科文组织（UNESCO）发布了《保护非物质文化遗产公约》，强调人类非物质文化遗产是无形的文化资产，要发挥作用造福子孙后代，靠的是在这个领域造诣极高的人，把自己掌握的知识技能传授给年轻一代，这是“活着的人类财富”。纵观华夏历史，每当天灾、瘟疫、战乱给百姓生命健康带来祸害之时，历朝历代的医家药师们总是前仆后继，殚精竭虑地治病救人。每当太平盛世，百姓生活安宁稳定之时，就不失时机地总结经验，整理修订、完善与编撰医药全书。中医药师们从不间断地以古典理论指导临证实践，吐故纳新与时俱进，使中医文化与临床医术得以代代相传，始终与人们相伴而生机盎然，至今活跃在现代社会的医药领域，显示出无与伦比的时代价值。今天的中医药仍然拥有强大的生命力，海内外的中医药工作者便是“活着的人类财富”，在各地受到尊重与保护。

二　中医文化的国际传播

当我们翻开百年中医史，阅读当代中医史上的重大事件，发现中国传统医学渐成规模地从起源地传播到世界各地，由最早的海外华人移民社会的唐人街零星的中药铺，逐渐受到当地民众的重视而得以发展，并且在许多国家已经进入准医学的领地，这种态势是史无前例的。其中有趣的现象是文化的传播对社会各界具有深远的影响力。

欧洲是文艺复兴与现代西医的发源地，在二战后和平主义盛行，根植于深厚的历史文化底蕴的欧洲人，崇尚自然，尊重科技，学术自由，多元包容，对东方文明情有独钟。20世纪30年代就有许多对中国古代文学作品做研究与著书立说的汉学家，他们往往是当地受尊敬的人物。中医文化作为中国传统文化的重要组成部分，显著表现在清曹雪芹的《红楼梦》中，书中涉及的中医药故事俯拾皆是。120回的《红楼梦》中细致描写中医药治疗疾病的内容就有66回，共5万余字。其中有清代的医药卫生认知290多处，使用的中医药术语161条，描写不同的病症114种，脉案13个，方剂45个，使用中药达125种。在一部小说中罗列如此丰富的医药知识，在世界文学史上可谓绝无仅有。继1978年至1980年《红楼梦》英译本三卷在伦敦出版后，1981年法文的全译本在巴黎出版，这在欧洲文学界和媒体界引起强烈的反响。法国米歇尔·布罗多和玛丽·霍尔兹芒评价说：“全文译出中国五部古典名著中最华美、最动人的这一巨著，无疑是1981年法国文学界的一件大事。在这之前，我们只见过一些部分的不完整的译本，而且注释少而多误。现在出版这部巨著的完整译本，从而填补了长达两个世纪令人痛心的空白。这样一来，人们就好象突然发现了塞万提斯和莎士比亚。”[①] 将其与世界文学大师塞万提斯和莎士比亚相提并论，可见曹雪芹和《红楼梦》在当时的欧洲读者与汉学家们心中的地位和影响力。

如果说《红楼梦》把神秘的传统中医药的朦胧印象带到了欧洲，那么意大利大型纪录片《中国》则把现代针灸的真实影像传遍了全球。1972年尼克松总统访华后的3个月，意大利国家电视台RAI派出了新现实主义电影大师安东尼奥尼（Michelangelo Antonioni），来到中国拍摄了纪录片《中国》，其中有北京妇产科医院在针刺局部麻醉下，对产妇进行剖宫产手术全过程的实况录像。这位荣获奥斯卡导演终身成就奖的安东尼奥尼配上画外音说，“针刺麻醉建立的是一种更为直接、更具人性的医患关系”，并称“人人都会针灸的赤脚医生是农业中国的医学脊梁”。该片在罗马与欧美各大城市公映时，在西方主流社会引起了轰动，特别是录像显示的古老中国的传统医学的神奇功效，这一实证使欧洲保守的医学界接受了针刺疗法，并将其定义为一种外科学的镇痛技术。但是，在民间掀起的尝试针灸治疗各种疼痛性疾病的热情持续不断，自此揭开了中医走向世界的序幕。

以往人们对他国传统医学的兴趣，还只是一种纯粹的异国情调，但自此开始，国际医卫界正式看到传统医学作为补充资源，接受传统疗法以满足人们健康需求的重要性。传统医学最初被称为原始的、前科学的或不科学的。1976年世界卫生组织将其定义为“基于不同文化的本土理论、信仰和经验的知识、技能和实践的总和，无论是否可以解释，用于维持健康以及预防、诊断、治疗或改善身心疾病”[②]。早在二战后的重建时期，世卫组织刚成立之初，各国的医学先贤就提出了人类健康的定义，即“健康不仅为疾病或羸弱之消除，而系体格、精神与社会之完全健康状态”[③]。时隔78年，该定义经受住反复考验，依然正确而未作修改。因此，一种新的主流健康文化开始确立自己的地位，即健康、动态和多维的新概念，个人与自然和社会文化环境之间的新平衡。将人作为一个整体来对待，修正了个体和疾病的纯粹生物学概念，开始了生物-心理-社会的医学模式。这种修正与实现个体自然健康潜力的可能性在符合个人和群体期望的背景下存在密切关联，这表明传统医学的理念与临床经验往往超前，而且顽强地有效地发挥着作用。

---

① 转引自胡文彬、周雷编《红学世界》，北京出版社，1984，第7页。

② World Health Organization，General Guidelines for Methodologies on Research and Evaluation of Traditional Medicine［R/OL］. Geneva：World Health Organization，2000［2025-03-19］. https://www.paho.org/sites/default/files/pm-whotraditional-medicines-research-evaluation_0.pdf.

③ World Health Organization. Constitution of The World Health Organization［R/OL］. https://apps.who.int/gb/bd/pdf/bd47/en/constitution-en.pdf.

起源于中国古代的中医药，是中国人在辽阔的东方大地，上下五千年求索得来的，是关于人体生命活动的中国特色的医药科学。中国从南到北跨越寒温热各种类型的气温带，从西到东涵盖了高原平川与江河大海各种类型的地貌环境，50多个古老的民族有着各自不同的历史传统和生活习俗，所以与这个庞大群体的生存繁衍相伴而行的医学，也必然是因天地、因时空、因种族而制宜，是从千年积淀的优质医药文化中升华而来的。中医历代的医籍文献浩如烟海，中医学这种系统的整体观念与动态的辨证论治方法，如上善若水放之四海而皆灵验，从理论上来讲，可以根据世界各地的异同特点加以调整，同样非常实用。特别是20世纪70年代后期，中国大陆拨乱反正、改革开放，各省市的中医高等院校恢复办学，考试招生培养人才，为抢救和振兴传统中医提供了接班人。至80年代中期，日本、韩国、东南亚、欧美国家相继派人来华学习进修中医针灸，中医对外交流的大门从此打开。多年来，外国留学生来华学习中医针灸的人数始终位居各专业学生数量的前列。曾被批为封建糟粕的天人感应、阴阳五行的深奥理论，以及四诊八纲、辨证论治的传统方法重展魅力，吸引着无数的外国友人与医学工作者。半个多世纪以来传统中医与现代科技文化相结合，在高等教育、临床医疗和科学实验，以及中药产业等多领域不断创新和突破，与世界主流医学及其文化有了更多的共通语言，因而更加容易为世人所接受。

三　现代世界对中医文化的接受

欧洲是现代西医的发达地区，20世纪下半叶以来，其一直代表着世界医学的进步。在传统来源的解剖学、生理病理、生物化学的基础上，现代西医借助现代科技，使用诸如抗生素和抗癌药物、激素和抗炎药、心脏直视手术和器官移植、内窥镜检查和断层扫描等等，取得了非凡的成功。近年来，人工智能、基因编辑、生物3D打印、诱导多能干细胞、合成生物学等，多学科多技术正在逐步运用至临床医学前沿领域，对传统的诊疗理念具有颠覆性的意义，并改进了现代医学的思维方式。不容忽视的是与此同时也产生了很多问题，如过度依赖高新技术而受到相关商业利益的制约，出现临床上过度检查、过度治疗的弊端等。在基因决定论的氛围下，癌症遗传标记的发现开启了这一场景，2013年好莱坞女演员安吉丽娜·朱莉查出基因BRCA1缺陷，增加了患乳腺癌与卵巢癌的风险，她便选择了先从乳房入手，接受了预防性双乳切除术。十多年过去了医学界改变了“治好不是癌，是癌治不好”的旧观念，“肿瘤也是一种慢性病”论点开始流行。由于疾病不仅仅取决于“分子病变”，基因组是对外开放的，受到生理功能、生活经历和环境的多重影响，即使缺陷基因也不是孤立地发挥作用，其只是人体生物系统的一部分，时刻受到免疫监视与阻击。又如疫苗预防是医学的一大进步，以前天花病毒疫苗、结核分枝杆菌疫苗等，打一针可以终生免疫。现在情况变了，欧洲 COVID-19 大流行、群体免疫时期，各国多用辉瑞、莫德纳、阿斯利康等新冠病毒 mRNA 疫苗作群体覆盖，按要求打三针再打加强针，结果还是无法防止感染，更不用说其毒副反应的民间纠纷还在继续。后疫情时代，多种 mRNA 癌症疫苗与流感、疱疹病毒疫苗相继得到研发与投放市场，但是前景难以预料，人们依然心有余悸。还有，现代医学通行的“对抗性”治疗，过度采用化学药物缓解与控制症状，如抗炎、抗感染、止痛及各类慢性病的对症治疗，长期滥用化学药物带来不良后果，抑制甚至戕害了人体自身的自愈能力。同时药物依赖性、抗药性等，医源性疾病、药源性疾病、自身免疫性疾病也大量出现，越来越多的人对此不满意，以人为本的本体论观点重新抬头。现代人对医学的普遍需求，不再仅仅旨在治愈和延长寿命，而且要求对患者的生命质量加以评估。特别是老年病学强调了称为“衰老”的生命阶段，生存质量的概念已成为现代人关注的焦点。这也暴露了现代医学偏离了其初衷而产生的种种弊端。

古希腊的希波克拉底（Hippocrates，BC 460-BC 377）被尊为西医之父，他为医生留下了职业道德规范《希波克拉底誓言》，它至今仍是西方医学院校学生毕业、行医前宣读的誓词，许多严肃的医学场所都挂着《希波克拉底誓言》的镜框。其最古老的誓言部分残篇可追溯到公元 275 年前后。现存最古老的版本可追溯到 10-11 世纪，还保存在梵蒂冈图书馆。他尊重人体的自愈能力，传统西医有“医生治疗，自然治愈”（Medicus curat，natura sanat）的格言①，强调了大自然的外环境与人体内的自愈力是防治疾病的要素。又如天然的食物疗法，“让食物成为你的药物，别让药物成为你的食物”，这些训诫至今都未过时。顺势疗法是欧洲历史最悠久、西方国家规模最大的替代医学，1807 年德国医生赫尼曼，采纳了“顺势疗法”这个术语以示顺其自然之势，同时用“对抗疗法”一词来称呼现代西医学以示对立。顺势疗法用草药矿石等制剂治疗，世卫组织指其缺乏科学依据，故其在各国一直处于主流医学之外的边缘地位。欧洲国家体制允许传统医学的存在与发展，也允许民众对各类疗法的使用具有选择权，如本地的顺势疗法，外来医学如中医针灸、印度阿育吠陀等，可以在非常规医学和补充替代医学的法律框架下开展工作。中医针灸因此在西方民间有了相当的发展空间，同时也因为缺乏现代西医设置的实证数据，被迫与官方医学的临床系统划出界线，近年来一些国家的中医立法、成立的中医药合作中心等也是这种状况。在世卫组织里中医针灸隶属于传统医学部，该部类主要是中国、印度、阿拉伯、南美洲等世界上最古老国家和地区保留的传统医学，其中只有在中国，由于历史上的闭关自守，加上自身顽强的生命力，中医药基本保留了完整的系统与原貌，加上多年来中国以举国之力支持现代研究与推广应用，其至今在祖籍国作为民众广泛使用的官方医学之一。但是在

① Aldous Huxley, “*Medicus curat, natura sanat*,” *The Art of Seeing Adelphi*, 1942.

海外各国，中医针灸始终处于主流医学之外的补充替代医学的边缘地位。2018 年意大利统计的补充替代医学的数据排名，依次为顺势疗法（Omeopatia）、针灸（Agopuntura）、植物疗法（Fitoterapia）、正骨疗法（Osteopatia）、阿育吠陀（Ayurvedica）、中草药（Erbe cinese）、能量疗法（Pranoterapia）等，中医药的发展受到各种限制与制约，可以说在非常困难的环境中努力开辟了自己的一片天地。

近 30 年来，许多受过高等教育且临床训练有素的华人中医陆续出国从事中医职业，足迹遍布亚洲、欧洲、美洲、大洋洲、非洲的 80 多个国家和地区，向不同历史人文、自然生态环境中，不同肤色与种族的人推介中医。他们掌握中医或中西医结合的核心技术，又熟悉与适应所在国的社会实情，往往临床疗效明显，相对当地的针灸师或顺势疗法理疗师，更容易受到所在国民众的欢迎。与此同时，本身也在实践中获得了大量中国本土以外的新的信息和正反经验，并且著书立说。近年来欧洲地区的代表作有，2021 年在巴黎出版的《欧洲中医之道》、2022 年在巴黎出版的《海外中医诊治新冠长期症状经验荟萃》、2023 年在上海出版的《海外中医治疫录》等，为填补相关领域的空白，补充中医药的宝库作了努力，为实现中医药由东亚区域性医学到世界性医学转变的初步尝试添砖加瓦。

青山矗立不坠凌云之志，沧海横流方显英雄本色。当重大疾病群体医疗事件发生时，更能分辨常规医学与非常规医学的真正实力。2020 年 2 月初意大利首先暴发了新冠烈性传染病，当人们陷入恐慌和混乱的紧急时刻，我们以当地临床中医的洞察力，预见和判断疫情会迅速蔓延，在各国主流医学与公共卫生实施对症治疗和疫苗预防，应对能力欠缺的情况下，中医药作为不可替代的特色疗法，在第一时间介入抗疫且行之有效，帮助减少伤亡与损失。2 月 12 日，我们自发地紧急联合海内外多国中医专家，联署发表了《中医药国际抗疫倡议书》，提请大家重温传统中医治疗瘟病的经典，学习抗击新冠病毒相关疾病的最新知识，充分运用互联网远程医疗的方式，共克时艰。

当海外各国无一幸免之时，海外中医药工作者们先后卷入抗疫前沿，在各自的国家与城市，根据患者年龄大小、身体强弱、基础病史、气候寒温、地域燥湿、病邪盛衰、因人制宜灵活变通，“知犯何逆，随证治之”。通过视频会诊、舍脉从症，讲究理法方药，由中药店接方配药，快递送药上门，积极运用中医药治病救人，帮助了当地大批游离于医院外围、缺医少药的患者。此举深受各界的好评与重视，被誉为分享中医文化的民间大使，让人们再次切身感受到中国传统医学的价值与作用。三年来我们有效地治疗了许多新冠病毒（COVID－19）、新冠后长期病症（Post COVID－19 condition，又称长新冠 Long COVID）、新冠疫苗不良反应（Adverse reactions to COVID－19 vaccines）诸证，取得了中医在海外实地治疗病毒性传染病的原创经验。

四 中医药在海外疾病防治方面的切实探索

中医的医德医术，往往会通过患者的满意度得到传播，也会经由亲戚朋友的口碑相传，古老的东方如此，当今信息时代的世界各国依然是这样，这比广告宣传更具吸引力。而中医文化的作用有利于提高中医在所在国主流社会的影响力，其中国际中医药学术交流相当重要。2020 年 4 月 22 日罗马连线北京，“中医药抗疫经验专家对话——意大利专场”全球直播举行，张伯礼院士、刘清泉院长、张忠德教授等曾赴武汉抗疫诊疗的专家，介绍了中医与中西医结合救治新冠尤其是危重病症的有效方案，就如何从中医经典著作与伤寒温病方药获得启发，以中医药支持人体免疫系统功能，清肺败毒，扶正祛邪，成功地对抗新冠病毒烈性传染病的经历做了讲解，并与意大利高等卫生研究院、罗马大学医学院的西医专家及欧洲中医专家现场互动，深入讨论了应对所面临困境的有效方法。来自 40 多个国家的 9 万多名观众收看了在线直播。意大利国家智库、大百科全书 TRECCANI 网站作了专题报道，当天的点阅量超百万，反响相当正面。当西医卫生部门还在按照常规走程序，研究病毒的定性、诊断治疗的客观标准，等待各级卫生行政部门部署方案而徘徊不前时，中医药已捷足先登，运用简单方便且经过验证的中药针灸，着手解决眼前急迫的实际问题，这一场景让世人刮目相看，这是实现中医药跨医学、跨文化的国际传播的最佳途径。2022 年 4 月世界卫生组织发布《世界卫生组织中医药救治新冠肺炎专家评估会报告》①，围绕临床实践、科学研究和循证评价，根据中医药救治新冠肺炎的有效性和安全性，向各国推介在其医卫保健系统和监管框架内，考虑使用中医药治疗 COVID-19 相关疾病的可能性。这也彰显了海内外中医在全球抗疫中的重要作用与中医药的时代价值。

世界卫生组织宣布新冠肺炎大流行结束已经一两年了，其留下的许多长期新冠病毒感染者，表现为多系统慢性衰弱性综合征，其涉及所有年龄段的人员，还在困扰着人们的身心健康。据世界卫生组织统计，在欧洲新冠后长期病症影响了近 3600 万人。绝大多数病例中存在慢性疲劳，呼吸道、神经和心血管疾病，多关节痛和肌肉无力等，健康受到严重的损害。近四年来西医界对新冠病毒病症长期存在的原因提出了各种假设，例如病毒在组织中长期存在，导致人体免疫系统功能低下，或者过度活跃，导致自身免疫系统诱导的持续炎症反应，造成组织和器官的损伤。主流医学鉴于对此缺乏充分的病理药理的研究数据，尚无明确的诊断标准与特效药物，通常采取医院多专科协作，个性化康复以及对症治疗。而在补充替代医学领域，可谓大道至简。明代吴又

---

① *The Subsequent Expert Meeting on Evaluation of Traditional Chinese Medicine in the Treatment of COVID-19*, WHO, Mar 31. 2022.

可《瘟疫论》提出温疫与伤寒不同，戾气由口鼻侵入，再潜伏于半表半里的募原之间，谓之“伏邪”。伏者隐也，其潜伏期之长短，取决于人体正气之强弱。今日之新冠病毒及其变种、以新冠刺突蛋白为基质的 mRNA 疫苗，均属侵入人体内部之外来邪毒，故体内始终处于正邪相搏、动态消长的状态。新冠后长期病症患者多属正衰邪实，精气被夺而虚，余邪未清，乃至疾病迁延难愈。我们采用扶正祛邪，攻补兼备为治疗大法。其中扶正补益的原则是以平为期，中医、针灸的作用可以双向调节，使人体免疫系统达到动态平衡。既能提高免疫功能，抑制新冠病毒繁殖，阻断病情恶化，又能调节免疫抑制状态，防止自身过度反应与炎症风暴，疗效非常显著，这正是中医临床治疗慢病的独特优势。

后疫情时代，各种病毒性感染与相关慢性疾病严重消耗了人体的精气神能量的储备，人们的体质与活力普遍下降，器官组织局部非典型的增生、囊肿、息肉、肌瘤、结节以及肿瘤的发病率明显上升。自 20 世纪 90 年代末以来，意大利的乳腺癌死亡率呈持续下降的趋势（-0.8%/年），这归功于早期诊断计划的实施以及治疗方法的进步。但是《2023 年意大利癌症数据》报告证实，乳腺癌上升为最常见的女性癌症，占女性所有癌症的 30.0%，意大利新增 55900 乳腺癌病例。在欧美，早期诊断与早期治疗成为重要的预防措施。但是多年来乳房 X 光放射检查存在一些问题，如假阳性而导致活检，导致过度的造影辐射与病理检验；同时，假阴性的数量大约为 20%，特别是原位导管癌，难以检测或漏检，耽误了病情。最新临床研究表明，人工智能能够超越医生在预测乳腺癌方面的经验，帮助乳腺癌的检测成功率提高了 13%。①

2024 年 3 月 8 日国际妇女节，意大利乳房放射技师医学会（Associazione Italiana Tecnicidi Radiologia Senologia）于亚德里亚海滨城市里米尼，召开了第四届全国学术大会。应大会主席 S. Pacifici 教授的邀请，笔者在当天下午综合治疗主场中，作了《中医药预防治疗乳腺疾病的临床特点》的报告，这是首次在意大利纯西医的国家级学术大会上介绍纯中医的经验。意大利是欧洲癌症死亡率最低的国家之一，这与其地中海饮食和生活方式、医学理念的不断进步有关。如对乳腺癌的防治，注重系统论，主张肿瘤科、放射科、妇科、心理科、康复科协同配合，类似中医的整体观念。临床强调精准医学、个性化治疗，类似中医的辨证施治。对针灸作用于肿瘤患者，能缓解手术后上肢水肿、疼痛，及焦虑紧张情绪，意大利医学专家们都会赞同，但是他们对复方中药在防止癌前病变、肿瘤各个阶段的病症，化解手术后化疗放疗的副反应，防止肿瘤的复发方面的治疗措施及其机制，便是将信将疑，尚属临床认知的空白。所以在演讲

① Global Perspective Human Stories [N]. UN. News, 2020-12-15. Statista. Cancer in Italy: Specifics-Statistics & Facts [EB/OL]. Hamburg: Statista GmbH, 2024 [2025-03-19]. https://www.statista.com/topics/9863/cancer-in-italy-specifics/#topicOverview.

中，笔者充分肯定意大利主流医学对乳房局部生理与肿瘤病理的深刻分析，磁共振与钼靶扫描检查等早期诊治的重要性。同时指出早期确诊乳腺癌时，疾病已经发生，此非预防肿瘤，实是预防伤亡。根据女性的一生，在月经初潮—青春期—育龄期—哺乳期—更年期—绝经期各个阶段，乳房作为女性的性器官，其生理病理变化也会受到下丘脑—垂体—卵巢—子宫的性腺轴功能的影响，参与体内神经—内分泌—免疫系统的协调功能。中医的理论是“正气存内，邪不可干”，原则是未病先防，既病防变。中医的不同之处在于，特别注重肿瘤发生之前的局部与整体症候的诊治。保持整体生命活力对预防局部病变尤为重要。例如针对经前乳房胀痛，以及伴随的焦虑、忧郁、心烦易怒等症状，以逍遥散加味为代表的中药方剂，以及厥阴、少阳、任督经络穴位配伍的针灸方法，疏肝理气、活血化瘀、软坚散结、滋肾调经，使气血充盈、经络通畅、脏腑系统动态平衡，增强免疫功能，保持乳房组织气血、津液、氧气、抗体、激素、营养物质等循环通畅，为乳腺细胞的生存提供健康的环境，阻断乳房个别基因恶变因素的发展，防止不规则乳腺增生，逆转乳腺的癌前病变。所选中药多是食药并用的天然植物，简便安全，疗效明显。目前中药针灸抗癌前乳腺疾病的作用机制与科学内涵不十分清晰，尚待更深入的研究。与会者表现出浓厚的兴趣，这既是中意学术交流，更是一场中医文化的科学普及。

五　中医文化的现代化发展展望

曾几何时，近代西学东渐之势不可一世，在中西文明的碰撞与激烈冲突中，中医要在自己的领地谋生存求发展一度艰难，但是最终以其悠久的文化与卓越的疗效之韧性而获得成功，至今中医的现代化已经初具规模。同样，20 世纪 80 年代，中医走向海外，也是步步惊心，如履薄冰。如今中医高质量的国际发展，还得依靠符合时代的科学理论、临床实用的特色与优势。

科学“Science”一词来源于拉丁文“Scientia”，意为经过检验的“知识”，在近代侧重关于自然的学问。实践表明，科学既具有客观性，也具有主观性，两者都是科学活动中必不可少的，并非绝对排斥。相反，正是这种客观性与主观性的结合，不断超越时空，追求客观真理与普遍性规律，推动着科学的进步，客观事实是科学理论建立的前提。《科学的世界观》（*La concezione scientifica del mondo*）早就指出：“我们基本上用两个属性来描述科学的世界观。首先，它是经验主义和实证主义的。其次，它的特点是应用精确的方法，通过逻辑分析来实现科学的统一。”① 西方医学从宏观解剖到微观的分子结构，多以眼见为实。东方医学通过分析现象，进行逻辑推理，涵盖对看

① H. Hahn, O. Neurath, R. Carnap, *La concezione scientifica del mondo*, Laterza, 1975, pp. 75-74.

不见摸不着的气场能量活动的探究。中西医的认知在互相影响，以至于 20 世纪 70 年代，在现代医学、科学和哲学基础上形成的生物医学观与医疗卫生结构体制，也修改为“生物—心理—社会医学模式”。

中医很早就成为一套拥有自身概念且逻辑严密的知识体系，经长期的临床反复验证，成为一门客观存在的经验医学，其包含深层的朴素的自然科学内涵，随着历史的演变与新兴技术的介入，中医临床治疗的安全性、有效性与可重复性，正在不断地通过实验室和临床统计被揭示出来。按照现代世界主流医学的科学标准，国际标准化组织与中医药技术委员会（ISO/TC 249）的合作取得了可喜的初步成果。保持中医的原理与特色，以符合中医特征的科学标准与国际接轨，而不是盲目地全盘按照西医的标准。其中，将天人相应理论与辨证施治系统，以现代科学文化语言加以阐述，这是重中之重。从现代科学与医学的视角，对《黄帝内经》“正气存内，邪不可干”的理论与实践进行解读和总结，以现代医学前沿的病毒性流感为例，临床益气固卫、祛邪解毒，指导外感热病预防与早期治疗。对其长期病症，扶正祛邪，改善人体生命质量。逐步建立和完善现代中医特色的预防医学。

中医现代化是加强国际竞争力的重要途径，多年来一直是大家关注的课题。从海外中医的角度考虑，需要为进入世界医学视野的中医学，明确其身份与概念。《论语·子路》：“名不正，则言不顺，言不顺，则事不成。”古希腊古罗马创造的传统西医，已演变为现代西医，即世界主流医学，称为现代医学。中医在国际上称为中国传统医学，即传统中医。

世界卫生组织把传统医学定义为：在现代医学之前在不同的文明社会发展起来的多种医疗知识体系，“利用基于植物、动物、矿物的药物、精神疗法、肢体技法和实践中的一种或者多种方式来进行治疗、诊断和防止疾病或者维持健康的医学”，其包括“多个民族的草药医学、印度的阿育吠陀医学、希腊和阿拉伯的尤那尼医学、包括针灸等医疗手段在内的中医学体系内的多种东亚传统医学、南非的穆替医学、西非的依发医学等等”。[①] 严格地讲“传统医学”是人类历史上古老而衰退、缺乏现代科学的认证，临床安全性、治疗的质量不可靠，落后于时代的疗法。或者说它们是历史非物质文化遗产，需要加以保护。或者在他国作为民间的补充替代医学，总是处于主流医学的边缘，受到限制不被重用，这是必须正视的客观现实。所以，把中医学置于传统医学的框架范围内是不合理的，因为中医药与世界各国传统医学不一样。其一，古老的中医药两千年来自成系统，从未断层，受近代西方殖民文化的影响不大，中医既保持自己的原貌，又对现代西医的成果有所吸纳，与时俱进，已逐渐由古老传统形态的中

① World Health Organization. Traditional Medicine [EB/OL]. [2025-03-04]. https://www.who.int/standards/classifications/frequently-asked-questions/traditional-medicine.

医，进化成为初步现代形态的中医。其二，中医药在中国本土与西医并重，属于官方主流医学，有国家层面的高等教育，大型综合医院、科学院研究所、现代化中药产业，以及庞大的基础群体的信赖与支撑，并且短短半个世纪迅速传播到世界大多数国家，受到当地各个阶层人群广泛的好评与选择应用，表明其充分具备治疗现代人类各种疾病的医疗价值。所有这一切，与其他古老国家的传统医学不在一个维度等级，不可同日而语。世界卫生组织传统医学部这些年确实帮助中医药认清了自身的不足与弱点，以及革新与完善的步骤。但是中医药长期被阻挡于世界主流医学之外，则会限制与滞后自身的进步与高质量发展，影响和束缚中医药的国际传播。我们在欧洲国家与医学界交流互动的经历表明，传统医学即弱势医学，没有平等对待的话语权。所以如何从中国传统医学升级为独立的、自成系统的现代中医学，与现代西医那样，冠名现代中医，值得大家商榷。

结语

百年中医，沧桑轮回。医学文化具有社会人文精神与医疗实用价值，中医文化又可分为通俗实用文化与医学专业文化。前者是与千家万户生活相关的医疗卫生常识，信息时代互联网的中医科普与扫盲很受欢迎。后者则具有承前启后，开创现代中医文化，推进传统中医升级为全球性医学的责任，这是一项严肃而重大的系统工程。如果说古人在《黄帝内经》中为中医作了顶层设计，引领中医药发展两千年，那么今天需要有跨学科的高层次领军人物、团队与智库，包括中医药家、历史学家、人类学家、哲学家、中西医结合专家、现代科学家、国际汉学家等，在多维视角下汇聚共识。运用大数据、人工智能，挖掘传统中医深层的超前科学元素，整理为现代科学知识。在传统中医文化原有框架基础上，继承中医文化基因与哲学思维，不断整合现代中医理论与临床实践的科研成果，注入时代的新鲜血液。吸收现代各国的先进文化、医学智慧与科学技术，放眼全球与未来，共同编撰与构建 21 世纪的人类生命活动的百科全书，让中医现代文化引领现代中医，开启新的历史航程。

传统中医很古老，现代中医尚年轻。为 21 世纪的现代中医体系茁壮成长做出自己的贡献，是海内外中医药工作者的历史责任。

中医抗疟史上青蒿的“命运”

——一个中医知识演进史的案例研究

程　伟　洪佳晨　王礼璘*

摘　要　青蒿素的发现使得中药青蒿遐迩闻名，青蒿素研究曾受到晋代葛洪《肘后备急方》的启发，这一历史情节同样备受关注。然而，作为较常用中药的青蒿，其抗疟作用在历史上没有充分彰显，甚至几乎长期被埋没。众多古医籍虽时有提及青蒿治疟作用，但其地位并不突出。早见于《神农本草经》且疗效明确的常山（包括蜀漆）一直占据重要地位，其催吐的副作用影响到了对疟疾发病机理的理解，以至于出现“无痰不成疟”之论；而疟疾专属少阳之说也随着《伤寒论》的经典地位的上升不断得到强化。这样的主旋律在一定程度上抑制了青蒿抗疟作用、地位的凸显。辨析这一历史现象的成因，有助于深入理解中医学术发展的曲折历程。

关键词　疟疾；青蒿；常山；柴胡

青蒿素的发现使得青蒿遐迩闻名，在青蒿素研究过程中相关团队曾受到晋代医著《肘后备急方》的启发这一历史情节更是备受关注。然而，细细寻绎历史可见，作为较常用中药的青蒿虽然应用已久，其抗疟作用在历史上却没有得到充分彰显，甚至几乎长期被埋没。众多古医籍虽时有提及青蒿治疟作用，但其地位并不突出，以至于共和国成立以后，一些综合讨论疟疾史的论文如李经纬《疟疾史述要》①、时振声《古代对疟疾病的认识》②、吴缉庵《介绍古代文献有关疟疾的记载》③ 等都很少甚至没有提到青蒿的抗疟作用。深入辨析这一历史现象的成因，对于理解中医学术史，可能具有独特的意义。

一　古医籍中的疟疾应对

对于作为人类历史上最古老的疾病之一的疟疾，中国医学史上留下了十分丰富和

*　作者简介：程伟，哈尔滨商业大学/黑龙江中医药大学教授，博士生导师。研究方向：医学史、医学哲学、比较文化精神医学等。洪佳晨、王礼璘，黑龙江中医药大学 2022 级在读硕士研究生。

①　李经纬：《疟疾史述要》，《中医杂志》1963 年第 8 期。

②　时振声：《古代对疟疾病的认识》，《中级医刊》1955 年第 7 期。

③　吴缉庵：《介绍古代文献有关疟疾的记载》，《福建中医药》1962 年第 2 期。

宝贵的文献记录，历代医家在病因、病机、症状、分类、治法、药物、方剂、预后、流行、预防等诸多方面都有堪称详细的观察、分析、探究。疟疾一病，在古籍中每多独立成篇，既有林林总总的疗法、方药，也有诸多理论上的歧见。约略言之，体现在以下诸方面。

早在《黄帝内经·素问》中已有《疟论》《刺疟》专篇，[①] 对疟疾的典型症状描述颇得要领，列举疟名已多达十七种。诸如：“黄帝问曰：夫痎疟皆生于风，其蓄作有时者何也？岐伯对曰：疟之始发也，先起于毫毛，伸欠乃作，寒栗鼓颔，腰脊俱痛，寒去则内外皆热，头痛如破，渴欲冷饮。”又如：“夫风之与疟也，相似同类，而风独常在，疟得有时而休者何也？岐伯曰：风气留其处，故常在，疟气随经络沉以内薄，故卫气应乃作。”“夫疟者之寒，汤火不能温也，及其热，冰水不能寒也，此皆有余不足之类。”“凡治疟，先发如食顷乃可以治，过之则失时也。”其中，对病因的描述内因与外因结合甚至偏主于内；虽或称疟邪，但因发知受的色彩相当浓厚。

最重要的药学经典《神农本草经》明确记载“常山，主伤寒寒热，热发温疟鬼毒，胸中痰结吐逆”[②]，直接肯定了常山截疟的重要价值；而蜀漆作为常山之苗，其抗疟作用也见于《神农本草经》。张仲景《金匮要略》中疟病脉证并治独立成篇，文颇简略，但对后世影响甚大。文曰：“师曰：疟脉自弦，弦数者多热，弦迟者多寒。”“疟多寒者，名曰牡疟，蜀漆散主之。”其方为：“蜀漆（烧去腥）、云母（烧二日夜）、龙骨等分，上三味，杵为散，未发前以浆水服半钱，温疟加蜀漆半分，临发时服一钱匕。”[③] 所列鳖甲煎丸专门治疗结为症瘕的疟母，间接表明其时疟疾流行已较普遍，后世极为重视的柴胡方中蜀漆用量次于鳖甲、赤硝，地位并不突出；虽言疟脉自弦，但也有温疟其脉如平之说；附方蜀漆散颇有单验方色彩。后世增入《外台秘要》方中的一为含蜀漆之牡蛎散，另二方为柴胡剂，柴胡用量较大，开启了疟疾治疗的两个主要导向。或许今天看来最为重要的是，晋代葛洪的《肘后备急方》记载了若干疟疾治疗方剂和青蒿抗疟单方的用法，并有瘴疟之名出现。[④] 虽然后世学者多认同古之瘴气疫疠之类多属恶性疟疾，[⑤] 但葛洪的《肘后救卒方》“治瘴气疫疠温毒方”篇中，并无前篇所收治疟之方。隋代巢元方《诸病源候论》疟病十四论中也特别记载了“山瘴疟”之名，并明言其病重于伤暑之疟。[⑥] 唐代王焘《外台秘要》有疟疾一卷，分十五门收 113 方，也引《肘后备急方》说：“夫瘴与疟，分作两名，其实一致。……岭

① 《黄帝内经素问》卷十，傅景华等点校《中医四部经典》，中医古籍出版社，1996，第 40-43 页。

② （清）顾观光重辑《神农本草经》卷四，人民卫生出版社，1956，第 84 页。

③ （汉）张仲景撰《金匮要略》卷上，傅景华等点校《中医四部经典》，第 278-279 页。

④ （晋）葛洪撰《肘后备急方》卷三，人民卫生出版社，1956，第 44-46 页。

⑤ 郑洪：《瘴气地域知识观的形成、传播与影响》，《中华文化论坛》2020 年第 5 期。

⑥ （隋）巢元方撰《诸病源候论》卷十一，人民卫生出版社，1955，第 68 页。

南率称为瘴，江北总号为疟，此由方言不同，非是别有异病。然南方温毒，此病尤甚。”① 金元医家刘完素也有“暑热之气不能宣泄于外，而为疟也”之论。② 张景岳甚至有疟唯阴暑为病的主张。到了清代更有了“疟疾专属少阳”和“疟不专属少阳”的争论。历代文献中治疗疟疾的方剂林林总总，要之可以常山剂、柴胡剂以及两者的结合为代表。

二　常山功“过”两面观

常山是疟疾治疗史上最为重要的药物。上文已述及，《神农本草经》肯定了常山截疟的重要价值；《肘后备急方》明确记载的治疟之方中有十四方含有常山，单方青蒿虽在诸多方子中位列第二，但其前后之方均甚单薄甚至怪诞，远不及含有常山之方更为成熟。

据李经纬先生统计，《肘后方》32 方用常山者 14 首，占 43.8%；《千金方》治疗疟疾之方共 34 首，除引用仲景和葛洪方 9 首，其余 25 首应用常山或蜀漆者达 64%；《外台秘要》收录抗疟方剂 85 首，其中新见方 39 首，而应用常山者多达 76%。③ 后世医家众多著作中，治疟之方大多囊括了包含常山的方剂。宋苏颂《本草图经》中特别强调：“常山、蜀漆为治疟之最要。”④

《神农本草经》中关于常山治疗“痰结吐逆”的记录，加上常山有明显的致吐作用，实际上引导了后世对常山作用机制和疟疾发病机理的解读；一些略早时期的文献本来似乎重视常山致吐的副作用，强调使用当特别留意，尤其虚弱之人不可轻用。但后世在解释常山的作用机制时，渐渐出现了某种“以痰释疟”的倾向。所谓“无痰不成疟”“无积不成疟”之说当与此相关。其实，宋寇宗奭《本草衍义》曰：“蜀漆，常山苗也。治疟，多吐人。其他亦未见所长。”“常山，蜀漆根也，亦治疟吐痰，如鸡骨者佳。”⑤《证类本草》完整引用了这两条。⑥

《圣济总录·诸疟统论》中曾说：“是以或先寒后热，或先热后寒，或但热无寒，又或本于痰，或本于瘴，或本于鬼神，或本于邪气，大概外传经络，内入五藏，证既不同，治法亦异。治疟者不辨阴阳虚实，概以吐药投之，有非痰实而真气受弊者固多矣。”⑦ 既讲到了“或本于痰”，又批评了“概以吐药投之，有非痰实而真气受弊者固

---

① （唐）王焘撰《外台秘要》卷五《疟病一十五门》，人民卫生出版社，1955，第 157 页。

② （金）刘完素：《素问病机气宜保命集》，中国中医药出版社，2007，第 67 页。

③ 李经纬：《疟疾史述要》，《中医杂志》1963 年第 8 期。

④ （宋）苏颂撰《本草图经》卷八，尚志钧辑校，安徽科技出版社，1994，第 268-269 页。

⑤ （宋）寇宗奭撰《本草衍义》卷十一，商务印书馆，1957，第 65 页。

⑥ （宋）唐慎微撰《重修政和经史证类备用本草》卷十，人民卫生出版社，1957，第 253-254 页。

⑦ （宋）赵佶编《圣济总录》卷三十四，人民卫生出版社，1962，第 695 页。

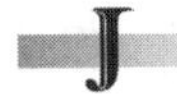

多”的倾向。杨士瀛《仁斋直指方论·治疟要诀》云：“凡疟，皆因腹中停蓄黄水，惟水不行，所以寒热不歇，此疟家受病之处也。”“常山治疟……人皆薄之固也。然……疟以痰水作恙，法当吐痰逐水，又岂容不为之吐下？”[①]

宋代严用和已有“痰积中脘，遂成此疾，所谓无痰不成疟”之说。[②]《丹溪心法》则言及：“疟病感虚者……内伤挟外邪同发，内必主痰，外以汗解散。”[③]明郑全望（灵渚）的疟疾专著《瘴疟指南》更明确地说：“无痰不疟，故用常山以去痰。”[④]

明代张景岳《质疑录》中关于无痰不作疟曾有大篇论辩，既讲到“疟者，风、寒、暑、湿之邪，为外感三阳经病”，又讲到“病属三阳，而寒热往来，则以少阳一经为主”，特别强调：“初非有痰，以为疟邪之根也。……痰者，人身之津液也。随其邪之所在，而血凝、气滞、停饮、宿食，则津液即化为痰，是痰从邪气而成病者也。乃严用和论疟，谓无痰不作疟，若指痰为疟邪之主，反以疟邪为痰病之客矣。岂有人身津液变痰，而为寒为热以成疟者乎？痰本因疟邪以生，而非因痰以有疟邪者。……疟病之痰，痰因风寒之邪而生者也。岂有无痰而便不作疟者乎？至杨仁斋、许叔微，更有以瘀血、停涎、黄水主为疟病之根，而后之治疟者，均以常山、草果、槟榔、砒信，为吐痰、消瘀、截疟之法，徒戕人元气，而败脾伤胃，以致夭枉也。”[⑤] 这番学理上的论辩也透露出当时抗疟实践中的诸多取向实际上的效果未必理想。后世高鼓峰《四明心法》对此也有正面讨论：“古人言无痰不成疟，信乎？曰：痰之所为，非热不生。今病人饮食入胃，而每日发热，则脾不能守其静化，一味外邪热化煎熬，并饮食而化为痰邪矣。（此言因疟以生痰也。）其有先伤饮食，而痰热内作，复挟外感之暑邪，变而为疟者，有之矣。（此则由痰而作疟也，然必内伤饮食，而后生痰，外挟暑邪，而后作疟，则痰与疟皆属标病，而所谓无痰不成疟者，非谓必因痰而致疟也，只是凡疟莫不兼痰耳。）”[⑥] 这里的分析较为持中。然而，直至近代，张山雷《本草正义》仍言：“古人每谓无痰不成疟、无积不成疟，若不先泄化其痰湿积滞，则病根蟠结，寒热终无休止之时。恒（常）山之用，本为开痰逐水、涤湿化积而设，是以《本经》、《别录》均以为治疟主要之药。”[⑦]

至此，可以看出，常山这一药物的作用特点，以及所出经典的权威性影响，实际引发了对所治疾病的不同认识。当我们对疟疾的发病机理有了明确的认知之后，那些

---

① （宋）杨士瀛撰《仁斋直指方论》（附补遗）卷二，盛维忠等校注，福建科学技术出版社，1989，第45-46页。

② （宋）严用和撰《重订严氏济生方》，人民卫生出版社，1982，第481-483页。

③ （元）朱震亨撰《丹溪心法》卷二，上海科学技术出版社，1959，第45页。

④ （明）郑全望撰《瘴疟指南》卷下，裘庆元辑《珍本医书集成》第二册，中国中医药出版社，1999，第757页。

⑤ （明）张景岳撰《质疑录》，王新华点注，江苏科学技术出版社，1981，第7-8页。

⑥ （清）高鼓峰撰《四明心法》卷下，周次清等点校，人民卫生出版社，1991，第77-78页。

⑦ 张山雷撰《本草正义》卷三，程东旗点校，福建科学技术出版社，2006，第136页。

略显表面化的争论的意义就要打些折扣了。

三 “疟疾专属少阳”之辩

与“无痰不成疟”之争论颇有相近之处的另一方面论争，则是所谓疟疾是否专属少阳之辩，前文略有触及，以下拟深入讨论。

有学者曾注意到，宋金元时期疟疾治疗用常山、蜀漆疗疟之方逐渐减少，而用柴胡则有逐渐增加的趋势。在唐以前治疟似乎并不十分重要的柴胡，在《圣济总录》治疗疟疾的方剂中已占到16.7%。[①] 这一始于宋代的变化，实际上反映着关于疟疾认识与实践上的复杂变化。疟疾本身寒热交作的机理探讨、医学经典的普及和医圣张仲景地位的不断提升，与这种变化趋势当有密切关联。

总体而言，直到明代以前治疟之方十分多样，而疟从少阳论治之说，在明清时期益发凸显，由此引发的争论映射着医疗实践中的分歧与对待经典理论态度的某种差异，这种纷争在清代表现得更为突出。

李时珍称柴胡为“少阳本经药，通治诸疟为君，随寒热虚实，入引经佐使”[②]。张景岳在《景岳全书·杂证谟》中曾言，“凡疟疾初作，必多寒热，大抵皆属少阳经病”，并强调初期用柴胡饮无有不愈。[③] 喻嘉言、徐灵胎作为坚定的遵经派代表更是力主“疟疾专属少阳”。喻嘉言在《医门法律》卷五《疟证门·疟证论》中强调：“所以寒热往来，亦少阳所主。谓少阳而兼他经之证，则有之。谓他经而全不涉少阳，则不成其为疟矣。”[④] 徐灵胎《医学源流论·病症不同论》中说：“如疟，病也，往来寒热、呕吐、畏风、口苦，是症也，合之而成为疟，此乃疟之本症也。”[⑤] 徐灵胎评《临证指南医案》说：“疟乃大证，患者甚多……古先圣所立小柴胡汤一方专治此病，如天经地义，不可易也。”[⑥] 许豫和《散记续编》论及：“有言治疟疾不可用柴胡者，试问之：疟疾不在少阳在何经？少阳不用柴胡用何药？不识彼将何以应我……。予治疟疾用柴胡，每以青蒿佐之。青蒿得少阳之令最早，有芳香之气也。”[⑦]

与此相对，叶天士、王孟英等则主张“疟不专属少阳”，这或许也体现了勇于创新的温病学家对于经典理论的客观态度。《续名医类案》卷二十九《小儿科·疟》载：“叶天士曰：疟因暑发居多，方书虽有痰、食、寒、热、瘴疠之互异。幼稚之疟，都因

---

① 李经纬：《疟疾史述要》，《中医杂志》1963年第8期。

② （明）李时珍撰《本草纲目》卷三，人民卫生出版社，1975，第180页。

③ （明）张景岳撰《景岳全书》卷十四，上海科技出版社，1959，第240页。

④ （清）喻嘉言撰《医门法律》卷五，上海科技出版社，1983，第164-165页。

⑤ （清）徐灵胎撰《医学源流论》卷上，刘洋点校，中国中医药出版社，2008，第18页。

⑥ （清）叶天士撰，（清）徐灵胎评《增补临证指南医案》，山西科学技术出版社，2014，第248页。

⑦ （清）许豫和：《散记续编》，安徽科学技术出版社，1990，第22-23页。

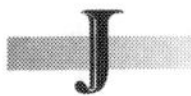

脾胃受病。大凡疟症，须分十二经。”[①] 清王学权撰《重庆堂随笔》也说：“读轩、岐、长沙之书，论疟不止少阳一经，治疟不仅柴胡一方，何以今人患疟，必以柴胡为不祧之药耶?”[②] 韩善徵纂《疟疾论》也曾言及其时疟疾流行，诸医投药小柴胡汤无效，毙者接踵。[③] 张山雷《本草正义》强调：“恒山之用，本为开痰逐水、涤湿化积而设，是以《本经》、《别录》均以为治疟主要之药，后人泥于仲景小柴胡汤一法，知柴胡主疟者多，而知恒山主疟者少。……恒山治疟，能疏通在内之蕴结，抉其根株，则寒热之邪无所凭藉，而疟自不作，是柴胡尚治其标，而恒山乃治其本也。”[④]

在相关问题的讨论中，较为晚近的张锡纯的主张也值得关注。他在《医学衷中参西录》中说道：“疟邪不专在少阳，而实以少阳为主，故其六脉恒露弦象。”“柴胡为疟疾之主药，而小心过甚者，谓其人若或阴虚燥热，可以青蒿代之。不知疟邪伏于胁下两板油中，乃足少阳经之大都会，柴胡能入其中，升提疟邪透膈上出，而青蒿无斯力也。”“或问：叶氏医案，其治疟之方，多不用柴胡。其门人又有相传之说，谓不宜用柴胡治疟。若误用之，实足偾事。”“或问：叶氏治疟，遇其人阴虚燥热者，恒以青蒿代柴胡。后之论者，皆赞其用药，得化裁通变之妙。不知青蒿果可以代柴胡乎?”[⑤] 这里不仅强调了疟属少阳之论，还可以引出柴胡与常山、青蒿的地位关系问题的进一步讨论。

四　青蒿作用的明与暗

青蒿有悠久的药用史，其抗疟作用记载即使仅从《肘后备急方》算起也可谓久远。在青蒿素问世之后，回望古代疟疾治疗中青蒿地位的变化是一项很有意义的工作。以下暂且不多讨论作为青蒿素来源的青蒿的基原问题，仅结合上文所涉问题观照一下青蒿的“命运”。

青蒿在本草典籍中有蒿、草蒿、方溃、犼蒿、臭蒿、香蒿、三庚草、蒿子、草青蒿、草蒿子、细叶蒿、香青蒿、苦蒿、臭青蒿、香丝草、酒饼草等众多别名，《中华人民共和国药典》所载中药青蒿的来源为“菊科植物黄花蒿 Artemisia annua L. 的干燥地上部分”，提取青蒿素的原植物亦为黄花蒿，而在本草著作中亦有黄花蒿，《本草纲目》言其“与青蒿相似，但此蒿色绿带淡黄，气辛臭不可食”[⑥]。这种中药学与植物学

① （清）魏之琇撰《续名医类案》卷二十九，人民卫生出版社，1957，第 767 页。

② （清）王学权撰《重庆堂随笔》卷上，施仁潮等点校，江苏科学技术出版社，1986，第 25 页。

③ （清）韩善徵撰《疟疾论》，曹炳章编《中国医学大成（一五）》，上海科学技术出版社，1990，第 13 页。

④ 张山雷撰《本草正义》卷三，第 136 页。

⑤ 张锡纯著，柳西河等重订《重订医学衷中参西录》上册，人民卫生出版社，2006，第 83-84、446-447 页。

⑥ （明）李时珍撰《本草纲目》卷十五，第 946 页。

命名的混淆最早见于日本学者小野兰山《本草纲目启蒙》及饭沼欲斋《新订本草图说》，后来被中国学者因袭。对于中药黄花蒿的考证，屠呦呦认为中药黄花蒿是另一种植物，但具体是哪个种有待另作考证。刘冰等则认为黄花蒿与青蒿实为同物异名，古人以香臭鉴别，存在一定主观性，李时珍的《本草纲目》将“黄花蒿”与“青蒿”分为二物是不准确的。①

青蒿虽入药甚早，但初无治疟之说。《五十二病方》言“青蒿者，荆名曰萩”，主疗痔疮；②《神农本草经》记载青蒿为草蒿之别名，“主疥瘙，痂痒，恶疮，杀虱，留热在骨节间，明目”。③ 现已众所周知的东晋葛洪《肘后备急方》最早记载了青蒿治寒热诸疟疾之单方，“青蒿一握。以水二升渍，绞取汁。尽服之”。④ 此后在本草类书籍中青蒿治疟之说时隐时现，草蒿“处处有之，即今青蒿，人亦取杂香菜食之”⑤，显示着其广泛的利用价值，抗疟作用并未凸显。

《食疗本草》云：青蒿“益气长发，能轻身补中，不老明目，煞风毒。捣傅疮上，止血生肉。……治骨蒸，以小便渍两日一宿，干，末为丸，甚去劳热。……烧灰淋汁，和石灰煎，治恶疮瘢黡”⑥。陈藏器《本草拾遗》言其“主妇人血气，腹内满，及冷热久痢。秋冬用子，春夏用苗，并捣绞汁服。亦暴干为末，小便冲服。如觉冷，用酒煮”⑦。《日华子本草》言其“长毛发，发黑不老，兼去蒜发，心痛热黄，生捣汁服并傅之。泻痢，饭饮调末五钱匕”⑧，亦可治泻痢。《新修本草》和《本草图经》记载常山治疟之方，但就青蒿主治疾病未言及疟疾。在宋代方书中有不少青蒿治疟之方的记载，如《圣济总录》有青蒿、常山共用之方，治劳疟经年不瘥，寒热瘘瘦之祛劳汤（一名柴胡散）；治瘅疟但热不寒，烦渴不止之常山饮；治足太阳疟寒热之柴胡汤等。元代僧人继洪辑录《岭南卫生方》中搜罗治疟方有治“热瘴”（相当于恶性疟）先用针放血，后“乃以青蒿水与服，应手而愈”；⑨ 朱丹溪《丹溪心法》载截疟青蒿丸。

特别值得关注的是，宋代周去非著《岭外代答》所记医案价值甚大，“昔静江府唐侍御家，仙者授以青蒿散，至今南方瘴疾服之，有奇验”，其药用青蒿、石膏及草药，“服之而不愈者，是其人禀弱而病深也。急以附子、丹砂救之，往往多愈”，⑩ 其经验十分肯定。还有青蒿用至半斤的丹溪心法的截疟青蒿丸，也被列入和解剂中。这

① 刘冰、刘夙：《黄花蒿、青蒿与青蒿素原植物的再辨析》，《中国科技术语》2016 年第 4 期。
② 马王堆汉墓帛书整理小组编《五十二病方》，文物出版社，1979，第 89 页。
③ （清）顾观光重辑《神农本草经》卷四，第 82-83 页。
④ （晋）葛洪撰《肘后备急方》卷三，第 44 页。
⑤ （南朝）陶弘景：《本草经集注（辑校本）》，人民卫生出版社，1994，第 363 页。
⑥ （唐）孟诜、张鼎撰《食疗本草》卷上，谢海洲等点校，人民卫生出版社，1984，第 13 页。
⑦ 转引自江苏新医学院编《中药大辞典》，上海人民出版社，1977，第 1228 页。
⑧ 转引自（宋）唐慎微撰《重修政和经史证类备用本草》，第 250 页。
⑨ （元）释继洪纂修《岭南卫生方》卷上，中医古籍出版社，1983，第 39 页。
⑩ （宋）周去非撰《岭外代答》卷四，中国书店出版社，2018，第 131 页。

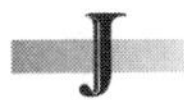

些看似散在的治疗经验其实有较高的可靠性，但在本草文献中得到的回应似乎不够广泛。

直至明代，兰茂的《滇南本草》始明确记载青蒿“退五种劳热，发烧怕冷”“亦治疟疾”；[①] 李时珍《本草纲目》言青蒿治疟疾寒热，并记葛洪之方；[②] 此外亦有在青蒿主治上未言及疟疾，但记载了含青蒿治疟之方，如明《神农本草经疏》载葛洪治疟疾寒热之青蒿单方及《仁存方》治温疟痰甚但热不寒之方。[③]《普济方》亦记载了不少青蒿治疟之方，有青蒿、常山共用，治山岚瘴疟，寒热久不瘥之保安汤；治山岚瘴疟，不以久近，或寒或热，或寒热相兼，或连日或间日之大效人参散；治岚瘴之柴胡饮子；治岭南瘴气之露宿汤等治疟专方。也有未用常山而治脾疟之青蒿汤等。[④] 这些治疟方中常山与青蒿有分有合，主从可见。《奇效良方》《太医院经验奇效良方大全》载治久疟及诸疟疾之祛疟神应丸，“采青蒿擂取自然汁，和干面为丸”[⑤]。至此，青蒿治疟可以说得到全面肯定。

清代及以后本草典籍对青蒿治疟的描述多与前人相同，如汪昂《本草备要》、黄宫绣《本草求真》均言青蒿治久疟久痢。[⑥]《本经逢原》载《经验方》青蒿和桂心治寒疟。[⑦]《得配本草》又载青蒿佐龟甲治温疟。[⑧] 吴鞠通《温病条辨》载治少阳疟偏于热重之青蒿鳖甲汤，并强调青蒿芳香透络，从少阳领邪外出。[⑨] 陈杰《回生集》载截疟神方，以青蒿八两，青皮二两，真川贝一两五钱，槟榔、厚朴、神曲、半夏各二两，甘草五钱，于未发前三个时辰服，言其为“仪征杨赓起军门家传秘方，屡验多人”[⑩]。

在如前所述关于疟疾认识的无痰不成疟，疟疾专属少阳，柴胡为疟疾要药的主流舆论中，在常山截疟有效的经典地位笼罩下，在医理与药理互动的旋涡里，青蒿的地位没能得以充分显现。柴胡剂、常山剂、祛痰截疟剂始终占据着主流地位，甚至白术、苍术也和柴胡一样为疟家必用之药。前面提到的韩善徵言及疟疾流行，小柴胡汤无效，毙者接踵。其《疟疾论》列古方 12 个，未提青蒿；新药方 31 个中有青蒿者仅 2 个。

至于前文已经涉及的《医学衷中参西录》中“柴胡为疟疾之主药，而小心过甚者，谓其人若或阴虚燥热，可以青蒿代之”之说，以及“足少阳经之大都会，柴胡能

---

① （明）兰茂撰《滇南本草》卷二，云南人民出版社，1977，第 276-277 页。

② （明）李时珍撰《本草纲目》卷十五，第 943 页。

③ （明）缪希雍撰《神农本草经疏》卷一，李玉清等点校，中国医药科技出版社，2011，第 18 页。

④ （明）朱橚等编《普济方》第五册，人民卫生出版社，1959。

⑤ （明）董宿撰《奇效良方》卷十二，可嘉点校，中国中医药出版社，1995，第 78 页。

⑥ （清）汪昂撰《本草备要》，余力等点校，中国中医药出版社，1998，第 101-102 页。（清）黄宫绣撰《本草求真》，上海科技出版社，1959，第 212 页。

⑦ （清）张璐撰《本经逢原》卷二，上海科技出版社，1959，第 67 页。

⑧ （清）严西亭撰《得配本草》卷三，科技卫生出版社，1957，第 3-4 页。

⑨ （清）吴鞠通著，浙江中医学院编《温病条辨白话解》卷二，人民卫生出版社，1963，第 125 页。

⑩ （清）陈杰：《回生集》，陈振南等点校，中医古籍出版社，1999，第 21 页。

入其中，升提疟邪透膈上出，而青蒿无斯力也”之论，突出强调疟属少阳，以柴胡为疟疾主药，明确淡化了青蒿的作用。还有“治疟疾用柴胡，每以青蒿佐之。青蒿得少阳之令最早，有芳香之气”这样的说法，属同类，这样就更明确地使青蒿居于从属地位。实际上，这正是既定医理对药物实际作用的强制甚至歪曲。青蒿巨大的显在和潜在价值只有等到更深入的现代研究揭示之后，才能真正得到承认。

结　论

历史地、辩证地解读中医药学理论与临证实践的复杂关系，为中医药学传承精华、守正创新提供理论、文献支撑是医史文献研究者的重要使命。从常山、柴胡与青蒿抗疟地位的消长关系，可以得到如下启示。

其一，常山的实际疗效及其在《神农本草经》这一经典中的地位使其在历史上一直得到充分肯定。

其二，常山催吐作用因其被作了合理化的解释发挥，导致了对疟疾发病机理的痰热之说的强调，传统病因学说的局限强化了对疟疾病因病机认识的内向性发挥。

其三，宋后医圣张仲景与《伤寒论》的影响使得疟从少阳论治占据突出地位，柴胡重要地位的确立实际有内外两方面的影响因素。新旧理论的冲突和理论与实践的互动也使相关争论逐渐凸显，这种争论甚至影响到对青蒿作用机理的解释。

其四，《肘后备急方》对青蒿抗疟作用的记录到宋代逐渐明朗，宋代对青蒿抗疟作用的认识在实践中发挥了影响，青蒿逐步出现在一些与常山并用的抗疟复方中。

其五，青蒿抗疟的作用在经典理论与本草药学的笼罩下未能得到理论上的充分肯定，或许也限制了其在实践中的尝试与推广。

重铸中医学灵魂的科学学思考*

李致重**

摘　要　中医学是人类文化史上的奇迹，它属于中国，更属于全世界。一百多年来我们在中国传统文化上，存在四种不当倾向：把王权专制文化与中国传统文化的核心相混淆；把中国近代落后挨打的原因归咎于优秀传统文化；把西方近代科学与中国传统文化相对立；把社会民主与中国传统文化相对立。不当的文化观念派生了中医上的诸多失误：未能正确对待学术、事业、管理三者之间的关系；把中医西化置于国家宪法与卫生工作总方针之上；把中医西化等同于中医现代化；把中医经验化视为中医诊断规范化、标准化；把中医教育西化作为后继人才培养的方向；把中医医院变得西医色彩越来越浓，把中医向世界铺轨歪曲为同国际接轨。这些失误在导致中医基础科学体系与临床技术体系严重扭曲、解体的同时，形成了医疗、教育、科研、管理上的“中医思维弱化、中医评价西化、中医学术异化、中医技术退化、中医特色优势淡化”的局面。拯救中医之魂，首先要从文化与思想启蒙开始；以传统文化普及与中医理论、临床为重点，抓好医疗、科研、教育的改革。这是实现中华民族伟大复兴的中国梦的重要内容之一，切切不可等闲视之。

关键词　中医文化；中医西化；启蒙；复兴

中医是中华民族优秀传统文化中的瑰宝，是世界范围内唯一达到成熟科学水平的传统医学。与全球化的西医相比，其科学观念、概念范畴、理论思维并不相同。倘若把中医比作一棵硕果累累的大树，那么中国传统文化是其根，《黄帝内经》为代表的基础科学体系是其干，《伤寒杂病论》为代表的辨证论治的临床技术体系是其主要枝条，而内、外、妇、儿各科的治疗及其方剂、药物等，则是其分枝、花叶与果实。其中的根、干和主要枝条，堪称中医学之魂，是指导中医临床治疗的理论依据，是拓展中医临床思维的知识源泉。① 一百多年来，中国人在未能明辨中西两种医学本质属性与特点，未完成中医学科学定位的前提下，用西医所依据的近代物理学、化学的观念与方法，对中医进行验证、解释和改造。这就是以往所讲的中医西医化，也称中医西化。它切断了中医的根，丢掉了中医的本，扭曲了中医的枝干，使中医朝着两千年前

---

* 本文据李致重于 2016 年 6 月 25 日《中医药通报》发表的《拯救中医之魂的战略沉思》增补修改而成。

** 作者简介：李致重，北京崔月犁传统医学研究中心研究员。研究方向：中医基础理论和科学学、软科学研究。

① 李致重：《实现中医复兴梦的战略步骤与任务》，《中国软科学》2013 年第 5 期。

经验医学的方向严重倒退。

郑州大学政治与公共管理学院名誉院长、政治学学科首席教授李慎明曾在《瞭望》发表《中医药立法重在破“五化”》一文，详细剖析了我国“中医思维弱化、中医评价西化、中医学术异化、中医技术退化、中医特色优势淡化”的普遍性。[①] “五化”与西化，名异而实同，是中国传统文化近代断层所导致的中医失魂，是民族文化自卑症、近代哲学贫困、近代科学主义思潮的共同产物。借用当代著名哲学家楼宇烈的观点，叫作“文化殖民地”现象。按照国学大师钱穆的说法，当属“次殖民地化”之列。在中医领域里讲，则是弘扬中医旗帜下一种偷梁换柱的“去中医化”。

当今，引领中国未来的时代最强音，是实现中华民族伟大复兴的中国梦。沉思生智慧，沉思是力量。因此回归传统文化，重铸中医之魂，将中医从根救起，首先需要我们做好充分的战略准备，需要站在战略高度上认真反省与沉思。

一　一百年多来有关传统文化认知的错误倾向

中国的优秀传统文化，是由中华民族五千多年文明史积淀而成的，其核心是文、史、哲，而哲学是核心的核心。在中国传统哲学基础上以道家、儒家与佛学为代表的自然伦理、社会伦理、生命伦理，是中华民族文明与智慧的源泉。两千多年来，她守护着中华民族的灵魂，凝聚成中华民族的思想、观念与价值体系，维系着中华大地的繁荣、强大与文明。辛亥革命以来的一百多年，是东西方文化在中国整合与重构的一百多年，也是中国人对传统文化遗忘而又重拾的一百多年。而遗忘而又重拾的重点，一直集中在这些核心方面。在这一过程中，不可避免地出现了种种盲目、武断的观念。这里围绕本文的中心，就以下几个方面做一些简要讨论。

（一）不能把王权专制文化与中国传统文化的核心相混淆

自秦以来，中国结束了诸侯分封的封建时代。“废井田、立郡县”，标志着中国从此进入了王权专制的社会。从西汉“独尊儒术”以来，儒家思想逐步上升为朝野上下共同信守的价值观。

然而随着王权专制的需要，以董仲舒、孔颖达为代表的一批又一批的儒家文人，提出了君权神授等观念，使得儒家思想与古代帝制政权紧密融合，进而成为一种王权专制文化。或者可以说，王权专制文化寄生于儒家社会伦理，却与儒家社会伦理迥然不同。随着专制社会的不断延续，王权专制文化像滚雪球一样不断蔓延。专制王朝的覆灭是王权专制文化的必然结局，但不可与道家、儒家的优秀传统文化混为一谈。它

① 李慎明：《中医药立法重在破“五化”》，《瞭望》2014 年第 17 期。

的覆灭是背离道家、儒家自然伦理、社会伦理的结果，不能把这笔乱账记在优秀的传统文化上。

（二）不能把中国近代落后挨打的原因归咎于优秀传统文化

对于社会的落后与进步，积弱与富强，文化是基础的基础，前提的前提。文化之中，包括精神文化与物质文化两个方面，但这两个方面不是并列关系。

近代中国落后挨打的原因，一方面是王权专制文化泛滥导致的王朝自身的腐败无能，另一方面是西方近代科学技术迅速崛起而滋生的以强凌弱的侵略野心。在这场“三千年未有之大变局”中，相继而来的鸦片战争、火烧圆明园、甲午海战、八国联军进北京，以及由此而来的一系列丧权辱国条约，在中国人的心头一次又一次刻上了“亡国灭种”的伤痕。如果说，文明与富强的大国辉煌史铸成了中华民族特有的自尊与自豪，那么，内忧外患、防不胜防、千疮百孔、强国惨败、轰然垮塌的“三千年未有之大变局”，便是中国人在自艾自怨、痛苦纠结、惊魂未定、一蹶不振之中形成民族文化自卑症的主要原因。

辛亥革命前后，不少人把中国落后、积弱、挨打的原因归咎于传统文化，这不仅是片面，更是错误的。然而这种片面、错误的民族文化自卑症，却是普遍的、顽固的，且时至今日仍然深深地印在不少中国人的潜意识中。

（三）不能把西方近代科学与中国传统文化相对立

五四新文化运动时期提出引进西方近代科学，是正确的、必要的。西方近代科学，指的是以物理学、化学为代表的近代科学与技术。它与中华民族优秀传统文化相比，产生的时间维度不同，表现在空间维度上的形式与内容也不相同。不能把近代放大为历史的全部，也不能把一定时代的科学与技术放大为人类文化的一切。

人类文化发展到今天，曾经出现了两次高峰。从文化发展的总体上看，也只能是两次高峰。第一次高峰在中国的春秋秦汉之际，第二次高峰在欧洲的文艺复兴以来。第一次高峰以哲学的成就为代表，第二次高峰以物理学、化学的成就为代表。第一次高峰着重研究的是原生态事物的整体特性，即认识“天造之物”运动变化的现象、过程及其规律。第二次高峰着重研究的是原生态事物的局部结构与功能，并以此为基础制造出种种不同的“人造之器”。第一次高峰奠基了人类的精神文明，第二次高峰为人类带来了空前的物质文明。

显而易见，近代科学不代表人类科学的全部，物质文明也不等于人类文明的全部。不能因为中国近代在物质文明上的一时滞后，而自残、自虐中华民族优秀传统文化。更不能将中国人禁锢在民族文化自卑症之中，昏昏然沉溺于哲学贫困与近代科学主义的泥坑而不知自拔。

中国改革开放以来的历史与实践表明，中国在现代科学技术方面已经迅速赶上了世界的先进水平。而且中国在现代科学技术方面的进步，正在与中华民族优秀传统文化的复兴同步。这一事实雄辩地表明，五四新文化运动时期引进西方近代科学、技术，与继承、发扬中国优秀传统文化，本来就不存在任何矛盾之处。

（四）不能把社会民主与中国传统文化相对立

面对中国两千年的王权专制，五四新文化运动时期引进西方民主的愿望，是及时的、正确的。然而引进或借鉴外来的文明，不能以“全面反传统”“砸烂孔家店”为代价。一个民族优秀传统文化的底蕴有多深，它的进步实力就有多大。在文化自信的前提之下，这一基本道理显得尤为重要。

西方民主政体的基础是“天赋人权，人人生而平等”。国学六经之一的《礼记·礼运》里讲：“大道之行也，天下为公。夫选贤御能，讲信修睦，人不独亲其亲，子其子，使老有所终，壮有所用，幼有所长，鳏寡孤独废疾者皆有所养。”其中所体现的，正是中国式的和谐、民主的社会生态模式。这与西方民主政体的含义，本质上是不完全相同的。从强调“知行统一”的中国传统文化精神上看，其差别可能在“行”上，而不在“知”上，不在文化的主体层面上，这一点，当代中医人尤其要明白。

一百多年来中国社会在民主进程中，的确遭遇了不少坎坷。然而近代人忘记了中国式的和谐、民主的社会生态模式，甚至把当时的社会民主愿望与整个优秀传统文化对立起来，这无疑是一种十分草率的，缺乏文化底蕴的浅薄之见。

众所周知，科学的真理是超时空的。这就是说，科学是无国界的，科学是不受历史局限的。两千多年来，儒家的社会伦理、道家的自然伦理凝成了中华民族优秀传统文化的核心。尽管其中有些内容在历史的演进中有所增减，但是关于社会、自然、生命领域最精深的认识，尤其是那些具有价值观意义的核心部分，必然永驻人间。这是人们在研究中华民族历史文明的时候，应当特别注意的。不可以偏概全，更不能舍本逐末。

人们常说：“皮之不存，毛将安附。”① 在中国传统文化一度遭受否定的历史阶段，作为中华民族优秀传统文化瑰宝的中医，自然在劫难逃。长期存在的传统哲学贫困和近代科学主义流行，使中医先后遭受了四次严重的自残与自虐。第一次是 1912 年北洋政府教育部“漏列中医”事件；第二次是 1929 年南京政府时期的《废止中医案》；第三次是 1950 年改造中医的“中医科学化”事件；第四次是 1958 年以来曲解中西医结合政策而来的某种程度上的中医西化。其中第四次的中医自残与自虐，持续的时间最长，所造成的危害最不易察觉。

---

① 王树山编著《俗谚》，中国社会出版社，2008，第 29 页。

二　形成中医“五化”的原因回顾

半个多世纪以来，中医一直挣扎在自相矛盾的困境之中。造成这种困境的核心是，中医与西医到底是同一个医学科学体系呢，还是两个完全不同的医学科学体系。如果说中、西医本质上是同一种医学科学，中西医结合的提法就是无中生有；如果说中、西医本质上是两种不同的医学科学，那么中医西化就完全不能允许。而造成这种困境的真正症结在于，不论坚持中西医结合，还是坚持中医西化，很多是站在西医一家的学术立场上讲的。而中医界更为离奇的是，至今未认真研究“中医我是谁”“我是怎么来的”这两个事关中医科学定位的根本性学术问题。这就造成了用西医一家的学术立场坚持中西医结合，坚持中医西化的局面。于是，中西医结合充当了中医西化的挡箭牌，中医西化变成了中西医结合的口头禅。半个多世纪以前如此，半个多世纪以后的今天在相当一部分人中间依旧如此。

发生在中医领域的托名于中西医结合的中医西化，对中医犹如“温水煮青蛙”。而以现代化、规范化、科技创新名义包装的某些中西医结合，也犹如在“没有黑猫的黑屋子里找黑猫”。中医界为此付出了历时五十载、上下三代人的沉重代价，至今却没有引起学术界对这一失误的反省。为此，这里从文化整体战略的角度，对中医领域里的“五化”问题做一些简要的回顾和说明。

（一）未能正确对待学术、事业、管理三者之间的关系

马克思主义认为，生产力是第一性的，生产关系是第二性的。是生产力决定生产关系，而不是生产关系决定生产力。就“科学技术是第一生产力”而言，中医事业的管理，毫无疑义地应该从属于中医学术的需要。

在中医事业中，包括了中医学术的发展问题，也包括中医医疗、教育、科研的机构建设、设备配套、资金使用等方面的管理。在中医学术、事业、管理三者之间，应当是“学术第一，事业第二，管理第三”。即依靠中医的学术进步，推动中医事业的发展；根据中医学术的特点，为中医学术发展做好管理与服务。我国当年的计划经济管理模式，在一定程度上存在生产关系决定生产力的问题，半个多世纪以来中医学术的发展也一直沿袭着这种管理模式。

西医是外来的，它在西方国家已经有相对成熟的，可供我国学习、借鉴的管理体制与方法。中医是中国故有的，其传承过程中也应有一套符合自身特点的管理方式与体系。然而，在传统哲学贫困和近代科学主义流行的大环境之下，由于我们对中医学术的特殊性重视、研究不够，许多人至今固执地认为，西医科学，中医不科学，应当用西医的管理方法来管理中医。因此虽然自 20 世纪 50 年代以来国家高度重视中医学

振兴发展，中医的管理依然被西医的管理方式所取代。这无疑是一种极其严重的战略性、根本性的失误。

（二）把中医西化置于国家宪法与卫生工作总方针之上

我国中西医并重的卫生工作总方针，是《宪法·总则》“发展现代医药和我国传统医药”规定，在我国医疗卫生事业上的具体体现。《宪法》与卫生工作总方针，是针对我国中西医并存的两种医学体系而确立的，是对待两种医学相互关系的行为准则。但是绝不能将《宪法》与卫生工作总方针的精神，扭曲为中医管理体制之内推行中医西化的理由。换言之，绝不能在中医体系之内既保护和发展中医，也保护和发展中医西化。

20 世纪 50 年代提出中西医结合时，其愿望是“创造我国统一的新医学、新药学”。由于知识界未能从基础科学的层面认真研究中医与西医的科学定位，未明察中、西医两者的本质特色与差异，因此在以后的实践中，中西医结合被人们随心所欲地编造出十余种不同的解释来。有的把临床上的中西药并用称为中西医结合；有的把运用西医的研究方法对中医进行西化的改造称为中西医结合；有的把中医教育中中西医课程双管齐下、混合安排称为中西医结合；有的把用管理西医的思路和方法来管理中医称为中西医结合；有的把懂得西医又懂得中医的人员称为中西医结合者；有的把中西医结合称为发展中医的唯一道路；有的甚至声称中西结合医学在中国已经形成……

以上种种说法的背后，都是中西医结合名义下的中医西化。它导致了中医基础科学体系与临床技术体系的全面解体，造成当代借近代科学之名行毁灭中医之实的思维陷阱。它严重违背了《宪法》关于“发展现代医药和我国传统医药”的精神，彻底颠覆了“中西医并重”的卫生工作总方针。

（三）把中医西化等同于中医现代化

发展是现代的，也是历史的，是内在于传统的历史性演进。所以内在于传统的历史性演进，就是真正的中医现代化。换句话说，中医的现代化，是由中医发展的历史与自身的学术特色决定的。在这一点上，中医如此，西医也如此；学术如此，事业也如此；举凡世界上任何一种文明的进步，其实都是如此。不论中医还是西医都应当懂得，人类文明是多样性的，科学也是多样性的，中医与西医并存并重，也是如此。各种文明与科学都有其自身基本的内容与特点，从来没有统一的标准，从来没有单一的、相互取代的模式。

然而，1956 年成立北京中医研究院（中国中医科学院前身）之初，从全国调来五十多名中医药专家，同时也调来一百五十多名西医药专家。如此的人才结构，显然是要以西医的观念与方法，将中医作为被研究的对象，来设计、安排的。用国医大师陆广莘的话讲，这叫作“研究中医”，而不是人们所期望的“中医研究”。他说的“研究中医”，即中医西化；他说的“中医研究”，才是以中医自身的观念与方法，研究解决中医自身的继承与发展的正确道路。[①]

其实，从20世纪50年代以来，国家科委、科协、科技部、科学院、卫生部、食药监督管理部门、中医药管理局、自然科学基金委员会等科研管理部门，对于中医科研的课题、内容，项目的选择与评定，有的是在现代化的名义下，以西医所依托的近代物理学、化学的方法与标准，对中医进行削足适履的所谓“研究”。这是当代中医科研工作中，近代科学主义思潮严重泛滥的表现。这种由国家“买单”的“和尚退后，神父主佛”的奇怪现象，至今仍在延续。

《中医药通报》2014年6月24日刊登了笔者《中医是成熟的医学科学》一文。该文以较大的篇幅，对科学、哲学这两个概念以及科学的分类原则进行了讨论，并在此基础上进一步阐明了中医的特色以及中医与西医的本质区别。相信在学术界将科学与哲学这两个概念真正搞明白之后，中医科研领域里以中医西化代表的近代科学主义思潮，才会迅速销声匿迹。

（四）把中医经验化视为中医诊断规范化、标准化

中医是建立在哲学与系统科学基础上的一门思辨性的医学科学。因此，中医临床技术的规范主要包括两个方面：其一是中医从业人员关于中医知识结构的规范，即在传统文史哲和中医基础科学体系、临床技术体系三方面所奠基的，既全面又坚实的基本功；其二是全面、坚实的知识结构基础之上所形成的，中医临床逻辑思维方式的规范。

从直观感性的具体，到理性思维的抽象，是中医临床辨证论治的思维过程。由望、闻、问、切四诊所见的证候，是疾病过程中的外在表现。具有规范的知识结构基础上所形成的规范的理论思维，才能在四诊合参的理性抽象中认识疾病的本质。一个成熟的中医工作者，只有具备坚实的传统文、史、哲知识，并熟读中医经典医著，才会有临床辨证论治的共同语言和防病治病的共同思维。而不具备以上两种规范的专业人员，即使临床看病多年，也往往是局限在直观感性的小圈子里，停留在经验性的治疗水平上。而要跨越经验性的局限，则需要在两个规范方面下大功夫进行补课。

现代科学技术领域里的规范化、标准化，主要是全球一体化时代流行于近代物理学、化学体系内的，突出表现在应用技术领域的自我规范与标准。所以不能把近代科学、技术领域里的规范与标准，照搬到人文、哲学领域，也不能照搬到因时、因地、

---

① 陆广莘：《中医学之道》，人民卫生出版社，2001。

因人、因病而异的中医临床诊疗之中。中医的临床治疗所遵循的，是以中医基础科学体系为基础，以中医临床技术体系为依托，以哲学与系统思维为特点，以辨证论治为原则，以随机应变为专长的临床诊疗模式。这才是中医不可须臾偏离的临床诊疗的规范与标准。它与近代科学体系下的近代应用技术领域里的规范化与标准化，完全是风马牛不相及的两回事。

20 世纪 80 年代在中医界流行的临床诊疗规范化、标准化，其实是丢掉中医知识结构与理论思维，以临床四诊的表现为依托，在直观感性层面的规范、标准。从感官认识的只是事物的表象，理性认识才能触及事物的本质的常理上看，这样的规范化与标准化，无疑是朝着经验水平的严重倒退。而且，这不是一般意义上的倒退，而是朝着《黄帝内经》之前经验疗法、经验医学时代的根本性的大倒退。

记得傅雷在谈到传统艺术时曾经说过："不从经典中泡出来的人空言创新，徒见其不知天高地厚而已。"① 对于博大精深的中医而言，此话值得当代每一位中医工作者深思再深思。

（五）教育西化加剧了中医后继乏人的局面

两千年来"以师带徒"的中医教育，始终是在继承传统文化的基础上，遵循着从理论到临床的教学顺序，作为培养中医后继人才的基本方式。20 世纪 50 年代创建中医大专院校以来，教学大纲中将培养高级中医理论与临床人才，作为中医教育的基本方向与任务。但是受近代科学主义思潮的影响，从 20 世纪 50 年代创建中医大专院校之初，便种下了基础理论教学中西并举，临床实习阶段"以西带中"（即西医学术引领学生临床）的劣根。

创建中医大专院校至今，招收新生时始终统一地坚持着理工科大学的标准，而不是以文科院校的标准来招收中医所需要的新生。

新生入学的第一年，中医大专院校没有开设传统文化里的文、史、哲通识课程，却开设了大量与西医直接相关的数、理、化基础课程。

从新生入学开始，中医基础理论与西医基础理论双管齐下。其借口是，西医基础理论是"医学专业的公共课程"。为什么中医基础理论不能作为医学专业的公共课程，在西医院校里同样予以安排呢？

创建中医大专院校至今，用以辅助教学的附属中医医院里，实际上执行着"病房靠西医，门诊靠中医"的模式。学生临床教育"以西带中"的背后，明显存在西医理论与临床知识被强化，中医理论与临床知识被弱化的问题。

早在 1962 年北京中医药大学第一届学生毕业前夕，以于道济为首的五名老中医专

---

① 傅敏编《傅雷文集·书信卷》，当代世界出版社，2006，第 483 页。

家针对中医大学教育的上述问题，向上级政府建议并强烈要求，第一届学生推迟半年毕业，专门强化中医经典课程的学习（史称“五老上书”）。

1978 年，针对中医后继乏人的问题，中共中央直接出台了〔78〕五十六号文件，并于同年招收了首届硕士研究生，结束了中医没有研究生教育的历史。研究生教育的方向与内容，完全是中医经典理论与临床。中共中央的举措，对解决当代中医后继乏人的问题发挥了很大作用，本人就是其中的有幸者之一。但是这一良好的开端，很快又被中医西化的顽疾淹没了。

20 世纪 90 年代以后，按照国家教育主管部门的规定要求，没有西医实验研究课题的老师，不具有招收中医研究生的资格。从此之后，中医研究生教育几乎全盘西化，传统中医高级人才成长的方向与道路，又一次陷入困境。

1994 年在北京召开的“中医药发展战略讨论会”上，与会专家们反映：中医大学教育的目标是培养高级中医师，而现在培养出来的中医学生知识是两个（中、西医）中专知识水平的拼凑，或者培养的知识储备为一个中医大专知识水平附带一个西医中专知识水平。中医院校中西医基础课程安排大体是 7∶3，到实习医院后实际变成了3∶7。中医院校毕业论文必须是实验研究性的论文，没有突出中医药学术，要西医点头才行。专家们认为：再过十年，等这些研究生成为教授以后，中医就全变了。因此，专家们呼吁：不要等到发达国家从科学上真正认识中医了，全世界都来学习我们的中医药时，而中国真正懂中医的人却没有了。①

1996 年北京中医药大学在应届毕业生中，组织并发表了题为《1996 我们走向何方》的调查报告。该报告显示约 82%的学生，是以第一志愿考入北京中医药大学的，而通过几年的学习，却有许多同学对当初选择的正确性表示怀疑。毕业生抱怨，当时的教育体制使得学生们中医没有学好，西医没有学到。②

1998 年国医大师、中医教育家李今庸在诗中惊叹：“卅年教学工作苦，培养自己掘墓人。”③

2001 年，国医大师邓铁涛、焦树德接受《现代教育报》记者采访时质疑说：“中医大学还能培养出合格的中医临床人才吗”?④

2006 年，与英国李约瑟博士齐名的德国著名汉学家、中医学家满晰驳教授在接受《科技中国》记者采访时，语重心长地批评说：“中医是一门科学，希望中国要严格掌握培养标准”，“不要培养假中医”。⑤

① 崔月犁主编《中医沉思录》，中医古籍出版社，1997，第 234 页。

② 吴见非编著《龙图论医》，中医古籍出版社，2008，第 200 页。

③ 李今庸：《舌耕余话》，中国中医药出版社，2004，第 475 页。

④ 焦树德、邓铁涛：《几十年来没有培养出真正的中医》，《现代教育报》2001 年 8 月 10 日。

⑤ 郑恩元：《中医是成熟的科学——访德国中医药学家波克特博士》，《科技中国》2006 年第 2 期，第 84-87 页。

以上表明，中医教育西化与临床后继乏人的问题，早已是关系到中医生死存亡的首要问题。

（六）把中医医院变得西医色彩越来越浓

20 世纪 50 年代创办中医大学教育之后，我国参照西医医院的模式陆续开办了中医医院。“病房靠西医，门诊靠中医”的偏见，不仅是中医医院管理上一种不成文的信条，而且随着时间的推移已经铸成一种不成文的习惯模式。西医学习了中医，或者中医学习了西医，才有资格管理住院部病房。真正有中医理论基础与辨证论治临床技能的高明中医，只能永久地留在门诊上。这种做法，助长了中医临床的西化，限制了中医辨证论治临床技术的发挥。因此，中医院究竟如何处理西医技术的疑问，中医院如何提高中医临床疗效的问题，越来越成为当今不容忽视的、历史性的重大难题。

1994 年在北京召开的“中医药发展战略讨论会”上，与会专家们还提到：中医院的急症治疗差不多全西医化了，为中医急症治疗而推广的制剂，几乎全是配合西医急症用药的，中医真正的东西很少看到。中医医院再过几年后就变成西医医院了，因为学术内容和治疗思路、方法变了，只会剩下一块空牌子。①

曾在国家中医药管理局长期分管医政工作的诸国本撰文说：“中医特色的问题是中医医院的根本问题……不少中医院大量采用西医西药，中医治疗率很低。尤其是在病房，有的中医院中医药治疗率只有 20%。一个中医院，如果治病主要靠西医西药，那算什么中医院。”②

（七）把中医向世界铺轨歪曲为同国际接轨

与各国传统医学相比，中医是世界上理论体系最成熟、临床疗效最可靠、治疗方法最丰富的传统医学，也是世界上可与西医相媲美的唯一的传统医学。不论从中医基础科学体系讲，还是从中医辨证论治的临床技术体系讲，中国人都有责任把中医的诊疗特色与优势传播到世界各地，为人类的防病治疗做出贡献。要将中医独特的诊疗特色与优势传播到世界各地，首先要把中医基础科学之轨与临床技术之轨铺到世界各地去。这是堂堂正正地向世界铺轨，而不是与国际上的西医接轨。

20 世纪 90 年代以来，国内流行着中医与世界接轨之说。这是一种误会，也是一个骗局。中医是中国人独特的发明与创造，是世界上唯一具有完整基础科学与临床技术体系的传统医学。国外没有中医之轨，中医与谁接轨，又如何实现合理的对接呢？其实，接轨之说的背后暗藏的是改轨，即改中医之轨为西医之路。如此改中医之轨的

① 崔月犁主编《中医沉思录》，第 233 页。

② 诸国本：《医林朝暮》，中医古籍出版社，2008，第 69 页。

结局，依然是中医西化。接轨也，无轨可接；改轨乎，自毁其轨；铺轨者，任重道远。[①] 倘若以接轨之名，行改轨、西化之实，丢掉了中医的科学基因，使中医消亡于国门之内，中国的中医拿什么堂堂正正地走向世界呢？

21 世纪以来，不少科研部门与大专院校仍然以高额奖金，鼓励人们把“中医的科研成果”送到国际期刊上发表。这种丢掉中医基础科学与临床技术体系，偷梁换柱、暗度陈仓、投其所好的所谓“科研成果”，比中医西化的做法更幼稚，更可笑。

每一位中国人应当知道历史把中医的发明权交给了中华民族，也把中医向世界铺轨的责任交付在中华民族的手上。面对人类医学发展赋予中医的历史使命，因为任重，需要我们勇敢地担当；因为道远，需要我们坚定地向前。接轨是迷盲者的痴心妄想，西化是当代人的文化犯罪。

三　拯救中医之魂的启蒙战略

西学东进的一百多年里，来自西方物理学、化学体系下的，包括西医学在内的近代科学与技术，带着其故有的特点、规范、标准以及传播方式、管理经验等，潮流般地涌入中国。这让长期处于落后挨打地位的中国人在享受西方近代科学技术成果的同时，陷入近代科学主义的误区而不能自拔。因此中医的头上一度戴上了五顶黑帽子——落后的、过时的、封建的、不科学的、经验性的。

近五十多年来，迫于时代性的传统哲学贫困，中医在慌忙自救中先后为自己找来了四种解释：中医药学是我国劳动人民与疾病做斗争的经验总结；中医药学是一个伟大的宝库；中医学是我国优秀传统文化中的瑰宝；中医与西医是完全不同的两种医学科学体系。这四种解释，其实不过是一些学术性口号而已，多用溢美之辞来代替中医学术特点，完全没有揭示出中医不同于西医的本质属性与特长。而在中西医结合名义下，不少人迷失在中医现代化的问题之中，“暖风熏得游人醉，直把杭州作汴州”。直到今天，中医界没有为中西医并存的这一时代问题，交出“中医我是谁”“我是怎么来的”合格答卷来。“我是谁”，是关于中医研究对象及其体系本质特点的问题；“怎么来的”，是关于中医学研究方法及其文化渊源的问题。这就是中医学科学定位的要点，也是用定义方式所表述的中医学定义的基本要素。1995 年本人接连发表了《论中医学的定义》《证候定义的研究》《中西医结合定义的研究》等多篇论文，却至今没有引起中医学术界的批评、讨论。至今三十年过去，令人如鲠在喉、失望不安。这些死结不打开，就抓不住中医学之魂；这个死结不打开，告别中医西化将永远是一句空话。所以，拯救中医之魂的启蒙战略，理论根据源于此，突破口也在于此。

---

① 李致重：《中医复兴论》，北京科学技术出版社，2004，第 75 页。

（一）拯救中医之魂的文化与思想启蒙

20世纪80年代是中医工作值得怀念的一个好时期。代表近代思想解放的中共十一届三中全会召开不久，《宪法·总则》“发展现代医药和我国传统医药”的规定刚刚出台，崔月犁担任部长期间的卫生部随即以“振兴中医”“保持发扬中医特色”为中医工作的重心。那时候，以钱学森为领军人物的系统科学思想，在社会上受到了广泛的关注，也唤起了不少中青年中医学子继承与发展中医学术的热情。当时笔者在中华全国中医学会工作，第一、二届理事会知名专家们的学术造诣与卫道精神，使我受益良多。在中国科学技术协会裴丽生、田夫、钱三强、谢东来、刘化樵等前辈的启发与指导下，笔者从此走上了中医科学学、软科学研究。他们帮我确立了“宽进窄出、向下俯瞰、不求闻达、持之以恒”的研究方向与指导思想，从东西方哲学史、科学史的比较研究起步，以中医与西医基础理论的比较研究为重点。至今我已坚持了四十余年，在此期间，先后发表了专题论文近三百篇，中医软科学、科学学领域的研究专著六部。

在上述论文与专著中，本人在人类文化、科学总体分类研究的基础上，提出了界定中西医关系的十项公理性原则。这十项公理性原则，是在《周易》“形而上者谓之道，形而下者谓之器”这一公理的启发下，推导、引申而来的。这些公理性原则不仅在人类文化科学的整体分类上具有一定的普适性意义，而且以中西医比较的形式，揭示了中西医两种医学研究对象、研究方法、概念范畴体系的特点。这些公理性原则既解决了长期困扰人们的中医与西医科学定位的两大学术难题，也为我国合理整合两种医学的临床优势，进一步建构中国特色的代表人类未来的医疗卫生新模式，提供了重要的理论原则。十条公理性原则如下。

第一，中医是哲学体系下的学科。第二，西医是近代物理学、化学体系下的学科。第三，中医研究的是人的整体层次上的机体反应状态，与哲学研究对象的特性相同。第四，西医研究的是人的整体层次之下的结构与功能，与近代物理学、化学研究对象的特性一致。第五，中医所选择的综合—演绎的研究方法，以哲学、系统科学为本。第六，西医所选择的分析—归纳的研究方法，以近代物理学、化学为本。第七，中医的理论体系是由抽象概念（也称模型概念、类比概念）表述的。第八，西医的理论体系是由具体概念（也称实体概念）表述的。第九，中医与西医两种医学科学之间是不可通约的关系①，既拒绝中西医两者合二为一，也不接受中医西化。第十，不可通约性承认中西医在基础科学层面的并存并重、共同繁荣，也认同中西医在临床技术层面的相互配合、优势互补。

当今，前述四种学术性口号，依然在中医界流行着。这种状况表明，中医学的科

① 李致重：《中医西化违背哲学公理》，《中华中医药杂志》2014年第2期。

学定位问题，依然是中医界面前首要的学术问题。中国人必须对“中医我是谁，西医他是谁，中医我是怎么来的，西医他是怎么来的”这些摆在人类医学门槛上的第一号的学术问题，尽快做出准确的回答。否则，我们在中医学术发展上的任何努力，都将付诸东流。为此我们需要像当年“实践是检验真理的唯一标准”大讨论那样，以“十项公理性原则”为切入点，在全国学术领域展开一场学术大讨论。相信这一学术大讨论，必将是拯救中医之魂的文化与思想启蒙。

（二）拯救中医之魂的起步战略

在拯救中医之魂的文化与思想启蒙之后，应该有一些具体的起步性的战略举措。其大体如下。

开展传统文化、哲学及系统科学的大补课，以提高整个中医队伍的传统文化水平与思想素质。

集中精神重温以《黄帝内经》为代表的基础科学体系，以《伤寒杂病论》为代表的辨证论治的临床技术体系，提高整个中医队伍的基础理论水平和辨证论治的临床思维能力。抓紧时间使中医的临床治疗的整体水平得到明显的提高。

对五十多年来的中医科研工作，进行一次全面的大总结、大检查、大讨论。尽快叫停中医西化的所谓研究，在明确中医研究对象、研究方法的前提下，确定中医的科研方向，走中医自身的科研与发展道路。

设立中医教育特区，或开设中医教育改革试点，为中医的教育积累经验。2005 年 7 月笔者在香港执教期间，曾致信温家宝总理，建议在学术民主、教授治校、去行政化的前提下，开设中医教育特区。倘若当初能够成就此梦，半个多世纪以来几代中医专家所期盼的，像老中医样子的第一批中医博士研究生，今天应该毕业了。

在思考拯救中医之魂的战略中，一种挥之不去的思绪常常浮现在心头。中医是人类文化科学史上的一大奇迹。它属于中国，也属于全世界。不论中国还是全世界，人类的未来需要中西医并存并重、共同繁荣的两大医学科学体系，更需要中西医相互配合、优势互补的临床医疗体制。中国人在优先享受中医福祉的过程中，只有弘扬和发展中医的义务，没有扭曲和毁掉中医的权力。无论如何，我们要果断告别“去中国化”“去中医化”的中医西化，不要愧对实现中华民族伟大复兴的中国梦这一前所未有的时代主题。

试论黄庭坚的"和合"养生哲学思想*

徐仪明**

摘　要　中华文化中的香道以黄庭坚为始，故其得到"香圣"的尊号。黄庭坚能够自行研制香方，亲自参与香品、香具的制作和焚香方法的开发改良，在香气、香味的品鉴上，其见解也能够自成一家。当然，他主要还是以香为题，即兴遣怀，用诗句来记录香事，表达品香之感，透露出对香的真挚情感，体现出"和合"的基本精神和思路。其不仅一生爱香用香，而且深研香道，以香交友、传道、治病，他还非常讲究香德，并以香来拓展自己的哲人之思。在其留下的众多香方、诗词和存世的墨宝中，我们都能体会到他被尊为"香圣"是当之无愧的。从他所留下的这些宝贵的文化遗产当中，我们还可以进一步发掘出更多的养生之道，从"和合"养生哲学思想的角度加以整理和提高。

关键词　黄庭坚；香圣；和合；诗思；养生之道

在我国古代历史上，能够被称为"圣"的人，都是充满传奇、造诣独到、卓尔不群、名垂青史者，如"至圣"孔子，"亚圣"孟子，"医圣"张仲景，"诗圣"杜甫，"书圣"王羲之，"词圣"苏轼，"茶圣"陆羽，"酒圣"杜康等。而黄庭坚被尊为"香圣"。中华文化中的香道实则以黄庭坚为始，故其得此尊号。① 黄庭坚字鲁直，自号山谷道人，晚号涪翁，又称黄豫章，以"谪仙"自居，世称金华仙伯。洪州分宁（今江西修水）人。生于宋仁宗庆历五年（1045），卒于徽宗崇宁四年（1105），得年六旬有一，恰好到达"下寿"之数。在当代相关的各类书籍中，一般介绍黄庭坚多称之为"江西诗派"的开山之祖，北宋著名的诗人、词人、书法家，鲜有称之为"香圣"的。其实，黄庭坚一生识香、制香、用香、品香，对于香的热爱、痴迷和执着，非寻常人可比，甚至也超越了同时代那些爱香之人。可以说香已经浸透了他生活的方方面面，成为他须臾不可或缺的至宝，"香"甚至已经与他的血肉之躯浑然天成。《黄庭坚文集》中留下了许多制香之方，还有不少吟诵"香"的诗文，表达其对于"香"的爱慕甚至依赖，他的这种与香共生的情怀，使他形成了独到的养生之道与哲人之思，体现出"和合"的基本精神和思路，这是值得我们加以深入探讨的。

---

*　本文是国家社会科学基金重大项目"新编中医哲学思想通史"（20&ZD032）阶段性研究成果。

**　作者简介：徐仪明，湖南大学岳麓书院特聘教授，博士生导师。研究方向：中医哲学。

①　孙亮主编《香志·香圣黄庭坚》，知识产权出版社，2018，第1页。

一　黄庭坚以香为题的“和合”诗思

黄庭坚能够自行研制香方，亲自参与香品、香具的制作和焚香方法的开发改良，在香气、香味的品鉴上，其见解也能够自成一家。当然，他的本色仍是一位诗人，所以他主要还是以香为题，即兴遣怀，用诗句来记录香事，表达品香之感，流露对于香的真挚情感。

哲宗元祐元年（1086），黄庭坚在秘书省任职，当时有一名叫贾天锡的世家子，其有好香愿赠予黄庭坚，条件是对方以好诗相换。黄庭坚认为贾氏之香气味非凡，实乃香之上品，欣然同意。他又非常谦逊低调，反而认为自己的诗句未工，不能与此香之品位相匹配，在《跋自书所为香后事》中说：“贾天锡宣事作意和香，清丽闲远，自然有富贵气，觉诸人家和香殊寒乞。天锡屡惠赐此香，惟要作诗，因以‘兵卫森画戟，燕寝凝清香’作十小诗赠之。犹恨诗语未工未称此香尔。然余甚宝此香，未尝妄以与人。城西张仲谋为我作寒计，惠送骐骥院马通薪二百，因以香二十饼报之。或笑曰：‘不以公诗为地耶？’应之曰：‘诗或能为人作祟，岂若马通薪，使冰雪之辰。铃下马走，皆有挟纩之温耶！学诗三十年，今乃大觉，然见事亦太晚也。’”[①] 黄庭坚名此香为“意和香”，作五言绝句十首以记之。该诗名曰《贾天锡惠宝薰乞诗予以兵卫森画戟燕寝凝清香十字作诗报之》：

险心游万仞，躁欲生五兵。隐几香一炷，灵台湛空明。
昼食鸟窥台，宴坐日过砌。俗氛无因来，烟霏作舆卫。
石蜜化螺甲，榠楂煮水沉。博山孤烟起，对此作森森。
轮囷香事已，郁郁著书画。谁能入吾室，脱汝世俗械。
贾侯怀六韬，家有十二戟。天资喜文事，如我有香癖。
林花飞片片，香归衔泥燕。闭阁和春风，还寻蔚宗传。
公虚采蘋宫，行乐在小寝。香光当发闻，色败不可稔。
床帷夜气馥，衣桁晚烟凝。瓦沟鸣急雪，睡鸭照华灯。
雉尾映鞭声，金炉拂太清。班近闻香早，归来学得成。
衣篝丽纨绮，有待乃芬芳。当念真富贵，自薰知见香。[②]

在这十首五言绝句中，每一首都按照唐代诗人韦应物《郡斋雨中与诸文士燕集》

① 《黄庭坚全集》（第二册），中华书局，2021，第581页。
② 《黄庭坚全集》（第二册），第167页。

“兵卫森画戟，燕寝凝清香”句中十个字，各切入一字，但是都围绕着“香”这个主题，突显出“和合”的基调。由此可知，以黄庭坚为代表的“江西诗派”用典的基本类型，以及咏物抒情、情思细腻、意象朦胧、物情交融的特色。而且在诗句中，黄庭坚将“意和香”制作方法也同时糅合进去，更显得妙趣横生。意和香的制作方法是：“沉香为主，每沉二两半、檀一两，斫小博骰，取榠樝液渍之，液过指许，三日乃煮，沥其液，温水沐之。紫檀为屑，取小龙茗末一钱，沃汤和之。渍晬时包以濡竹纸数熏炰之。螺甲半两，弱磨去龃龉，以胡麻膏熬之，色正黄则以蜜汤遽洗之，无膏气乃已。青木香末以意和四物，稍入婆律膏及麝二物，惟少以枣肉合之，作模如龙涎香状，日暵之。”① 此香虽是以沉香为主、檀香次之，但其工艺中的“榠樝”浸泡却是不可缺少的过程。榠樝为落叶乔木，其果实味酸涩似山楂，其状如木瓜。故其诗中有“榠樝煮水沉”之句，因为以榠樝浸泡沉香可使其香气得以充分释放。此句显示出黄庭坚确是以“和合”思想作为制香的基本原则。

黄庭坚毫不避讳自己的“香癖”，在生活中时时处处都能够表现出与香的深厚情缘。他与自己心中的偶像苏东坡第一次相见，所赠送的诗《有惠江南帐中香者戏答六言二首》就是以香为吟诵对象的，其云：“百炼香螺沉水，宝薰近出江南。一穟黄云绕几，深禅想对同参。”“螺甲割昆仑耳，香材屑鹧鸪斑。欲雨鸣鸠日永，下帷睡鸭春闲。”② 讲的是“帐中香”，细解该香的成分，焚香的时机，用何种样式的香具，闻到何种香味，等等。第一首诗以“香螺”（即螺甲或甲香）、“沉水”（即沉香）为开头，说明“帐中香”来自南唐李后主宫中，可见这种百炼而成的“宝薰”出身十分高贵。然后以香雾弥漫的状态，烘托出作者专注于参禅的幽静、祥和、寂然、虔诚的心境。第二首诗则主要专注于对制香过程的细致观察。其所说的“螺甲”（即甲香）犹如昆仑人（古代泛指流入我国的非洲黑人或印度达罗毗荼人等）的耳朵形状，因其高耸具有助于发烟、聚香不散的特点。制作中主要以蜜酒煮过焙干，如此反复数次，方能使用。沉香则如鹧鸪鸟的羽毛，色彩斑斓。两首诗相比较，第一首说的是置身于平静寂然之境，后一首则用整天鸣叫的斑鸠、帘下娴静的鸭子来衬托春意喧闹的场景，两者形成了鲜明的对照。而这一切都是为了显示香的功能和作用。苏东坡和诗以后，黄庭坚意犹未尽，又有《子瞻继和复答二首》：“置酒未容虚左，论诗时要指南。迎笑天香满袖，喜公新赴朝参。”“迎燕温风旎旎，润花小雨班班。一炷烟中得意，九衢尘里偷闲。”③ 还有《有闻帐中香以为熬蝎者戏用前韵二首》：“海上有人逐臭，天生鼻孔司南。但印香严本寂，不必丛林遍参。”“我读蔚宗香传，文章不减二班。误以甲为浅

① 《黄庭坚全集》（第二册），第 518 页。

② 《黄庭坚全集》（第二册），第 176 页。

③ 《黄庭坚全集》（第二册），第 177 页。

俗，却知麝要防闲。”[①] 两首诗的大致意思是：诗酒唱和之时，离不开香气缭绕的、恍兮惚兮的氛围，否则就失去了情趣和兴味。笑语之中有暗香盈袖，无论是赴朝归程、九衢尘里，还是在旎旎温风、班班小雨的笼罩下，皆须有香气袭人，如此则自然心旷神怡、飘飘欲仙，当其时，个中之人则其乐何极。当然，香的品位也是十分重要的，上等甲香方是首选，而应用具有刺激性较强的麝香却要慎重一些，因为闻多了麝香会引起头晕、头痛、嗜睡，甚至恶心、呕吐、气促等不适状况，如果是孕妇则更要加以注意，因为可以导致流产的后果。可见，黄庭坚对于香气的正负作用都考虑得十分充分。

在其文集中，黄庭坚关于香的诗句相当多，我们这里不能一一列举。仅从以上所述，即可看到黄庭坚采取的是诗道与香道相契合，诗缘和情缘相交织的方法，从而形成了其生活世界中一道溢彩流光的风景线。

二　黄庭坚的“和合”养生之道

自古以来，人类对于香味就有一种天然的亲近感，因此对于香道就渐渐产生了极大的兴趣。我们知道，早在《诗经》的时代，先民就已经开始重视散发香味的植物了。毛晋《毛诗草木鸟兽鱼虫疏广要》中，开篇讲的是“方秉蕑兮”的“蕑”，见于《国风·郑风·溱洧》：“溱与洧，方涣涣兮。士与女，方秉蕑兮。”[②] 陆玑曰：“蕑即兰，香草也。《春秋传》曰‘刈兰而卒’，《楚辞》云‘纫秋兰以为佩’，孔子曰‘兰当为王者香草’，皆是也。其茎叶似药草泽兰，但广而长节，节中赤，高四五尺。汉诸池苑及许昌宫中皆种之。可著粉中，故天子赐诸侯茝兰，藏衣著书中辟白鱼。”[③] 此谓“兰”作为香草由来甚古，孔子视之为王者之香，汉魏之际在王宫中种植兰草的现象已很普遍，天子赐予诸侯以“茝兰”，既可藏诸衣袖，又可置诸书匣之中。前者可使人“暗香盈袖”而顿生高雅之气，后者可使简帛避免“蠹蚀蛀生”而延长可藏之期。兰所具有的药用价值也渐为人知，古人并且把兰视为高洁的象征，常常用以比喻道德高尚的君子。另外，《诗经》中还有所谓的焚香文化。比如《大雅·文王之什·棫朴》：“芃芃棫朴，薪之槱之。”[④] 将枝繁叶茂的柞树砍伐成为薪柴，堆积在一起焚烧来祭祀天神。《大雅·生民之什·生民》：“载谋载惟，取萧祭脂。”[⑤] 就是占卜吉日，取蒿和油一起焚烧，产生香气，使之上达于神。“烧燎敬神”在我国古代香道文化学说和习俗中成为普遍性的存在，而诸如执兰、佩兰以行“修禊”之类的祭祀仪式则渐渐

---

① 《黄庭坚全集》（第二册），第177页。

② 高亨：《诗经今注》，上海古籍出版社，1980，第126页。

③ 陆玑撰，毛晋疏，栾保群整理《毛诗草木鸟兽虫鱼疏广要》，中华书局，2023，第1页。

④ 高亨：《诗经今注》，第381页。

⑤ 高亨：《诗经今注》，第400页。

变成少数了。甚至于有人认为中国古代香文化，也就是所谓的焚香文化。“香”首先作用于感官，以嗅觉为中心，然后通过嗅觉达到中枢神经系统，其与芬芳的气味是不可分的。“香”对于人的生理和心理两方面都产生了影响。从生理方面来看，人的嗅觉感受器受到挥发性物质刺激产生神经冲动，并沿嗅觉神经传入大脑皮层引起嗅觉反应。反应强烈的主要有神经系统和心血管系统，其中尤以对中枢神经系统影响较大。心理方面主要是通过感受到“香”所散发的特有气味，使人获得美好的感受和愉悦的心情。同时也能够产生健脑、安神、养心、调气等补益的功效。这种以香为养生之道的习俗到黄庭坚所处的北宋时期达到了极盛。

黄庭坚吟咏“兰草”“兰花”之诗多达数十首，可见其对于“兰”情有独钟，他在《书幽芳亭》中说：“士之才德盖一国则曰国士，女之色盖一国则曰国色，兰之香盖一国则曰国香。自古人知贵兰，不待楚之逐臣而后贵之也。兰盖甚似乎君子，生于深山丛薄之中，不为无人而不芳，雪霜凌厉而见杀，来岁不改其性也。是所谓遁世无闷，不见是而无闷者也。兰虽含香体洁，平居萧艾不殊，清风过之，其香蔼然，在室满室，在堂满堂，是所谓含章以时发者也。”[①] 尽管兰是国色天香，在众香之中无与伦比，但其秉持君子之道，谦恭敬让，韬光养晦，平时与萧艾之类野草和平共处，不过只要有微风轻拂，即可香飘四野，令闻者心旷神怡，即所谓“馨香之气过之，故能解郁散结，杀蛊毒，除陈腐，涤垢腻，辟邪气，至于行水消痰之效，二物亦相仿耳，但泽兰治水之性为优，佩兰理气之功为胜，又为异也”，治疗种种相关心理、生理性疾病。而且兰香具有令人心旷神怡的重要作用，其中包含着深刻的情感意义，这里就显示了中国哲学的独特精神。蒙培元先生说：“既然讲人的存在问题，就不能没有情感。因为情感，且只有情感，才是人的最首要最基本的存在方式。中国的儒、释、道、佛都清楚地看到这一点，因而将情感问题作为最基本的存在问题纳入到他们的哲学之中，尽管具体的解决方式各有不同。”[②] 这种兰香带给人的心旷神怡、精神愉悦显然属于情感哲学的范围，而情感哲学关注的是人的精神境界，即心灵的存在方式，是“天人合一”的实现方式。用蒙先生的话来说，境界与情感具有不可分割的联系，是合情感与认识为一的，其价值因素，正是由情感决定的，或是建立在情感之上的。从这个角度来看，中国古代香道文化就从感官文化升华为精神层面的哲学文化甚至信仰文化，“天人合一”“阴阳合和”“氤氲化生”“一气充塞”或者“大悟大彻”“安稳平乐”，皆可从以“兰”为代表的有关香的学说中得到认识和体现。

黄庭坚由于常年品香，感受到生命中有一种特殊的体验，就是一种湛然、寂然、淡然的心态，尽管这种心旷神怡、恬淡闲适、灵动空净的境界，一般人似乎也可以偶

① 《黄庭坚全集》（第二册），第636-637页。

② 蒙培元：《情感与理性》，中国社会科学出版社，2002，第4页。

尔有所体验，但是能够经过专门的识香、制香、用香、品香的功夫，涵养修持之后加以升华，使之成为生活的新常态，却是极不容易的，也是平常人所达不到的。黄庭坚说“险心游万仞，躁欲生五兵。隐几香一炷，灵台湛空明”①，深刻感受到品香能够使人灵台空明，心外无物，净心明志，而达到明心见性的开悟与证道的精神境界。他说“一炷烟中得意，九衢尘里偷闲”②，通过对于香的芬芳气味的感受，产生一种类似梦幻般的感受，这是诗意，也是美感，还是生命的自我净化，更是“和合”思想境界的高度升华。

黄庭坚爱香、惜香，甚至敬香，体现的是北宋文人对香的整个心态。比如苏东坡在《和黄鲁直烧香二首》中说：“四句烧香偈子，随风遍满东南。不是闻思所及，且令鼻观先参。”“万卷明窗小字，眼花只有斓斑。一炷烟消火冷，半生身老心闲。”③ 表现出苏东坡与黄庭坚一起品香、修禅，陶冶情操，颐养天年的一个生活缩影。苏东坡在《书司命宫杨道士息轩》一诗中还说：“无事此静坐，一日是两日；若活七十年，便是百四十。”④ 静坐必然伴随着焚香。因为其在贬谪于儋州之际购置了十余斤檀香，到达儋州后修建“息轩”，每日焚香静坐，以调节自己的思绪与心境。由此可见焚香静坐可谓最好的心理疗法，现代有人称之为“心理按摩”似也得其要义。当然，苏东坡的这种以香养生的生活方式，与黄庭坚也是非常一致的。其受到黄庭坚的影响也并非不可能。北宋其他文人雅士也都有吟诗诵香、雅集斗香、品香参禅的记载，此处就不作详细论述了。

结　语

黄庭坚之所以能够被称作“香圣”，是因为他是中国古代历史上躬行香道文化最为突出的代表。其作为历史文化名人，不仅一生爱香用香，而且深研香道，以香交友、传道、治病，他还非常讲究香德，并以香来拓展自己的哲人之思。在其留下的众多香方、诗词和存世的墨宝中，我们都能体会到他被尊为“香圣”是当之无愧的。在这些宝贵的文化遗产当中，我们还可以进一步发掘整理出更多的文献资料，从“和合”养生哲学思想的角度加以提高和升华。由于将黄庭坚香道文化与其养生哲学思想相结合加以研究，仍然是一个崭新的学术课题，所以笔者在这里只是抛砖引玉，以后一定会有更多更好的研究成果涌现出来。

---

① 《黄庭坚全集》（第一册），第 167 页。

② 《黄庭坚全集》（第二册），第 178 页。

③ 《苏东坡全集》（第二册），北京燕山出版社，2009，第 698 页。

④ 《苏东坡全集》（第二册），第 1079 页。

科技考古揭秘“麻沸散”之源

王兴伊　蒋洪恩　宁艺冰*

摘　要　科技考古在近年考古学中发挥重要作用，如揭秘小麦之源、水稻之源等，为现代考古学做出重大贡献。2022年蒋洪恩借助科技考古的手段考证新疆吐鲁番洋海古墓一号墓地90号墓室（IM90）出土的大麻，为距今2700年前的大麻，而墓室主人被认为是萨满，其陪葬的大麻，既有可能从事宗教，也有可能用于医疗而麻醉止痛。距洋海古墓不远的苏贝希古墓又发现距今2500年前做过胸部手术的干尸，旁边残留有绿色粉末，有考古学者认为是大麻。据此我们提出千古之谜华佗“麻沸散”当为“麻蕡散”，主药为麻蕡，也即大麻的观点。

关键词　麻沸散；麻蕡；科技考古；华佗

“科技考古学是利用自然科学的理论方法和技术，分析古代实物资料，从中提取古代人类的活动信息，用以探讨人类行为、生存方式、生产技能以及人与自然的关系及其发展规律的一门学科。”① 它是人文科学与自然科学交叉的新学科。科技考古贯穿了考古学研究的始终，而且各方面的研究基本形成系统，并做到了同多种方法结合进行研究。“用遥感技术、探地雷达、地球物理方法、声呐技术开展考古遗址的调查和勘探；^{14}C、热释光、加速器质谱仪、电子自旋共振、穆斯堡尔谱学等断代法是断定年代的主要方法；对于器物的化学成分和结构分析，广泛采用扫描电子显微镜、红外吸收光谱、穆斯堡尔谱学、X 射线荧光分析、中子活化分析、热分析技术、原子吸收和原子发射光谱、X 射线衍射、质谱和色谱及同位素分析等方法；使用浮选法、植硅体、孢粉分析食物结构；用^{13}C、DNA 来确定性别、种属食谱、遗传基因及病理病变等；数学方法、计算机技术的广泛使用使考古的定量研究成效斐然；在摄影方面，采用航空摄影、红外及紫外线和 X 射线照相；等等。”② 华佗所创“麻沸散”作为中国古代外科手术的麻醉药，服用后可达到“须臾便如醉死”，从古至今吸引着无数学者探寻其中的奥秘，但由于年代久远，麻沸散的记载未能保留，关于麻沸散的说法至今仍莫衷一

---

* 作者简介：王兴伊，上海中医药大学科技人文研究院教授，博士生导师，研究方向：医古文、中医文献研究、敦煌吐鲁番医学文书研究。蒋洪恩，中国科学院大学教授，博士生导师，研究方向：先民的农业活动、植物利用与其中内含的东西方文化交流研究等。宁艺冰，上海中医药大学针灸推拿专业本科生。

① 赵丛苍主编《科技考古学概论》，高等教育出版社，2018，第 10 页。

② 赵丛苍主编《科技考古学概论》，第 26 页。

是，随着考古的不断深入，我们也正一点一点揭开麻沸散的神秘面纱。

一　古代可实施外科手术的条件

多数人总有对中医与西医的刻板印象，对中国医学史了解并不深入，认为手术只属于西医，或是不相信中医可以扛起外科手术的大旗，多认为中国古代的人们没有条件做外科手术，殊不知“今日西医所长，中国自古有之”，事实上，在数千年前，我们的祖先已经开始实施外科手术以治愈疾病。于赓哲在分析华佗马鞍式的声誉历程中，肯定了华佗外科手术的真实性，综合种种史料记载认为其具有一定的说服力，否定了今人以自己的思维来揣度古人，认为古人不敢“开膛剖肚”的错误观点。[①]

从硬件设施的角度看，我国在公元前两千余年进入青铜时代，具备使用青铜器制作手术器具的能力，早在距今三千余年前的藁城台西遗址中出土的“砭镰”，经专家考证是世界上最早的手术刀。[②] 在唐代出土的文物中，已经发现了如镊子和剪刀这样的常见外科手术器械。到了宋代，外科器具更加完善，包括针、剪、刀、钳、凿等常用工具，并在《世医得效方》和《永类钤方》等书中有所记载。清代医学家何景才在其撰写的《外科明隐集》[③] 中简要描述了几种外科手术器具，如开疮刀、三棱针、平刃刀、月刃刀、剪子和镊子。

据史料记载，周代已经将医疗进行分科，将医生分为“食医”“疾医”“疡医”和“兽医”，其中疡医即外科医生，其职责是：“掌肿疡，溃疡，金疡，折疡之祝药，劀杀之齐”[④]，即运用敷药或手术方法，腐蚀剪割，刮去脓血，以治疗外科疾病。《刘涓子鬼遗方》围绕外伤治疗记载了止血、止痛、收敛、镇静、解毒等法，[⑤] 为后世外科“消、托、补”三大治疗法则奠定了基础，是我国现存最早的外科专著。

通过对古墓群的干尸进一步研究可以发现古代实施外科手术的线索。据《中国远古开颅术》记载，在山东广饶傅家村发现了一个大汶口文化中期（距今约 5000 年）的男性颅骨。[⑥] 专家们通过考证研究分析发现该颅骨采用垂直刻槽的方法于右顶骨中后部穿孔，有一圆形孔，直径约 31mm。根据体质人类学和医学 X 线平片、CT 检查结果判断该缺损系开颅手术所致，尤其值得注意的是，该颅骨孔缘光滑和圆化，内外板融合良好，可以推测出墓主在开颅手术之后存活时间长，骨组织修复良好。据《新疆

① 于赓哲：《被怀疑的华佗——中国古代外科手术的历史轨迹》，《清华大学学报（哲学社会科学版）》2009 年第 1 期。

② 王锦航、董福生、董玉英：《现代手术刀的研究进展》，《医学理论与实践》2015 年第 4 期。

③ （清）何景才：《外科明隐集》，中国中医药出版社，2016，第 59-60 页。

④ 《周礼》，岳麓书社，1989，第 12-13 页。

⑤ （南北朝）龚庆宣：《刘涓子鬼遗方》，人民卫生出版社，1956。

⑥ 韩康信、谭婧泽、何传坤：《中国远古开颅术》，复旦大学出版社，2007，第 82-85 页。

晨报》报道，距今约1500年的洋海古墓群出土了一具女性干尸，其腹部上方有一个拳头大小的洞，腹部上方靠近盆腔的地方，有一条长达20多厘米横着缝合的痕迹。此外，在鄯善县苏贝希村也曾发掘出土过一具有着类似缝合痕迹的男性干尸，且该缝合痕迹位于其右胸下部和左腹部，缝合材料为粗毛线。[①] 由此可判断，男性干尸生前很有可能进行过腹腔手术。对此王炳华有过亲历所见的陈述："古尸为男性，可惜出土时已不幸遭遇破坏，我们在现场看到的肢体已不完整，但看得出上身胸部、两肋生前曾受严重外伤。外伤发生后，亲人（或土医）曾用马鬃毛进行创口缝合，缝合的伤口仍然清晰，只是相关努力并没有成功。创口看不到一点愈合、生长的痕迹。值得注意的是，在受伤的并最终逝去的男子身旁，放置了两只小皮袋。其一，内盛黄绿色粉状物；其二，为暗褐色结晶体，稍显透明。逻辑推理，它们十分可能与对男子实施的救护存在关联。"[②] 有学者对新疆鄯善洋海青铜时代的其中61例居民颅骨进行研究，发现有14例标本有颅骨损伤，值得注意的是，其中有6例标本颅骨损伤部分愈合或是完全愈合，且完全愈合的颅骨创口周围并未发现骨折并发症，预后良好，由于颅骨骨折很难实现自我愈合，故可推测其进行了相关外科手术进行治疗。[③] 此外，华佗所处年代动荡不安，黄巾起义、官渡之战、赤壁之战等都发生于该时期。地方武装间互相攻伐兼并，战争四起，且当时已具备了外科手术的基本条件，在一定程度上为华佗提供了更多的临床外科手术的机会，而外科手术中麻醉至关重要，若无麻醉，外科手术虽然可以祛除病人的伤痛，但手术本身也变成了一个痛苦的过程，故"麻沸散"的产生在华佗外科手术中具有必然性。

在我国古代亦有关于外科手术与麻醉药的记载，《诸病源候论·金疮肠断候》载："金疮肠断……肠两头见者，可速续之。先以针缕如法，连续断肠，便取鸡血涂其际，勿令气泄，即推内之……但疮痛者，当以生丝缕系，绝其血脉。"[④] 证明当时已经能做早期的断肠清创缝合包扎术，说明当时对腹部手术已具备一定的经验，这应是世界上最早的肠吻合手术记录。马王堆出土的西汉时期的简帛医书《五十二病方》中的"令金伤毋痛方"记载："已饮，有顷不痛。复痛，饮药如数。不痛，毋饮药。"[⑤] 描述了在服用解痛方后一段时间都不会痛，如果之后再次疼痛就再次服用上述药方，不痛就不饮。可看出当时对于麻醉的理解与现代麻醉相似，已知麻醉存在有效时间并已可实现麻醉。

以上种种迹象表明在华佗创立"麻沸散"时期已经具备实施外科手术的条件。

---

① 徐永庆、何惠琴编著《中国古尸》，上海科技教育出版社，1996，第22-23页。

② 王炳华：《瀚海行脚——西域考古60年手记》，三联书店，2024，第426-427页。

③ 张林虎、朱泓：《新疆鄯善洋海青铜时代居民颅骨创伤研究》，《边疆考古研究》第八辑，科学出版社，2009，第327-335页。

④ （隋）巢元方：《诸病源候论》，辽宁科学技术出版社，1997，第173页。

⑤ 魏启鹏、胡翔骅《马王堆汉墓医书校释（壹）》，成都出版社，1992，第53页。

二　大麻应用于古代外科手术麻醉

在洋海古墓一号墓地随葬品中发现了箜篌和一些植物遗存。[①] 史料记载箜篌在古代有超度灵魂的作用，其可能是萨满巫师的法器，且该墓室随葬品较为丰富，可推断墓主人为萨满巫师。对于随葬品中的植物遗存采用以下方法观察：对较大材料使用数码相机拍照；将较小材料（如单粒种子）置于体视显微镜下观察并照相；将需要进行细微观察的试材清洗并干燥后直接放置于粘有双面胶的载物台上，用 SPI-MODULE 溅射喷金，用日立 Hitachi-S 800 型扫描电子显微镜（SEM）扫描并照相，扫描电压 30 kV。

对比发现主要特征基本相似（图 1-图 5），可证实该植物遗存为大麻。大麻遗存在欧亚大陆上多有发现，但由于种种原因，保存并不完好，而洋海气候干燥，其大麻遗存保存完好，是迄今为止保存最好的古代大麻标本。从古至今，人类都在利用大麻的不同价值，比如当作粮食、纤维植物等。此处将大麻作为陪葬品，必定是对墓主人很重要的。若大麻在此用作粮食或油料或种子，那其中的小枝条应该去除掉而仅保留果实，且本次出土的大麻果实极小（长 2.2mm－3.6mm，$\bar{x}$ = 2.99mm；宽 1.7mm－2.5mm，$\bar{x}$ = 2.19mm），并不适合做谷物或油料；该墓地出土的衣物多为毛织品，并未发现大麻纤维。由此可分析得出萨满使用大麻的两个用途：其一，萨满被认为是人神之间的中介，具有超自然能力，可以达到癫狂状态，其与神灵相通的途径是通过吸食大麻产生幻觉；其二，萨满作为氏族中的精神领袖，具有很高的威望，且古代巫医不分，当人们有身体不适时，会求助于萨满巫师。由此结合上述洋海古墓群居民颅骨损伤的记载，可推测在当时居民遭受意外，出现颅骨损伤后，来寻求萨满巫师的帮助，萨满巫师使用大麻对受伤居民进行麻醉，实施外科手术，缓解其疼痛。

大麻与麻蕡可谓关系密切，笔者通过文献研究以及现代科学研究结果拟提出“麻蕡为大麻雌株未受孕的花，是麻沸散的主药”的结论。据《中药大辞典》记载，麻蕡[má fén]，又名麻勃（《本经》），麻蓝、青羊、青葛（《吴普本草》）。来源于桑科植物大麻的幼嫩果穗，味辛，性平，有毒。[②] 不同时期对麻蕡的认知都不同，《尔雅·释草》记载：“黂，枲实。枲，麻。”[③]《新修本草》中也认为“蕡即麻实，非花也”[④]。《救荒本草》描述麻蕡为雌麻的花，“《图经》云，麻蕡，此麻上花勃”。[⑤]《中国植物志》中认为麻蕡是大麻的果壳和苞片。由此可看出各个医家对麻蕡的理解出现了分歧，

① 蒋洪恩：《新疆吐鲁番洋海先民的农业活动与植物利用》，科学出版社，2022，第 28-41 页。

② 江苏新医学院：《中药大辞典》下册，上海科学技术出版社，1986，第 2225 页。

③ 徐朝华：《尔雅今注》，南开大学出版社，1987，第 263 页。

④ （唐）苏敬：《新修本草》，安徽科技出版社，1981，第 480 页。

⑤ （明）朱橚：《救荒本草》卷七，四库全书本，6b 叶。

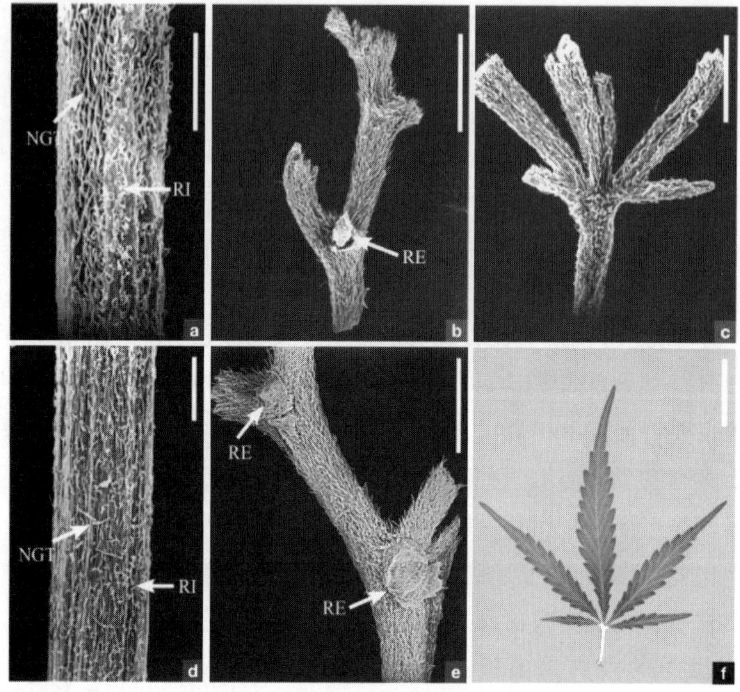

图 1　植物的小枝、果序及叶

a，d）小枝条，标尺 = 750μm；NGT，贴浮毛；RI，棱。b，e）果序轴，标尺 = 1.5mm；RE，花托。c，f）复叶，掌状全裂；标尺 c = 1.2mm，标尺 f = 1cm。a—c 为植物遗存，d—f 为现代大麻标本。

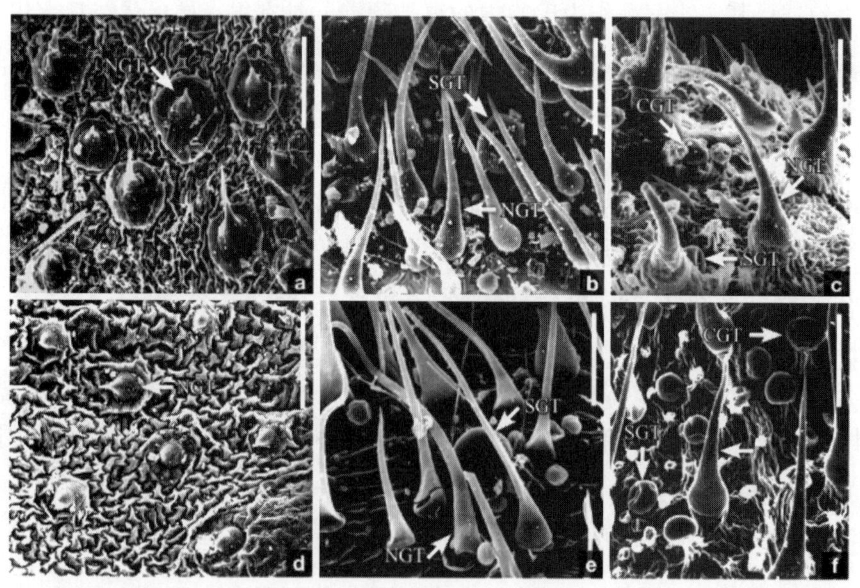

图 2　植物叶片及苞片上的表皮毛

a，d）近轴端表皮细胞与表皮毛形态，标尺 = 120μm；NGT，刚毛。b，e）远轴端表皮细胞与表皮毛形态，标尺 = 75μm；SGT，具短柄的腺毛；NGT，贴浮毛。c，f）苞片的表皮毛形态，标尺 = 120μm；SGT，无柄腺毛；CGT，具长柄的腺毛；NGT，刚毛。a—c 为植物遗存，d—f 为现代大麻标本。

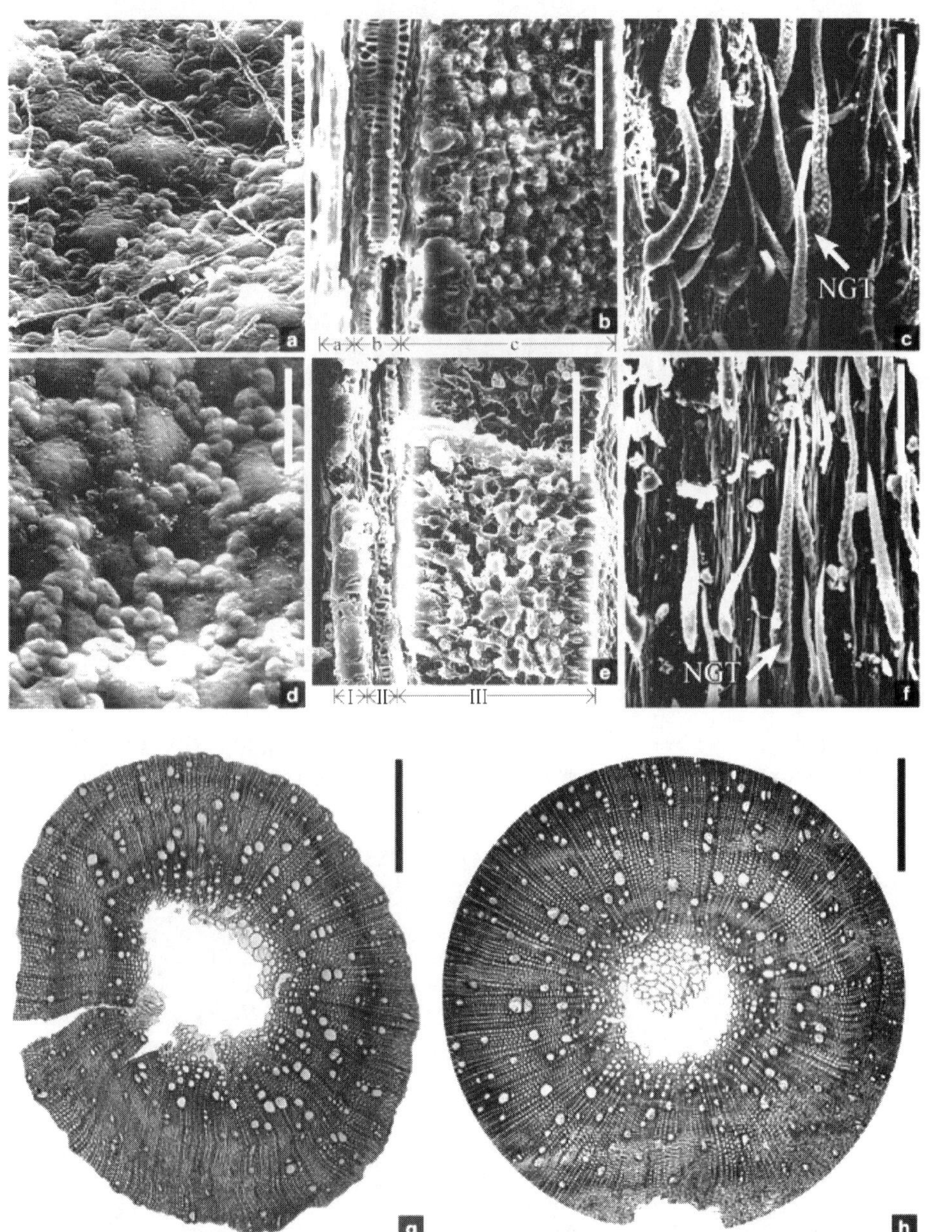

图3　植物的内果皮、枝条表皮毛的形态及果壁、小枝条的解剖学特征

a，d）大麻果实内果皮内表面表皮细胞垂周壁呈波浪状，标尺 = 25μm。b，e）果壁径切面，示外果皮、中果皮和内果皮，标尺 = 50μm；Ⅰ，外果皮；Ⅱ，中果皮；Ⅲ，内果皮。c，f）小枝条上的表皮毛形态，标尺 = 10μm；NGT，贴浮毛，表面具疣状结构。g，h）小枝条横切面，示维管结构，标尺 = 400μm。a—c，g 为植物遗存；d—f，h 为现代大麻标本。

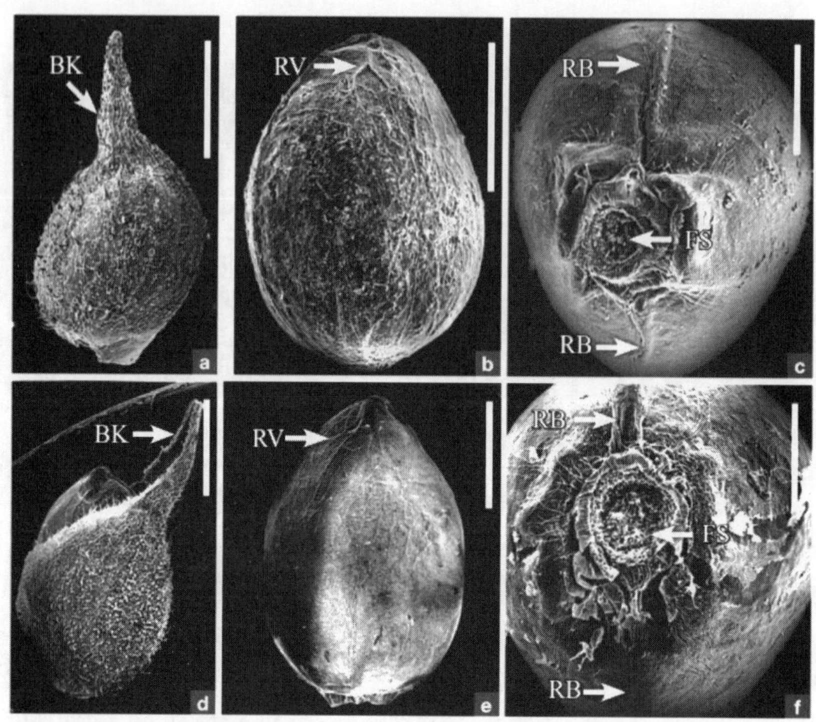

图 4　植物的苞片与果实

a，d）苞片，标尺 = 1.5mm；BK，喙。b，e）瘦果，标尺 = 1.2mm；RV，果实表面的网状结构。c，f）果脐，标尺 = 600μm；RB，果实两侧的肋；FS，果脐。a—c 为植物遗存，d—f 为现代大麻标本。

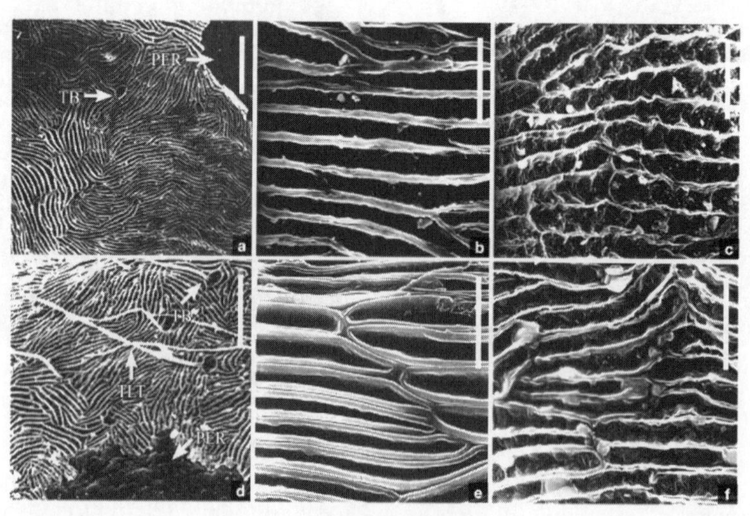

图 5　植物果实的花被特征

a，d）花被表皮形态，标尺 = 136μm；PER，果皮；TB，表皮毛基部；TLT，线状表皮毛。b，e）部分花被细胞壁平滑，标尺 = 27μm。c，f）部分花被细胞壁呈波浪状，标尺 = 27μm。a—c 为植物遗存，d—f 为现代大麻标本。

将麻蕡认作大麻的果实或是雌花，或是未成熟的果实，或是果壳和苞片等。[①] 笔者认为若要探究麻蕡作为麻醉效用在大麻上的真正药用部位，应参考《吴普本草》的记载，麻蕡又名麻蓝、青羊，[②] 这应是根据麻蕡外貌特征进行的命名，吴普意在将麻蓝（青色）与麻勃（白色花）相区分。[③] 此外，大麻雌株花的整体外形也像是“青羊”，与《吴普本草》中麻蕡的别名“青羊”描述相符。根据现代科技研究发现，大麻腺毛中产生的分泌物中有四氢大麻酚（THC）和大麻二酚（CBD），且为大麻所特有。其中四氢大麻酚含量丰富，属于致幻物质。四氢大麻酚含量按以下顺序下降：苞片、花、叶、小枝条、主茎、根、果实。大麻花中四氢大麻酚含量较高，在麻醉中可以起到主要作用。综上所述，麻蕡应该为大麻雌株未受孕的花。

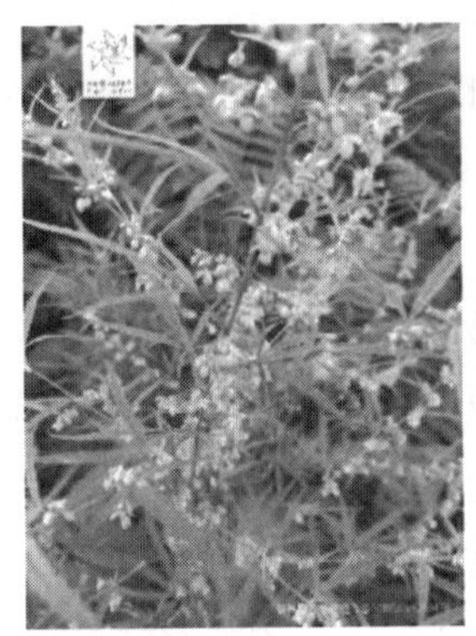

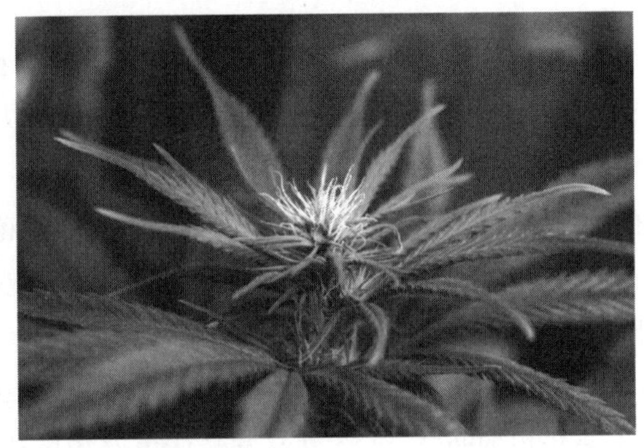

图 6　大麻雌雄株对比

左为雄株，右为雌株

对于麻蕡的麻醉功效，也有文献经典记载与现代研究加以证实。特别是华佗的弟子吴普在其《吴普本草》中撰有“麻蓝，一名麻蕡，一名青羊，一名青葛……叶上有毒，食之杀人”[④]，据此可以推得华佗有可能也将麻蕡作为麻醉成分。被后世尊称为“药王”的孙思邈也在中医麻醉的方面进行了相关研究，在其著作《千金要方》卷二十五“治腕折骨损痛不可忍方”中也提到了大麻的麻醉功效，“以大麻根及叶捣取汁，饮一升。无生麻，煮干麻汁服”。[⑤] 南宋窦材在其著作《扁鹊心书》中记载有内服全身麻醉药方“睡圣散”，当“人难忍艾火灸痛”时，“服此即昏睡，不知痛，亦不伤人”，[⑥] 其方成分为山茄花（曼陀罗花）和火麻花（大麻），虽说该书托名于扁鹊，但鉴于窦材依据了自己五十多年的行医经验，仍具有参考性。杨华亭的《药物图考》中

---

① 中国科学院中国植物志编辑委员会编《中国植物志》第二十三卷第一分册，科学出版社，1998，第 223 页。

② 尚志钧辑《吴氏本草经》，中医古籍出版社，2005，第 90 页。

③ 刘晓龙、尚志钧：《〈神农本草经〉麻蕡的本草考证》，《江西中医药》1992 年第 5 期。

④ 尚志钧辑《吴氏本草经》，第 90 页。

⑤ （唐）孙思邈：《备急千金药方》，中医古籍出版社，1999，第 791 页。

⑥ （南宋）窦材：《扁鹊心书》，中医古籍出版社，2000，第 100-101 页。

认为麻沸散主要成分为未经授粉的大麻雌花。①《中国植物志》中描述麻蕡“有毒，治劳伤，破积、散脓，多服令人发狂”，并且描述大麻叶“含麻醉性树脂可以配制麻醉剂”。② 现代也有相关研究证实麻蕡的麻醉效用。李治淮等研究了麻蕡水提取物对小鼠的全身麻醉作用 LD50 测定，证实了麻蕡的麻醉作用。③ 沈金荣等研究确认了大麻的麻醉成分“四氢大麻酚”与中麻Ⅱ号协同麻醉。④ 李秋实等也根据大麻中的主要化学成分，确定了其具有麻醉效用。⑤ 王雪通过体外和体内实验相结合的方法，证实大麻二酚通过直接靶向 FKBP5 减轻神经病理性疼痛。⑥

三　麻沸散的其他主流说法辨正

各医家对于麻沸散的研究从未停止，笔者通过对相关研究的梳理，整理出了当下比较盛行的除了麻蕡另外三种说法，并进行探讨，以此论证“麻沸散”的主药实为麻蕡。

《华佗神方》（又称《华佗神医秘方》《华佗神医秘传》）中记载其成分为“羊踯躅三钱，茉莉花根一钱，当归一两，菖蒲三分，水煎服一碗”⑦，对此，赵友琴通过对该“麻沸散”药方与《石室秘录》“麻药方”、《串雅内编》“换皮麻药”的比较发现，三种药方的组成、剂量和服用方法完全相同，但《石室秘录》与《串雅内编》中的药方并未写明是华佗的药方。⑧ 此外赵友琴认为《华佗神方》是一本托名于华佗的医书，且该书成书时间最早不超过明代。其原因有三，一是《华佗神方》中的繁琐行文特点并不符合东汉的简洁行文特点；二是该书中的其他麻药方出现了不属于东汉时期的“川乌、草乌”；三是通过与孙思邈的《备急千金要方》比较，发现该书中不少药方在《备急千金要方》中都有出现，但《备急千金要方》并未提及华佗的名字，况且撰写《大医精诚》的孙思邈不务名利，没道理在其著作中删去华佗的名字。而且事实上，在孙思邈著作中凡是涉及扁鹊、华佗等医家的理论或方剂时都会标明来源。因此，《华佗神方》可能记载的并不是华佗的真实方剂，故我们并不能确定该书中“麻沸散”药方的真实性。

华冈青洲研制的“通仙散”（又名“华冈麻沸散”）成功实现麻醉，其主要成分

① 杨华亭：《药物图考》卷 1-3，中央国医馆，1935，第 30 页。
② 中国科学院中国植物志编辑委员会编《中国植物志》第二十三卷第一分册，第 223 页。
③ 李治淮、张树平、陈家骅：《麻蕡的麻醉作用研究》，《山东中医药大学学报》1998 年第 2 期。
④ 沈金荣、徐冠申、马俊儒：《大麻用于中药麻醉的药理研究》，《中成药研究》1979 年第 4 期。
⑤ 李秋实、孟莹、陈士林：《药用大麻种质资源分类与研究策略》，《中国中药杂志》2019 年第 20 期。
⑥ 王雪：《大麻素的抗炎镇痛靶点及机制研究》，博士学位论文，吉林大学白求恩第一医院，2024。
⑦ （东汉）华佗撰，（唐）孙思邈编集《华佗神方》，中医古籍出版社，1992，第 41 页。
⑧ 赵友琴：《〈华佗神医秘传〉质疑》，《山东中医学院学报》1984 年第 4 期。

为曼陀罗花、乌头、白芷、天南星、川芎和当归。[①] 在该方中，“麻沸散”的主要成分是曼陀罗花，但通过古籍中曼陀罗花的记载可知华佗麻醉时使用的并不是曼陀罗花，而是麻沸散。本文特从三个角度来探讨曼陀罗花为“麻沸散”主要成分的观点，并从相应角度论证麻蕡作为“麻沸散”主要成分的合理性。首先，比较记载有二者麻醉效用的古籍经典。最早记载曼陀罗花具有麻醉功效的是宋代的《涑水记闻》：“饮以曼陀罗酒，昏醉，尽杀之。”[②] 而麻蕡的麻醉功效在《本经》上有记载，“麻蕡。味辛，平……多食令人见鬼狂走”[③]，曼陀罗花的麻醉效用在《本经》上并无记载。其次，《本经》据后人考察为汉时人所编撰，华佗恰好处于该时期，故可推得汉代人民并没有普遍应用曼陀罗花作为麻醉剂，麻蕡较普遍应用于麻醉。最后，华佗的弟子吴普在其著作《吴普本草》[④] 中提及了麻蕡的麻醉效用，并未提及有关曼陀罗花的麻醉功效。据此可推得华佗可能并未使用过曼陀罗花来进行麻醉，而很有可能使用的是麻蕡。

于文忠认为麻沸散是以乌头类药物为主药，麻蕡作为乌头类药物的佐使药，[⑤] 而陈家骅根据分析自《本经》至唐代《千金要方》《千金翼方》的经典古籍中只记载了乌头且并未区分川乌和草乌，对《金匮要略》中出现的草乌表示质疑，认为该方亦为后人伪托，并提出了麻沸散的主药是麻蕡这一观点。[⑥]

有学者认为，在华佗的麻醉中，麻醉作用是“麻沸散”的药物成分与酒的协同作用，甚至认为酒是“麻沸散”不可缺少的一部分。[⑦] 若是“麻沸散”酒饮，根据现代科技证明酒具有麻痹神经的功效来看，那麻醉功效必定与酒也密不可分，但是据笔者对“麻沸散”的考证来看，“麻沸散”或许并不是酒饮，原因有二。一是饮酒对于外科手术的实施是存在危险性的。虽然酒可以起到麻醉的功效，但饮酒可以损害全麻患者术后早期认知功能，在外科手术患者人群中，饮酒严重损害了多器官的功能，增加了手术的风险，[⑧] 且在现代医学中，手术前后饮酒是被禁止的。二是《三国志》中记载的是“饮其麻沸散”[⑨]，并未强调是酒服，《后汉书》中的“酒服麻沸散”[⑩] 可能是

---

① 潘桂娟、樊正伦编著《日本汉方医学》，中国中医药出版社，1994，第 118 页。

② （宋）司马光：《涑水记闻》，中华书局，1998，第 108 页。

③ 马继兴：《神农本草经辑注》，人民卫生出版社，1995，第 298 页。

④ 尚志钧辑《吴氏本草经》，第 90 页。

⑤ 于文忠：《从〈金匮要略方论〉谈对“麻沸散”的认识》，《中医杂志》1986 年第 1 期。

⑥ 陈家骅：《“麻沸散”及其主药之我见》，《山东中医学院学报》1982 年第 4 期。

⑦ 陈建荣、胡智明、王莛晖：《酒与中医药》，《基层中药杂志》1999 年第 3 期。中国中西医结合麻醉学会：《麻沸散中中药成分与酒在其麻醉作用中的相互关系》，2017 中国中西医结合麻醉学会（CSIA）年会暨第四届全国中西医结合麻醉学术研讨会暨陕西省中西医结合学会麻醉专业委员会成立大会，2017，第 7 页。

⑧ 华玉思：《饮酒对全麻患者术后早期认知功能的影响》，硕士学位论文，新疆医科大学第一临床医学院，2011。

⑨ （西晋）陈寿：《三国志》，中华书局，2007，第 171-179 页。

⑩ （南朝宋）范晔：《后汉书》，中华书局，1999，第 1847-1850 页。

对“须臾便如醉死”的错误理解。在麻沸散的饮用方式上，《后汉书》与《三国志》中对于饮用“麻沸散”的记载是存在差异的，其中《后汉书》中明确指出对于“针药所不能及”的疾病需要“酒服麻沸散”，《三国志》对于“针药所不能及”的疾病，则记载的是“饮其麻沸散”。针对这个差异，我们可以探究一下《后汉书》与《三国志》两本书的关系。范晔于公元 430 年前后著成《后汉书》，而陈寿著《三国志》是在公元 280 年前后，“麻沸散”的最早史料记载于《三国志》。由此可以看出范晔应该是以《三国志·华佗传》为蓝本来编写《后汉书·华佗传》的，因此对于两本书之间的差异，我们应该以《三国志》为标准。杨德华猜测，范晔应该是受了下句中的“须臾便如醉死”的影响，误认为“麻沸散”是采用了酒服的方式，而实际这句话描写的是“麻沸散”麻醉患者后的麻醉效果。①《毒理科学史》中对“麻沸散”的效果记载是“像酒醉似的昏昏沉沉地睡着了”②。由于大多数药物的有效成分可以溶于乙醇，故酒在麻沸散中或许可以作为一种良好溶剂，且酒在麻醉和镇痛方面还发挥着一定作用。而陈寿在记载时并没有着重强调酒服麻沸散。故若要对“麻沸散”饮法进一步考证辨析，还需要结合之后的相关考古发现。

四　麻沸散当为麻蕡散

马献军根据考究“沸”与“痹”两字乃双声旁转关系，属于同源字，推测“麻沸”乃“麻痹”之意。③ 郎需才根据《汉书·王莽传下》中的“今胡虏未灭诛，蛮僰未绝焚，江湖海泽麻沸，盗贼未尽破殄”，以及陈后主《与詹事江总书》中的“梁室乱离，天下靡沸”两句推测“麻沸”应是“糜沸”，形容服用此散后，心里和脑袋里就像一锅沸烂的米粥一样。④ 还有人认为，麻沸的含义就是将药煮得如乱麻一样沸腾，但《三国志·华佗传》记载的是麻沸散，散与汤并不相同，故只需口服散药而无须煮沸。陈家骅认为“麻沸散”实为“麻蕡散”误传，而在考证分析麻蕡应为麻沸散的主药后，⑤ 该说法的真实性则可以初步肯定。以上几种名称猜测都具有一定的可信度，不过在考究论证了麻蕡为“麻沸散”主要成分后，笔者认为“麻沸散”即为“麻蕡散”的可能性更高。

“麻沸散”即为“麻蕡散”，原因有二。一是古人常以药方中的主药来命名，如柴胡汤、葛根汤、麦门冬汤、炙甘草汤等，前文也论证了麻蕡应为麻沸散主要成分，故

① 杨德华：《论华佗名字及“麻沸散”饮法》，《云南教育学院学报》1990 年第 2 期。

② 史志诚主编《毒理科学史》，西北大学出版社，2016，第 92 页。

③ 马献军：《“麻沸散”方名考》，《中医药文化》1989 年第 2 期。

④ 郎需才：《麻沸散之“麻沸”考释》，《中医杂志》1984 年第 6 期。

⑤ 陈家骅：《“麻沸散”及其主药之我见》，《山东中医学院学报》1982 年第 4 期。

可认为“麻沸散”即为“麻蕡散”。二是《王力古汉语字典》中记载：“蕡，fèi，集韵父沸切，音费，去，末韵，奉。微部。”① 由此可知，“沸”与“蕡”为同音字。因此可以得出“麻沸散”即为“麻蕡散”的结论。

五 总结与讨论

科技考古学作为一门跨学科的研究领域，结合了自然科学和人文科学的方法，深入探讨了人类历史中各类活动的痕迹和遗留。通过对古代手术器具、外科在中国起源发展的记载，古墓群干尸的外科手术痕迹，以及古籍中对外科手术与麻醉药的描述进行综合研究分析，可推断在古代已经具备实施外科手术的条件，且有在接受外科手术后治愈的病例。由于麻醉是外科手术不可或缺的一环，故麻醉药的出现是必然发生的，对洋海古墓中萨满随葬品中的植物遗存采用现代科技对比发现为大麻，可能是用于医疗止痛与宗教活动。而大麻与麻蕡关系密切，麻蕡即为大麻雌株未受孕的花。而对古代麻蕡麻醉功效的记载与科技研究可证实麻蕡有镇痛麻醉功效，并在华佗时期已经被应用于麻醉方面，由此可推知麻蕡即为麻沸散的主药。此外，根据古人为药方的命名规律及“沸”字的音，笔者认为“麻蕡散”应是华佗的麻醉药方的真实名称。

科技考古学为我们提供了揭示古代人类技术和生活方式的独特思路，然而，仍有许多问题需要进一步研究，如麻沸散的具体成分配比和使用方法，古代其他麻醉药物的应用情况等。未来更多跨学科的合作研究将有助于我们更深入地探讨这些问题，应注重多学科的交叉合作，结合传统知识与现代科技，挖掘古代中药的潜在价值，比如通过现代科技手段，对麻沸散等古代麻醉药物进行重新评估和开发；通过现代合成技术，可以生产出毒性更低、效果更好的麻醉药物等，为现代医学和技术发展提供新的启示。

---

① 王力主编《王力古汉语字典》，中华书局，2005，第1100页。

让中医药文化创造性转化和创新性发展

——“智慧之光——中医药文化展”策展思路与体会

胡广芹*

摘　要　“智慧之光——中医药文化展”是由中国国家博物馆与国家中医药博物馆共同主办的一场文化盛宴，力求以富有逻辑的藏品陈列显现中医药发展的历史脉络，使之体现中医药文化精髓，揭示中医药对中华民族和人类文明的重大贡献，以弘扬中医药文化。在展品陈列结构上，打破传统展览“以史为序”的模式，按照中医药的源、道、法、方、术、器、药、优势、创新发展和对世界的贡献等逻辑顺序布展，有利于全面展示中医药文化的核心理念和破解中医药文博工作在起步阶段因文物匮乏难以支撑大型展览的困境。具体品鉴展览分序厅、“文明之钥”“摄生之道”“灵兰秘典”“器药撷英”“传承创新”。展览向世人展示了中医药文化的博大精深和源远流长，中医药工作在中医药文化建设中具有不可替代的重要作用，当深入挖掘蕴含在中医药文物藏品中的内在价值，并推进中医药文化创造性转化和创新性发展。

关键词　智慧之光——中医药文化展；中医药文化；国家中医药博物馆；中国国家博物馆；策展理念

“智慧之光——中医药文化展”是在国家中医药管理局指导下，由中国国家博物馆与国家中医药博物馆共同主办的一场文化盛宴，于 2023 年 1 月 18 日在中国国家博物馆开幕，至 2023 年 7 月 24 日闭幕，共计接待观众 69.0379 万人。① 该展成功入选由国家文物局联合中央文明办、中央网信办开展的 2023 年度“弘扬中华优秀传统文化、培育社会主义核心价值观”主题展 20 项重点推介项目。②

一　策展的核心理念与主要思路

习近平总书记指出：“中医药学包含着中华民族几千年的健康养生理念及其实践经

---

*　作者简介：胡广芹，国家中医药博物馆研究部研究员、主任医师，医学博士。研究方向：人体全生命周期的多维动态健康管理理论与方法的研究、中医全科临床医疗等。

①　智慧之光——中医药文化展，https://www.nmtcm.cn/zhihuizhiguang/hzruntime/main.html? cfg=index。

②　《国家文物局、中央精神文明建设办公室、中央网信办发布 2023 年度“弘扬中华优秀传统文化、培育社会主义核心价值观”主题展览推介项目》，2023 年 5 月，国家文物局网，http://www.ncha.gov.cn/art/2023/5/18/art_722_18 1678.html。

验，是中华民族的伟大创造和中国古代科学的瑰宝。”① 党的二十大报告明确提出要促进中医药传承创新发展。国务院办公厅印发的《“十四五”中医药发展规划》要求，② 大力推进民众中医药健康文化素养水平提升，进一步增强中医药文化影响力。③ 上述一系列重要指示和要求，充分体现了党和国家在新时代对中医药事业的高度重视，为中医药发展指明了新的方向，也为“智慧之光——中医药文化展”的策划提供了根本遵循。

促进中华优秀传统文化创造性转化和创新性发展④，阐释中医药筚路蓝缕传承至今的宏伟基业，讲好中医药故事，让中医药文化切实走进大众生活，使之更好地维护人民健康，是本次展览策划的出发点和落脚点。⑤ 众所周知，中医药学是中华民族在繁衍生息中创造出来的具有原创性和自成体系的医药学。中医药学具有自然科学与人文科学交融与统一的鲜明特性。天人合一、阴平阳秘、形与神俱的人文观念，整体观、辨证论治的思维模式，摄生治未病、寓防于治的防治思想，形神兼治、器药并用、杂合以治、异法方宜的临床治疗观，以人为本、普救含灵的医德医风，医乃仁术、大医精诚的行为准则，勤求古训、博采众方的治学方式等，是中医药文化的要素。包括上述要素在内的中医药文化在传承中不但护佑了中华民族的生息繁衍，并为世界文明进步做出特殊贡献。在策展中，我们坚持“以物证史、以物释史”的工作原则，夯实展览展品基础。⑥ 力求以物释意，以有形彰显无形，以具象凝聚展现精神，以富有逻辑的藏品陈列显现中医药发展的历史脉络，使之体现中医药文化精髓，揭示中医药对中华民族和人类文明的重大贡献，以弘扬中医药文化。

具体策展过程，遵循七分调研三分策划、八分创意二分策划、九分执行一分策划的原则。在细致入微地探求和发现既有文物藏品的中医药文化价值的同时，还不断发掘能够鲜明体现中医药文化内涵的新展品。要使广大观众在观展中能深刻感知中华民族对于生命健康和人类福祉孜孜不倦的求索，提升热爱中医药和更好地运用中医药维护健康的文化自觉。

在展品陈列结构上，打破传统展览“以史为序”的模式，而是按照中医药的源、道、法、方、术、器、药、优势、创新发展和对世界的贡献等逻辑顺序，叙事逻辑理

---

① 《这一年，总书记的基层足迹》，《人民日报》2021 年 12 月 31 日第 1 版要闻。

② 《国务院办公厅关于印发“十四五”中医药发展规划的通知》，2022 年 3 月，中华人民共和国中央人民政府网，https://www.gov.cn/zhengce/content/2022-03/29/content_5682255.htm。

③ 张嘉颖、王军永、谭浩等：《我国“十四五”中医药发展规划政策文本量化分析》，《中医药管理杂志》2023 年第 24 期，第 1-4 页。

④ 《“十四五”中医药科技创新专项规划》，《中国科技奖励》2023 年第 2 期，第 12-24 页。

⑤ 米春明：《论新时代中国共产党领导力与中医药文化基因的融合发展——学习贯彻党的二十大精神》，《南方论刊》2023 年第 9 期，第 83-85、89 页。

⑥ 汤小娇、赵景广、叶晓：《习近平新时代中国特色社会主义中医学架构——“二十大”开启中医药事业的新征程》，《中医药管理杂志》2023 年第 9 期，第 215-217 页。

论与历史相统一，时间只作为贯穿其间的一个维度。这样安排有利于全面展示和突出表达中医药文化的核心理念，也有利于破解中医药文博工作在起步阶段因文物匮乏难以支撑大型展览的困境。

在展览展示设计搭建中，重视观众感官，深挖中医药文化元素，用多种展示法突出中医药文化特色。无论是纹饰、五色的应用还是虚拟场景的搭建，都是将故事解读和氛围营造相结合，实现形式与内容的融合统一，使观众深度沉浸体验中医药与中华传统文化的渊源。

整个展览划分为五个部分，通过500余件（套）文物藏品、200余件（套）药材实物，以及大量图文资料，辅以多个数字影像和互动项目，不仅多维度展现了中医药历史进程、丰厚的文化底蕴和特色优势，而且深刻反映了中医药自主知识体系的形成、演进过程和对人类的独特贡献。

二　品鉴展览主要内容及其中医药文化内涵

展览序厅与第一部分“文明之钥”主要是探寻和展现中医药的“源”与“道”，也就是中医药文化的起源和基本原理。理论逻辑与历史逻辑相统一。

在序厅，观众首先透过具有“世界之最”特点的藏品，感受到中医药作为中华文明重要代表所具有的悠久历史和精深智慧。《新时代的中医药》纪录片和103岁国医大师路志正书“灵枢素问”和“本草纲目”八个大字，则展示了在新时代，中医药对于人民大众健康不可或缺。

第一部分“文明之钥”，寓意中医药是打开中华文明宝库的钥匙。这一部分主要展示三方面内容：中医药是什么，重点表达中医药文化的核心要素；中医药从何而来，重点展现远古先民的医疗保健实践与中医药学起源的关系；中医的医道精髓是什么。通过这三个方面，来体现“中医药学是中国古代科学的瑰宝，也是打开中华文明宝库的钥匙”① 这一重要论断的真理性。

通过对先民生存实践的展现，表明先民在维护生命健康过程中的独特智慧凝集成为中医药文化的滥觞。通过对现存最早中医学论著《黄帝内经》的展现，揭示了元气学说、阴阳学说、五行学说、形神观及其对人体生理学、病理学、诊断学、养生学和治疗学等方面的理论意义。② 选用《内经图》《二十八星宿图》《周子太极图》及阴阳、五行与人体脏腑对应关系表等，让观众既能了解中国传统医学理论的形成及其哲

---

① 《习近平书信选集》第一卷，中央文献出版社，2022，第73页。

② 崔书克：《深入学习贯彻党的二十大精神　争当全国中医药振兴发展排头兵》，《健康中国观察》2022年第11期，第76页。

学基础，又能了解先辈重视天人合一，形与神俱的“养生”规律。[①] 透过《灵枢·经水》所载“若夫八尺之士，皮肉在此，外可度量切循而得之，其死可解剖而视之”，可知《黄帝内经》是世界上最早重视解剖的医籍。通过《灵枢·天年》《存真环中图》和“明堂图”，观众对中医形神兼治、疏经通络的治疗特色会有更深的认识。选用《先医神像册》中 123 位贤者画像并以岐黄之道、杏林春暖、悬壶济世、坐虎针龙、青囊传书和橘井泉香等主题贯穿展览，使观众更加深刻地感知“医乃仁术”和大医精诚的真谛，感知中医药具有自然科学与人文科学的融合统一性。

第二部分“摄生之道”中的“摄生”是保养身体之义。“摄生”一词出自《道德经》第五十章。这部分展示中医药保护生命和养生治未病的防治思想，目的是以人民健康为中心，展示中医药学在养生保健、公共卫生特别是防治传染病等方面的经验，彰显中医药的优势及其新作为。[②]

健康养生是中医药文化的重要内容，治未病是中医药优势和特色的重要体现。中医药以其深邃的哲学智慧、独具特色的诊疗优势、应对复杂健康形势的整体观念、防患于未然的“治未病”思维等[③]，在当今社会依然闪耀着璀璨光芒。

《黄帝内经》把养生的核心理念归纳为“食饮有节、起居有常、不妄作劳”“精神内守”“未病防治”。谷、果、畜、菜等形象文物，枕、床、座椅、院落、虎子、吉语钱、乐器、香薰炉等文物，承载了先辈们的健康理念和经验智慧。《素问·宣明五气》揭示了避免五劳的养生之道，导引、八段锦和五禽戏都是治疗五劳的有效方法。《素问》把“治未病”、养生保健放在首要位置，并把扶正祛邪、避其毒气作为预防传染性疾病的重要方法。[④]“预防”一词最早见于《周易·下经》；“卫生”一词出自《庄子·庚桑楚》。透过春秋沃盥之礼流水洗手的匜盘和战国时期的冰鉴、簸箕、下水道，可知春秋时期已普遍形成重视个人卫生、清洁卫生和环境卫生，预防疾病、防患于未然的思想。

这部分的设计理念就是让大家从文物里读懂先辈们独特的生命观、健康观、疾病观、防治观，感受中华医药的智慧之光，推动中医药文化融入生产生活，引导人们养成健康文明的生活方式。

第三部分“灵兰秘典”，主要从“方、术”的层面，谈中医药做什么，中医药做过什么。介绍中医药的理论典籍和寓防于治的防治思想方法，辨证论治，中医十三科，

---

① 吕玲、杨丰文、黄明等：《改革创新，全面推进中医药振兴发展——〈“十四五”中医药发展规划〉解读》，《天津中医药》2022 年第 6 期，第 681-683 页。

② 《国家卫生健康委、国家中医药局与国家疾控局联合印发〈“十四五”全民健康信息化规划〉》，《上海护理》2022 年第 12 期，第 33 页。

③ 张霄：《〈“十四五”全民健康信息化规划〉印发》，《中医药管理杂志》2022 年第 21 期，第 136 页。

④ 王迪：《国务院办公厅印发〈“十四五”国民健康规划〉》，《中医药管理杂志》2022 年第 10 期，第 91 页。

中医教育标准化评价，中医异法方宜、针药并施的优势和特色等。

中医药学经历了漫长的发展过程，由单纯医药经验的积累，经过《黄帝内经》《神农本草经》等理论总结形成体系，从而不断丰富和完善。西周时期有了医生的分工，《周礼》中有食医、疾医、疡医、兽医等医事制度。春秋时期出现了最初的医学理论知识，战国时期开始逐步形成较为系统和完整的中医药学术体系。

在临床治疗方面，古人不断总结治病的实践经验，探讨诊治疾病的各种有效方法，因人因地施治施养。望、闻、问、切辨证论治方法和酒剂、按摩、角法、痧疗、针刺、火灸、食养、药疗等多种疗法并行于世；元明时期临床分为十三科，也反映出早期临证医疗的特色。例如用于正骨推拿的《医宗金鉴》攀索叠砖，用于腰椎压缩骨折非手术适应证方便实用，诸如此类的中医药适宜技术数不胜数，需要我们深入挖掘。

金属医针的出现促进了针刺疗法的发展。从《黄帝内经》追溯的古代九针（铍针、镵针、锋针、员针、鍉针、大针、长针、圆利针、毫针）来看，针刺法不仅使用广泛，而且针具还呈现出多样化、标准化的特征，人们可以根据病情需要而规范地选择使用，以达到增强疗效的目的。

经络是针灸、推拿等治疗和保健方法的理论基础，其起源尚无明确文献记载。为了直观展示经络，用于医学教学，古人把它们绘制成图，称“明堂图”。至北宋，王惟一发明制造“针灸铜人”，实现了针灸教育评价的标准化。

第四部分“器药撷英”，主要从“器、药”等方面谈中医器药并重的优势和特色。

这部分“器”以仓储式展示方式，系统梳理与直观展示中医药诊疗、中药炮制加工等器具，展现中医药的文化遗产。人们从采集食物中逐步发现了一些药物。从妇好墓出土的杵、臼形态可以看出当时已经应用研磨加工中药。在周代的文献《诗经》和《山海经》中，已经有了多种药物的记载。

《黄帝内经》是现存最早记载医疗器械标准化的医籍，将“针”和针法的功用放在首要位置来谈。中药炮制历史悠久，加工器具多样。中药炮制指对中药材的加工制作，以达到提高药物效力、减轻或消除毒性的目的。在中药应用的初期，原始的加工炮制是必然的，如把大块药材进行加工，使它适合于服用，去除多余的部分或杂质等。

这部分内容为传统中医器具与现代科学技术相结合，创新有自主知识产权的中医医疗设备提供理论基础。

此外，精美的中药浸制标本和腊叶标本墙，使人直观地感受到本草流芳；方剂阵列立体呈现了中药的君、臣、佐、使配伍加减之间的逻辑关系。

第五部分“传承创新”，是从传承创新及对世界的贡献，看中医药在健康中国和构建人类健康命运共同体中的重要作用。

我们新时代如何认识中医药？如何发展中医药？发展什么样的中医药？本部分通

过藏品系统展示了中医药的传承、创新和发展，揭示了中医药如何通过创造性转化和创新性发展，为推动构建人类卫生健康共同体贡献智慧和力量。共和国勋章获得者、诺贝尔生理学或医学奖获得者屠呦呦的奖章也在展览中展出，既生动体现了中医药不断传承、创新发展、造福世界人民的现代价值，又对青年中医药学者献身于中医药事业，让青少年热爱中医药文化产生有益的促动。遍布世界的中医行医照片，见证了中医药对世界文明的贡献。

三　策展过程

本次展览是中医药与多学科协同“作战”的创新成果，得到了众多领导、专家和中医药爱好者的大力支持帮助。策展历时一年半，在疫情防控严峻复杂的情况下，策展团队勠力同心，克服重重困难，勇往直前。团队成员对展览大纲刮摩淬励，付出了巨大的心血。为保证展览大纲的科学性和学术性，不仅反复研读历史文献、查阅古籍，邀请多位中医药领域名医名家出谋献策，而且注重与其他学科的专家学者沟通。初期，我们先后拜访路志正、李经纬、刘昌孝、孙光荣、刘敏如、屠呦呦、李振吉、李俊德、翟双庆、曹洪欣、王国辰、王振国、仝小林、曹东义、陆小左、张金钟、刘保延、杨龙会、潘桂娟、廖果、王育林、马燕冬、肖永芝、景向红、李海燕等中医药专家，努力厘清以物示史视域下的中医药历史发展脉络起草大纲；然后，又线上线下访谈卢禹舜、郭美荐、梅松、李耀申、杨玲、韩永、王志强、高峰、朱德明、崔乃强、马泰、庞宗然、张铭心、袁亚男、徐治、李浩、魏伟、杜康、路喜善、刘剑峰、洪文雄、崔东湑、霍宏伟、郑金生、王贵平、文勤、徐胜、张铭芮、杨承权、何勤、高元坤、高玮等中医药和考古、教育、哲学、历史、建筑、书画、青铜、社会学、人类学、民族学与本展览策划工作有关学科的及老字号等领域的 80 余位专家学者。专家们多维度给予建议和启发；通过线下及云观展调研了 20 余家中医药博物馆，张雪亮、卢颖、蓝韶清、李赣、刘川、耿少平、郑洪、刘润兰、谭红兵、王妮、耿少平等馆长无私分享中医药展览的经验体会，还有张立剑、侯如燕老师如数家珍地介绍中国中医科学院收藏的每件藏品——在此我要由衷地感谢专家们给予的宝贵指导和建议，为大纲的起草指明方向。我的 3 位学生和中国国家博物馆博士后工作站的多位博士后义务为本次展览查阅了浩繁资料。罗会斌副社长热情帮助校对大纲内容提高了文稿的质量。展览开幕后的社教工作得到天津中医药大学刘革生书记等校领导的大力支持。展览的策划研究、展览调研及展品协调等工作得到世界中医药学会联合会、中华中医药学会、河北省内丘县人民政府、广东省罗定市人民政府、中国青少年基金会等 50 余家社会团体、地方政府和企事业单位的热情支持。我与同为策展人的赵东亚及其他团队成员先后组织了 282 次线上会议，进行讨论交流，历经 6 次线下专家论证会，探奥索隐，展厅内一物一画都包含中医药文化元素，包括墙壁上的纹饰、色彩都蕴含着一个个感人的故事，让展览为观众提供具有创新意义的视觉体验，充分展现源远流长、博大精深的中医药文化。

四 策展体会

本次展览自开幕至闭幕，深受广大观众喜爱，策划本次展览的体会主要有以下五个方面。

（一）坚持以习近平文化思想为指导，科学展现中医药文化的时代价值

深刻领会习近平总书记系列重要讲话精神，把握办展方向，策划符合新时代、惠及大众的中医药文化展，科学普及中医药文化，重现其科学性与实用性势在必行。伴随近年来的“中医热”，许多中医药文化爱好者采用短视频、文字等多种方式传播弘扬中医药文化。但是，由于部分创作者没有真正掌握中医药文化脉络和理论方法，出现了一些与史实不符、与中医药理论和临床技术不符甚至相悖的不良现象，不但损害了中医药文化的形象，更误导受众群体，因对中医药文化的错误认知而使身心健康受到伤害的案例屡见不鲜。

（二）坚持正确的政治方向、舆论导向、价值取向和文化发展方向，促进传统中医药文化与现代科学技术在展览中有机结合

着力增强中医药影响力，讲好中医药故事，传承中医药非物质文化遗产，点亮中医药文化品牌。在提高展览水平的专业性和实用性上下功夫，突出中医药研究成果转化为展览实效，在中医药与多学科交叉融合中展现中医药瑰宝的价值，引导观众深刻感知中华民族探索生命健康和人类福祉的文化自觉，同时增强人们的民族自豪感和文化自信心。[①] 一位观众网评：“国博很大，有很多不同题材的子展馆，有幸去的时候，遇到了中医药展览。文化自信在此刻达到巅峰！”

（三）坚持深入挖掘中医药文化资源，全面系统地呈现中医药文化精髓

中医药文化博大精深，中医典籍浩如烟海，历代岐黄名家更是灿若星辰。精准阐释中医药发展的前世今生，讲好中医药故事，是我们此次办展追求的目标。因此，策展团队全方位、立体化梳理中医药发展史，将故事解读与氛围营造相结合，重视展品的交流互鉴，突出科学性、人民性、趣味性、互动性，寓教于乐，寓乐于教。引导观

① 杨荣臣、胡广芹、宋晨鸽等：《以博物馆建设为载体推动中医药文化创造性转化、创新性发展调研情况分析》，《世界中西医结合杂志》2024 年第 5 期，第 1036-1040、1046 页。

众深刻感知中华民族探索生命健康和人类福祉的文化自觉，同时增强民族自豪感和文化自信心。[①]

（四）坚持切实让文物“活”起来，更好地让中医药文物文化价值服务于新时代精神文明建设

为丰富展览内容，增加展览亮点，引发业内外高度关注，以物示意，不仅“元·《黄帝内经》”“商·殷墟妇好墓玉石杵臼”等国宝文物引人注目，还采用中医药实物与活态视频演示互动体验相结合，文物展示与场景再现相结合，医学与科学、艺术相结合等多维度展示方法。此外，团队还制作了网上展厅，360°还原展览，与出版图录融合，全方位带领读者沉浸式体验真实展览。

岐黄术器，历史悠远，以物见史，蔚为大观。[②] 中医药文化资源的系统梳理与直观展示，对于追溯中医药的演化和改进、认知与传承，最终实现创造性转化和创新性发展，具有十分重要的意义。目前中医药文物、文化资源相对分散，其文化价值、科技价值和时代价值还没有得到充分发挥。在下一步的工作中，要继续加强中医药文化的专项研究工作，深挖文物文化元素，整合社会资源，广泛运用新技术手段，推出类型多样、结构合理、文物丰富的中医药原创精品展览。

（五）坚持注重挖掘和阐释文物价值，筑牢中医药文化的根基

为了使展览能切实传承中医药文化的精神，开展了系列中医药相关文物藏品的梳理和研究工作。这有助于厘清中医药学术源流，向世界完整真实地展示中华优秀传统文化中所包含的医药学术理论和原创思维精髓；有助于坚定文化自信，增强赓续中华文脉的历史主动；[③] 有助于传承中医药文化，滋养启迪当代医学新知，突破当代医学难题。

在办展过程中，我们更深刻地感受到中医药文化的博大精深和源远流长，感受到中医文化在传统与现代碰撞中迸发出的无限魅力，感受到中医文化的科学性与艺术性相融相合，感受到中医药工作在中医药文化建设中具有不可替代的重要作用。“路漫漫其修远兮，吾将上下而求索。”我们将继续守正创新，深入挖掘蕴含在中医药文物藏品中的思维方式、科学精神、医德情怀、临床技艺、历史内涵、审美情韵，在不断推进中医药文化创造性转化和创新性发展中展现新业绩，贡献新力量！

---

① 国文：《国家中医药管理局党组理论学习中心组深入学习贯彻全国两会精神》，《中医药管理杂志》2024年第6期，第2页。

② 宋成功、李和伟：《“十四五”时期中医药健康管理服务发展思考》，《中医药管理杂志》2022年第20期，第71-74页。

③ 国文：《国家中医药管理局党组理论学习中心组传达学习党的二十大精神》，《中医药管理杂志》2022年第21期，第182页。

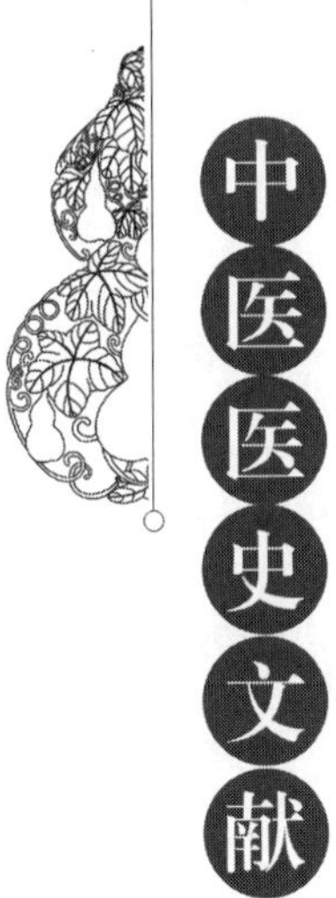

中医医史文献

乌程汉简所见医药史料零拾

曹锦炎[*]

摘　要　浙江湖州出土的木简主要为两汉时乌程县署遗留的实物，内容丰富，主要涉及当时一般阶层的生活，以往来公文、行政事务及公私信牍为主保留着极为丰富的两汉社会史料。出土木简中有三枚涉及医药史资料，其中有一位名吕广的医生寄给家人的信牍；一枚诊疗瘟疾的记录简；一枚药方牍。乌程汉简的出土不仅填补了浙江汉代简牍的空白，而且其中的涉医木牍（简）是有关浙江医药史的重要资料，弥足珍贵，值得深入研究挖掘。

关键词　木简；医药史；乌程汉简；湖州

2009年3月下旬，浙江省湖州市进行旧城改造，在市区人民路一处基建工地的施工过程中，出土一批有字木简，以木牍为主，但大多残损。这批木简原埋在地下近四米深处，被拾荒者从基建废土之中发现后陆续捡出，出售予当地古玩商和外地的文物爱好者。事后据笔者实地踏勘调查，从出土地点位置看，此处基建工地原属湖州的子城范围，历史上一直是府署所在地，显然这批木简与汉代的官方日常事务有关。木简被发现后即流失民间，值得庆幸的是，经有识之士多方抢救征集，先后被北京翰典艺术馆收藏，计有341枚，这批汉简的大部分才赖以保存，现已整理出版（曹锦炎、石连坤、周同祥、鲍强主编《乌程汉简》，上海书画出版社，2022年10月版）。

湖州，春秋时本为吴地，楚灭越后属楚所有。秦代称“乌程”，属会稽郡，汉因之，后因地滨太湖而得今名。乌程治所原在下菰城（今湖州城南二十五里云巢乡窑头村），旧以为是春申君黄歇于楚考烈王十五年（公元前248年）始建菰城县，秦改名“乌程”，见《太平寰宇记》卷九十四“湖州乌程县”条：“本秦旧县，《越绝外传》云：秦始皇至会稽，徙於越之人于乌程。……《郡国志》云：春申君立菰城县，秦改为乌程。”但《安昌里馆玺存》书中收有一方战国楚玺：“鷔（乌）呈之鉨”，字从“鸟”，“於”声，即“乌”字繁构，亦见上海博物馆藏战国楚竹书《逸诗》：“交交鸣鷔（乌）”。近年西安市相家巷出土的秦封泥中有“乌呈之印”，“程”字亦作“呈”。可证“乌程”本作“乌呈”，其地名先秦时早已存在，并非秦代所改，汉以后则写作“乌程”。东汉永建四年（公元129年）分原会稽郡的浙江（钱塘江）以西部分设吴郡，乌程改属吴郡。晋移置，宋以后因之，明清时与归安合并为浙江湖州府治，民国

---

* 作者简介：曹锦炎，中国美术学院汉字文化研究所所长，教授，博士生导师。研究方向：古文字研究。

时期废并为吴兴县。乌程治所迁于今湖州城区，大概是在西汉时期。

湖州发现的这批木简，主要为两汉时乌程县署遗留的实物，内容丰富，以往来公文、行政事务及公私信牍为主。其中公私信牍，是乌程汉简中的大宗，内容主要涉及当时一般阶层的生活，保留着极为丰富的两汉社会史料。值得注意的是，出土木简中有三枚涉及医药史资料，其中有一位名吕广的医生寄给家人的信牍；一枚诊疗瘟疾的记录简；一枚药方牍。今介绍于此，以供研究浙江医药史的专家参考。

一　吕广致家人信（简 177）

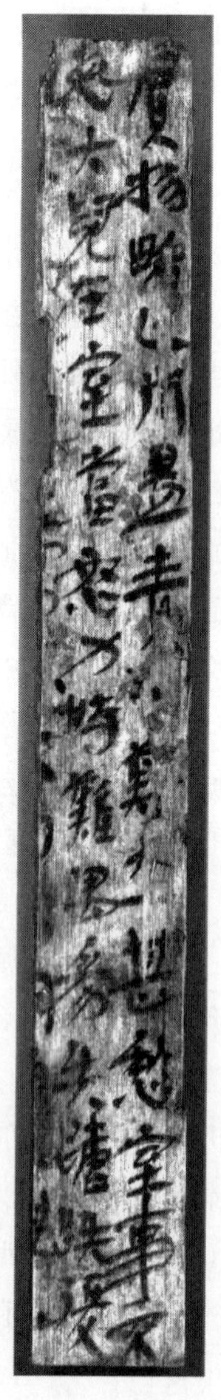
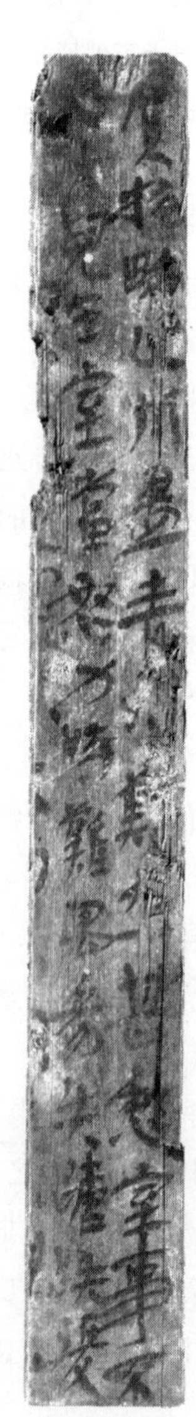
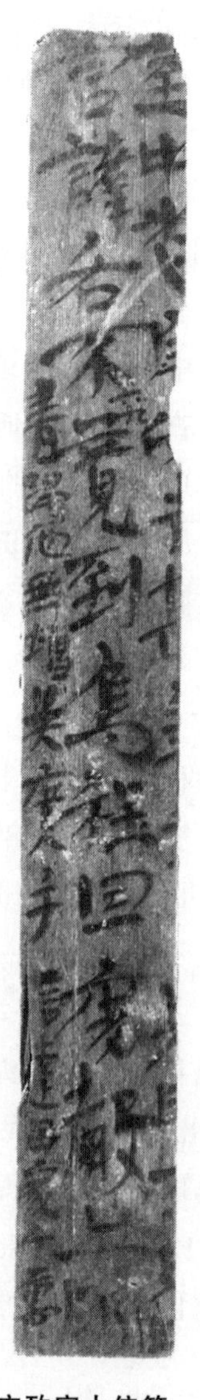
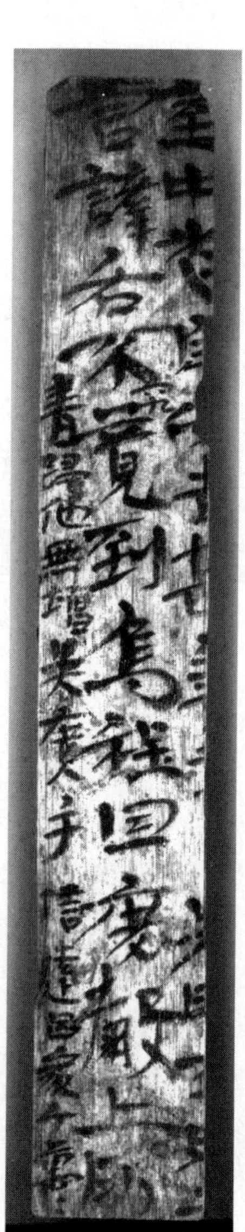

图 1　吕广致家人信简

广扬略止尚（弊）昷（瘟），责□难大，一甚愁。室事不/德，大儿在室，当怒（努）力时难，禺（遇）家失蹠（蹋）跌，复/……【正】室中悉自□□甚□……/言諱，各不究竟。到乌程，因度毂上所/书归，他无增矣。广手信达吕家，千万=（千万千万）。【反】

“广”，书信作者，其名“吴广”。“扬”，扬州。“乌程”，今湖州。此信保存完整，记载医生吕广被派往扬州参与控制瘟疫的心态和思念家人之情，以及刚返回乌程报平安的情况。

二　诊疗瘟疾记录简（简 270）

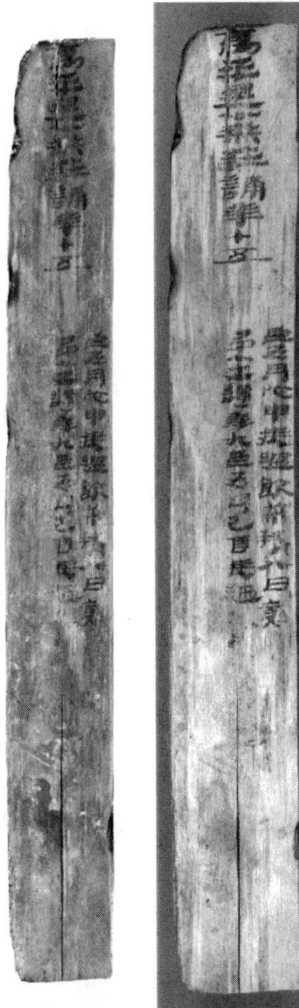

图 2　诊疗瘟疾记录简

高平里公乘庄诵，年十五，/廼五月戊申疾温（瘟），饮药，积八日厕。/弟公士谭，年九，廼五月己酉疾温（瘟）。

“高平”，地名，古代乡之下一级地方行政为“里”。“公乘”“公士”皆是汉时爵位，共分二十级。《汉书·百官公卿表上》：“爵：一级曰公士，二上造……八公乘。”“诵”“谭”是兄弟二人之名。“积”，累积。“厕”，《说文》谓“清也。”木简记家住高平里的两位少年相继染瘟疫时间和饮药后的情况。

三　药方牍（简 269）

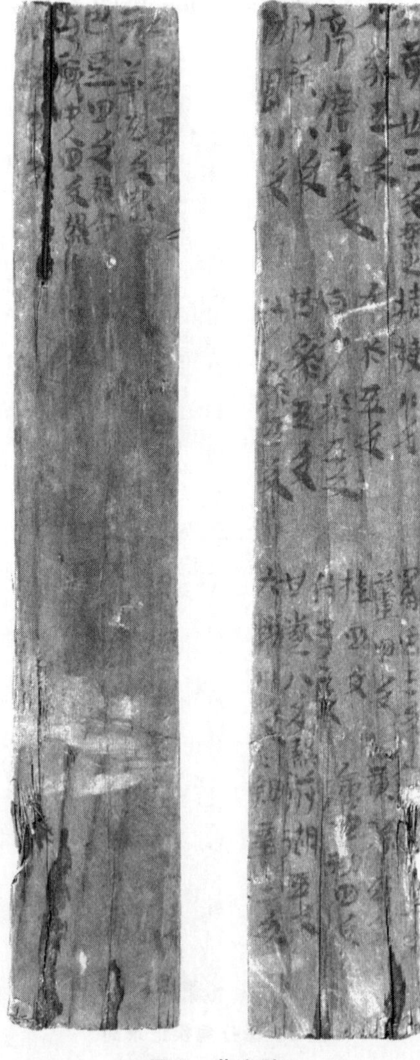

图 3　药方牍

大黄卅二分，烝（蒸）之。/人参五分。/亭磨（歷）十六分。/防祭（己）八分。/防风八分。/桔梗八分。/玄参五分。/白沙参五分。/苦参五分。/沙参五分。/署虫三分。/姜四分。/桂四分。/付（附）子二分。/甘遂八分，熬。/大戟八分，炙。/乌喙四分。/黄（王）孙五分。/庐（芦）如（茹）四分。/前湖（胡）五分。/细辛二分。【正】

勺（芍）药五分。/元（芫）华（花）五分，熬令变色。/巴豆四分，熬令变色。/杏核中人四分，熬令变色。/臧（藏）堵五分。……/凡廿六物，皆毕治，什□□□□父（吹）租（咀）/□□□之大如□□□□□□□请/……【反】

此木牍正反两面写满，药方所记共廿六味中药，似以清热解毒为主，不知是否为止瘟良方。希望能得到研究本草及瘟湿病症专家的进一步解读。

以上除了吕广信牍，从内容和书法分析，其中药方木牍很可能也是吕广所书，其或许是乌程衙署所聘之医生。另外一枚诊疗记录简可能年代更早些。总之，乌程汉简中虽然只有寥寥三枚木牍（简）涉及医史内容，却是有关浙江医药史的重要资料，弥足珍贵。

马王堆汉墓出土桂皮的来源及应用探析*

付　璐　肖永芝**

摘　要　湖南长沙马王堆一号及三号汉墓出土的桂皮是我国现存桂类药材文物中年代最久的遗存。本文以马王堆汉墓出土桂皮为中心梳理相关出土文献及传世文献，推测马王堆汉墓出土桂皮产自岭南地区，经由南越国以朝贡形式献纳予大汉王朝。马王堆出土医书记载桂皮可用于治疗诸伤、疽、痂、痈、龋齿等外科病症，同时具有理中益气等功效，还可用于增强男女性功能。常用剂型有粉剂、丸剂、酒剂等，多采用熨烫、贴敷、熏蒸等外用法。秦汉时期的桂多用于饮食调味、熏香佩香。马王堆汉墓出土的桂皮，盛装于大小不等的绢药袋、香袋中，多用于室内熏香及随身佩香。

关键词　马王堆；桂皮；汉代；南越

“桂”作为珍贵香料及传统道地药材，在医药史、社会史、贸易史中均具有重要的应用价值。桂类药材的种类多样、分布广泛，在东西方均有悠久的应用历史，但同时也存在基原复杂、名称混乱的问题，需要依靠文献及文物的二重证据予以辨析。桂类药材的文物存世数量较多，时间跨度较长，种类较为丰富，如马王堆汉墓出土汉代桂皮、日本正仓院藏有唐代桂心①、辽庆州白塔天宫出土肉桂药材②，甚至在故宫博物院还保存有清代宫廷肉桂药材、肉桂油以及多种肉桂工艺制品等。这些珍贵的药材文物，可以为探究古代桂类药材的名称、基原、产地、加工与应用提供重要依据。在我国现存桂类药材文物中，年代最久的是湖南长沙马王堆一号及三号汉墓出土的桂皮，曾经深埋地下两千余年，出土面世也已达半个世纪。本文以马王堆汉墓出土的桂皮为中心展开名实考证及文献梳理，尝试探讨秦汉时期桂类药材的基原、产地及其应用，以此展示秦汉之际医疗、社会、文化的某些侧面。

---

*　本文是2022年度科技部国家重点研发计划“中医药现代化研究”重点专项“道地药材源流的本草考古研究”课题一“全国考古出土的本土药物遗存的调查与整理”（2022YFC3500901）、中国中医科学院中国医史文献研究所科研基本业务费自主选题“中医药起源研究的成果调研与整理”（ZZ160525）课题研究成果。

**　作者简介：付璐，中国中医科学院助理研究员，医学博士。研究方向：中外医药交流史、本草考古研究。肖永芝，中国中医科学院研究员，博士生导师。研究方向：中外医药文献及交流史研究等。

①　黄立华、王东、王建等：《日本正仓院唐代药物研究概述》，《中药与临床》2011年第1期。

②　巴林右旗博物馆、同心华夏文化遗产保护交流基金会编著《天宫法藏：辽庆州塔天宫出土文物菁华》，科学出版社，2017，第170-173页。

一　出土情境及性状特征

1972~1974 年，随着马王堆汉墓的三次考古发掘，出土了大量医药文献、药物遗存与药具，是中国医药学史上的重要发现，为研究秦汉时期古人对医药的认识与应用提供了重要的实物证据。其出土香药经鉴定有桂皮、茅香、花椒、高良姜、姜、辛夷、藁本、杜衡、佩兰等，盛装于彩绘陶熏炉、香囊、绢药袋、香枕等众多香具中，反映出秦汉时期古人的用香习俗与文化特质。①

马王堆一号汉墓出土的桂皮，主要放置于椁箱 355 号竹笥的 1~5 号绢药袋中。其中，绢药袋 355-1 号袋内盛有桂皮、花椒、茅香、高良姜、辛夷、杜衡、干姜；355-2 号袋内盛有桂皮、花椒、茅香、高良姜、干姜、酸枣核、辛夷、杜衡；355-3 号袋内盛有桂皮、花椒、茅香、高良姜、藁本；355-4 号袋内盛有桂皮、藁本、花椒、茅香、高良姜、干姜；355-5 号袋内盛有桂皮、花椒、茅香、高良姜、干姜、藁本。此外，在内棺墓主两手所握绣花绢面香囊中，盛有桂皮、花椒、茅香、高良姜。② 上述药材中桂皮的性状特征为：外形呈类方形、长方形或不规则形的树皮碎片，暗棕色，长 5~12 毫米，宽 2.5~6 毫米，厚 2~3 毫米。栓皮已削去，外表面平坦或稍隆起而有凹凸，微具光泽；内表面平滑，有纤细纵向纹理。断面呈颗粒性。③

马王堆三号汉墓出土的桂皮，分别置于椁箱竹笥、香袋和内棺的绢袋里。86 号竹笥内装有桂皮、茅香、花椒；68 号竹笥盛有桂皮、茅香、花椒、高良姜；172 号香袋中有桂皮、花椒、高良姜、姜、佩兰等；内棺的绢袋中有桂皮、茅香、花椒、朱砂等。其中，桂皮的性状特征为：外形呈类方形、长方形或不规则形的树皮碎片，长 3~12 毫米，宽 2~6 毫米，厚 2~3 毫米，暗棕色或暗褐色。栓皮多已削去，外表面平坦或稍隆起而有凹凸，出土干枯后常有裂纹；内表面平滑，有纤细纵向纹理。断面呈颗粒性。④

根据其性状及显微鉴定，马王堆一号及三号汉墓出土的桂皮，均为樟科植物（Lauraceae）浙樟（*Cinnamomum chekiangense* Nakai）的树皮，加工方式为去掉外皮木栓层后切割成小块，与现代所应用的樟科植物肉桂（*Cinnamomum cassia* Presl）在基原

① 邓婧溪、何清湖、刘朝圣：《从马王堆汉墓出土香物探讨楚地香文化及其医学运用》，《湖南中医药大学学报》2016 年第 6 期。

② 喻燕姣、申国辉、李明洁等：《马王堆汉墓出土的药物与药具》，《文物天地》2024 年第 4 期。

③ 《长沙马王堆一号汉墓出土动植物标本的研究》，文物出版社，1978，第 32 页。

④ 何介钧主编，湖南省博物馆、湖南省文物考古研究所编著《长沙马王堆二、三号汉墓》第 1 卷《田野考古发掘报告》，文物出版社，2004，第 276 页。

上有所不同。①

二 名实考证

考察秦汉前后的相关文献记载，桂类药材的名称及其品种较为复杂，有箘桂（菌桂）、牡桂、桂、美桂等不同名称。马王堆汉墓出土医籍中涉及桂、箘桂、美桂三种，同时期的《居延汉简》《敦煌汉简》《武威汉简》、张家界古人堤汉简中仅载桂。② 秦汉时期《神农本草经》载箘桂、牡桂两种，魏晋南北朝《名医别录》新增一种，载菌桂、牡桂、桂三种，但均未载其性状特征。宋代苏颂等《图经本草》称箘桂的特征为"叶似柿叶，中有三道文，肌理紧，薄如竹，大枝、小枝、皮俱是筒"；牡桂"叶狭于箘桂而长数倍，其嫩枝皮半卷多紫"；桂"叶如柏叶而泽黑，皮黄心赤"。③ 明代官修《本草品汇精要》进一步将三种桂类药材的特征与厚朴进行比较，称箘桂的特点为"类厚朴而卷薄作筒"，牡桂"类厚朴而光薄"，桂"类厚朴而薄"④。明代李时珍《本草纲目》记载"桂即牡桂之厚而辛烈者，牡桂即桂之薄而味淡者"⑤，指出桂与牡桂为同一品种不同品质的药材，而桂更优于牡桂。上述本草古籍多记载箘桂的特征为卷筒形、皮薄，牡桂的特征为半卷形，桂与牡桂或属同一品种。

关于箘桂、牡桂及桂的名实考证，学界迄今仍存在一定争议。如禹志领、严永清指出箘桂为肉桂（*Cinnamomum chekiangense* Nakai），牡桂疑似钝叶桂［*Cinnamomum bejolghota*（Buch. -Ham.） Sweet］⑥；日本学者真柳诚提出公元 7 世纪以前箘桂指阴香桂［*Cinnamomum burmanni*（Nees & T. Nees） Blume］，汉代以前的牡桂指钝叶桂［*Cinnamomum bejolghota*（Buch. -Ham.） Sweet］⑦；周冠武等认为箘桂和桂主要指川桂（*Cinnamomum wilsonii* Gamble）、少花桂（*Cinnamomum pauciflorum* Nees）等，而牡桂指木犀科植物木犀［*Osmanthus fragrans*（Thunb.） Loureiro］⑧；王艺涵等在考证了前述学者的观点后指出，箘桂和桂的基原主流应为肉桂（*Cinnamomum chekiangense* Nakai），

---

① 《长沙马王堆一号汉墓出土动植物标本的研究》，第 32 页。何介钧主编，湖南省博物馆、湖南省文物考古研究所编著《长沙马王堆二、三号汉墓》第 1 卷《田野考古发掘报告》，第 276 页。

② 李戎：《居延汉简医、药、伤、病简文整理研究报告》，《医古文知识》2001 年第 4 期。郭幼为：《由出土医药文献所见植物药蠡测秦汉药学中的文化因子》，《中医药文化》2021 年第 4 期。

③ （宋）苏颂：《图经本草》，安徽科学技术出版社，1994，第 330 页。

④ （明）刘文泰：《本草品汇精要》，华夏出版社，2004，第 298-299 页。

⑤ （明）李时珍：《本草纲目（第 4 版）》下，华夏出版社，2011，第 1293 页。

⑥ 禹志领、严永清：《肉桂基源的本草考证》，《时珍国药研究》1992 年第 2 期。

⑦ 真柳誠「中国 11 世紀以前の桂类薬物と薬名-林亿らは仲景医書の桂类薬名を桂枝に統一した」『薬史学雑志』1995 年 30 卷 2 期。

⑧ 周冠武、李春高、狄桂英等：《箘桂与牡桂原植物考辨》，《北京中医药大学学报》2014 年第 7 期。

但牡桂的来源除了肉桂（*Cinnamomum chekiangense* Nakai），还包括了浙樟（*Cinnamomum cassia Presl*）等其他肉桂组植物。[①] 笔者认为，尽管桂类药材的名实较为混乱，但仍可尝试推测马王堆汉墓出土桂皮的名称。在秦汉时期的文献中，桂类药材的名称有箘桂、牡桂、桂、美桂四种，马王堆汉墓出土医书唯见桂、箘桂、美桂三种。其中，"美桂"的名称仅出现一次，且在马王堆医书中出现了美酒、美酪等说法，因此可推测"美桂"之"美"或为形容词，用以形容桂中之美者（佳品）。经笔者统计，在马王堆出土医书中，箘桂之名出现频次远低于桂，而同时期的《居延汉简》《敦煌汉简》《武威汉简》等出土简牍中也仅见桂之名。由此可见，在这一时期中更常用的桂类药材为"桂"。此外，通过对马王堆汉墓出土桂皮的性状观察，虽已无法考证出土桂皮碎片原为卷筒形还是半卷形，但去掉外皮木栓层后其厚度仍能达到 2~3 毫米，不符合箘桂"薄如竹"的特征，由此推测马王堆汉墓出土桂皮在当时的名称更可能为"桂"。加之马王堆汉墓出土桂皮为王室所用，应属质量上乘之品，进一步可推测秦汉时期桂的主流品种为浙樟（*Cinnamomum chekiangense* Presl）。

三　来源推测

马王堆汉墓位于西汉初期的长沙国，即今湖南省长沙市，而我国桂类药材历代均主产于两广地区。《山海经·南山经》载："招摇之山，临于西海之上。多桂，多金玉。"[②]《吕氏春秋·本味篇》称："和之美者：阳朴之姜，招摇之桂，越骆之菌，鳣鲔之醢，大夏之盐，宰揭之露，其色如玉，长泽之卵。"[③] 上述史料中的"招摇山"，位于今广西桂林市与兴安县的东南面。[④] 本草文献对于桂类药材的生境及产地记载更加详细，《神农本草经》载箘桂、牡桂"生山谷"[⑤]；《名医别录》载菌桂"生交趾、桂林山谷岩崖间"、牡桂"生南海"、桂"生桂阳"[⑥]。交趾泛指今五岭以南地区[⑦]，西汉时期交趾多指中央朝廷驻设在苍梧郡的行政机构交趾刺史部。[⑧] 桂林应指西汉时期所置桂林县，即今广西象州县上古城村一带；桂阳应指西汉时期桂阳县，辖今广东连州市。[⑨] 古时"南海"之名有多种含义，先秦泛指南方各族居住地，秦始皇三十三年（公

---

① 王艺涵等：《经典名方中桂类药材的本草考证》，《中国中药杂志》2020 年第 7 期，第 1707-1716 页。

② 《山海经》，崇文书局，2020，第 3 页。

③ 陈奇猷：《吕氏春秋校释》，学林出版社，1984，第 741 页。

④ 韦衮政：《桂与壮医药》，《中国民族医药杂志》1997 年第 4 期。

⑤ 《神农本草经》，人民卫生出版社，1995，第 117-118 页。

⑥ （南北朝）陶弘景：《名医别录》，人民卫生出版社，1986，第 35-36 页。

⑦ 史为乐主编《中国历史地名大辞典》上，中国社会科学出版社，2005，第 1062 页。

⑧ 黎军：《中国荔枝的发祥地和汉代进贡地考析》，《梧州学院学报》2013 年第 5 期。

⑨ 史为乐主编《中国历史地名大辞典》下，第 2081 页。

元前 214）置“南海郡”，治今广东广州市一带。①

西汉时期，岭南地区为南越国属地，当地所产的药用植物种类多样，尤其以香药为奇。南越国的创建者赵佗割据岭南近百年，其间几与中原隔绝。西汉初期，汉高祖刘邦“幸赐臣佗玺，以为南粤王，使为外臣，时内贡职”②，岭南与中原得以沟通。至汉文帝时，已有南越国向大汉王朝进贡方物的记载。③ 考《南越五主传》所载，汉文帝时期（公元前 179 年~公元前 157 年）南越贡纳“白璧一双、翠鸟千、犀角十、紫贝五百、桂蠹一器、生翠四十双、孔雀二双”，汉王朝回赐“上褚五十衣，中褚三十衣，下褚三十衣”④。两汉时期，大汉朝廷与南越之间的物品流通以后者贡纳方物为主，如西汉在南海郡设置“羞官”，东汉在交趾设“橘官”，将岭南地区产出的龙眼、荔枝、橘、柚等带有药性的果实以贡品形式运至长安。⑤ 至元鼎六年（公元前 111 年），汉武帝破南越，将岭南特有的桂、山姜等植物带回长安，移植到扶荔宫中，计有：“菖蒲百本；山姜十本；甘蕉十二本；留求子十本；桂百本；密香、指甲花百本；龙眼、荔枝、槟榔、橄榄、千岁子、柑橘皆百余本。”⑥ 由此开始了“南药北输”的植物移栽历史。

马王堆汉墓出土桂皮及高良姜，皆为岭南地区主产。一、二号墓为轪侯夫妇合葬墓，墓主人轪侯利苍卒于吕后二年（公元前 186 年），三号墓墓主的下葬时间为文帝十二年（公元前 168 年）。⑦ 这一时期，南越与大汉王朝已有贡纳往来，因此可以推测，马王堆汉墓出土的桂皮，应为岭南地区本土所产，由进贡的途径进入中原。

四 医药价值

在马王堆汉墓出土医籍中，《五十二病方》《养生方》《杂疗方》均载有包含桂类药材的相关方药，计有桂、箘桂、美桂三个名称，可用于治疗诸伤、巢者（狐臭）、肠㿗（男子㿗疝）、牝痔、疽病、痂、痈、虫蚀（龋齿）、蛊（蛊病）等外科病症，也常见于具有益甘（治疗女子阴干）、十灼（促进发热）、除中益气（理中益气）、内加（增强男子性功能）、约（增强女子性功能）功效的方中。所载桂类药材常见剂型有粉剂、丸剂、酒剂等，多以熨烫、贴敷、熏蒸等外用法为主。具体方药见表 1。

---

① 史为乐主编《中国历史地名大辞典》下，第 1814 页。
② （汉）班固：《汉书》，中华书局，1962，第 3851 页。
③ 冯小莉：《贡纳体系下的汉越政治经济关系》，《天中学刊》2017 年第 2 期。
④ （清）梁廷楠等：《南越五主传及其它七种》，广东人民出版社，1982，第 8-10 页。
⑤ 谢佳芮：《“南药北输”：汉代岭南地区医药产输的考古学观察》，《南方文物》2023 年第 4 期。
⑥ 何清谷：《三辅黄图校注》，三秦出版社，2006，第 274 页。
⑦ 许宁宁、喻燕姣：《马王堆汉墓墓主关系再讨论》，《中国文物报》2023 年 9 月 22 日第 6 版。

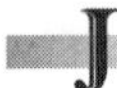

表 1　马王堆汉墓出土医书中桂的方药记载

主治/功用	组方	剂型	用法	文献来源
诸伤	桂、姜、椒	酒剂	熏蒸	《五十二病方》
巢者	桂、乌喙、牛肉	—	熏蒸	《五十二病方》
	桂	—	—	《五十二病方》
肠癞	箘桂	—	熏蒸	《五十二病方》
牝痔	桂、干姜、青蒿、鲋鱼、溺	—	—	《五十二病方》
	蘼芜、防风、乌喙、桂、酒	丸剂	内服	《五十二病方》
疽病	白蔹、黄芪、芍药、桂、姜、椒、茱萸	酒剂	内服	《五十二病方》
	姜、桂、椒	酒剂	内服	《五十二病方》
痂	礐石、乌喙、藜芦、蜀菽、蔗、蜀椒、桂	—	熨烫	《五十二病方》
痈	白芷、白英、箘桂、枯姜、辛夷	水银剂	外敷	《五十二病方》
虫蚀	榆树皮、美桂	粉剂	塞入虫洞	《五十二病方》
蛊	桂	汤剂	内服	《五十二病方》
十灼	干姜、桂、蕈莕（紫葳）、蛇床、蜜或枣膏	丸剂	外敷	《养生方》
益甘	牛𦞦、干姜、箘桂	醋剂	外敷	《养生方》
除中益气	箘桂、细辛、萩、牡蛎、秦椒	粉剂	内服	《养生方》
	细辛、干姜、箘桂、乌喙	粉剂	内服	《养生方》
	白符（白石脂）、赤符（赤石脂）、茯苓、姜、桂、醋、马肉	肉脯	内服	《养生方》
内加	桂、姜、椒、皂荚、谷汁	丸剂	外敷	《杂疗方》
约	桂、干姜、矾石、皂荚	粉剂	外敷	《杂疗方》
	巴菽、蛇床、桂、姜、皂荚，蜜或枣膏	—	熨烫	《杂疗方》
	犬骨、矾石、桂、姜、皂荚，蜜或枣膏	—	熨烫	《杂疗方》

查考同期前后本草古籍关于桂类药材的功效记载，秦汉时期《神农本草经》将箘桂、牡桂归类为上品。如箘桂："味辛，温，无毒。治百病，养精神，和颜色，为诸药先聘通使。久服轻身，不老，面生光华，媚好常如童子。"牡桂："味辛，温，无毒。治上气咳逆，结气，喉痹，吐呕。利关节，补中益气，久服通神，轻身，不老。"① 魏晋南北朝《名医别录》载菌桂、牡桂、桂三种。"菌桂，味辛，温。主百病，养精神，和颜色，为诸药先聘通使。久服轻身不老，面生光华媚好，常如童子。"牡桂"无毒。主治心痛，胁风，胁痛，温筋通脉，止烦，出汗。"桂"味甘、辛，大热，有毒。主温中，利肝肺气，心腹寒热，冷疾，霍乱，转筋，头痛，腰痛，出汗，止烦，止唾、咳嗽、鼻齆，能堕胎，坚骨节，通血脉，理疏不足，宣导百药，无所畏。久服神仙，

① 《神农本草经》，第 117-118 页。

不老”①。

上述本草古籍对桂类药材的记载，与马王堆医书所载功效有部分吻合之处，比如对其补益作用的描述。《神农本草经》载桂类药材可治百病、养精神、和颜色，有补中益气之功效，久服令人面生光华。马王堆出土医书记载桂类药材有理中益气的功效，如《养生方》所载：“取菌桂二，细辛四，萩一，牡蛎一，秦椒二，三指撮以为后饭，令人强。”② 又方：“取细辛、干姜、菌桂、乌喙，凡四物，各冶之。细辛四，干姜、菌桂、乌喙各二，并之三指撮，以为后饭。益气，又令人面泽。”③ 还特别提及一种肉脯的制作方法，以白符（白石脂）、赤符（赤石脂）、茯苓、姜、桂、醋共制溶液，反复浸泡加工马肉脯，饭前服用，可起到益气的作用。

相较于同时期本草古籍而言，马王堆出土医书对于桂类药材的外用法较有特色，以外用熏蒸、外敷、内服熨烫为多，还可作为黏膜刺激剂使用。如《杂疗方》载：“内加：取桂、姜、椒、皂荚等皆冶，并合。以谷汁丸之，以榆×挎之，大如×××，藏筒中，勿令泄。即取入中身孔中。举。去之。”④ “约：取桂、干姜各一，矾石二，皂荚三，皆冶，合，以丝缯裹之，大如指。入前中，知而出之。”⑤ 即将药剂分别置于男性肚脐与女性阴部中，起到增强男女性功能的作用。

此外，从桂类药材的组方配伍来看，马王堆出土医书所载桂多与姜、椒等香药搭配使用，这与马王堆汉墓桂皮的出土情境较为类似。在马王堆一号及三号汉墓中，桂皮多与茅香、花椒、高良姜、姜、辛夷等香药混置于一处，特别是内棺墓主两手所握绣花绢面香囊中盛有桂皮、花椒、茅香、高良姜，可见这在当时是一种常用的香药组方配伍。

五　生活应用

早在战国时期，桂就已经出现在人们的生活中。诗人屈原在诗歌中赋予“桂”美好的文学意象。他在《楚辞·九歌·湘君》中写道：“美要眇兮宜修，沛吾乘兮桂舟。”“桂棹兮兰枻，斫冰兮积雪。”⑥《楚辞·离骚》：“杂申椒与菌桂兮，岂维纫夫蕙茝。”⑦ 以桂、椒、兰等具有芳香气味的药材，以喻人的品节高尚。

---

① （南北朝）陶弘景：《名医别录》，第35-36页。
② 马继兴：《马王堆古医书考释》，湖南科学技术出版社，1992，第709页。
③ 马继兴：《马王堆古医书考释》，第714页。
④ 马继兴：《马王堆古医书考释》，第755页。
⑤ 马继兴：《马王堆古医书考释》，第758页。
⑥ 《楚辞》，二十一世纪出版社集团，2018，第35页。
⑦ 《楚辞》，第3页。

秦汉时期香药的用法，包括焚烧以祀神、佩带、熏香、煮汤、熬膏、制酒等。[①] 特别是佩香的习俗流传已久，如《礼记·内则》载："男女未冠笄者……皆佩容臭。"元代陈澔注曰："容臭，香物也，助为形容之饰，故言容臭，以缨佩之，后世香囊即其遗制。"[②] 即将香药放入香袋中随身佩戴。马王堆汉墓出土桂皮盛装于绢药袋、香袋中，尺寸大小不一。其尺寸最大者长 44 厘米，宽 150 厘米；尺寸最小者长 19 厘米，宽 15 厘米。墓主手握绣花绢面香囊长 12 厘米，直径约 4 厘米。[③] 由此推测其功能有两种：大者可用于室内熏香，小者可随身佩戴。

桂、椒、姜一类香药还可以用于饮食调味。《礼记·内则》载："取牛肉必新杀者，薄切之，必绝其理……屑桂与姜，以洒诸上而盐之，干而食之。"指出用桂与姜、盐烹饪牛肉食用。与饮食相关的应用还有"桂酒"。汉乐府《郊祀歌·练时日》载："牲茧栗，粢盛香，尊桂酒，宾八乡。"[④]《楚辞·九歌·东君》有："操余弧兮反沦降，援北斗兮酌桂浆。"[⑤]《楚辞·九歌·东皇太一》云："蕙肴蒸兮兰藉，奠桂酒兮椒浆。"王逸注："桂酒，切桂置酒中也；椒浆，以椒置浆中也。言己供待弥敬，乃以惠草蒸肴，芳兰为藉，进桂酒椒浆，以备五味也。"[⑥] 可见，桂酒在当时是祭祀及待客常用的一种名贵酒浆，其制作方式为以桂皮切块浸酒中饮用。

总　结

综上，透过马王堆汉墓出土的桂皮文物，我们可以窥见秦汉时期桂类药材的产地来源、医药功能及生活应用。马王堆汉墓出土的桂皮，被鉴定为浙樟去掉外皮木栓层后的部位，与现代所应用的肉桂基原不同，或为秦汉时期出土文献所载之"桂"。这些桂皮原产自两广地区，经由南越以朝贡形式献纳予大汉王朝。考马王堆汉墓出土医籍《五十二病方》《养生方》《杂疗方》中的记载，桂皮在当时可用于治疗痈疽、诸伤、龋齿等病，也常用于补中益气、壮阳强阴等。除了医药功能，桂皮还可用于饮食调味、熏香佩香。马王堆汉墓出土的桂皮，盛装于大小不等的绢药袋、香袋中，与茅香、花椒、高良姜、姜、辛夷等香药共同配伍，多用于室内熏香及随身佩香；同时，桂往往被赋予美好、高洁等象征意义，广泛出现在秦汉时期古人的日常生活中。

---

① 王颖竹、马清林、李延祥：《略论秦汉至两宋时期的香料》，《文物》2013 年第 5 期。

② （元）陈澔：《礼记集说》，中国书店出版社，1994，第 235 页。

③ 喻燕姣、申国辉、李明洁等：《马王堆汉墓出土的药物与药具》，《文物天地》2024 年第 4 期。

④ 周秉高：《全先秦两汉诗（两汉卷）》，内蒙古大学出版社，2011，第 117 页。

⑤ 《楚辞》，第 45 页。

⑥ 《楚辞》，第 32 页。

黄元御医理的临床运用与实践

李　安　黄天奇*

摘　要　黄元御崇尚气化学说，其学术体系融通以中气为核心的左升右降模型，以五行六气为核心的生理病理模型，深受后世推崇。本文阐述黄元御阴阳观的源流及理论内涵、六气辨证体系的学说特点及治法方论、四维枢土理论的核心思想及临床应用，并将上述思想体系融入脉象，应用于临床，揭示黄元御在脾胃学说及中医整体观念上的创新与发展。本文旨在通过对黄元御学术思想的系统梳理，整理总结其阴阳观、六气辨证、四维枢土理论及脉法应用的理论核心，为中医临床诊疗提供理论参考与实践启示。

关键词　黄元御；阴阳观；六气辨证；四维枢土；平脉辨证

黄元御（1705-1758），清代乾隆年间著名医家，名玉路，字元御，一字坤载，号研农，别号玉楸子，山东昌邑人。黄元御出身于书香门第，为明代名臣黄福的十一世孙，自幼受家学熏陶，聪颖好学，遍览经史子集，立志以功名光耀门楣。因用功过度，突患眼疾，为庸医所误治，左目失明，导致仕途受阻，乃委弃试贴，改变志向，专治岐黄之术，决心以医术济世救人。黄元御竭尽毕生精力专注于古典医籍研究，独尊"黄帝、岐伯、越人、仲景"四圣，伏读《内》《难》《伤寒》等经，乃悟医源，考镜灵兰之秘。不过数载，即登中医之奥堂，医名大盛。乾隆十五年（1750）考授御医，以医术精湛，著方遣药神效，获得乾隆帝赏识，乾隆帝亲题"妙悟岐黄"，以表褒奖。黄元御著有《四圣心源》《四圣悬枢》等十四部医书。除勤于医学著述，尚精研道家学说，著有《道德悬解》《周易悬象》等书。

一　黄元御的阴阳观

（一）黄元御阴阳观的源流

黄元御于易学与经学领域造诣深厚，其阴阳观源于《易经》阳升阴降的认识及古代气一元论的哲学观，《道德悬解·章八》开宗明义地指出："谷神在中，先天之祖气

* 作者简介：李安，丽水学院校长，教授、博士生导师，兼任浙江中医药大学特聘研究员、浙江省中医药特色技术医疗中心特聘专家。研究方向：脉学、黄元御学术思想。黄天奇，浙江中医药大学第三临床医学院硕士研究生。研究方向：针灸防治神经系统疾病。

也。人之初生，先结祖气，此气方凝，阴阳未判，混沌鸿蒙，是谓太极。”[①]《四圣心源·脏腑生成》进一步阐述：“祖气者，人身之太极也……祖气之内，含抱阴阳，阴阳之间，是谓中气。”[②] 黄元御将“太极”称为“祖气”，“祖气”涵盖阴阳之气，中有一白圈，此白圈为“众妙之门”“玄牝之门”，黄元御称之为“中气”。[③]《黄帝内经》提出“百病生于气也”[④]，将气化学说与人体生理病理相结合，阐述了气机升降对人体生命活动以及疾病发展变化的影响。《脾胃论》云：“脾胃不足，为百病之始。”[⑤] 着重强调脾胃乃全身气机升降之枢纽，治疗疾病时，当以调和脾胃为要，健运中州为本。黄元御承前启后，融合《易经》关于阴阳的认识及《黄帝内经》天人相应的气化学说，同时遵循顾护脾胃之精髓，以此提炼出中气为本，阴阳为使；阳主阴从，扶阳抑阴；阴阳互根，互生转化；升降反作，阴阳虚损的阴阳辨证观。

（二）黄元御阴阳观的内涵

1. 中气为本，阴阳为使

《四圣心源·阴阳变化》云：“清浊之间，是谓中气，中气者，阴阳升降之枢轴，所谓土也。”[⑥] 黄元御注重中气，中气源于脾胃，五行属土，居于升降沉浮之中，具备推动人身阴阳气机升降运转之能。[⑦] 中气依阴阳升降特性之别，分为己土和戊土，即脾土和胃土。中气左旋，则为己土，中气右转，则为戊土。脾主升清，令清气上扬而行。脾土左行、上行而生肝木，进而升腾而生心火。胃主降浊，使浊气沉降而下。胃土右行、下行而生肺金，继而沉降而生肾水。[⑧]《四圣心源·阴阳变化》言：“升则为阳，降则为阴，阴阳异位，两仪分焉。”[⑨] 中气旋转则阳升阴降，判为阴阳。黄元御依据中气升降阴阳所处之位，划分为木、火、金、水四象，亦称四维。四象合中土即为五行，五行之气与中气实乃一气之变化，四象乃中气升浮降沉、阴阳变化之具体呈现。

2. 阳主阴从，扶阳抑阴

黄元御注重扶阳，视阳气为生命之原动力，而阴气则处于从属之位。[⑩]《四圣心

---

① （清）黄元御著，任启松等校注《周易悬象 道德悬解》，中国中医药出版社，2012，第320页。

② （清）黄元御著，孙洽熙校注《四圣心源》卷一，中国中医药出版社，2009，第3页。

③ 焦健洋、孙竹青：《黄元御儒道易医会通视域下的道论——以〈道德悬解〉为中心》，《周易研究》2019年第1期。

④ 田代华整理《黄帝内经素问》卷十一《举痛论篇第三十九》，人民卫生出版社，2005，第78页。

⑤ （金）李东垣著，文魁、丁国华整理《脾胃论》，人民卫生出版社，2005，序第13页。

⑥ （清）黄元御著，孙洽熙校注《四圣心源》卷一，第2页。

⑦ 李文京、王革生、郭蓉娟：《基于“一气周流”理论探析慢性疲劳综合征之辨治》，《江苏中医药》2024年第7期。

⑧ 胡忠杉、孙洮玉、马桢：《从“土枢四象，一气周流”探析儿童肠系膜淋巴结炎的辨治》，《北京中医药大学学报》2024年第5期。

⑨ （清）黄元御著，孙洽熙校注《四圣心源》卷一，第1-2页。

⑩ 杨震、郝建梅：《黄元御“中气学说”探析》，《中西医结合肝病杂志》2024年第5期。

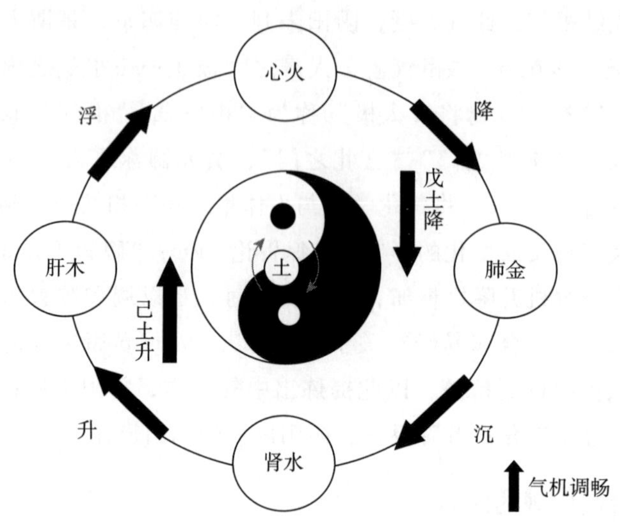

图1　中气升降运行示意

源·劳伤解》提到："病于阴虚者，千百之一，病于阳虚者，尽人皆是也。"① 阐述阳气的盛衰直接影响人体生命活动以及疾病之发展变化。阳气旺盛，则人体气血循环，精气化生，水谷消磨等生理功能健旺。阳虚则阴盛，导致脾阳不足，土虚湿困，人体出现痰湿、瘀血等病理产物，"百病之生，悉由土湿"②，黄元御认为脾虚湿盛乃疾病发生的根本原因。基于"阳主阴从"观点，黄元御疗疾时注重升发脾阳之气，扶阳抑阴，以培土祛湿，达阴阳平衡之效。但黄元御"扶阳抑阴"的思想与其因寒凉误治而目盲的经历有关，同时也为纠正时医盛行寒凉之风，临床应领会黄元御之良苦用心，客观看待，辨证论治，阴虚养阴，阳虚扶阳。

3. 阴阳互根，互生转化

阴阳互根，互生转化乃宇宙万物的基本规律，亦体现于人体生理病理之中。黄元御重视阴阳二气阴中寓阳，阳中藏阴的密切关系，认为阴阳二者不能脱离另一方而存在，彼此以对方的存在作为自身存在的前提和条件。③《四圣心源·精神化生》载："水之寒者，六腑之悉凝也，阴极则阳生，故纯阴之中，又含阳气。火之热者，六腑之尽发也，阳极则阴生，故纯阳之中，又胎阴气。"④ 当阴阳消长运动发展到一定阶段，水中之阳生，火中之阴化。阴阳互根，相生转化的关系贯穿于人体生理病理的各个方面，如人体心阳自右而降，在胃土、肺金的敛降下化为肾阴；而肾阴则自左而升，经脾土、肝木的升发下化为清阳。⑤ 此过程中，肾阴中藏有阳气升发之本，心火中含有

① （清）黄元御著，孙治熙校注《四圣心源》卷四，第55页。
② （清）黄元御著，孙治熙校注《四圣心源》卷五《杂病解上》，第86页。
③ 蔡磊、胡伊蕾、王慧颖等：《〈四圣心源〉中隐喻认知的互根关系》，《中医学报》2024年第4期。
④ （清）黄元御著，孙治熙校注《四圣心源》卷一，第5页。
⑤ 高丹、牛增辉、赵英强：《浅论黄元御"圆运动"观》，《湖南中医杂志》2021年第6期。

阴精化生之根，形成人体阴阳互根，相生转化的气化周流之生理循环。

4. 升降反作，阴阳虚损

黄元御的学术体系中，中气升降生阴阳，已土不升，则阴无以化阳，清阳下陷，此定义为阳虚；戊土不降，则阳无以生阴，浊气上逆，此定义为阴虚。黄元御认为这是人体阴虚阳虚之由来。脾胃作为中气升降的主要脏腑，胃为阳体而含阴魄，旺则阴生；脾以阴体而含阳魄，旺则阳生，脾胃是调节阴阳之根由。若脾胃湿盛，中气升降受阻，出现“脾不升清，胃不降浊”的病理变化，则清阳之气下陷，浊阴之气上逆。阴阳互根互用，火中之液是谓阴根，戊土下降，则火中之液下行，以滋肾水，若戊土不降，胆火上逆，耗伤心液，心火上热而病阴虚；水中之气是谓阳根，已土上升，则水中之气上行，以助心火，若已土不升，肝木下陷，无以化阳，肾水下寒而病阳虚。黄元御认为此生理特性是人体上易热而下易寒的缘由。

二　黄元御的六气辨证及方药对应

（一）六气辨证的学说特点

天之六气，乃自然界之六种气候状态，即风、寒、暑、湿、燥、热。古人认为气候由温度、湿度、气压三者决定。温度有别，则现寒暑（热）；湿度有异，则现燥湿；气压不同，则流动而为风。六气循环交替，相互变化，构出完整的一年的气候常态变化。[①]《四圣心源》卷一云：“善言天者，必有验于人。然则善言人者，必有验于天矣。”[②] 黄元御深入探究“六气”对人体生命活动的影响，认为天地人同气相感，此六气可影响人体内部寒热、湿燥等生理变化，指明人体生理病理发展变化的具体物质。《四圣心源·六气解》云：“天人同气也，经有十二，六气统焉。”[③]《素问·宝命全形论》云：“夫人生于地，悬命于天，天地合气，命之曰人。”[④] 黄元御融通《黄帝内经》气化学说和《伤寒论》六经理论，将人体十二经脉，分为主令者六经，从化者六经，即厥阴、少阴、太阴、阳明、少阳、太阳六经[⑤]，人体六经与天之六气、地之五行（火分君相）、人之五脏（外加心包）相应。以气化学说全面阐释《伤寒论》六经的生理特点和病理特征，认为六经之病皆为气化之病，创造性地将人体脏腑气机变化、十二经经络气化、阴阳气血变化统摄于六经气化理论，建立六气—六经相应的外感与内伤辨证理论体系，谓之“六气辨证”。

---

① 程传浩：《基于“五行-六气”理论的方剂图解探讨》，《中医学报》2022 年第 1 期。

② （清）黄元御著，孙洽熙校注《四圣心源》卷一，第 1 页。

③ （清）黄元御著，孙洽熙校注《四圣心源》卷二，第 17 页。

④ 田代华整理《黄帝内经素问》卷八，第 52 页。

⑤ 柳成刚：《主从常变，阐扬运气——黄元御运气学说浅析》，《中医药学报》2017 年第 4 期。

（二）六气辨证的治法方论

《四圣心源·六气解》提出："内外感伤，百变不穷，溯委穷源，不过六气。六气了彻，百病莫逃，义至简而法至精也。"① 平人中气斡旋，五行六气生克制化，使得人体下温而上清，肾水温暖、心火不亢，肝肺气血周流回环，不会出现风、火、湿、燥、热、寒偏盛之症状。② 若人之五行六气不相交济，则显露六气之偏盛之性。木气偏盛，则病风；君火之气偏盛，则病热；相火偏盛，则病暑；土气偏盛，则病湿；金气偏盛，则病燥；水气偏盛，则病寒。故六气之病，有厥阴风木、少阴君火、少阳相火、太阴湿土、阳明燥金、太阳寒水之分。黄元御根据六气致病的不同特点，创立方药，虽药方精简，但量小力洪，疗效显著，如治疗厥阴风木之症，处以桂枝苓胶汤；治疗少阴君火之症，处以黄连丹皮汤；治疗少阳相火之症，处以柴胡芍药汤；治疗太阴湿土之症，处以术甘苓泽汤；治疗阳明燥金之症，处以百合五味汤；治疗太阳寒水之症，处以苓甘姜附汤。

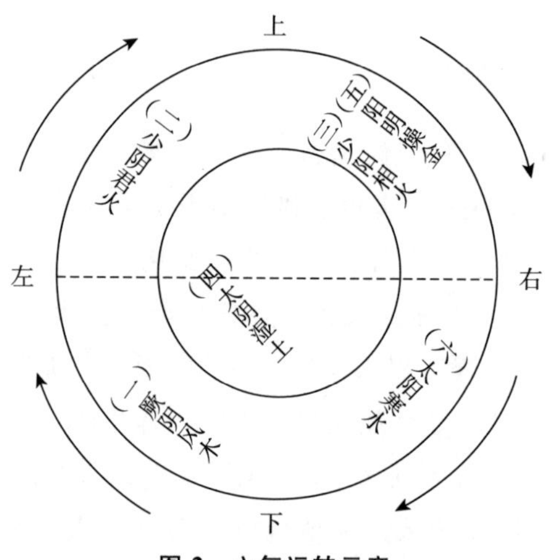

图 2　六气运转示意

1. 厥阴风木

《四圣心源·六气解》："风者，厥阴木气之所化也，在天为风，在地为木，在人为肝。"③ 厥阴与风木相应，木郁则风生。足厥阴为厥阴之方盛，手厥阴为厥阴之已衰，④ 故"足厥阴以风木主令，手厥阴心主以相火而化气于风木"⑤。厥阴肝木之气，

① （清）黄元御著，孙洽熙校注《四圣心源》卷二，第 16 页。

② 张金泽、仪凡、张广中：《黄元御〈四圣心源〉诊疗体系及内涵探析》，《中医杂志》2023 年第 20 期。

③ （清）黄元御著，孙洽熙校注《四圣心源》卷二，第 20-21 页。

④ 阳缘乐、刘硕、李敏等：《基于儒道哲学探析黄元御"一气周流"气化体系》，《中医药通报》2023 年第 10 期。

⑤ （清）黄元御著，孙洽熙校注《四圣心源》卷二《六气解》，第 21 页。

生于肾水而长于脾土。水土温和，则肝木升发条达，人体气机调畅，若水寒土湿，肝气疏泄不畅，则厥阴为病而风盛。木为水火之中气，肝木郁滞，致水火失交，呈外燥内湿、上热下寒之态。厥阴风木之病理变化主要体现为木气之郁及风木之枯槁。手厥阴心主以相火化气于风木，若木气郁滞，厥阴心包病则自见相火本气。风性主动，木以疏泄为性，若脾虚土湿，郁遏肝木升发之性，肝木不达，愈郁则愈泄，出现腹痛、下利、盗汗、失血等症。肝主藏血，其华在爪，风动则耗血伤阴，出现风木枯槁之病症，表现为口唇青紫、爪甲断裂、筋脉拘急等。对于厥阴风木的病症，需温脾土之寒湿，疏木气之郁，若有手厥阴心包病变，则清相火。黄元御创立桂枝苓胶汤，此方为桂枝汤加茯苓、当归、阿胶，方中甘温之茯苓健脾燥湿；甘草甘温补中，调和诸药；生姜、大枣培土建中，土盛则能制水；辛温发散之桂枝达木郁而行疏泄；白芍凉肝清风，合当归、阿胶养血荣木，清厥阴风燥。厥阴为病，易上热而下寒，上热者，加黄芩以清火，下寒者，加辛热之干姜、附子燥土暖水。

2. 少阴君火

《四圣心源·六气解》："热者，少阴君火之所化也，在天为热，在地为火，在人为心。"① 少阴与君火相应，热为火气所化，火虽位于上而实生于下，坎中一线真阳为火之根，坎阳升则上交离位而化火，故手少阴以君火主令，足少阴肾以癸水而化气于君火。"坎中之阳，火之根也"②，少阴君火统领水火二气，缘于肾水上升离位而化心火。阳盛则手少阴主令于上而肾水温暖，若阴盛则足少阴司气于下，寒水上泛，脾虚土湿，损伤心火，土气崩溃而火气衰败。黄元御认为，少阴君火之病理特性表现为水火分离而阴阳不交，上病热而下病寒。少阴病热盛非君火之过，缘于土虚湿盛，中气升降失职，相火上逆，耗伤阴津而心液消亡，相火不降则水无以温而生下寒。在病理表现上，上热者，易出现心烦不安、口舌生疮、小便短赤等火热之症，下寒者，易出现腰膝冷痛、小便清长等水寒之症。总而言之，少阴君火病热的病机为相火上逆，心液消亡之热作，可发展为"寒水泛滥而火土俱负"，土溃则火败。治疗应"见心家之热，当顾及肾家之寒"③，以黄连丹皮汤治之，方中黄连清心，白芍降胆，二者合用双清君相之火；气郁则化火，牡丹皮凉血除郁以清上热；甘凉之生地清风润木，以防心液耗伤。若有水寒，当用辛热之蜀椒、附子温肾暖水。

3. 少阳相火

《四圣心源·六气解》："暑者，少阳相火之所化也，在天为暑，在地为火，在人为三焦。"④ 少阳之气，与相火相应。足少阳为少阳之始生，手少阳为少阳之方盛，故

---

① （清）黄元御著，孙洽熙校注《四圣心源》卷二，第23页。

② （清）黄元御著，孙洽熙校注《四圣心源》卷二，第22页。

③ （清）黄元御著，孙洽熙校注《四圣心源》卷二，第22页。

④ （清）黄元御著，孙洽熙校注《四圣心源》卷二，第23页。

“手少阳以相火主令，足少阳胆以甲木而化气于相火”。[①] 少阳相火具有温热、升发的特性，与自然界中暑气相应，象征阳气的旺盛和生命力的勃发。生理状态下，少阳相火随足太阳膀胱经下行，三焦之火秘藏于肾，以使肾水得温，促进水中之气化生，推动阴气的上行。手少阳以升为性，足少阳以降为顺，故凡病上热者，缘于胃土不降，肺金上逆，收气失敛而相火上逆而生上热，引发头痛目赤、咽喉肿痛、小便短涩等症状。若相火妄动，陷至膀胱，导致实则热化而癃闭，虚则生寒而遗尿。少阳相火之病，易传阳明，缘于少阳之气病热而阳明其气本燥。黄元御对于少阳相火之病症，选用柴胡芍药汤，此方即小柴胡汤加芍药，方中人参补中益气；甘草、生姜、大枣旨在调和脾胃，以复中气升降；半夏降胃，胃气通降则相火下行；辛凉之柴胡调畅少阳经气，配白芍以达木清风；黄芩清泻少阳相火。全方旨在降少阳经气之逆，清泻少阳相火，同时固护中气，使气机升降复序，阴阳平密。

4. 太阴湿土

《四圣心源·六气解》：“湿者，太阴土气之所化也，在天为湿，在地为土，在人为脾。”[②] 太阴，代表着阴气的极致，与湿土相应，湿为土气所化。足太阴为太阴之方盛，手太阴为太阴之已衰，故足太阴以湿土主令，手太阴肺以辛金而化气于湿土。脾土负责运化水谷精微，即将食物转化为人体所需的营养物质，并转输全身。己土上升，以带动肾水、肝木升动。黄元御认为“阴易盛而阳易衰，故湿气恒长而燥气恒消”[③]，若太阴湿土为病，土虚湿困，则脾土不升，肝木下陷，肾水无以温升。黄元御认为湿是火与水的中间状态，阴阳气交而生湿气，若湿气上蒸则化为火热，湿气下陷则化为寒水。但在病理上，上焦也会产生湿寒，下焦也会产生湿热。湿气过旺，易导致气机不畅，津液不能流动，若湿气郁于上焦，火热过亢则熏蒸为热痰，火气不足则化为寒饮。若湿气郁在下焦，过旺则水湿郁闭而导致膀胱气化津液功能失常，出现小便不利、腹胀、腹泻等症状。黄元御在太阴湿土的治疗中注重顾护脾土，健脾祛湿，创立术甘苓泽汤，以祛除湿邪，恢复中气升降平衡，方中以茯苓、甘草培土泄水，抑制己土之湿；白术行水除湿，兼能补益中气，泽泻利水渗湿，加重祛湿之力。

5. 阳明燥金

《四圣心源·六气解》：“燥者，阳明金气之所化也，在天为燥，在地为金，在人为大肠。”[④] 燥为金气所化，足阳明为阳明之始生，手阳明为阳明之方盛，故手阳明以燥金主令，足阳明胃以戊土而化气于燥金。肺主宣发肃降，大肠为传道之官，主传化

---

① （清）黄元御著，孙洽熙校注《四圣心源》卷二，第23页。

② （清）黄元御著，孙洽熙校注《四圣心源》卷二，第24页。

③ （清）黄元御著，孙洽熙校注《四圣心源》卷二，第24页。

④ （清）黄元御著，孙洽熙校注《四圣心源》卷二，第25页。

糟粕，阳明燥金具有干燥、收敛的特性，与肺和大肠的功能紧密相关，可助食物消化、吸收和排泄，以及维持体内水分的平衡。中气健运，则辛金化气于湿土而不伤燥，戊土化气于燥金而不伤湿。《四圣心源・六气解》：“胃家之燥，不敌脾家之湿，病则土燥者少而土湿者多也。”① 足太阴脾所司之湿是太阴本气，而足阳明胃从化于燥金而为子气，故多数情况下胃家之燥不敌脾家之湿，因此人之生理太阴湿盛者多，阳明燥盛者少。燥与湿之间的相互调节，在于中气之升降，中气健旺，则己土升而胃土降，气液循环，燥湿相济，太阴不病湿，阳明不病燥。若中气虚衰，升降失运，则气郁液滞，燥湿偏见，故人体可见病湿或病燥的相关病症，阳明燥金的病症常表现为口干口渴、皮肤干燥、大便干硬等。在治疗上，应清金生水，滋阴润燥，处以百合五味汤，方中百合养阴润肺，以清润阳明之燥；甘寒之石膏清阳明燥热；五味子性酸甘微寒，麦冬清凉润泽，二者合用清降肺气以生阴。

6. 太阳寒水

《四圣心源・六气解》：“寒者，太阳水气之所化也，在天为寒，在地为水，在人为膀胱。”② 太阳寒水指太阳经所主的寒水之气，这种气具有寒冷、收敛的特性。太阳与寒水相应，寒为水气所化，水位于下而实生于上，离中之阴为水之根源，离阴降而下交坎位而为水，故足太阳膀胱以寒水主令，手太阳小肠以丙火而化气于寒水。太阳寒水之气可调节人体体温，代谢水液。太阳经作为人体最外层的经络，具备防御外邪入侵的作用。水性原本寒凉，但手少阳三焦之相火随足少阳膀胱下行，而使肾水得温而不寒。黄元御认为，肾水温暖而膀胱之水清凉是正常的生理状态。若肾水下寒或膀胱之水过热则病，《四圣心源・六气解》：“阳藏则外清而内温，阳泄则内寒而外热。”③ 手少阳三焦之火逆行是太阳寒水为病的根源，若手少阳三焦相火不降或外界寒邪侵袭，可导致身体出现形寒怕冷、肢体肿胀、小便不利等症。黄元御治疗太阳寒水之病，以温阳散寒、利水渗湿为法，创立苓甘姜附汤，此即四逆汤加茯苓，方药精简，方中以甘草、茯苓培土补中，燥脾土之湿；大辛大热之干姜、附子温肾暖水，以使肾水不寒。

三　黄元御的四维枢土及其方义

（一）枢土斡旋，四维轮转是生命之本

“枢土”指的是中气，即中焦脾胃之气，即中气，它在人体中起着如同车轴般的

① （清）黄元御著，孙洽熙校注《四圣心源》卷二，第 24 页。
② （清）黄元御著，孙洽熙校注《四圣心源》卷二，第 26 页。
③ （清）黄元御著，孙洽熙校注《四圣心源》卷二，第 27 页。

核心作用，是人体生命活动的原动力。“四维”代表肾、肝、心、肺四脏。这四脏在中气的斡旋下，围绕中土升浮降沉，形成“中焦枢土斡旋，左路水木升发，右路火金敛降”的气血阴阳循环模式。① 黄元御关于枢土的斡旋和四维的轮转的认识，实际上是在强调人身气机升降出入的重要性。《素问·六微旨大论》云：“出入废则神机化灭，升降息则气立孤危。故非出入，则无以生长壮老已；非升降，则无以生长化收藏。”② 气机的升降出入是人体生命活动的基本形式，枢土的斡旋和四维的轮转，正是气机升降出入的具体表现。中气的升降斡旋之力推动着人体气机的正常运转，当气机升降出入保持平衡和协调，人体可处于阴阳转化、气血和畅的状态，人体受纳消磨水谷，化生精气，四维受气，各自生理功能健旺。黄元御“枢土斡旋，四维轮转”的人体生理模型揭示了人体生命活动的本质规律，体现了脏腑之间的协调与和谐，揭示了中医对人体内部各脏腑之间的相互协作和制约的认识，每一个脏腑都有其独特的功能和特性，共同维持着人体的生命活动。

（二）枢土不运，升降反作乃百病之根

黄元御重视中气升降在脏腑气化中的枢轴作用，认为脾胃为后天之气，气血生化之源，其居于中焦，通连上下，是气血阴阳升降循环之枢轴。人体生理状态下，脾胃功能健旺，气机升降有序，足以维持人体的正常生理功能和人体内部脏腑功能的平衡。若饮食不当、起居无常、情志过极等因素影响产生宿食痰火，易损伤后天脾胃，导致脾胃功能受损，气机升降失调，出现阴阳升降反作而导致阴阳虚损。《素问·阴阳应象大论》：“阴阳者，天地之道也，万物之纲纪，变化之父母，生杀之本始，神明之府也。”③ 己土不升，则肾阴无以化阳，肾水下寒，肝木下陷而病阳虚；戊土不降，则阳无以生阴，相火上逆，灼伤心液而病阴虚。在黄元御的理论框架中，内伤外感之病无不源于枢土之气衰败，阴阳升降反作，无以升浮降沉，四维轮转不畅，导致脏腑功能紊乱。④ 因此，黄元御将“枢土不运，升降反作”视为疾病发生的根源，深刻地揭示了脾胃功能失调在疾病发生中的重要作用。

（三）健运枢土，复升降之常为治病之要

基于“枢土不运，升降反作”乃百病之根的疾病观，黄元御认为健运中气则阴阳升降复序，四维轮转，气血生化有源，五脏六腑、四肢百骸得以充养。因此，黄元御

---

① 张迪、刘晨光、王家政等：《基于黄元御中气理论浅析黄芽汤加减治疗晚期前列腺癌经验》，《中医杂志》2023 年第 10 期。

② 田代华整理《黄帝内经素问》卷十九，第 138 页。

③ 田代华整理《黄帝内经素问》卷十二，第 9 页。

④ 刘志丹、王雅琦、黄怡然等：《基于“中气如轴，四维如轮”从木土升降失调论治虚劳》，《环球中医药》2022 年第 11 期。

治疗四维之病，首先注重调节脾胃气机之升降，提出“健运枢土，复升降之常”为治病的关键，对左路升发不畅者，宜升脾土，右路敛降失常者，宜降胃土，以中气之升降推动肾、肝、心、肺四维之轮转。[①] 黄元御在治疗疾病过程中，依据中气升降、四维轮转的异常状态，处方遣药，如对于中气虚衰者，创立黄芽汤以健运中气，“中气之治，崇阳补火”[②]，方中人参、干姜补火暖土，甘草、茯苓培土泄水，全方旨在健运中气，培土固本，方药精简，量小效宏；[③] 对于阴虚的病症，创立地魄汤，以敛降肺胃，复运右轮下行之机，方中以麦冬、芍药双清君相之火，半夏、五味子降摄肺胃之逆，玄参清金益水，牡蛎敛神藏精，引火入水；对于阳虚的病症，创立天魂汤，以培土暖水达木，调畅左轮升发之路，方中人参、甘草、茯苓培土泻湿，干姜、附子暖脾温肾，桂枝达木扶阳。此外，对于阴阳虚损的重症，创立乌肝汤、兔髓汤等方剂。以上方剂针对气机升降失常的程度不同，辨证施治，通过合理的药物配伍，以调理中气，恢复阴阳升降平衡和四维轮转的正常秩序，体现了中医“治病求本”的特点。

四 临床应用的思维脉络：脉—证—方

（一）气脉相应，平脉为法

《灵枢·逆顺》曰：“脉之盛衰者，所以候血气之虚实有余不足。”[④] 古人依脉象以诊察人体气血之运行布散、阴阳之虚实盛衰，断疾病发生之病因病机，及用药后病情之发展迁变等。《伤寒悬解·脉法上篇》言：“凡虚实之变迁，寒热之消长，表里之进退，阴阳之胜复，气机一动，无不形之于脉。”[⑤] 黄元御基于气机升降之视角解析脉象，尤重脉象与天地四时五行变化之紧密关联，将人体中气之升浮降沉、阴阳五行生克制化之理及六气之“象”的思维纳于脉诊体系之中，[⑥] 依据左脉主升、右脉主降之原理，判断人体中气之升降循环，察人体气机之机要、阴阳之盛衰。《素问·生气通天论》言：“阴平阳秘，精神乃治，阴阳离决，精气乃绝。”[⑦] 常人阴阳平衡致密，气血和谐调顺，故谓平人。疾病乃邪正偏胜之果，即阴阳、气血、表里、虚实、邪正之太过或不足。《素问·至真要大论》：“谨察阴阳所在而调之，以平为期，正者正治，反者反治。”[⑧] 治病之道，当凭借脉象审其阴阳、气血、表里之虚实，邪正之消长，虚者

---

① 王琳、王文婷、王苏童等：《李东垣与黄元御脾胃观比较》，《北京中医药大学学报》2022 年第 3 期。

② 叶冠成、张泽涵、杨志然等：《基于虚劳探究黄元御脾胃升降理论》，《西部中医药》2023 年第 11 期。

③ 陈顺合、杨震：《黄元御“一气周流”学说探微》，《现代中医药》2020 年第 5 期。

④ 田代华、刘更生整理《灵枢经》卷八，人民卫生出版社，2005，第 111 页。

⑤ （清）黄元御撰《黄元御医学全集》四《伤寒悬解》卷一，中医古籍出版社，2016，第 579 页。

⑥ 冯宇、周曼丽、罗晓欣等：《黄元御脉诊刍议》，《中医临床研究》2021 年第 25 期。

⑦ 田代华整理《黄帝内经素问》卷一，第 6 页。

⑧ 田代华整理《黄帝内经素问》卷二十二，第 177 页。

补之，实者泻之，以平为期。故治疗应以平脉为法，辨证选方，虚则补之，盛则泻之，阴阳平衡致密，中气升降有序，五行六气轮转，则病可愈。因此，脉诊是为四诊之一，乃中医极具特色之辨证法门，依脉象可指引临床用药选方，增辨证之精准度，提疗愈之成效。

（二）以脉测证，首辨阴阳

《素问·阴阳应象大论》言："善诊者，察色按脉，先别阴阳。"① 黄元御脉法的核心以阴阳为纲领，总结浮沉、缓紧、长短、滑涩、数迟、大小、石芤、促结、弦牢、濡弱、散伏、动代二十四种脉象的阴阳属性，判断人体阴阳之盛衰，五行六气之势力运动。

1. 浮沉缓紧，知其性情

黄元御将脉之浮沉定位为"阴阳之性"。浮脉之象，轻按即得，重按脉搏跳动无力。沉脉之象，轻取不应，重按始得。生理状态下，阳性浮而阴性沉，心肺之气浮于上，肾肝之气沉于下，因此，平人之生理脉象应为寸脉浮，然其浮中含沉意；尺脉沉，然其沉中蕴升意。浮沉亦能彰显病位之在表在里，若脉浮取无力，沉取有力，象征阳气虚于体表而盛于体内；浮取有力，沉取无力，代表人体阳气虚于体内而实于体表。多数情况下，阳盛则脉浮，多属阳证、表证；阴盛则脉沉，多属阴证、里证。

脉之缓紧为"阴阳之情"，主要反映病情的阴阳变化。缓脉之状，脉来和缓，从容不迫，如《伤寒论·辨脉法》所言："趺阳脉迟而缓，胃气如经也。"② 此乃胃气调和、卫阳充盛之象征，与阳气之生发、宣散特性相符。紧脉之态，如弦紧绷，紧张有力，为阴盛之征，此脉象常与寒邪内侵、气血凝滞相关，体现阴气之闭藏、内敛特性。阳盛则脉缓，阴盛则脉紧。若脉象过缓，代表阳气过于宣散而不闭藏；脉象过紧，则体内阴寒过于凝滞而阳气无以宣散。

2. 长短滑涩，知其形体

脉之长短为"阴阳之形"，乃判断阴阳盛衰之重要依据。长脉者，脉象之长超寸关尺三部，于本位之外仍有延展。长则气治，长脉代表人体阳气升发，气血流畅。但脉象不宜过长，过长则提示肝木过盛而肺金受损，脉象因肝木郁滞，肺金失敛而弦长。短脉则是指脉象短而无力，长度不及寸关尺三部，短脉主阴，阴气降于肺肾，故肺脉浮短、肾脉沉短为生理之常。黄元御认为，人之疾病莫不得于阴进而愈于阳长，短则病进，常提示阴阳的虚损和脏腑功能的衰退及病情的进展。

脉之滑涩为"阴阳之体"。滑脉的脉象特征是往来流利圆滑，如珠走盘。涩脉之

① 田代华整理《黄帝内经素问》卷二，第13页。

② （汉）张仲景著，钱超尘、郝万山整理《伤寒论》卷一《辨脉法第一》，人民卫生出版社，2005，第5页。

象为往来涩滞，如“轻刀刮竹”，有蹇涩、迟滞之感。黄元御认为，滑脉代表人体血盛而气虚，涩脉代表人体气盛而血虚。肝藏血，其性升发，阳气升发则脉滑，故寸口脉左关部适度的滑脉乃肝气升发之表现，反映肝气调畅、气机生发之态。肺主气，其性收敛，收敛则脉涩，故右寸部适度的涩脉是肺气收敛正常的表现，可反映肺气收敛、气血内藏的状态。黄元御认为滑涩之脉为气血偏盛之脉，若脉过于滑则血盛而气病，出现淋证、痢疾之症，脉过于涩则气盛而血亏，出现咳嗽咯痰之症。

3. 迟数大小，知其气象

脉之迟数为“阴阳之气”。迟脉之象，一息三至，去来极缓。数脉之象，一息六至，脉流薄疾。迟脉主阴证、寒证、脏病，数脉主阳证、热证、腑病。迟脉反映脉气之怠缓、滞后，与脏器功能低下或阴气内盛相关；数脉则体现脉气之急促、攻窜，与腑器功能亢进或阳气内盛相系。然黄元御亦强调迟不尽寒、数不尽热之观点，如脉象迟缓或为有胃气之征，昭示脉象之繁杂多变，提醒医者诊断时需周全考量，不可一概而论。

脉之大小为“阴阳之象”。大脉的脉象较宽，搏动幅度大，充盈有力。小脉之脉象较细，搏动幅度小，细弱无力。黄元御认为，脉之大小与人体内气血状况紧密相连。大脉反映气血充盛，乃正气充足之显现，然亦能预示邪气壅盛、气血外溢等病理之态。小脉则示气血之不足，为正气虚弱或邪气内陷之兆。但黄元御亦指出脉大不尽为阳盛，脉小不尽为阴盛，若阳虚土湿，肝木下陷或相火上逆，肺金失敛，皆可现大脉，临证当审慎分辨。

4. 石芤促结，知其阴阳虚盛

脉之石芤为“阴阳之虚”。石脉之特征，按之坚硬如石，沉实有力而缺乏柔和之感。常与阳气不足、寒气内盛相关，体现阳气未能顺遂自上而降以温煦下焦，致肾水下寒而不温，反映肾阳不足、寒气凝结之病理状态。芤脉之表现，中空外实，状若葱管，初触似饱满，稍用力按压则觉脉管内空虚。芤脉乃血虚不能内守之象，心虽为火脏，然亦需阴血滋养以维持其正常功能，当人体阴血不能上升滋心脉时，即会脉道空虚而现芤脉，反映营阴亏虚、亡血失津之病理状态。

脉之促结为“阴阳之盛”。促脉之特征，来去迅疾，时一止复来，即脉搏于快速跳动中忽止一下，继而再跳。结脉为来去迟缓，时一止复来，即脉搏于缓慢跳动中亦忽止一下，而后再动。黄元御认为，促脉多主阳结之病，反映体内阳气过盛，阴血不能相济，致脉搏跳动时有郁阻，体现阳气独盛、阴血不足之病理状态。结脉多主阴结之病，示体内阴气过盛，阳气不能畅行于脉中，使脉动减缓而时有停滞，揭示阴气凝结、阳气受阻之病理机制。

5. 弦牢濡弱，知其阴阳旺衰

脉之弦牢为“阴气之旺”。弦脉之脉象，端直以长，状如弓弦。牢脉之脉象特征，沉而实大且长。弦脉为阴气过旺而阳气不足之征，与肝木之升发特性密切相关，多因水寒土湿，致肝木之气郁陷不升，郁结于内而成弦脉，亦与人体寒邪、痰饮、疟疾等病理状态相涉。牢脉之形成，往往与寒邪束闭、肝木郁迫有关。当寒邪深侵，束缚营阴，致木气郁迫不得升发时，便成牢脉。牢脉乃阴气极盛之象，进一步反映体内阴寒邪气凝聚，肝木之气受抑正气受困之病理状态。

脉之濡弱为“阳气之衰”。濡脉之脉象，如绵之软，浮软而无力。弱脉之脉象，沉细软而无力。阳气乃推动人体气血正常运行之重要力量，濡弱脉为阳气不足于脉象之具体呈现。黄元御认为，若肝脉濡弱，且具一定脉管紧张度，即为正常脉象。脾土上行，则肝木升达，若脉象过于濡弱，则象征脾土不升，肝木不达而肝脾俱病，致阳不升发，水湿内停等。营血为维持人体生命活动之重要物质基础，若营血不足无以充盈脉道，脉象缺乏应有的力度与弹性，亦会出现濡弱无力之特点。

6. 散伏动代，知其阴阳阖辟起止

脉之散伏为“阴阳之阖辟”。“阖”意为闭合，“辟”指开启。散脉之特征，大而散，有表无里，脉来浮散而不聚，重按则无。伏脉则重按推筋着骨始得，聚而不散，甚则伏而不起。黄元御认为脉象散伏之根源在于脾胃，若脾气上行，则阴气升于上而化清阳，寸脉浮散而能聚；胃气下行，则阳气降于下而化浊阴，尺脉伏而能起。脾胃失调，则现散、伏之脉。散脉为气泄而不藏之表现，反映阳气外泄、阴气不聚之病理状态，常见于气虚、阳虚等体质虚弱之患者。伏脉乃气郁而不发之象，反映阳气内郁、阴气闭结之病理状态，常示寒邪内闭，致癥瘕积聚、痰湿阻滞等病理之态。

脉之动代为“阴阳之起止”，“起”指生发、上升，“止”指收敛、下降。动脉之脉象特点，脉来滑数有力，但搏动部位较短，不能满指。《脉经》言：“动脉，见于关上，无头尾，大如豆，厥厥然动摇。”[①] 若阴欲上行，脾气虚而不能升，阳欲下行，胃气虚而不能降，气机郁滞于关，阴阳相搏，则见动脉，反映阴阳之气不能升降，可见于惊恐、疼痛等症。代脉的脉象特点是脉来断续，止有定数，许久方来。《脉经》云：“代脉，来数中止，不能自还，因而复动。”[②] 代脉提示脏腑功能严重受损，阴阳之气不相接续。

（三）脉证相合，依证选方

《四圣心源·六气解》：“人之六气，不病则不见，凡一经病则一经之气见。”[③] 人之五行六气交融运转，呈中和之态，若病发，一经病则一经之气显，[④] 脉象遂现大小、

---

① （晋）王叔和撰《脉经》卷一《脉形状指下秘诀第一》，中国医药科技出版社，2018，第2页。

② （晋）王叔和撰《脉经》卷一《脉形状指下秘诀第一》，第2页。

③ （清）黄元御著，孙洽熙校注《四圣心源》卷二，第18页。

④ 王振国、余楠楠、王凌立等：《从一气周流到五行脏腑气机气化》，《陕西中医药大学学报》2021年第5期。

浮沉、迟数、滑涩之变，如外感寒邪，正气奋起与寒邪相争于表，则脉浮。《素问·三部九候论》："帝曰：何以知病之所在？岐伯曰：察九候，独小者病，独大者病，独疾者病，独迟者病，独热者病，独寒者病，独陷下者病。"① 平人之脉象，来去匀和，和缓有力。若一部脉独现异常，则一气之病显。脉象之长短、大小、强弱、浮沉等变化，即为阴阳、五行、六气运动之变动所在。黄元御认为人身之气左升右降，周流循环，故在脉理上，左脉为升，右脉为降，六部脉所主脏腑诸形皆附于脉象，左手寸关尺三脉主心、肝（胆）、肾，肾水温升而化肝木，肝木上浮以生心火；右手寸关尺三脉主肺、（脾）胃、肾，肺金敛降以生肾水。至于脾、胆之具体所主，视生理与病理情况而别。脾者，五行属土，处升降沉浮之中，虽常于右关显现，然升降失常时，多在左关显露，主肝脾之气不升。胆者，常依于肝，无主病，病则现于右关，主胆胃之气不降。依人体中气升降、五行运转之理，可总结出脉象所主之病机。左寸独显，病机为肺逆不敛，君火失根；右寸独显，病机为相火上逆，肺金失敛；左关独显，病机为土虚湿困，肝脾郁而不升；右关独显，病机为土虚湿困，胆胃郁而不降；左、右尺脉独显，病机为肝木下陷，疏泄不畅。《素问·刺法论》云："正气存内，邪不可干。"②《素问·评热病论》进一步阐释："邪之所凑，其气必虚。"③ 正虚邪必扰，邪存正必虚，疾病发生的原因是人体正气不足，阴阳虚损。故治疗疾病需以阴阳虚损为统领，阴虚代表阳气的相对偏盛，阳虚代表阴气的相对偏盛，阳虚阴盛者益火之源，抑阴温寒，阴虚阳盛者壮水之主，兼清阳邪。《四圣心源·脉法解》："大小者，阴阳之象也。"④ 黄元御以为，大小乃最能表征阴阳之脉象，因脉象繁杂，寸关尺三脉暂以大、小统之。脉大具相对有余之义，然其有余中实有不足，临床应仔细感悟；脉小具相对不足之义，佐以长短、浮沉、弦紧等脉以判断人体气血、阴阳之虚实。黄元御认为，百病之根源，不外乎土湿、水寒、木郁，⑤ 兼有肺失敛降，相火上逆等病机。治疗应根据六部脉中独显脉象的部位推究病因病机及病位，亦应综合判别人体阴阳之偏。在整体脉象平和的情况下，若左寸脉大，为君火不明，心阴亏耗，宜用天王补心丹类；左寸脉小，为肺气亏虚，肺金失敛，宜用补中益气汤类。左关脉大，为肝木郁滞，肝脾不升，宜用柴胡疏肝散类；左关脉小，为肝血不足，肝木枯槁，宜用四物汤类。左尺脉大，为肝木下陷，肾水下寒，宜用水木两滋汤类；左尺脉紧，为肾水不温，水中之气不化，宜用肾气丸类。右寸脉大、右关短弦，为胆木逆升，肺金失敛，宜用柴胡芍药汤类；右寸脉小，为肺阴亏耗，气中之液亏，宜用地魄汤类。右关脉大实、右尺

① 田代华整理《黄帝内经素问》卷六，第 43 页。

② 田代华整理《黄帝内经素问》，第 207 页。

③ 田代华整理《黄帝内经素问》卷九，第 66 页。

④ （清）黄元御著，孙洽熙校注《四圣心源》卷三，第 41 页。

⑤ 刘晓莹、方文凯、李秋慧等：《黄元御扶阳抑阴治则及组方用药初探》，《环球中医药》2024 年第 6 期。

实，为胆胃不降，气机郁滞，宜用大承气汤类；右关脉大而无力，为脾虚湿困，右关脉小，为脾胃虚弱，皆宜用补中益气汤类。右尺脉大，为“木陷而行疏泄”，相火不藏，宜用右归丸类；右尺脉小，为肾水不温，水中之气不化，宜用肾气丸类。临床应用宜凭此将黄元御思想体系融入脉象，以脉测证，依证选方。

小 结

黄元御将人体看作一个整体，虽有脏腑经络、表里部分之异，阴阳、五行、六气之分，其生理本质仍是中气之运转变化。黄元御重视中气升降在脏腑气化中的枢轴作用，其学术体系以中气的左升右降、五行六气的生克制化为生理病理模型。本文深入剖析黄元御的阴阳观、六气辨证体系、四维枢土理论，并将人体阴阳之升降变化，五行六气生克制化之理及“象”的思维纳入脉诊体系中，以平脉为法，指导辨证选方，阐明了黄元御理论体系在临床诊疗从脉辨证，依证选方的思维脉络。

基于简帛医书用例对方药炮制用语词义之再认识

沈澍农*

摘　要　简帛医书主要用于研究古代医药文化与古代医药学术。但简帛医书同时也是秦汉时期的文献语言材料，也可以利用这些材料研究古代汉语。通过对简帛医书方药加工语料的考察与归纳，发现四个方药加工用语传统解释存在偏差。具体有：1. 烹：原始义并非一般的烧煮，而当为煮制肉食（以祭享鬼神）；2. 煎：原始义并非一般的烹煮，而当为"以生脂肪煎出熟油脂或用油脂类煎熟食品"；3. 熬：原始义并非"文火慢煮"，原始义是"通过加热排去所熬之物内部含的水分"；4. 焠（淬）：原始义并非淬火，而是"淬水"（为酒水药液之类加热），且《汉语大字典》第一义项"盛水以供淬火的器具"可能是不成立的。

关键词　烹；煎；熬；焠（淬）；简帛；本义

二十世纪初以来，简帛文书不断被发现。简帛中的医书，目前已经公布者，主要见于①周家台秦简《病方及其他》；②包含十六种医书的《马王堆汉墓帛书〔肆〕》；③张家山汉简《脉书》与《引书》；④阜阳汉简《万物》；⑤《武威汉代医简》；⑥《天回医简》。另外还有一些散见医简和尚未公布的简帛医书如北大医简等。

这些简帛除《武威汉代医简》时代上偏后，其他简帛多形成于西汉中期之前。因而，在语言应用方面往往能呈示一些古代的用法。本文集中讨论几个方药加工用语的字义。

有些词语的用法与《说文解字》释义完全对应。如马王堆医书《五十二病方》271/258：

> 痔者，以酱灌黄雌鸡，令自死，以菅裹，涂上，<u>炮</u>之。涂干，食鸡，以羽熏纂（纂/篡）。①

《说文·火部》："炮，毛炙肉也。"徐灏注笺："炮本连毛裹烧之名，故用'包'

* 作者简介：沈澍农，南京中医药大学教授、博士生导师。研究方向：出土与传世中医古籍研究、中医古籍疑难字词考证。

① 裘锡圭主编《长沙马王堆汉墓简帛集成》（第五册），中华书局，2014，第263页。

为声。引申之为凡炮炙之偁。”① “炮”本指用烂泥涂裹食物置火中煨烤。《礼记·礼运》：“以炮以燔，以亨以炙。”郑玄注：“炮，裹烧之也。”② 例中所述，贴合《说文》释义，颇似后世“叫花鸡”的做法。

有些用语因引申使用，与原始义有小的差别，但演化关系明晰。如周家台秦简《病方》315-318：

> 去黑子方：……棰（恒）多取櫌〈椱〉桑木，燔以为炭火，而取牛肉剝（劙）之，小大如黑子，而炙之炭火，令温勿令焦，即以傅黑子，寒辄更之。③

《说文·火部》：“炙，炮肉也。从肉在火上。”段玉裁注改“炮肉”为“炙肉”。④ 但基本点近同，即字的构形义为将肉置于火上烧烤。在简帛医书中出现的如上之例，记述取牛肉置于炭火上烤制，而称作“炙”，与《说文》本义显然基本相同。在此基础上再引申，则“炙”为一般的烧烤义。

中药加工称为“炮炙（制）”，即源于以上二例类似的用法。

但也能看到简帛医书中有些词语，其用法与传统释义有一定差距。通过分析，可知简帛医书中的用法反映了这些词语真正的本义，而后世用法和释义相对于本义已经有所变化。

本文试析此种情况的四个词例。

一 亨

《汉语大字典》“亨”第一义项为“煮”。释曰：

> 煮。《集韵·庚韵》：“亨，煮也。”《左传·昭公二十年》：“水火醯醢盐梅，以亨鱼肉。”《史记·孝武本纪》：“禹收九牧之金，铸九鼎，皆尝鬺亨上帝鬼神。”裴骃集解引徐广曰：“亨，煮也。皆尝以亨牲牢而祭祀也。”唐柳宗元《答周君巢饵乐久寿书》：“掘草亨石，以私其筋骨而日以益愚。”（下略）⑤

《汉语大词典》释义第一义项与此相同，只是在首例《左传》例之后举例不同。

① 丁福保编纂《说文解字诂林》，中华书局，1988，第4475页。
② 《礼记正义》，北京大学出版社，1999，第669页。
③ 湖北省荆州市周梁玉桥遗址博物馆编《关沮秦汉墓简牍》，中华书局，2001，第127页。
④ 丁福保编纂《说文解字诂林》，第4547页。
⑤ 《汉语大字典》编辑委员会编《汉语大字典》（第二版），四川辞书出版社，2010，第2366页。

而第二义项为“古代用鼎镬煮人的酷刑”。[①]

简帛医书记载烹法用字有“亨”“享”“烹”之不同。其间关系相对复杂。[②]

1. 马王堆医书《五十二病方》94/94-95/95：<u>亨（烹）</u>三宿雄鸡二，洎水三斗，孰（熟）而出，及汁更洎，以金盂逆甗下。炊五榖（谷）、兔唯肉陀甗中，稍沃以汁，令下盂中，孰（熟），歙（饮）汁。[③]

2. 马王堆医书《五十二病方》214/201：渍女子布，以汁<u>亨（烹）</u>肉，食之，歠（歠）其汁。[④]

3. 马王堆医书《五十二病方》254/241-256/243：多空（孔）者，<u>亨（烹）</u>肥豯，取其汁滑（渍）美黍米三斗，炊之，有（又）以脩（滫）之，孰（熟），分以为二，以稀【□】布各裹一分，即取蒉（鋊）末、叔（菽）酱之宰（滓）半，并擣，以傅痔空（孔），厚如韭叶，即以居□，裹【□□】□更温，二日而已（已）。[⑤]

4. 马王堆医书《胎产方》20：怀子者，为<u>亨（烹）</u>白牡狗首，令独食之，其子美皙，有（又）易出。欲令子劲者，□时食母马肉。[⑥]

5. 天回医简《六十病方》[⑦] 79：欲食，淖炊黄粱饭，<u>亨（烹）</u>□□若羊羹，食毋自令厌，毋出户，十日反（返）故食。[⑧]

《说文·亯部》：“亯，献也。从高省，曰象进孰（熟）物形。”徐灏注笺：“享即亯字。小篆作亭，因变为享；又变为亨，又加火为烹。”段玉裁注：“［亯，献也。］下进上之词也。按《周礼》用字之例，凡祭亯用亯字，凡飨燕用飨字。……亯象荐孰，因以为饪物之偁，故又读普庚切。亯之义训荐神，诚意可通于神，故又读许庚切。古音则皆在十部。其形，荐神作亨，亦作享；饪物作亨，亦作烹。”[⑨]

---

① 罗竹风主编《汉语大词典》，汉语大词典出版社，1997，第 85 页。

② 整理者对马王堆等出土简帛文献采用了统一的括注方式，将各种文字问题统一用括注方式加在括号中：圆括号中标示对难字（通假字、古字、俗字等）的辨识，方头括号中标示对脱字的补缺，尖括号中标示对讹误字的校正。此外本文引用时，为免造字繁难，对字库所缺而字际关系比较明确的古异体字径改为正字。以下其他简帛文献符号使用参之。

③ 裘锡圭主编《长沙马王堆汉墓简帛集成》（第五册），第 233 页。

④ 裘锡圭主编《长沙马王堆汉墓简帛集成》（第五册），第 253 页。

⑤ 裘锡圭主编《长沙马王堆汉墓简帛集成》（第五册），第 260 页。

⑥ 裘锡圭主编《长沙马王堆汉墓简帛集成》（第六册），第 96 页。

⑦ 六十病方：整理本篇名作“治六十病和齐汤法”，此定名不尽合理。兹依马王堆《五十二病方》称名之例律齐。下同。

⑧ 天回医简整理组编著《天回医简》（下），文物出版社，2022，第 105 页。

⑨ 丁福保编纂《说文解字诂林》，第 2281 页。

《广韵·庚韵》："亨，煮也。俗作烹。"[①]《集韵·庚韵》："【烹亨亯𦎫鬺】煮也。或作亨。古作亯𦎫鬺。"[②] 故"亯""亨""享""烹"，本质上同源。后世音义分立，祭献供神享用义（段注谓之"祭享"）读 xiǎng，写作"享"；通于神灵乃至一般之通达义（段注谓之"荐神""通于神"）读 hēng，写作"亨"；烧煮食物以祭神并引申指一般烹饪义（段注谓之"饪物"）读 pēng，写作"烹"。

上引《广韵》《集韵》俱释"亨（烹）"谓"煮也"，古代训"亨""烹"为"煮"之例不少。如《周礼·天官·内饔》："内饔，掌王及后世子膳羞之割亨煎和之事。"郑玄注："亨，煮也。"[③]《诗·小雅·楚茨》："或剥或亨。"毛传："亨，饪之也。"孔颖达疏："亨，谓煮之使熟。"[④]《国语·晋语四》："晋人将烹之。"韦昭注："烹，煮也。"[⑤]《左传·昭公二十年》："水火醯醢盐梅，以烹鱼肉，燀之以薪。"杜预注："烹，煮也。"[⑥]《汉语大字典》《汉语大词典》承之，释"烹"为"煮"，似乎既有古训可凭，又有古例可据，看起来，"亨（享、烹）"似乎应该就是烧煮义。

但此种释义实际上是有失含混的。仔细揣摩上引《说文》与段注之意，"亯"本为"祭亯（享）"之义，"荐神作亨，亦作享"，而祭享中，虽然也可能用到瓜果米面，但以肉食为主品，故其用于"饪物"之时，亦与其本义相关。

除以上所举诸例，再看以下例证。《周礼·天官·亨人》："亨人掌共鼎镬以给水火之齐。"郑注："镬，所以煮肉及鱼腊之器。"[⑦]《亨人》一条的后续还说，亨人要"祭祀共大羹铏羹"，而羹就是肉食的。《诗·桧风·匪风》："谁能亨鱼？溉之釜鬵。"[⑧]《汉语大字典》已经引用的《史记·孝武本纪》："禹收九牧之金，铸九鼎，皆尝鬺烹上帝鬼神。"裴骃集解引徐广注："烹，煮也。鬺音觞。皆尝以烹牲牢而祭祀也。"[⑨] 玄应《一切经音义·大智度论第十八卷》"烹肉"注："《仪礼》：凡煮于镬中曰烹，于鼎曰升。"[⑩]（按：传世《礼记》注本"烹"或作"亨"）而"镬"是无足之鼎，如上所引，专用于煮肉及鱼腊。《吕氏春秋》卷十四《孝行》："熟五谷，烹六畜，龢煎调，养口之道也。"[⑪] 本条中"熟""烹"二字有一定的对比色彩。这类书证可以举出很多。从"治大国如烹小鲜""狡兔死走狗烹"这样的名句中，也不难看出这种倾向，

---

① 周祖谟：《广韵校本》，中华书局，2004，第 185 页。
② （宋）丁度等编《集韵》，上海古籍出版社，2017，第 230 页。
③ 《周礼注疏》，北京大学出版社，1999，第 90 页。
④ 《毛诗正义》，北京大学出版社，1999，第 812-813 页。
⑤ 徐元诰撰，王树民、沈长云点校《国语集解》，中华书局，2002，第 356 页。
⑥ 《春秋左传正义》，北京大学出版社，1999，第 1400 页。
⑦ 《周礼注疏》，第 95 页。
⑧ 《毛诗正义》，第 466 页。
⑨ 《史记》（点校修订本），中华书局，2013，第 585-586 页。
⑩ （唐）释慧琳、（辽）释希麟：《正续一切经音义》，上海古籍出版社，1986，第 1826 页。
⑪ （秦）吕不韦撰，许维遹集释《吕氏春秋集释》，中华书局，2010，第 797 页。

可见，“亨（享、烹）”虽可训“煮”，但初义并非泛用的“煮”，而特指烹煮肉食类。《说文·亯部》：“亯，献也。”又《说文·犬部》：“献，宗庙犬名羹献，犬肥者以献。”段玉裁注：“《曲礼》曰：‘凡祭宗庙之礼，犬曰羹献……献本祭祀奉犬牲之偁，引伸之为凡荐进之偁。”[①] 细品《说文》释文与段注，原本包含特指肉食之义，只是后人囿于“烹”字后世常义，忽略了其本来用法。

值得注意的是，煮人之刑也叫烹。如《毛诗正义》：“后五世，哀公政衰，荒淫怠慢，纪侯谮之于周懿王，使烹焉。齐人变风始作。”[②]《吕氏春秋》卷十一《至忠》：“王大怒不说，将生烹文挚。太子与王后急争之而不能得，果以鼎生烹文挚。”[③]《史记·高祖本纪》：“齐王烹郦生，东走高密。”（除了《高祖本纪》本例，《史记》中还有：《秦本纪》“愿令此三人归，令我君得自快烹之。”《项羽本纪》：“项王闻之，烹说者。”“项王怒，烹周苛。”“今不急下，吾烹太公。”“必欲烹而翁，则幸分我一杯羹。”诸例“烹”同为烹人之刑。）[④]《释名·释丧制》：“煮之于镬曰烹，若烹禽兽之肉也。”[⑤]“烹哀公”“烹文挚”“烹郦生”“若烹禽兽之肉”等等，皆谓烹刑。此刑多称“烹”，其他烹饪类动词用于此场合则较少，故“烹”之指向亦显矣。

由此来看，“烹”释为“煮”，虽然意思不算错，却有失含混。准确释义应为：“煮制肉食，后引申指一般的烹煮。”

上列简帛医书各例亦是这样：马王堆医书四例中所亨之物，例 1 为“三宿雄鸡”，例 2 为“肉”，例 3 为“肥羭”（母羊），例 4 为“白牡狗首”（白公狗头。有一种看法认为是蝼蛄头，据本文分析，似非），皆属肉类；例 5 天回医简《六十病方》之例，“亨”字后虽有脱文而使所亨（烹）之物不明，但“若”之后为“羊羹”，羹就是以肉类为主加工的浓汤，仍贴近“亨”（烹）的本义。这说明，简帛医书中的“亨”“享”在多数情况下仍接近“亨”（烹）的本义。

不过，简帛医书中已有烹煮植物药的用例。如：

6. 马王堆医书《五十二病方》183/170：<u>享（亨-烹）</u>葉而猷（饮）其汁。冬【□】□本，沃以【□□】。[⑥]

7. 马王堆医书《五十二病方》184/171：<u>享（亨-烹）</u>葵，热欼（歠）其汁，即【□】□蒜（蒜），以多为故，而【□□】尻厥。[⑦]

① 《毛诗正义》，第 4412 页。
② 《毛诗正义》，第 326 页。
③ （秦）吕不韦撰，许维遹集释《吕氏春秋集释》，第 245-246 页。
④ 《史记》（点校修订本），第 469、242、398、410、412 页。
⑤ （清）王先谦撰，龚抗云整理《释名疏证补》，湖南大学出版社，2019，第 390 页。
⑥ 裘锡圭主编《长沙马王堆汉墓简帛集成》（第五册），第 247 页。
⑦ 裘锡圭主编《长沙马王堆汉墓简帛集成》（第五册），第 247 页。

8. 马王堆医书《五十二病方》264/251－265/252：青蒿者，荊（荆）名曰【萩】。䓛者，荊（荆）名曰卢（芦）茹，其叶可享（烹），而酸，其茎有刾（刺）。令。[①]

以上三例，都用于植物类药。而在其他文献中，也有类似用例，如《诗·小雅·瓠叶》："幡幡瓠叶，采之亨之。"《诗·豳风·七月》："七月亨葵及菽。"[②] 但前已证明，从简帛医书所见实例看，"烹"制之法主要用于烹煮动物及动物药，诸多早期文史古籍用例亦是如此；故虽然简帛和传世早期文献中已有用于谷食和菜类之例，但仍当属于语言的扩展引申使用，只是这种扩展引申发生得比较早罢了。后世进一步扩大使用范围，就成了如今依然通行的一般的"烹饪"之义。

二 煎

《汉语大字典》释"煎"其中有两个义项：

①一种烹调方法。把食物放进锅里加热，使汁熬干或使表面变成焦黄。(例略)

②熬煮。把东西放入水里煮，使所含的成分进入水中。如：煎茶；煎药。《说文·火部》："煎，熬也。"《武威汉代医简》："付子廿果，皆父猪肪三斤，煎之五沸，浚去宰，有疾者取。"(下略)[③]

《王力古汉语字典》与此释义相似，"煎"下设第一义项"熬干"，第二义项"煮"。第二义项下亦引《武威汉代医简》同例，与《汉语大字典》不同处只是在"宰"字后加括号注明同"滓"。[④]

以上释义存在一定偏差。

1. 马王堆医书《五十二病方》16/16：金伤者，以方（肪）膏、乌豙（喙）【□□】，皆相□煎，铊（施）之。[⑤]

2. 马王堆医书《五十二病方》19/19-20/20：【一，□□】者，冶黄黔（芩）与【□□□】煎彘（彘）膏【以】□之，即以布捉，【取□□□□□□□□】

① 裘锡圭主编《长沙马王堆汉墓简帛集成》(第五册)，第262页。
② 《毛诗正义》，第936、503页。
③ 《汉语大字典》编辑委员会编《汉语大字典》(第二版)，第2381页。
④ 王力主编《王力古汉语字典》，中华书局，2000，第660页。
⑤ 裘锡圭主编《长沙马王堆汉墓简帛集成》(第五册)，第218页。

浘之。[①]

3. 马王堆医书《五十二病方》44/44：冶黄黔（芩）、甘草相半，即以彘（彘）膏财足以煎之。煎之潰（沸），即以布足（捉）之，取其汁，哨傅【□】。[②]

4. 马王堆医书《五十二病方》37/37－38/38：诸伤，风入伤，伤痈痛。治：以枲絮为独（韣），□□痈伤，渍以【□□□□】彘膏煎汁，置【□□】沃，数□注，下膏勿绝，以欲（翕）寒气。[③]

5. 天回医简《六十病方》32：涂痹。取彘膏一杯，石【衣】一杯，白茝（芷）一杯，合，直（置）鼎中煎之，煎善，【济】以涂之，炙之。[④]

6.《武威汉代医简》[⑤] 17－18：治百病膏药方：蜀椒一升，付（附）子廿果（颗），皆父（㕮）【且（咀）】。猪肪三斤，煎之五沸，浚去宰（滓）。[⑥]

7.《武威汉代医简》87 甲：治加（痂）及久（灸）创（疮）及马胻方：取陈骆（酪）苏（酥）[⑦] 一【升】，付（附）子廿枚，蜀椒一升，干当归二两。皆父（㕮）且（咀）之；以骆（酪）苏（酥）煎之，三沸药。[⑧]

《说文·火部》："煎，熬也。"《方言》卷七"熬""煎"同释"火干也"，谓："煎，火干也……凡有汁而干谓之煎。"[⑨] 其意指以液汁煮物，以将液汁烧至近干为度。统言之，"煎"与后文讨论之"熬"相似，近于"熬干"之义；不过，析言之其实有别。

仔细审读以上简帛医书用例，可以看到"煎"还有一个重要特点——煎多用膏（脂肪）。例 1，为以肪膏煎乌喙；例 2，为以彘膏煎黄芩等；例 3，为以彘膏煎黄芩与甘草；例 4，为以彘膏煎汁，所煎药物不详；例 5，为以彘膏与石衣、白芷同煎；例 6，为以猪肪煎蜀椒与附子；例 7，为以酪苏煎附子、蜀椒、干当归。前 6 例都是用膏脂，例 7 之"骆苏"即是"酪酥"，《大般涅槃经·圣行品》："譬如从牛出乳，从乳出酪，从酪出生稣，从生稣出熟稣，从熟稣出醍醐。醍醐最上。"[⑩] 醍醐则是全油。可见"酪酥"亦是油性之物，与前 6 例用油脂是一致的。

---

① 裘锡圭主编《长沙马王堆汉墓简帛集成》（第五册），第 218 页。
② 裘锡圭主编《长沙马王堆汉墓简帛集成》（第五册），第 223 页。
③ 裘锡圭主编《长沙马王堆汉墓简帛集成》（第五册），第 222 页。
④ 天回医简整理组编著《天回医简》（下），第 96 页。
⑤ 按：本文武威医简所据引的《武威汉简集释》，原书中所有疑难字词都是另加注释的。本文引用时按前述马王堆医书引用的格式，将疑难文字问题统一用括注方式标示在括号中。
⑥ 田河：《武威汉简集释》，甘肃文化出版社，2020，第 579 页。
⑦ 骆苏：原书未加注。笔者据文义注之。
⑧ 田河：《武威汉简集释》，第 610 页。
⑨ （汉）扬雄撰，（晋）郭璞注《方言》，中华书局，2016，第 89 页。
⑩ （北凉）昙无谶译《大般涅槃经》，上海古籍出版社，1991，第 77 页。

前举《汉语大字典》释“煎”一为“熬煮”。是“把东西放入水里煮，使所含的成分进入水中。如：煎茶；煎药。”这是用了后起概念。又举《武威汉代医简》条文为例，其所引例文即上列第6例，书中所引之本未得校正。一是有脱文：“父”下当校补“且”字。“父且”，后世习作“㕮咀”，为药物破碎加工，本例中系对“付（附）子”而言（参见例6）。二是有句读之误：“猪肪三斤”语意连属下文（句前省略介词“以”），即以猪肪煎药，因而显非《汉语大字典》所释“水里煮”。《汉语大字典》和《王力古汉语字典》援引本例及相关的释义，都是不妥当的。

事实上，不但用油脂煎煮食材叫“煎”，由动物生脂肪烧炼油膏的过程也叫“煎”，从古至今都是如此。

8. 马王堆医书《五十二病方》48/48-49/49：婴儿病闲（痫）方：取靁（雷）尾〈戻（矢）〉三果（颗），冶，以猪煎膏和之。小婴儿以水【半】斗，大者以一斗，三分药，取一分置水中，挠，以浴之。浴之道头上始，下尽身，四支（肢）毋濡，而日一浴。①

9. 马王堆医书《五十二病方》388/378：颐痈者，冶半夏一，牛煎脂二，醯六，并以鼎【□□□】如□粖，以傅。勿尽傅，圜一寸。②

10. 天回医简《六十病方》53-54：治金伤……裹以彘生膏。肉生半，伤即干矣。干者，冶龙骨以傅伤。毋以彘膏而用羊煎脂，以黍米为糜……③

11. 天回医简《六十病方》80-81：彘煎脂半升，父（㕮）且（咀）；段（锻）亓（其）圭（桂）、姜、菀（菀）；壁（擘）亓（其）枣，合。④

12. 天回医简《六十病方》127：……炊如孰（熟）羹状，汁可四斗，洒〈漉〉去莘（滓），置新煎彘膏一升半【汁】中，挠。适寒温以浴婴儿……⑤

13.《武威汉代医简》57-60：治千金膏药方：蜀椒四升，弓（芎）窮（藭）一升，白茝（芷）一升，付（附）子卅果（颗）。凡四物，皆冶，父（㕮）且（咀），置铜器中，用淳温（醯）三升渍之，卒（晬）时，取賁（贲-豮）猪肪三斤先前（煎）之。先取鸡子中黄者置梧（桮-杯）中，挠之三百，取药，成（盛）以五分匕一置鸡子中，复挠之二百，薄以涂其雍（痈）者。⑥

① 裘锡圭主编《长沙马王堆汉墓简帛集成》（第五册），第224页。

② 裘锡圭主编《长沙马王堆汉墓简帛集成》（第五册），第285页。

③ 天回医简整理组编著《天回医简》（下），第100页。

④ 天回医简整理组编著《天回医简》（下），第105页。按：“段”，原书括注作“煅”。《说文》：“段，椎物也。”此义后作“锻”，故可注作“锻”。《说文》：“锻，小冶也。”此义后作“煅”。“煅”字晚近才出现，且字义不相当，故此括注不妥。

⑤ 天回医简整理组编著《天回医简》（下），第114页。

⑥ 田河：《武威汉简集释》，第594页。

14. 马王堆医书《五十二病方》461/451-463/453：【治㿋：㿋】者，痈痛而溃。㿋居右，□马右颊【骨】；左，□【马】左颊骨，燔，冶之。鬻（煮）叔（菽），取汁洒（洗）【□】，以彘（彘）膏已（已）湔（煎）者膏之，而以冶马颊【骨□□□】傅布□，膏、傅【□】，辄更裹，再膏、傅，而洒（洗）以叔（菽）汁。廿（二十）日，㿋已（已）。尝试。令。[①]

15. 马王堆医书《五十二病方》298/284-299/285：烂疽：烂疽者，疕□起而痛【□】□□骨【□】冶，以彘（彘）膏未湔（煎）者炙销（消）以和□傅之。日三【傅】药，傅药前洒（洗）以温水。服药卅（三十）日，疽已（已）。尝试。令。[②]

例8"猪煎膏"、例9"牛煎脂"、例10"羊煎脂"、例11"彘煎脂"、例12"新煎彘膏"，都指用某种动物生脂肪煎制好的油脂；例13"豮猪肪三斤先煎"、例14"彘膏已煎者"、例15"彘膏未煎者"，还反映了煎出油脂的过程。并表明，古人用油脂加工方药，多数情况下用猪脂。可见，生脂肪加热取得熟油的做法亦称为"煎"。

综上可见，应该为"煎"新立一基本义项："以生脂肪煎出熟油脂或用油脂类煎熟食品。"一般性的"熬煮"，应是此义基础上的引申义。

《汉语大词典》释义和《汉语大字典》相比，简单看是大同之下存在小异，但实际上存在重要差别。

①熬煮。汉桓宽《盐铁论·错币》："畜利变币，欲以反本，是犹以煎止燔，以火止沸也。"马非百注："煎，熬。"北魏贾思勰《齐民要术·笨曲并酒》："作颐酒法：八月、九月中作者，水未定，难调适，宜煎汤三四沸，待冷，然后浸曲，酒无不佳。"（下略）

②一种烹饪方法。锅里放油，加热后，把食物放进去，使表面变成焦黄。唐韩愈《燕河南府秀才》诗："还家敕妻儿，具此煎炰烹。"[③]

《汉语大词典》的第二义突出了用油，对比前文所举之例看，这才是"煎"的本有之义。但《汉语大词典》释义也不完善，没有表明有熬制油脂的含义，又将其列在"熬煮"义之后作为第二义，仍然存在不妥。

煎制通常是小火慢烧，因而，引申指虽不用油脂（或条文中看不出是否用油脂），但大致只要是这种小火慢烧的做法，就也可能称为"煎"。如：

① 裘锡圭主编《长沙马王堆汉墓简帛集成》（第五册），第297页。

② 裘锡圭主编《长沙马王堆汉墓简帛集成》（第五册），第268页。

③ 罗竹风主编《汉语大词典》，第212页。

16. 马王堆医书《五十二病方》17/17-18/18：伤者，以续𢇍（断）根一把，独□长支（枝）者二廷（梃），黄钤（芩）二梃，甘草【□】廷（梃），秋乌豙（喙）二□【□□□】吋者二瓯，即并煎【□】孰（熟），以布捉，取出其汁，以陈缊□【□】傅之。①

17. 马王堆医书《养生方》62/62：【一曰】：煎白罂（婴）蛓丘（蚯）引（蚓），殽智（蜘）蛛罔（网）及苦瓠，而醉（淬）䥫（铁），即以汁傅之。②

18. 马王堆医书《五十二病方》317/307：阑（烂）者，爵〈壽（擣）〉糵米，足（捉）取汁而煎，令类胶，即冶厚柎，和，傅。③

例16、例17不确定用何物煎，例18则明言是用糵米煮成“类胶”的浓汁，亦皆称为“煎”。这些应该是“煎”的引申用法。

从后世医书看，用膏脂“煎”药的用例仍比比皆是。亦有相关的书籍明确使用，如《本草经集注·序录》：“又疾有宜服丸者，宜服散者，宜服汤者，宜服酒者，宜服膏煎者，亦兼参用所病之源以为其制耳。”④ 此语后世被多种方书和药书所引用。其中点明了“煎”是用“膏”的。之后，也有用“蜜”“酒”“醋”“胶”等“煎”的，这些煎药之液比之水来说，价值较高，通常用量会较少，且“蜜”“胶”本身偏于浓稠，这些特点与“膏”相似，故亦得称“煎”。

再往后，就也有用“水”来“煎”的，特别值得注意的是，方书中一部分“煎”的用例，常常记述煮药得浓汁后再煮，这与用油、蜜等浓稠之物来“煎”有相似之处。如《备急千金要方》中：

19. 卷七《汤液第二》：右十五味，㕮咀，以水二斗煮麻黄，去沫，取汁八升，下药煎取三升，分三服……

20. 卷七《汤液第二》：右玖味，㕮咀，以水陆升，煮取贰升半，内芒消，又煎叁沸，分叁服……⑤

当然，同时期医药文献中，一般的水煮药物也可以泛称“煎”了。这是进一步扩展的用法。

① 裘锡圭主编《长沙马王堆汉墓简帛集成》（第五册），第218页。
② 裘锡圭主编《长沙马王堆汉墓简帛集成》（第六册），第46页。
③ 裘锡圭主编《长沙马王堆汉墓简帛集成》（第五册），第271页。
④ 沈澍农主编《敦煌吐鲁番医药文献新辑校》，高等教育出版社，2016，第565页。
⑤ （唐）孙思邈编著《备急千金要方》，人民卫生出版社，1955，第144-145页。

三 熬

《汉语大字典》“熬”的第一个释义为：

文火慢煮或煎干。《方言》卷七：“熬，火干也。凡以火而干五谷之类，自山而东，齐、楚以往，谓之熬。”《说文·火部》：“熬，干煎也。”①

其下第二个义项为“忍耐；勉力支持”，此为引申用法，不赘。
据简帛医书中“熬”的用例，可以对《汉语大字典》的释义有所修正。

1. 马王堆医书《五十二病方》420/410：熬陵（菱）菽（芰）一参令黄，以淳酒半斗煮之，三沸，止，𠭴其汁，夕毋食，歙（饮）。②

2. 马王堆医书《五十二病方》228/215－229/216：以原蚕穜（种）方尺，食衣白鱼一七，长足二七。熬蚕穜（种）令黄，靡（磨）取蚕穜（种），冶，亦靡（磨）白鱼、长足。节三，并，以醯二升和，以先食歙（饮）之。婴以一升。③

3. 马王堆医书《五十二病方》61/61－62/62：犬筮（噬）人伤者：取丘（蚯）引（蚓）矢二□，以井上瓮鱍（断）处土与等，并熬之，而以美醯【□□□□】之，稍垸（丸），以尉（熨）其伤。犬毛尽，傅伤而已（已）。④

4. 马王堆医书《五十二病方》300/286：诸疽物初发者，取大叔（菽）一斗，熬孰（熟），即急邦〈抒〉置甑……⑤

5. 马王堆医书《五十二病方》429/419：身疕：疕毋（无）名而养（痒），用陵（菱）叔〈菽（芰）〉熬，冶之，以犬胆和，以傅之。傅之久者，辄复【之，□】疕已（已）。尝试。【令】。⑥

6. 马王堆医书《五十二病方》319/309：煮秫米期足，毚（纔）孰（熟），浚而熬之，令为灰，傅之数日。干，以其汁弁之。⑦

7. 天回医简《六十病方》53：治金伤。熬蜀林（椒）、弓（芎）窮（藭），冶林（椒）二、弓（芎）窮（藭）一，合，入刀封（圭）一酒二斗【中，酓

① 《汉语大字典》编辑委员会编《汉语大字典》（第二版），第2386页。
② 裘锡圭主编《长沙马王堆汉墓简帛集成》（第五册），第290页。
③ 裘锡圭主编《长沙马王堆汉墓简帛集成》（第五册），第256页。
④ 裘锡圭主编《长沙马王堆汉墓简帛集成》（第五册），第226页。
⑤ 裘锡圭主编《长沙马王堆汉墓简帛集成》（第五册），第268页。
⑥ 裘锡圭主编《长沙马王堆汉墓简帛集成》（第五册），第291－292页。
⑦ 裘锡圭主编《长沙马王堆汉墓简帛集成》（第五册），第271页。

（歈）】之。[①]

8. 天回医简《六十病方》55-56：……熬蚕矢（屎），冶犬胆和傅籾☐而以熏伤。[②]

9. 天回医简《六十病方》95：止内傰（崩）方：取麻，小熬之，𩟐（磨）取亓（其）中膏二升，以美酒粲（餐）之，先旦莫（暮）食。[③]

10. 天回医简《六十病方》171：治内风：熬垣衣令黄焦，屑（屑）之三……[④]

11. 马王堆医书《五十二病方》25/25-26/26：令金伤毋（无）痛，取荠孰（熟）干实，爊（熬）令焦黑，冶一。林（术）根去皮，冶二。凡二物并和，取三指冣（最-撮）到节一，醇酒盈一衷（中）棓（杯），入药中，挠歈（饮）。[⑤]

《说文·火部》："熬，干煎也。"扬雄《方言》卷七："熬……火干也。凡以火而干五谷之类，自山而东，齐楚以往，谓之熬。"[⑥] 二者基本一致，都指不另加水，而通过加热耗去被"熬"物品内部原有水分。如例 2 之"蚕种"，例 4 之"大菽"，例 7 之蜀椒、芎藭，例 8 之蚕屎，例 9 之麻，例 10 之垣衣（墙上苔藓），例 11 之荠，都是通过"熬"耗去原含水分。惟例 6，煮后再熬，但也是"浚"（从煮汁中捞出沥干）后再熬。

可见，"熬"的基本含义是"通过加热排去所熬之物内部含的水分"。《汉语大字典》释义将"文火慢煮或煎干"二者并在一条，且是"文火慢煮"在先，这是受到了后世用法的影响。

《汉语大词典》"熬"的释义分立较细——①干煎；干炒。②指干炒的谷物。③干焦。④文火久煮。⑤忍耐；勉力支持。⑥方言。累。⑦犹消磨、消耗。⑧训练，调教。⑨通"嗷"。[⑦]

《汉语大字典》第一义项的两个子项，《汉语大词典》分立为第四义项和第一义项，且将"干煎；干炒"列为第一义项，这无疑是正确的。

不过，"熬"为不加水而煎干，也不是绝对毫无例外的。上述例 6 就是秫米先煮过再熬。但该条终究还是沥去外部水分后再熬去内部的水分。马王堆医书中还有另外两例：

12. 马王堆医书《五十二病方》326/316：浴汤热者，熬彘（彘）矢（屎），

① 天回医简整理组编著《天回医简》（下），第 100 页。
② 天回医简整理组编著《天回医简》（下），第 100 页。
③ 天回医简整理组编著《天回医简》（下），第 108 页。
④ 天回医简整理组编著《天回医简》（下），第 121 页。
⑤ 裘锡圭主编《长沙马王堆汉墓简帛集成》（第五册），第 220 页。
⑥ （汉）扬雄撰，（晋）郭璞注《方言》，第 89 页。
⑦ 罗竹风主编《汉语大词典》，第 218 页。

渍以盪（醯），封之。[①]

13. 马王堆医书《五十二病方》327/317：以汤大热者，熬彘（彘）矢（屎），以酒拿，封之。[②]

此二例，都是以“汤”熬“彘屎”，因此，必定不是“干煎”。二条为方之法原本是以“热汤”来煎煮的，在将汤液熬干耗尽之后，复加以“醯”或“酒”封藏。所以，结合例6来看，“熬”并不都是无水烧制，因而也就不能完全等同于后代的“炒”。但是，加水再“熬”做法的用例较少，应当是后起在干熬基础上演变形成的。

至此，我们可以再小论一下“煎”“熬”二字的关系。《方言》卷七：“熬、聚、煎、僬、巩，火干也。凡以火而干五谷之类，自山而东，齐楚以往，谓之熬，关西陇冀以往谓之僬，秦晋之间或谓之聚；凡有汁而干谓之煎，东齐谓之巩。”[③] 以用语的地域论五字差别，但在语义上的差别则未得精详。其中释“熬”为“以火而干五谷之类”，释“煎”为“有汁而干”。以方法论，其实后者也得用火；以火干的对象物论，前者为“干五谷之类”，后者则未说明所涉对象为何物。所以，不够清楚。

词语用法的异同需要通过实际用例的比较来看出。从前文所列用例看，“煎”与“熬”的用法也是有同有异。相同点在于：二者皆以火烧制，通常以小火慢烧为特点。相异点在于：“熬”以除去药物本身内水分为主，大多不另加汁液；“煎”则大多是用油脂使药物加热至熟。直到现今，人们用油脂加热食物，依然大多说“煎”，与简帛医书古例一脉相承。而后世的“熬”，则扩展了文火慢煮的一面，不再强调不加液汁的一面。

在小火慢烧、浓缩汁液方面，后世煎、熬趋于同义。《广雅·释诂二》：“煎，干也。”[④]《玉篇·火部》：“煎，火干也。火去汁也。”[⑤] 这些正与“熬”字基本义相同。且“煎”“熬”二字在医药领域，又都拓展出了煮制药液的用法，谓“煎药”“熬药”。这可能基于煮制药物需要小火慢煮，与“煎”“熬”二者的基本特点相吻合。

四 焠、淬

焠，《汉语大字典》有四个义项，其中第一义项谓：

① 裘锡圭主编《长沙马王堆汉墓简帛集成》（第五册），第272页。
② 裘锡圭主编《长沙马王堆汉墓简帛集成》（第五册），第272页。
③ （汉）扬雄撰，（晋）郭璞注《方言》，第89页。
④ 《尔雅、广雅、方言、释名清疏四种合刊》，上海古籍出版社，1987，第383页。
⑤ （梁）顾野王：《大广益会玉篇》，中华书局，1987，第99页。

一种金属热处理方法。把金属工件加热到一定温度，然后浸入冷却剂（水、油等）中，以增加硬度。后作“淬”。《说文·火部》：“焠，坚刀刃也。”《玉篇·火部》：“焠，火入水也。”《汉书·王襃传》：“乃至巧冶铸干将之朴，清水焠其锋。”颜师古注：“焠谓尧［烧］而内水中，以坚之也。”①

淬，《汉语大字典》有两个音项，两个音项下分别有八个和两个义项。与本文相关释义有：

①盛水以供淬火的器具。《说文·水部》：“淬，灭火器也。”段玉裁注：“灭火器者，盖以器盛水，濡火使灭，其器谓之淬。”朱骏声通训定声：“淬，贮水以焠刃之器，其实焠、淬同字。”

②金属与玻璃的一种热处理方法，可使金属或玻璃获得某种特殊性能。通常是将工件加热到一定温度，然后浸入水或油里，急速冷却，使之硬化，称为淬火（玻璃淬火又称钢化）。也作“焠”。（下略）

③制作中药的一种方法。把药物（如磁石、代赭石、自然铜）用火烧红后，立刻投入水内或醋内，这样反复多次叫淬。②

《说文·火部》：“焠，坚刀刃也。从火，卒声。”王筠《说文释例》：“焠与水部淬盖同。焠，坚刀刃也。淬，灭火器也……正谓以器盛水，灭刀之火，以坚其刃也。今谓之溅，刀甫出火，即投之水，故两从也。”③一般理解的所谓“焠（淬）”，就是将加热后的物体快速地没入液体中再迅速取出。在这一过程中，淬入物得以迅速冷却，而淬入的钢铁等金属物可以通过“焠（淬）”的过程，大幅提高刚性、硬度、耐磨性、疲劳强度以及韧性等，从而满足加工刀具或其他机械零件的使用需求。这是“焠（淬）”字的最常见含义。

如《汉语大字典》第三义项所揭，一些金石类的中药也用“焠（淬）”法来加工。因为是火煅法与水淬法的组合，因而此法在中药炮制中也称“煅淬”。上引《汉语大字典》释“淬”为“制作中药的一种方法……”只说了具体做法，没有说这样做的意义。确实，中药加工的这种淬法与金属兵器淬火过程相似，可是要注意二者的意图却很不相同，金属器物是通过“淬”强化某些性能，金石类药物用煅淬法后，不是让药物本身变得坚硬，而是相反，往往使药材变得疏松酥脆而容易崩解分裂，便于进一步做粉碎加工。《汉语大字典》的相关释义宜有补充。

① 《汉语大字典》编辑委员会编《汉语大字典》（第二版），第2369页。

② 《汉语大字典》编辑委员会编《汉语大字典》（第二版），第1777-1778页。

③ 丁福保编纂《说文解字诂林》，第9944页。

焠，在简帛医书中也数度出现。在记写字形方面，马王堆医书《五十二病方》中作“焠”，周家台秦简《病方》中则作“卒”，天回医简《六十病方》多作“卒”，亦有作“焠”者，而马王堆医书《养生方》中还通作“醉”。

1. 马王堆医书《五十二病方》171/158-172/159：□【□】及瘩〔憝〕不出者方：以醇酒入【□】，煮胶，广【□□□□□】消，而燔段（锻）蘖【□□□】火而焠酒中，沸尽而去之，以酒歓（饮）病者……①

2. 天回医简《六十病方》68-69：止风汗出方。取厉（蛎）合（蛤）、石膏相半，裹之，大如中李，取美渪、酒相半，合而一小杯，烧一鲍【鱼】，卒（淬）之亓（其）中，【令】温，直（置）药亓（其）中，畬（饮）之，居温室。②

3. 天回医简《六十病方》83-84：治沓欬，【蒬】（菀）二只，则（煎）一果（颗），皆屑（屑），七分之；以所常溲涂完（丸）之，以为七完（丸）。燔一使赤，卒（淬）一【入淳】酒中，歓（饮）□之。一曰：取屏前弱（溺）涂，丸之五十，燔令火，卒（淬）之美酒中，畬（饮）之。③

4. 周家台秦简《病方》323：叚（瘕）者，燔剑若有方之端，卒（淬）之醇酒中。女子二七，男子七以歓（饮）之，已。④

5. 马王堆医书《养生方》62/62：【一曰】：煎白罂（婴）丘（蚯）引（蚓），殽智（蜘）蛛罔（网）及苦瓠，而醉（淬）戴（铁），即以汁傅之。⑤

6. 天回医简《六十病方》147-148：治内消，畬（歓）少溺多，有【膏】。【用】铅【十】斤，稍入斧匋（鋈），燔令销，而焠（淬）铅廿斗水中，令秏（耗）为五斤善精；取其水，以稻米二斗，孰（熟）黍与蘖（蘗）米一斗，挠，以为浆。服畬（歓）其精，酸而更为，服之一月，必已。⑥

细研上列简帛医书中“焠（淬）”的诸例用法，不但与淬炼金属不同，与前述药物淬法仍然不同。首先，用于“焠（淬）”的物体，不全是金属物。例1中可能为“蘖”（芽米。下文有阙字，不能确知完整内容），例2中为“鲍鱼”，例3中为药丸，所“焠（淬）”之液都是酒（纯酒或药酒），但例4~6中的“卒”“醉”“焠”，所淬

① 裘锡圭主编《长沙马王堆汉墓简帛集成》（第五册），第245页。按：“段”，原括注作“煅”。参见前文“煎”条例11之注。

② 天回医简整理组编著《天回医简》（下），第103页。

③ 天回医简整理组编著《天回医简》（下），第106页。笔者按：本例中“□”，看图版残文应是“完（丸）”；又，例中“五十”二字可疑。

④ 湖北省荆州市周梁玉桥遗址博物馆编《关沮秦汉墓简牍》，第129页。

⑤ 裘锡圭主编《长沙马王堆汉墓简帛集成》（第六册），第46页。

⑥ 天回医简整理组编著《天回医简》（下），第117-118页。

之物确为金属物；其次，“焠（淬）”的意义都是使酒、醋等汁液升温并可能获得所“焠（淬）”之物的某些性质，而非为改变淬炼物本身；再者，前述药物淬法，是要将块状的金石类药物利用淬法进行崩解，而上举诸例却是利用烧红的金属或特定物为酒醋类汁液加热，然后利用被加热并由此获得所焠物的某些性能的汁液内服或外用，以取得治疗效果。可以看到，简帛医书中的“焠（淬）”与通常淬炼金属和淬炼金石类中药虽然总体过程相似，但具体做法和着眼点却是有明显差别的。

此种用法后世仍有用例，如《备急千金要方》：

1. 卷二《妊娠诸病第四》：治妊娠胀满方：服秤锤酒良。烧之，淬酒中服。亦治妊娠卒下血。[①]

2. 卷六《鼻病第二》：治疳虫蚀鼻生疮方：烧铜筯头，以酢淬之数过，取酢傅之，又以人屎灰涂之，差。[②]

二例都是用金属物淬。例1淬酒内服，例2淬酢外敷。

同样的做法，但不言“淬”，而以他名相称者亦不少。仍看《备急千金要方》：

3. 卷二《产难第五》：又方，烧大刀镮，以酒一杯沃之，顿服即出，救死不分免者。[③]

4. 卷三《心腹痛第四》：治妇人心痛方……又方：烧秤锤投酒中服亦佳。又方：炒大豆投酒中服佳。[④]

5. 卷三《恶露第五》：治产后血瘕痛方：古铁一斤，秤铁［锤］斧头铁杵亦得，炭火烧令赤，内酒五升中，稍热服之，神妙。[⑤]

此三例虽不言“淬”，但以“沃”“投”“内”取热酒，与“淬”取热酒（水）的做法相同。

又如《证类本草》除了“淬药”，亦有数例“淬酒（水）”者。如：

6. 卷四《铁精》：《日华子》云：铜秤锤，平，治产难并横逆产，酒淬服。[⑥]

7. 卷四《生铁》：《子母秘录》：治小儿卒得熛疮，一名烂疮，烧铁淬水中二

① （唐）孙思邈编著《备急千金要方》，第26页。
② （唐）孙思邈编著《备急千金要方》，第111页。
③ （唐）孙思邈编著《备急千金要方》，第30页。
④ （唐）孙思邈编著《备急千金要方》，第45页。
⑤ （唐）孙思邈编著《备急千金要方》，第48页。
⑥ （宋）唐慎微编著《重修政和经史证类备用本草》，人民卫生出版社，1957，第114页。

七遍，以浴儿三二遍，起作螵疮浆。[①]

8. 卷五《锡铜镜鼻》：《日华子》云：古鉴，平，微毒，……催生及治暴心痛，并烧酒淬服之。[②]

9. 同条：《圣惠方》：治小儿卒中客忤，用铜照子鼻烧令赤，着小许酒中淬过，少少与儿服之。[③]

10. 卷二十五《酒》：《经验后方》：孙真人催产，以铁器烧赤淬酒吃，便令分解。[④]

诸例淬酒内服和淬水外洗，以“淬”法为酒、水加热的方法，与前举简帛中“淬”的做法是一致的。

此外，《医心方》引《肘后备急方》亦有此法：

11. 《医心方》卷廿三《治产后腹痛方第廿二》：《葛氏方》治产后腹瘕痛方……浇［烧］斧令赤，以染酒中饮之。[⑤]

“葛氏方”即晋代葛洪所作之《肘后备急方》。本条不见于传世本《肘后备急方》。本条“染”当校作“淬”。“淬”俗字作“𣲙”，误抄为“染”。[⑥] 本条亦是以烧红的金属物“淬”酒作药。

概括说，这样的“淬”，实际上是一种治疗方法当中的环节，是以高温煅烧后的金石类物或其他干硬之物为酒、水等液体加热，并以加热后的液体作为内服、外用药物的做法。简帛医书和传世典籍中，此种用法并不少见，《汉语大字典》无此释义，可补。

按，焠、淬皆从“卒”声，而“卒”有急速义。《玉篇·衣部》：“卒，急也。”[⑦]《广韵·没韵》：“卒，遽也。”[⑧]《史记·仲尼弟子列传》：“虑不先定，不可以应卒。”司马贞索隐：“卒，谓急卒也。”[⑨] 形符从火、从水，则各有取义，都能成立。“火”或“水”与“卒”两方义素组合（可以认为是形声字或形声兼会意字），最基本含义是描述以火烧热对象，然后快速入水再急速取出的动作。而这一动作有可能产生不同的后

① （宋）唐慎微编著《重修政和经史证类备用本草》，第115页。
② （宋）唐慎微编著《重修政和经史证类备用本草》，第128页。
③ （宋）唐慎微编著《重修政和经史证类备用本草》，第128页。
④ （宋）唐慎微编著《重修政和经史证类备用本草》，第498页。
⑤ ［日本］丹波康赖编著《医心方》，人民卫生出版社，1955，第519页。
⑥ 按：《增修互注礼部韵略》及另外一些晚近韵书，有释“淬”谓“又染也、犯也、寒也”者，所据不详。疑有误。
⑦ （梁）顾野王：《大广益会玉篇》，第128页。
⑧ 周祖谟：《广韵校本》，第484页。
⑨ 《史记》（点校修订本），第2674页。

续意义：一是给酒、水等液体加热，二是给淬入物带来某些变化——包括改变金属对象的物理性能、促成金石药物的崩解之类。

那么，用烧红的物体为液体加热，和用液体处理烧红的物体，“焠”字用于记述这两个方面，哪一方面在先发生，或者，二者能否分出先后？笔者认为，当是前者先形成。道理并不复杂：机理简单的事最容易发生，因而就会在先发生。用烧红的物体为液体加热，是很容易想到的事。一般公认，古代一种以石做媒介加热的炊煮方式、后世称作“石烹”者，是最早发生的烹饪。石烹的一种具体做法就是用烧红的石块投入装着液体的容器中，加热其中的液体乃至煮熟放在液体中的固体食材。如马王堆医书《五十二病方》中，就有用石烹法煮粥的记载：

> 12. 马王堆医书《五十二病方》283/270：取石大如卷（拳）二七，孰（熟）燔之，善伐米大半升，水八米，取石置中，石【冷米[①]】孰（熟），即歠（歠）之而已（已）。[②]

反之，用液体处理烧红的物体，物体的物理性质会因此发生改变，这样的认知比较深奥，应形成较晚，则这样的操作也应该形成于相对较后的时期。据此推理，“焠（淬）”的第一义项或应是：“以烧红的石块或金属等物投入液体中，为液体加热。”——非“焠（淬）火”，而是“焠（淬）水”。

这里还有一个问题需要讨论。《汉语大字典》“淬”字的第一义项是“盛水以供淬火的器具”。根据是《说文·水部》：“淬，灭火器也。”笔者检索，包括《王力古汉语字典》在内的多部现代字书，也都有这样的解释。可是，这个释义很可疑。一是作为器物用字，多数情况下会用瓦旁、金旁、土旁等偏旁，“淬”却是水旁；二是所谓“器具”之义，虽然《说文》之释看起来可能是此义，可是古今学者都没有为此义举出一条旁证。《说文》段玉裁注：“灭火器者，盖以器盛水，濡火使灭，其器谓之淬。”也提供不了旁证。再看其他各家之注。徐锴《系传》：“淬剑，烧而入水也。”王筠《说文句读》：“字与焠同，谓以器盛水，灭刀之火，以坚其刃也。”朱骏声《说文通训定声》：“按，贮水以焠刃之器，其实焠、淬同字。刃出于火，故从火；入于水，故从水。”[③] 都不提及“淬”有器物之义。马叙伦认为：“器当为气。声近而讹。”[④] 更是提出“器”字当是“气”。因此，《汉语大字典》该义项似乎应该删除。

---

① 按：条文中“冷米”二字已蚀，原书录文记为两个空缺符号，笔者拟补。见笔者《读简帛札记·最早的石烹记载》，《中国中医药报》2022 年 4 月 15 日第 8 版。

② 裘锡圭主编《长沙马王堆汉墓简帛集成》（第五册），第 265 页。

③ 丁福保编纂《说文解字诂林》，第 5088 页。

④ 李圃主编《古文字诂林》第九册，上海教育出版社，2004，第 220 页。

《五十二病方》中另一方写作“卒”，亦同“淬”。但具体做法上又有所不同：

13. 马王堆医书《五十二病方》30/30–31/31：“伤痉：痉者，伤，风入伤，身倍〈信（伸）〉而不能诎（屈）。治之，燔（熬）盐令黄，取一斗，裹以布，卒（淬）醇酒中，入即出，蔽以市（韨），以尉（熨）头。”①

本例所淬之物是盐，将盐熬黄之后用布包裹，趁热淬入酒中，使之沾上一部分酒液（此时被加热），然后快速取出——这一部分动作与前述“焠”的基本操作相同；继而用沾着热酒的盐包熨敷，这样的热敷可以借助酒力，更有穿透性——这一部分的操作和意义与前述“焠（淬）水”“焠（淬）火”都不尽相同，但仍可认为，是偏于“焠（淬）水”——给酒加热的。

语言发展过程中，字词义由窄变宽（扩大）、由此变彼（转移），是很常见的语言现象，我们不能把字词使用中的每一个具体用法都当成抽象义编入辞书。但当一个字词，其起点上的用法或意义，已经可以带给阅读者清晰的感受，这就说明该用法或意义足以形成一个相对明晰的义域，因而应该确立为一个独立的义项。这样，才能对各别字词义的演变形成更有条理、更有系统的认知，而不至于用后起义遮掩了其初起的用法。本文所论及的字词用法，正是这样的典型例子。

近年来，越来越多的简帛文书出土，给学界带来了许多远古书面语言的鲜活材料。这些材料不仅带给我们古代历史和古代科技的新知，也同样带给我们许多新颖的语料。学界研究简帛文书用字的字形演变，已经取得了长足的进步。本文表明，通过对简帛语料包括简帛医书语料的勘察与归纳，也可以突破往古人们对字义的既有认知，带来新的认识，从而补足、勘正既往字义理解的偏差。

① 裘锡圭主编《长沙马王堆汉墓简帛集成》（第五册），第221页。

《本草纲目》构建本草新体系的探求

万 芳 侯酉娟 张鸣瑾*

摘 要 《本草纲目》集旧本草之大成，开本草新体系之先河。其在书名由来、框架构建、文献基础、文献传承与内容特色等方面均在前人的旧例上进行了创新。其书名借鉴了南宋朱熹《资治通鉴纲目》，李时珍一并采用其创建的纲目体编写理念与体例创建了《本草纲目》的编写原则与体例结构，建立了本草新体系。新体系较前人本草著作更强调医药并重，方药融合。结合临床医药经验，补充指导临床的医药理论。《本草纲目》新增附方数量远远高于旧本草的随药附方，且以主治病证名排列附方，从临床角度出发，强调所属方剂的主治病证，更便于临床辨证选择方药，缩短了本草与临床应用的距离。

关键词 《本草纲目》；李时珍；本草文献；纲目；本草体系

《本草纲目》汇集明代以前本草之大成，对于后世药学、医学乃至博物学等多学科进步产生深远的学术与文化影响，后世传播与研究不限于国内，国外的传播与研究成果也令世人瞩目，直至今日热度未减，对于李时珍及其《本草纲目》的学术研究在深度与广度上也愈来愈呈现出新的面貌。本文拟在书名由来、框架构建、文献基础、文献传承与内容特色等方面探求《本草纲目》对本草新体系的建构，以提高对《本草纲目》的进一步认识，为全面深入研究该书提供借鉴。

一 《本草纲目》书名的由来

西汉《史记》问世之后，历代史书一直受到格外重视，然其卷帙极其浩繁，难以遍览。北宋司马光穷一生之力编修的《资治通鉴》（简称《通鉴》），为一部简明系统的通史，全书294卷，约300万字。司马光之前的历代史书总计为3000万字①，《通鉴》较之减少了约十分之九。但是如若通读一遍《通鉴》，仍属不易。南宋朱熹为更加突出儒家的纲常名教思想，同时也为了使之更精要通俗明了，遂依《通鉴》之旧，删繁节要，编为纲目。纲为提要，目以叙事，名曰《资治通鉴纲目》（简称《通鉴纲

---

* 作者简介：万芳，女，中国中医科学院中国医史文献研究所，研究员，博士生导师。研究方向：中医药历史与文献。侯酉娟，女，中国中医科学院信息研究所，副研究员，硕士生导师。研究方向：中医文献及中医药信息资源管理。张鸣瑾，女，新创通达（北京）文化传媒有限公司。

① 仓修良：《朱熹和〈资治通鉴纲目〉》，《安徽史学》2007年第1期。

目》），59卷。此书是否为朱熹和弟子们共同完成，存在不同观点，但多认为朱氏“惟凡例一卷，出于手定”[①]。朱子自云：“此书无他法，但其纲欲谨严而无脱落，目欲详备而不烦冗耳。”[②]《通鉴纲目》较之《通鉴》又缩减篇幅至其五分之一。《通鉴纲目》问世之后，“因其立纲常，扶名教的现实政治说教功能而受到统治者的重视……宋代学者们对《通鉴纲目》也备加推崇……作为一种新的史书体裁，纲目体例也受到了后世学者的效仿”[③]。这一风气历经南宋、元代延续到明代前期。明宪宗认为：“惟朱子《通鉴纲目》实备《春秋》经传之体，明天理，正人伦，褒善贬恶，词严而义精，其有功于天下后世大矣。”[④]命官员续修《通鉴纲目》，补其宋、元二代之未备。称之可与经书相辅而行。其“上谕”曰：“朱文公《通鉴纲目》可以辅经而行。顾宋、元二代至今未备，卿等宜遵朱子凡例，编纂宋、元二史，上接《通鉴》，共为一书。”[⑤]明朝经历了景帝、英宗、宪宗三朝完成了《续资治通鉴纲目》，可见，明宪宗对朱子《通鉴纲目》极为推崇。朱熹《通鉴纲目》创立的一种新史体——纲目体同样在学者中间受到青睐，以《通鉴纲目》为范本，派生演化产生了一系列纲目体著作，“这股《纲目》热几乎历元明清而不衰”[⑥]。

宋以后科举考试一直为读书人所首重，此为通往仕途唯一之路，而熟读经史，将之了然于胸，成为士子举仕基本门槛。《通鉴纲目》系简明扼要的编年体史书，也正迎合了一批批士人的广泛需求。李时珍习医之前，遵父命参加科举考试，因此，朱熹《通鉴纲目》对于李时珍来说应是手中日夜诵习之书。《本草纲目》“引据古今经史百家书目”中，列有《通鉴纲目》。[⑦]此为儒学之作，非本草之书，在《本草纲目》中存目未引，表明李时珍未引用其原文，但熟悉并参用此书。

朱熹为南宋理学大家，倡导格物致知，认为：“天地中间，上是天，下是地，中间有许多日月星辰，山川草木，人物禽兽，此皆形而下之器也。然这形而下之器之中，便各自有个道理，此便是形而上之道。所谓格物，便是要你就这形而下之器，穷得那形而上之道理而已。”[⑧]主张万事万物都要研究，而观察实证为其重要方法。

朱熹理学在李时珍所处时代已经成为社会主流思想意识，李时珍受这一主流思想意识影响深刻，他在行医之际发现本草古籍传至明朝，经久讹谬，各家注解，陈旧遗漏，不胜枚举。故发奋编摩，博览经史子集，遍访医家病患，游历山川，实地亲见草

---

① （清）永瑢、纪昀：《四库全书总目提要》，海南出版社，1999，第462页。
② 《朱熹集》第9册，郭齐、尹波点校，四川教育出版社，1996，第5659页。
③ 左桂秋：《明代通鉴学研究》，博士学位论文，山东大学，2006，第13页。
④ （明）傅翰等纂修《明宪宗实录》，中研院历史语言研究所，1962，第2195页。
⑤ （明）傅翰等纂修《明宪宗实录》，第2355页。
⑥ 仓修良：《朱熹和〈资治通鉴纲目〉》，《安徽史学》2007年第1期。
⑦ （明）李时珍撰《本草纲目》卷一《序例》，刘衡如、刘山永校注，华夏出版社，2011，第27页。
⑧ （宋）朱熹著，（宋）黎靖德编《朱子语类》第4册，崇文书局，2018，第1124页。

木实物，花费30年心力，著述本草巨作，如《本草纲目》凡例所言“辨其可疑，正其谬误”，补前人之未备。李氏考问本草，践行格物穷理，亲力亲为，辨析寻源。在《本草纲目》凡例中更明确指出“虽曰医家药品，其考释性理，实吾儒格物之学”。[①]王世贞在其序中亦评价《本草纲目》“实性理之精微，格物之通典”。[②]李时珍在其本草著作中贯穿了朱子格物致知理学思想。此外，深受朱熹影响之处，还在于他编撰本草著作的指导思想与思路体例仿效了朱熹《通鉴纲目》之意。

《通鉴纲目》创建了史书新的编年史体例纲目体，“其所谓‘纲’，实际上是根据时间先后写出的史事提纲，用大字书之，既具标题作用，提纲挈领，文字精炼概括，同时也寓寄了作者的褒贬；其所谓‘目’，实际上是对史事的具体记述，用小字分注形式”[③]。《通鉴纲目》体例结构形式对李时珍编写《本草纲目》产生了莫大影响。李时珍借鉴了《通鉴纲目》的纲目体例，在《本草纲目》中保留了一些前代传统本草的旧体例，但以纲目为统领编写原则，进行了格局大创新，创建了本草著作的纲目纵横新结构体系（详见下文）。

李时珍的本草著作内容渗透了朱熹理学，体例得到《通鉴纲目》启发，其取用“纲目”命名为《本草纲目》也就不足为奇了。

值得一提的是，在《本草纲目》之前，《医学纲目》已然问世，也是一部收录文献众多，学术成就不容小觑的明代重要医书。《本草纲目》直接引录了该书三条原文[④]，李时珍应熟悉该书，此书的书名对李时珍是否有所提示呢？或许也有可能。

二　本草新体系框架的构建

《神农本草经》创建了早期的本草体系，将药物分上、中、下三品，收录动、植、矿药物，对于每种药著述药物别名、性味、有毒无毒、主治病症、功效，简述采集产地等。《本草经集注》分玉石、草木、虫兽、果、菜、米食、有名未用七类，这是药物分类的进步，且每类之中仍分三品。又结合临床用药经验创立“诸病通用药”类，对药物的产地、采集时间、炮制、用量、服法、药品真伪等均有所涉及。《新修本草》分药图、图经和本草，又将原草木、虫兽两类，析为草、木、禽兽、虫鱼四类，且增补注文，纠正前者一些错误。唐慎微撰著《经史证类备急本草》（以下简称《证类本草》），集北宋以前本草资料于一书，沿袭《新修本草》旧例，将禽兽部细分为人、

---

① （明）李时珍撰《本草纲目》凡例，第224页。

② （明）李时珍撰《本草纲目》序，第1页。

③ 叶建华：《〈资治通鉴纲目〉简论》，《朱子学刊》1990年第1辑，福建人民出版社，1990，第107页。

④ 侯酉娟：《基于〈本草纲目〉引文的溯源与分析研究》，博士学位论文，中国中医科学院信息研究所，2019，第126页。

兽、禽三部。各药先列苏颂《本草图经》药图，次载《嘉祐本草》正文及《本草图经》解说文字，后为该书新增本草资料。《证类本草》总结北宋之前的本草成就，完善了前人的本草体系。

《本草纲目》以《证类本草》为基本体例，大加创改。

汉代徐幹《中论·民数》："是以先王制六乡、六遂之法，所以维持其民，而为之纲目也。"[①] 出现"纲目"一词，此为"法度"之义。李时珍《本草纲目》将"纲目"二字义理发挥到极致，此书凡例便是"纲目"本义应用于本草著作的演绎文本，也可将之看作李时珍构建本草新体系的总纲。

《本草纲目》凡例指出："通列一十六部为纲，六十类为目，各以类从。"[②] "首以水、火，次之以土，水、火为万物之先，土为万物母也。次之以金、石，从土也。次之以草、谷、菜、果、木，从微至巨也。次之以服、器，从草、木也。次之以虫、鳞、介、禽、兽，终之以人，从贱至贵也。"[③]《本草纲目》大大打破了旧本草原有的自然属性药物分类界限，将中医五行概念引入其中，以中医五行理论特性为依据来认识归纳药物分类，其水火二部为之前所未见，从五行理念认识药物拓展了药物类别，开辟了丰富的药物资源；土部单列，金石分列二部，不仅使原来的金石药物分类概念界定更加清晰，且大大扩充了药物品种。将动植物类药物较之前进一步析分。大部之下，又将形态习性相近的药物排列归属在同一类目之下，如草部细目又有山草、芳草、隰草、毒草、蔓草、水草、石草、苔类、杂草九类。如此分类，与后来的西方自然科学属性的动植物分类存在颇多相通之处，与之前的本草著作相比，可谓大胆创新，其"从微至巨"体现了由低级到高级的先进的生物形态分类理念，成为此书划时代的标志性进步。

部类之下，具体药物，如"唐宋增入药品，或一物再出三出，或二物三物混注。今俱考正分别归并，但标其纲，而附列其目。如标龙为纲，而齿、角、骨、脑、胎、涎皆列为目；标粱为纲，而赤、黄粱米皆列为目之类。"[④] 此则以药物总名为纲，如前述药名为粱，又可再分为赤、黄粱米等细目（正文中实际分为黄粱米、白粱米、青粱米）。《本草纲目》十六部六十类的纲目构建了本草著作新体系的总体纵向框架结构，药名之下，还有再低一级的细目层级之分，双重的纲目结构统摄了书中所有药物内容。

《本草纲目》收载的每一味药物横向分为释名、集解、正误、修治、气味、主治、发明、附方诸项分类论述，每一项中沿袭前代本草旧例，按照历代本草文献的时代顺序将相关内容分门别类归于各项之下，使药物条目下记载的本草内容条目清晰，层次

① 林家骊校注《徐幹集校注》，河北教育出版社，2013，第 187 页。
② （明）李时珍撰《本草纲目》凡例，第 223 页。
③ （明）李时珍撰《本草纲目》凡例，第 223 页。
④ （明）李时珍撰《本草纲目》凡例，第 223 页。

分明。《纲目·凡例》称："诸品首以释名，正名也；次以集解，解其出产、形状、采取也；次以辨疑、正误，辨其可疑，正其谬误也；次以修治，谨炮炙也；次以气味，明性也；次以主治，录功也；次以发明，疏义也；次以附方，著用也。"① 药物名目、形态基原、生长采收、加工收藏、炮制修炼、性味主治及对应方剂等，全面系统，繁复而不杂乱，相关的历代记载丰富而有序，纷呈而不乱，不仅医药兼备，包融多学科为一体，其更为重要的学术意义在于构建了本草著作新体系的横向框架结构。在这个横向结构中，具体药物分述项目之间还蕴涵纲目的逻辑层级。是书"神农本经名例"中的"时珍曰"：药物"不分三品，惟逐各部。物以类从，目随纲举。每药标一总名，正大纲也。大书气味、主治，正小纲也。分注释名、集解、发明，详其目也。而辨疑、正误、附录附之，备其体也。单方又附于其末，详其用也。大纲之下，明注本草及三品，所以原始也。小纲之下，明注各家之名，所以著实也。分注则各书人名，一则古今之出处不没，一则各家之是非有归。虽旧章似乎剖析，而支脉更觉分明。非敢僭越，实便讨寻尔"②。翻开《本草纲目》，其取自《本经》的药物雌黄条（详见图 1），基本遵从上述体例予以论述。③ 而《本经》之外的药物体例亦相差无几。这是具体药物论述方面构建的横向纲目结构。

《证类本草》分述具体药物基本依照历代本草成书的时间顺序排列，注重列出本草书名，使其文献来源出处明晰。其内容以《神农本草经》和《名医别录》所述为主干，用后世本草不断补充完善。《本草纲目》创造性地设置释名、集解、正误、修治、气味、主治、发明、附方诸项，皆着力于义理穷究。每种药物下并非八项齐备，而是依据药物内容具体选设。其中释名、集解、正误、发明专为针对旧本草存在的问题而新设。药物或以形状而名，或以药性而名，或以功效而名，或以用药部位而名，且多带方言特征，故各地同药异名、异药同名、一药多名现象比比皆是，历代本草药名混用，长期存在。《本草纲目》的释名无疑开启了药名厘正的基础性工作，并在文献与实地调研基础上，为后人在药名方面建立了初始数据。集解就药物出产、形状、采集加工炮制予以综合分析，尤其对似是而非的问题指出其根源，理清脉络，为临床应用解答疑惑。正误则是纠正文献中的记载错误，抑或民间的不当传说，而所正误者必据理而言，非无稽之谈。发明多阐发药物临床功用，其精微之处足见李时珍终其一生格物穷理、潜心临证之深厚造诣。每一药物横向以项切分，包罗万象，不仅汇聚前人已取得的本草知识，更全面系统呈现了李时珍许许多多的时代新见。

在《本草纲目》中最能直接体现《通鉴纲目》体例者，今天看来，以卷一《序例

① （明）李时珍撰《本草纲目》凡例，第 223 页。
② （明）李时珍撰《本草纲目》卷一《序例》，第 35 页。
③ （明）李时珍撰《本草纲目》卷九《金石部》，第 383 页。

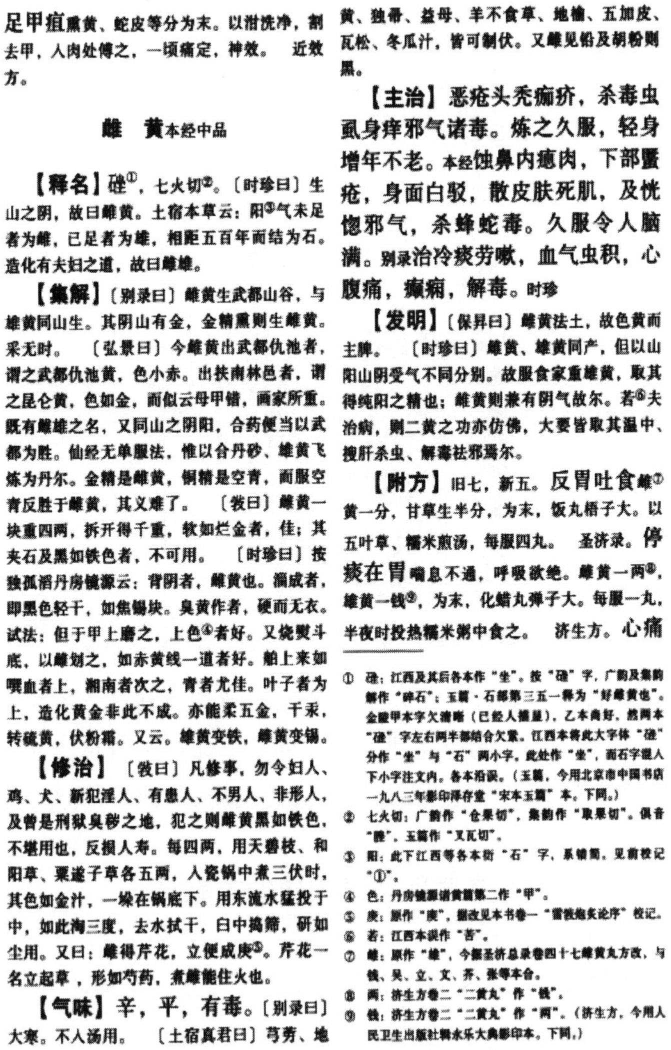

足甲疽雄黄、蛇皮等分为末。以泔洗净，割去甲，人肉处傅之，一顷痛定，神效。　近效方。

雌　黄本经中品

【释名】碰[①]，七火切[②]。〔时珍曰〕生山之阴，故曰雌黄。土宿本草云：阳[③]气未足者为雌，已足者为雄，相距五百年而结为石。造化有夫妇之道，故曰雌雄。

【集解】〔别录曰〕雌黄生武都山谷，与雄黄同山生。其阴山有金，金精熏则生雌黄。采无时。　〔弘景曰〕今雌黄出武都仇池者，谓之武都仇池黄，色小赤。出扶南林邑者，谓之昆仑黄，色如金，而似云母甲错，画家所重。既有雌雄之名，又同山之阴阳，合药便当以武都为胜。仙经无单服法，惟以合丹砂、雄黄飞炼为丹尔。金精是雌黄，铜精是空青，而服空青反胜于雌黄，其义难了。　〔敩曰〕雌黄一块重四两，拆开得千重，软如烂金者，佳；其夹石及黑如铁色者，不可用。　〔时珍曰〕按独孤滔丹房镜源云：背阴者，雌黄也。滴成者，即黑色轻干，如焦锡块。臭黄作者，硬而无衣。试法：但于甲上磨之，上色[④]者好。又烧熨斗底，以雌划之，如赤黄线一道者好。舶上来如喉血者上，湘南者次之，青者尤佳。叶子者为上，造化黄金非此不成。亦能柔五金，干汞，转硫黄，伏粉霜。又云。雄黄变铁，雌黄变锡。

【修治】〔敩曰〕凡修事，勿令妇人、鸡、犬、新犯淫人、有患人、不男人、非形人，及曾是刑狱臭秽之地，犯之则雌黄黑如铁色，不堪用也，反损人寿。每四两，用天碧枝、和阳草、粟遂子草各五两，入瓷锅中煮三伏时，其色如金汁，一垛在锅底下。用东流水猛投于中，如此淘三度，去水拭干，臼中捣筛，研如尘用。又曰：雌得芹花，立便成庾[⑤]。芹花一名立起草，形如芍药，煮雌能住火也。

【气味】辛，平，有毒。〔别录曰〕大寒。不入汤用。　〔土宿真君曰〕芎䓖、地黄、独帚、益母、羊不食草、地榆、五加皮、瓦松、冬瓜汁，皆可制伏。又雌见铅及胡粉则黑。

【主治】恶疮头秃痂疥，杀毒虫虱身痒邪气诸毒。炼之久服，轻身增年不老。本经蚀鼻内瘜肉，下部䘌疮，身面白驳，散皮肤死肌，及恍惚邪气，杀蜂蛇毒。久服令人脑满。别录治冷痰劳嗽，血气虫积，心腹痛，癫痫，解毒。时珍

【发明】〔保昇曰〕雌黄法土，故色黄而主脾。　〔时珍曰〕雌黄、雄黄同产，但以山阳山阴受气不同分别。故服食家重雄黄，取其得纯阳之精也；雌黄则兼有阴气故尔。若[⑥]夫治病，则二黄之功亦仿佛，大要皆取其温中、搜肝杀虫、解毒祛邪焉尔。

【附方】旧七，新五。反胃吐食雌[⑦]黄一分，甘草生半分，为末，饭丸梧子大。以五叶草、糯米煎汤，每服四丸。　圣济录。停痰在胃喘息不通，呼吸欲绝。雌黄一两[⑧]，雄黄一钱[⑨]，为末，化蜡丸弹子大。每服一丸，半夜时投热糯米粥中食之。　济生方。心痛

① 碰：江西及其后各本作“坐”。按“碰”字，广韵及集韵解作“碎石”；玉篇·石部第三五一释为“好雌黄也”。金陵甲本字欠清晰（已经人描显），乙本尚好，然两本“碰”字左右两半部结合欠紧。江西本将此大字体“碰”分作“坐”与“石”两小字，此处作“坐”，而石字混入下小字注文内。各本沿误。（玉篇，今用北京市中国书店一九八三年影印泽存堂“宋本玉篇”本。下同。）

② 七火切：广韵作“仓果切”，集韵作“取果切”。俱音“脞”。玉篇作“叉瓦切”。

③ 阳：此下江西等各本衍“石”字，系错简。见前校记“①”。

④ 色：丹房镜源诸黄篇第二作“甲”。

⑤ 庾：原作“庚”，据改见本书卷一“雷敩炮炙论序”校记。

⑥ 若：江西本误作“苦”。

⑦ 雌：原作“雄”，今据圣济总录卷四十七雌黄丸方改，与钱、吴、立、文、乔、张等本合。

⑧ 两：济生方卷二“二黄丸”作“钱”。

⑨ 钱：济生方卷二“二黄丸”作“两”。（济生方，今用人民卫生出版社辑永乐大典影印本。下同。）

图 1　《本草纲目·金石部》雌黄

上》“历代诸家本草”的叙述较为典型，其以各家本草书名“标名为纲”①，大字书写；以关于该本草具体内容特点介绍“列事为目”，小字书写，按时代顺序排列。与《通鉴纲目》编排思路模式颇为接近。图 2 为《本草纲目》书影②，通过如此的纲目形式，李时珍将之前历代本草的发展轨迹及其所言本草著作的内在联系阐述得脉络清晰，条理分明，宛如一部本草学术简史。《本草纲目》还在卷一至卷四阐述了药性理论，并增补很多临床用药理论，此为该书理论集中阐述部分，亦按照纲目模式编排，起到提纲挈领之功。

① （明）李时珍撰《本草纲目》卷一《历代诸家本草》，第 12 页。

② 张志斌、郑金生：《本草纲目影校对照——药图与序例》，科学出版社、龙门书局，2017，第 278 页。

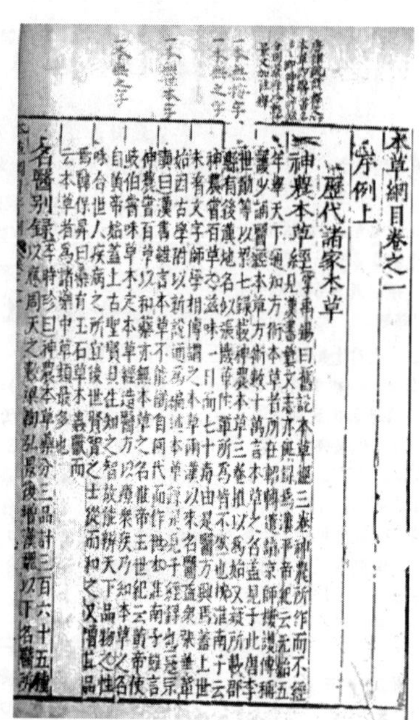
本草綱目卷之一

序例上

歷代諸家本草

神農本草經

名醫别録

图 2　《本草纲目》卷一《序例上》“历代诸家本草”

综上，《本草纲目》在纵横两个层面完成了本草著作新体系框架纲领构建。纵向部类有纲目，横向为每一种药物论述建立纲目网络。如此纲目体系实际上也是本草知识新体系的代表。《本草纲目》的本草新体系守正创新，具有时代先进性。

三　本草新体系构建的文献基础

《本草纲目》的编著以《经史证类备急本草》为蓝本，广征博引历代文献。

（一）《本草纲目》引录文献概述

《本草纲目》引录历代文献种类数量远远超出之前的本草古籍，其《序例上》云：引据古今医家书目“自陶弘景以下，唐、宋诸本草引用医书，凡八十四家，而唐慎微居多。时珍今所引，除旧本外，凡二百七十六家”①，引据古今经史百家书目“自陶弘景、唐、宋以下所引用者，凡一百五十一家。时珍所引用者，除旧本外，凡四百四十家”②。

笔者在《〈本草纲目〉引用今佚古医籍初考》一文中提到，《本草纲目》“引用文献标识与引用文字情况错综复杂。引用医籍存在直接引用（‘时珍今所引’）和转引（引录‘旧’本已引录的文献，主要来自唐慎微《经史证类备急本草》）之不同，某些被引用医籍在《本草纲目》中直接引用和转引并见。同一引用文献标识

① （明）李时珍撰《本草纲目》卷一《引据古今医家书目》，第 13 页。

② （明）李时珍撰《本草纲目》卷一《引据古今经史百家书目》，第 19 页。

的书名也颇不一致，全书名、简称名，或作者名、字、号代称等出现于不同卷次的引文之中，故精准统计其引用文献的确切数目，需要针对性地逐本深入研究方可得出结论”①。

侯酉娟博士学位论文《基于〈本草纲目〉引文的溯源与分析研究》就李时珍引录文献进行了专题研究，据该文统计，“引用历代诸家本草著作共计 38 种，引据旧本医家著作共计 86 种，时珍引医书共计 288 种，旧本引经史百家共 128 种，时珍引经史百家共计 472 种，共计引书 1012 种”②，远远超出李时珍所谓“书考八百余家”。如此大量地引录前人文献在 500 年前完全依赖作者的阅读遴选是前无古人的。它成为《本草纲目》构建本草新体系宽厚的文献基础。

（二）具体药物引录文献文字量化统计示例

本文拟采用量化统计方法探求《本草纲目》在药物阐述中引录文献文字量的具体情况，由于该书卷帙浩繁，故以书中十六部类任选两种常用药物（计 32 种）作为示范举例，以说明其引用前人文献的大致状况。

表 1　《本草纲目》引用前人文献与李时珍自撰文字比例示例

部类	名称	引用前人文献字数	引用文献字数占比	时珍自撰字数	时珍自撰字数占比
水	地浆	152	52.41%	138	47.59%
水	井泉水	1267	59.15%	875	40.85%
火	艾火	138	47.75%	151	52.25%
火	灯花	9	7.63%	109	92.37%
土	百草霜	16	1.83%	856	98.17%
土	伏龙肝	669	56.50%	515	43.50%
金石	石膏	1760	54.83%	1450	45.17%
金石	铁	720	79.30%	188	20.70%
草	甘草	2230	65.65%	1167	34.35%
草	土茯苓	420	29.31%	1013	70.69%
谷	苦荞麦	6	4.38%	131	95.62%
谷	薏苡	980	61.10%	624	38.90%
菜	胡萝卜	94	34.31%	180	65.69%

① 万芳、王娇、郑端新：《〈本草纲目〉引用今佚古医籍初考》，《中医杂志》2018 年第 20 期。

② 侯酉娟：《基于〈本草纲目〉引文的溯源与分析研究》，博士学位论文，中国中医科学院信息研究所，2019，第 85 页。

续表

部类	名称	引用前人文献字数	引用文献字数占比	时珍自撰字数	时珍自撰字数占比
菜	莱菔	1547	49.35%	1588	50.65%
果	枇杷	503	63.35%	291	36.65%
果	枣	1460	68.29%	678	31.71%
木	杜仲	615	69.97%	264	30.03%
木	茯苓	1954	51.03%	1875	48.97%
服器	灯盏	0	0.00%	20	100.00%
服器	桃符	154	84.62%	28	15.38%
虫	蜂蜜	1688	73.97%	594	26.03%
虫	蜈蚣	923	49.49%	942	50.51%
鳞	蛤蚧	728	79.13%	192	20.87%
鳞	乌贼鱼	902	47.72%	988	52.28%
介	牡蛎	1163	68.13%	544	31.87%
介	石决明	398	51.22%	379	48.78%
禽	寒号虫	740	29.97%	1729	70.03%
禽	鹜	648	45.09%	789	54.91%
兽	阿胶	846	50.72%	822	49.28%
兽	酪	259	72.96%	96	27.04%
人	人胞	503	30.71%	1135	69.29%
人	乳汁	422	37.31%	709	62.69%
总计	-	23914	53.17%	21060	46.83%

注：该表的字数统计依据2011年华夏出版社出版的刘衡如、刘山永校注《本草纲目》（下同），统计正文字数，不记中文标点。本表对引用前人文献和“时珍曰”或署名“时珍”的字数进行统计，而后者之中李氏也往往引用前人所言，一并都归为引用前人文献。

表1中，灯花、艾火、百草霜、土茯苓、苦荞麦、胡萝卜、灯盏均为李时珍新增药物。除了艾火，其余新增药物均有65%以上的文字为李时珍新补。而从十六部32种药物整体来看，53.17%文字来源于前人文献。据此可以粗略推论，《本草纲目》具体药物条目中引录前人文献的文字量还是很多的，从这一角度也说明《本草纲目》构建本草新体系得益于大量引录了前人文献。

图3为2011年华夏出版社出版的刘衡如、刘山永校注《本草纲目》“艾火”① 条

① （明）李时珍撰《本草纲目》卷六《艾火》，第298页。

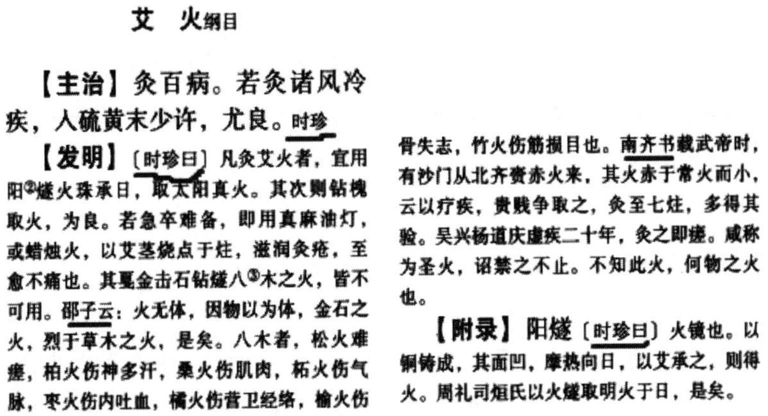

艾　火纲目

【主治】灸百病。若灸诸风冷疾，入硫黄末少许，尤良。时珍

【发明】〔时珍曰〕凡灸艾火者，宜用阳②燧火珠承日，取太阳真火。其次则钻槐取火，为良。若急卒难备，即用真麻油灯，或蜡烛火，以艾茎烧点于炷，滋润灸疮，至愈不痛也。其戛金击石钻燧八③木之火，皆不可用。邵子云：火无体，因物以为体，金石之火，烈于草木之火，是矣。八木者，松火难瘥，柏火伤神多汗，桑火伤肌肉，柘火伤气脉，枣火伤内吐血，橘火伤营卫经络，榆火伤骨失志，竹火伤筋损目也。南齐书载武帝时，有沙门从北齐赍赤火来，其火赤于常火而小，云以疗疾，贵贱争取之，灸至七炷，多得其验。吴兴杨道庆虚疾二十年，灸之即瘥。咸称为圣火，诏禁之不止。不知此火，何物之火也。

【附录】阳燧〔时珍曰〕火镜也。以铜铸成，其面凹，摩热向日，以艾承之，则得火。周礼司烜氏以火燧取明火于日，是矣。

图 3　《本草纲目》艾火

内容，以此举例示意引用前人文献和时珍自撰文字情况。

四　构建本草新体系的文献传承

《本草纲目》在具体药物论述中设置释名、集解、正误、修治、气味、主治、发明、附方等项，其中每一项皆随处可见引录古代文献，其本人阐述新增补内容也多引录古代文献予以说明。《本草纲目》引录文献内容极其丰富，具体引文处理方式颇为复杂。

（一）原文引录，文字不变

一般情况下，连贯引用一段较少文字者，保持文字原貌，如引录《六节藏象论》。

> 天食人以五气，地食人以五味。五气入鼻，藏于心肺，上使五色修明，音声能彰。五味入口，藏于肠胃，味有所藏，以养五气，气和而生，津液相成，神乃自生。又曰：形不足者温之以气，精不足者补之以味。①

上条李氏引用《素问》文字保留原样，在此之后引录孙思邈所言则有所缩减。

（二）化裁引录文献的少许文字，突出原意

《千金要方》卷二十六“序论第一”云：

> 精以食气，气养精以荣色；形以食味，味养形以生力，此之谓也。神脏有五，

① （明）李时珍撰《本草纲目》卷一《五味宜忌》，第 53 页。

五五二十五种；形脏有四，四方四时四季四肢，共为五九四十五，以此辅神，可长生久视也。精顺五气以为灵也，若食气相恶则伤精也。形受味以成也，若食味不调则损形也。是以圣人先用食禁以存性，后制药以防命也。故形不足者温之以气，精不足者补之以味，气味温补，以存形精。①

《本草纲目》引用《千金要方》这一段时，有所处理：

孙思邈曰：精以食气，气养精以荣色；形以食味，味养形以生力。精顺五气以灵，形受五味以成。若食气相反则伤精，食味不调则损形。是以圣人先用食禁以存生，后制药物以防命。气味温补以存精形。②

前引《千金要方》画线部分在《本草纲目》中被删除，其间李时珍将“食气相恶”改为“食气相反”，“存性”改为“存生”。《千金要方》此段160字，《本草纲目》缩减为84字。主体意思未变，意旨更精炼突出。

（三）增加文字，补充新内容新见解

以甘草条目为例。

徐之才曰：……反大戟、芫花、甘遂、海藻。

李时珍补充以下内容：

时珍曰：甘草与藻、戟、遂、芫四物相反，而胡洽居士治痰澼，以十枣汤加甘草、大黄，乃是痰在膈上，欲令通泄，以拔去病根也。东垣李杲治项下结核，消肿溃坚汤加海藻。丹溪朱震亨治痨瘵，莲心饮用芫花。二方俱有甘草，皆本胡居士之意也。故陶弘景言古方亦有相恶相反者，乃不为害。非妙达精微者，不知此理。③

李时珍对甘草与藻、戟、遂、芫四物相反提出赞同陶弘景之说，并推崇胡洽居士、李东垣、朱丹溪将甘草与大戟、甘遂、芫花同用，谓之妙达精微。

① 李景荣等校释《备急千金要方校释》卷二十六《序论第一》，人民卫生出版社，2014，第897页。
② （明）李时珍撰《本草纲目》卷十二《草部》，第53页。
③ （明）李时珍撰《本草纲目》卷十二《草部》，第484页。

（四）删减大段文字，精炼表述作者本意

《本草纲目》卷二《序例下》关于“下法”的论述引录张子和《儒门事亲》卷二“凡在下者皆可下式十六”。下面是《本草纲目》的相关引文。

> 积聚陈莝于中，留结寒热于内，必用下之。陈莝去而肠胃洁，癥瘕尽而营卫通。下之者所以补之也。庸工妄投，当寒反热，当热反寒，故谓下为害也。考以本草：下之寒者，戎盐之咸，犀角之酸咸，沧盐、泽泻之甘咸，枳实之苦酸，腻粉之辛，泽漆之苦辛，杏仁之苦甘。下之微寒者，猪胆之苦。下之大寒者，牙消之甘，大黄、牵牛、瓜蒂、苦瓠、牛胆、蓝汁、羊蹄根苗之苦，大戟、甘遂之苦甘，朴消、芒消之苦咸。下之温者，槟榔之辛，芫花之苦辛，石蜜之甘，皂角之辛咸。下之热者，巴豆之辛。下之凉者，猪、羊血之咸。下之平者，郁李仁之酸，桃花之苦。皆下药也。惟巴豆性热，非寒积不可轻用；妄下则使人津液涸竭，留毒不去，胸热口燥，转生他病也。其不可下者凡四：洞泄寒中者，表里俱虚者，厥而唇青手足冷者，小儿病后慢惊者，误下必致杀人。其余大积大聚、大痞大秘、大燥大坚，非下不可，但须寒热积气用之，中病则止，不必尽剂也。①

关于下法李时珍仅引录了张从正的论说，可见李氏对其甚为推崇。对照《儒门事亲》相应原文可以发现，《本草纲目》仅引用该篇篇首阐述下法的作用和重要意义，和篇尾阐述下法的禁忌证与适应证及其应用时机，未采用中间大段专论泻下药性味及其泻下力度的轻重内容。泻下药为李时珍所论重中之重，上述引录文字绝大多数未变动，只是一些文辞表达和顺序些微变化。张从正“凡在下者皆可下式十六”篇文字数2636②（由于文字量大，本文限于篇幅在此不予引用），李时珍所用不过379字。这样的处理方式在《本草纲目》中时常被采用，此仅举例。

五　本草新体系的内容特色

《本草纲目》构建的本草新体系，特色鲜明。

（一）重塑引文，推陈出新

通过上述《本草纲目》所引文献与对应文献原文对比，可以发现，除了原文照

① （明）李时珍撰《本草纲目》卷二《张子和汗吐下三法》，第87页。
② （金）张子和撰《儒门事亲》卷二，邓铁涛等整理，人民卫生出版社，2005，第59-65页。

录，李时珍采用自己的方式处理前人文献，对引录文献予以改造。也就是说，李时珍引用古文献，有时会改变具体文字，通过上节所论第三、第四两种形式的处理，程度不一地改变了所引用著作的部分原文，使之成为表述李时珍观点的文字，起到了重新塑造原来引文的作用，并由此推陈出新，引出新的见解。他以这样独特的方法，传承了前人的文献记载，且由此产生许多李氏本人新见，与其他新增内容一起有机融合，构筑了本草新体系的具体内容。

李时珍引录古人文献不严谨，妄加修改原文，曾被后人深深诟病。未保持所引录文献文字原样不变，确实为后人利用其引录文献造成不小的障碍。然而李时珍殚精竭虑，潜心深思，删减篇幅，除为了撰述提炼自身观点，三易其稿，还有一个重要原因可能就是使自己的书稿尽可能瘦身。以今天的《本草纲目》来论，其著作部头仍然很大，所需投入的出版资金不是小数，李氏出于降低出版费用支出考虑①，控制文字量，以便它早日付梓面世。

标记引录文献来源出处以及原文旨意未见轻易改动，因此当今《本草纲目》溯源得以成功对其95%以上的引文寻找到原文出处。② 通过研究得知，所引文献不仅量大，且《本草纲目》成书之前具有时代代表性的医药著作皆被收录其中，充分体现了《本草纲目》代表时代水平的学术价值。

（二）医药并重，方药融合，切于实用

《本草纲目》大量补充了本草之外的医学内容，且十分注重医与药的密切关联。

1. 完善补充医药理论

《本草纲目》卷一《序例上》包括采药分六气岁物、七方、十剂、气味阴阳、五味宜忌、五味偏胜、标本阴阳、升降浮沉、四时用药例、五运六淫用药式、六腑六脏用药气味补泻、五脏五味补泻、脏腑虚实标本用药式、引经报使等内容，卷二《序例下》包括之前本草著作涉及的药性理论如药名同异、相须相使相畏相恶诸药、相反诸药等内容，系统增加服药食忌、妊娠禁忌、饮食禁忌。收录金元医家如李东垣随证用药凡例、徐之才诸虚用药凡例、张子和汗吐下三法等。③ 卷三、四专门论述百病主治药，收录140余种病证，每一病证下列其治疗方法原则，统领各部类相关治疗药物。上述俱为李时珍结合家传医药经验，总结上升为指导临床用药的医药理论，这些理论医与药密切关联，是对本草和医学理论的创新和完善。而采用纲目体例编排，更利于对临床医生的指引启发，因此无论内容还是形式，都深刻体现了作者著述的匠心独运。

① 万芳、王娇、郑端新：《〈本草纲目〉引用今佚古医籍初考》，《中医杂志》2018年第20期。

② 侯酉娟：《基于〈本草纲目〉引文的溯源与分析研究》，博士学位论文，中国中医科学院信息研究所，2019，第65页。

③ （明）李时珍撰《本草纲目》目录，第19页。

2. 大量补充本草附方

《本草纲目》汲取《本草图经》在具体药物条目之后附录方药之长，附方内容成数倍增加，“旧本附方二千九百三十五，今增八千一百六十一”①。得益于李时珍本人出身医学世家，临床经验十分丰富，《本草纲目》虽冠名本草之书，其医学内容一点也不逊色于本草内容，从《本草纲目》具体药物条目附方新旧比例（表2）可略见一斑。

表2　《本草纲目》附方新旧百分比示意

部类	药物名称	旧方个数	旧方比例	新方个数	新方比例
水	地浆	1	14.29%	6	85.71%
水	井泉水	5（8）	17.24%	24（21）	82.76%
土	百草霜	0	0.00%	20	100.00%
土	伏龙肝	16	48.48%	17	51.52%
金石	石膏	4	13.79%	25	86.21%
金石	铁	5	83.33%	1	16.67%
草	甘草	15	42.86%	20	57.14%
草	土茯苓	0	0.00%	4（6）	100.00%
谷	苦荞麦	0	0.00%	1	100.00%
谷	薏苡	7	38.89%	11	61.11%
菜	胡萝卜	2	8.70%	21	91.30%
菜	莱菔	2+2	13.33%	21+13（14）	86.67%
果	枇杷	0	0.00%	7	100.00%
果	枣	7	36.84%	12	63.16%
木	杜仲	3	50.00%	3	50.00%
木	茯苓	8（5）	25.81%	23（26）	74.19%
虫	蜂蜜	13	68.42%	6	31.58%
虫	蜈蚣	4（5）	22.22%	14（13）	77.78%
鳞	蛤蚧	1（2）	50.00%	1（0）	50.00%
鳞	乌贼鱼	3	13.64%	19	86.36%
介	牡蛎	7	35.00%	13	65.00%
介	石决明	1	16.67%	5（4）	83.33%

① （明）李时珍撰《本草纲目》凡例，第223页。

续表

部类	药物名称	旧方个数	旧方比例	新方个数	新方比例
禽	寒号虫	6	17.14%	29（31）	82.86%
禽	鹜	3	25.00%	9	75.00%
兽	阿胶	4	25.00%	12	75.00%
兽	酪	3	100.00%	0	0.00%
人	人胞	1	14.29%	6	85.71%
人	乳汁	3	20.00%	12	80.00%

由于《本草纲目》卷帙浩繁，表2按部类任选2种药物进行统计，以反映书中附方大致情况。“旧方”根据《本草纲目》的表述来自《证类本草》，“新方”出于《本草纲目》新增。某些新方属于《证类本草》未收，但见于其他医药文献者。表中的新旧附方数目在《本草纲目》附方里皆已明示，如图4“乳汁”条附方后“旧三，新十二”即是。表中有几处括号里的数字为《本草纲目》标注的方剂数与实际统计存在差异者。如蛤蚧《本草纲目》标注“附方旧二”，意指蛤蚧附方2首，均来自《证类本草》。但书中第2首附方的文献来源却标为“普济”，实指《普济方》，《普济方》成书于明代，按照《本草纲目》的附方著录体例应属于新增方，很明显此处“旧二”为误标。故表中蛤蚧括号内标注的是《本草纲目》的统计，旧方写为2，新方写为0。实际统计数为旧方1、新方1，由此新旧方的百分比各占50%。表中其他药物的统计以此类推。莱菔条列两栏数字，前为莱菔的附方，后为莱菔子的附方，此因《本草纲目》分而述之。

乳　汁别录

【释名】奶汁纲目仙人酒〔时珍曰〕乳者化之信，故字从孚、化（省文）也②。方家隐其名，谓之仙人酒、生人血，白朱砂，种种名色。盖乳乃阴血所化，生于脾胃，摄于冲任。未受孕则下为月水，既受孕则留而养胎，已产则赤变为白，上为乳汁，

按白飞霞医通云：服人乳，大能益心气，补脑髓，止消渴，治风火证，养老尤⑤宜。每用一吸，即以纸塞鼻孔，按唇贴齿而漱，乳与口津相和，然后以鼻内引上吸⑥，使气由明堂入脑，方可徐徐咽下，如此五七吸为一度。不漱而吸，何异饮酪？止于肠胃而已。

【附方】旧三，新十二。**服乳歌**仙家酒，仙家酒，两个壶卢盛一斗。五行酿出

图4　《本草纲目》乳汁条

（明）李时珍撰《本草纲目》卷五十二《人部》，第1929页。

考察表2中药物的具体记载，比较《证类本草》与《本草纲目》相关内容，还可以看出以下内容。

其一，表2中铁的旧方占83.33%，蜂蜜旧方占68.42%，杜仲和蛤蚧新旧附方各占50%，其余新方数均大于旧方数，有的新旧方所占比例悬殊。另外，表中未列的火

部与服器部，为《本草纲目》新增部类，收录药物附方绝大多数为新方，据目录统计此二部药物90种，仅5种药物（麻鞋、蒲席、车脂、败船茹、甑）记载旧方，且其旧方数目皆未超出该药新方数目。大量新增附方，充分体现出《本草纲目》医学内容的占比大大重于之前的本草著作。

其二，《证类本草》的附方并没有都被收入《本草纲目》，《本草纲目》是有选择地录用，李时珍新增大量附方，来源于《证类本草》前后的医书方药，也有其本人的验方和收集的他人验方。可见，李时珍认为唐慎微附录的方剂远远不够，难以满足以方证药，更不足以应对临床需求。

其三，《证类本草》以所引录文献书名列于附方之首，使人明了其文献来源；附方多为简单方药，重在以方测证药物的功用。见图5示意。《本草纲目》则以主治病证列于附方之首，强调该药所属方剂的主治病证。见图6示意。读者翻阅《本草纲目》按病证指引，选择该药所属方剂。这样不仅起到以方测证药物功用的作用，且病证方药有机融为一体，更方便于临床辨证选择方药。

一处用也。《圣惠方》：治卒患腰脚疼痛，补肾。杜仲一两去粗皮，炙微黄锉，以水二大盏，煎至一盏去滓，用羊肾二对，细切去脂膜，入药中煮，次入薤白七茎，盐、花椒、姜、醋等如作羹吃。空腹食之。《肘后方》：腰背痛。杜仲一斤，切，酒二升，渍十日，服三合。《胜金方》：治妇人胎脏不安，并产后诸疾，宜服杜仲丸。瓦上干，于木臼中捣为末，煮枣为丸，如弹子大。每服一丸。烂嚼以糯米饮下。

图5 《证类本草》杜仲的附方

（宋）唐慎微撰《经史证类备急本草》卷十二《木部上品》，郭君双等校注，中国医药出版社，2011，第396页。

〔附方〕旧三③，新三④。青娥丸方见补骨脂下。肾虚腰痛崔元亮海上集验方：用杜仲去皮炙黄一大斤，分作十⑤剂。每夜取一剂，以水一大升，浸至五更，煎三分减一，取汁，以羊肾三四枚切下，再煮三五沸，如作羹法，和以椒、盐，空腹顿服。　圣惠方：入薤白七茎。　篋中方：加五味子半斤⑥。风冷伤肾腰背虚痛。杜仲一斤切炒，酒二升⑦，渍十日，日服三合。此陶隐居得效方也。　三因方：为末，每旦以温酒服二钱。病后虚汗及眠①中流汗②。杜仲、牡蛎等分，为末。卧时水服五匕，不止更服。　肘后方。频惯堕胎或三四月即堕者。于两月前，以杜仲八两（糯米煎汤浸透，炒去丝），续断二两（酒浸焙干）为末，以山药五六两，为末作糊，丸梧子大。每服五十丸，空心米饮下。（肘后方：用杜仲焙研，枣肉为丸。糯米饮下。）　杨起简便方。产后诸疾及胎脏不安。杜仲去皮，瓦上焙干，木臼捣末，煮枣肉和，丸弹子大。每服一丸，糯米饮下，日二服。　胜金方。

图6 《本草纲目》杜仲的附方

（明）李时珍撰《本草纲目》卷三十五《木部》，第1334页。

上述内容突出反映了李时珍医药并重、方药融合之著述思路。与之前药书或方书本草与医方分离状态大为不同，药与方在此书中零距离衔接，更切于实用。

结论

《本草纲目》继承创新本草的分类方法和体系结构，博采精用前人文献，大量扩充本草和医学理论及其实践知识，构建本草新体系，引领明代学术进展的新趋势，彰显守正创新古代中医药的传承规律，开启明代本草进步的新纪元，成为本草学术史上难以逾越的高峰，直至今日产生的影响仍不可低估，其学术价值值得大力发掘，传承出新。

种痘术的发明与传播：以消灭天花为核心的历史考察[*]

甄　橙[**]

摘　要　本文通过梳理人痘术和牛痘术发明、传播及应用的情况，系统回顾了天花疫苗的发展史——从中国古代人痘术的发明到全球推广牛痘接种，肯定了牛痘术的安全性与有效性，及其在天花预防中的关键作用。从人痘术西传与牛痘术东渐，分析了医学传播的路径与特点，强调医学新发明的重要性，无论是人痘术还是牛痘术，在其传播与应用的过程中，均体现出本土发展和文化适应的调和性。天花是全球范围内第一个被消灭的传染病，消灭天花的成功经验显示出全球合作在疾病防治中的必要性，彰显出人类卫生健康共同体建设目标的前瞻性，展现出科学、医学与文化在全球健康中的作用值得重视与深入研究。

关键词　人痘术；牛痘术；天花；医学史

一　中国古代对天花的认识

中医认为天花属于儿童时期易感的四大重疾，即“痞痘惊疳”之一，近代微生物学发现其病原体为天花病毒。该疾病具有高致死率，即使幸存者能够康复，其面部亦常留下永久性疤痕。因此，天花对人类健康危害颇大。

在中国古代，早期的医学著作《黄帝内经》《五十二病方》《伤寒杂病论》均没有关于天花的确切记载。一般认为，中国关于天花的记载最早出现于东晋医家葛洪的《肘后备急方》“治伤寒时气温病方”中。该书记载当时流行一种疫病，头面部生疮，很快遍及周身，看起来像火疮，疮顶有白浆，病情严重，难治愈。即使侥幸存活，也会留下紫黑色的斑，很久才消失。也有说此病是建武年间南阳击虏所得，因此也称之为“虏疮”[①]。

隋代医家巢元方在《诸病源候论》的“伤寒诸病候”下，有两小节记述了痘疮。其中“伤寒登豆疮候”记载，有白脓的疮“毒轻”，黑紫色的疮“毒重”，严重者五脏

---

* 本文是国家社会科学基金冷门绝学研究专项学术团队项目“中国医学史视域下医药文化遗产资料挖掘整理研究”（22VJXT010）阶段性研究成果。

** 作者简介：甄橙，北京大学医学人文学院/北京大学医史学研究中心教授、博士生导师，国家社会科学基金专项工程首席专家。主要研究方向：医学专门史、中西医学比较史、女性与医学的历史研究、医学博物馆文化。

① 尚志均辑校《补辑肘后方》，安徽科学技术出版社，1983，第 56 页。

七窍都会生疮，其疮形如登豆，称为“登豆疮”。巢元方认为发病原因是“热毒所为”，属于伤寒的一种。[①]

唐代医家孙思邈在《备急千金要方》中记载有“治人及六畜时气热病豌豆疮方”和“治热病后豌豆疮方”，或用植物汁外洗或汤剂口服。在唐代医书《外台秘要》和《医心方》中，也都记载了治疗天花的药方。可见，对于危害生命的天花，医家努力探索病因，并积极寻找治疗此病的方法。

宋代大型官修医方书《太平圣惠方》中，卷十四“治伤寒发豌豆疮灭瘢痕诸方”、卷十五“治时气发豌豆疮诸方”，专论天花和消除痘痕的方法，说明中国宋代天花仍有流行。至北宋末期，痘症患者逐渐集中于儿童。宋代另一部大型官修医书《圣济总录》卷一百六十九专论“小儿疮疹”，说明此时患病人群多见于小儿，可能成人多已具备了抵抗力。关于病因，记载：“微者，其邪在府，发为细胗，状如蚊喙所螫，点点赤色，俗号麸疮。甚者，其邪在藏，发为豆疮，状如豌豆，根赤头白，穴出脓水，俗号疱疮。”[②]《圣济总录》认为天花的病因由伤寒引发，脏腑积热所致，如果六腑受邪，症状较轻，称为“麸疮”；五脏受邪，症状较重，称为“疱疮”。

北宋儿科医家钱乙的著作《小儿药证直诀》是中国最早的儿科学专著，卷上脉证治法有“疮疹候”：“小儿在胎十月，食五脏血秽，生下则其毒当出。故疮疹之状，皆五脏之液。”[③] 在中国古代，母亲怀孕的身体被认为是不洁净的。在钱乙看来，痘疮是胎儿吸食了母亲身体内“五脏秽液”所致，母亲身体的“秽液”侵入小儿脏腑的不同部位，导致小儿出现斑疹、水泡、脓疱。这是宋代关于天花病因的新认识，也是胎毒说的雏形。宋代医家陈文中的著作《小儿痘疹方论》是中国第一部小儿痘疹专著：“夫小儿在胎之时，乃母五脏之液所养成形也，其母不知禁戒，纵情厚味，好啖辛酸，或食毒物，其气传于胞胎之中，此毒发为疮疹，名曰三秽液毒。”[④] 该书延续了痘疹是母亲“五脏秽液”所致的观点，并将“秽液”分为三种，即脏腑的秽液、皮膜精肉的秽液、气血骨髓的秽液，认为每种“秽液”引发不同的疱疮。

金元四大家对痘疹均有论述，其中以朱丹溪的《幼科全书》最为著名。该书提出“胎毒”概念：“痘本胎毒，号曰天疮，传染由于外感，轻重过于内伤。”[⑤] 朱丹溪认为小儿是否患痘疮，取决于是否外感；痘疮是否严重取决于“胎毒”的程度。

明代，中国江南地区经济发达、人口稠密，天花流行，“疮疹之候，或间数年而发，或发则连年不已”[⑥]，痘疹几乎无人能免。在病因方面，胎毒外感说得到更多医家

① 巢元方：《诸病源候论》，华夏出版社，2008，第 80 页。
② 赵佶：《圣济总录》，人民卫生出版社，2013，第 1891 页。
③ 钱乙：《小儿药证直诀》，人民卫生出版社，2006，第 6 页。
④ 陈文中：《小儿痘疹方》，上海科学技术出版社，2003，第 1 页。
⑤ 朱丹溪：《丹溪秘藏幼科捷径全书 2》，中医古籍出版社，2011，第 62 页。
⑥ 万全：《世医痘疹心法·运气》，明万历吴门陈允升刻本。

的支持。万全的著作《秘传片玉痘疹》《世医痘疹心法》，龚信的著作《古今医鉴》，申斗垣的著作《外科启玄》，龚廷贤的著作《寿世保元》，张景岳的著作《景岳全书》均持这种观点。

《肘后方》记载：元徽四年（476），“此疮从西东流，遍于海中”[①]。清代温病学家王世雄曾患天花，险些丧命。《王氏医案》记录，道光二十三年（1843）九月起，天花流行，小儿获救者不足一半，每日小儿因天花而死的人数以百计。可见天花在清代的发作依然很频繁，死亡率居高不下。

二　人痘术的发明与流传

在消灭天花的征途中，中国为世界人民贡献了智慧。范行准[②]、马伯英[③]、张一鸣[④]、邱仲麟[⑤]等很多学者都就人痘接种术历史做过专门的研究。中国发明的人痘术起源时间至今众说纷纭，一说始于唐开元年间（712~756）江南赵氏传鼻苗法，一说始于北宋真宗时期（998~1022）四川神医（或峨眉山天姥）传授，但至迟于明代隆庆年间（1567~1572）在安徽宁国府太平县一带已发明人痘接种术了。比较一致的看法是，公元16世纪中叶，人痘术在中国已普及。

关于人痘术的接种方法概括起来有四种，分别是：（1）痘衣法，即把天花患者穿的内衣或涂有痘浆的衣服给未出过天花的健康者穿，以引起轻度感染而产生免疫力，但清代医书《医宗金鉴》认为“痘衣多不应验”，“断不可从”；（2）痘浆法，即用棉花团蘸天花患者的痘疮浆液，塞入未出天花者的鼻腔内，崇祯十五年（1642）张自烈在《字汇辩》中最早记载了人痘术中的鼻苗法；[⑥]（3）旱苗法，将康复期天花患者痘痂精细研磨后，通过银质管道吹入未感染天花个体的鼻腔中；（4）水苗法，即将旱苗法中的痘痂粉用水浸湿，随后利用棉花蘸取该混合物并置入未感染天花个体的鼻腔中。该技术涉及采取天花患者的痘痂或痘浆，通过人为方式诱导健康个体产生轻微感染，旨在激发机体对天花病毒的免疫反应，从而实现预防天花的目的。此方法反映了中国古代传统医学中“以毒攻毒”理念的应用。

鉴于已有很多学者对人痘接种术起源问题和接种方法进行过研究，所以本文不再对这两个问题进行重点讨论。显而易见的是，中国人虽然很早就发明了人痘术来预防

---

① 尚志钧辑校《补辑肘后方》，第56页。原文是“永徽四年”，考辨参见该书第63页注。

② 范行准：《中国预防医学思想史》，人民卫生出版社，1953。

③ 马伯英：《中国的人痘接种术是现代免疫学的先驱》，《中华医史杂志》1995年第3期，第139-144页。

④ 张一鸣：《人痘接种术的文献研究》，硕士学位论文，中国中医科学院，2016。

⑤ 邱仲麟：《明清的人痘法——地域流布、知识传播与疫苗生产》，《“中央研究院”历史语言研究所集刊》2007。

⑥ 邱仲麟：《晚明人痘法起源及其传播的再思考》，《台大历史学报》2019年第64期，第125-204页。

天花，但是到了清代，天花在中国的流行依然猖獗，可见人痘术并没有从根本上解决天花流行的问题。但无论如何，至清代，中国人已经普遍知道可以采用种人痘的方法预防天花，而此时的西方国家依然对天花的流行束手无策。所以，若从世界范围来审视天花流行及应对天花流行的措施，中国的人痘术尽管还不能百分百尽如人意，但已经属于当时预防天花的先进方法。

但令人遗憾的是，当人痘术普及以后，由于缺乏对痘苗检验的技术手段和对种痘者的监管措施，种痘失败甚至以假苗乱真苗的情况是不难想象的。[①] 因此，关于人痘接种术的有效性、安全性，人痘接种覆盖的范围，人痘接种术的监管，民众对人痘接种术的接受程度和支持程度，这些都是值得进一步深入研究的问题。

三　人痘术传出中国

康熙二十七年（1688），俄国悉知中国的人痘法后，专门派出医师到北京学习人痘术。俞正燮成书于道光年间的著作《癸巳存稿》记述："康熙时俄儸斯遣人至中国学痘医，由撒纳特衙门移会理藩院衙门，在京城肄业。"尔后，人痘接种法由俄国传至土耳其。[②] 在该时期，人痘接种技术亦自俄罗斯传播至突尼斯及非洲的若干区域。而天花疫情在全球范围内的广泛蔓延恰逢非洲黑奴贸易的繁荣阶段，人痘接种技术降低了黑奴群体感染天花的风险。

英国驻土耳其公使夫人蒙塔古（M. L. Montague，1689-1762）曾遭受天花感染导致眉毛脱落并留下麻脸痕迹，其弟亦因天花感染不幸逝世。蒙塔古夫人在君士坦丁堡目睹当地居民为儿童实施人痘接种以预防天花的实践，认为该预防措施具有显著效果。因此，她于1716年3月19日在君士坦丁堡亲自为3岁的女儿和5岁的儿子做了人痘接种，并把该术引入英国。1718年，蒙塔古夫人回到英国。1721年，伦敦爆发天花疫情，死亡率极高，"100人中有95人得病，7人中有1人死亡"[③]。鉴于天花的惨烈，蒙塔古夫人再次给她的女儿接种人痘，并请伦敦市民和医生观摩。凭借英国国王的支持，人痘术很快盛行于英国，并传到法国和欧洲其他国家及印度等地。

1721年，人痘接种术传入美国。美国首任总统华盛顿下令，要求自己的家人和军队都要施种人痘，以预防天花。美国科学家富兰克林因为儿子死于天花，也大声疾呼在美国接种人痘。

实际上，人痘接种术对施种者的水平是有较高要求的。人痘接种前要求施种者对接种者采取放血、泄泻、减食等一系列措施，致使接种者处于衰弱状态。如果施种者

---

① 王彬：《光绪年间牛痘术徽宁推广官方赞助研究》，《石家庄学院学报》2021年第4期，第118-125页。

② 孙关龙：《从人痘法到牛痘法》，《固原师专学报（社会科学版）》2002年第2期，第30-33页。

③ 〔法〕布罗代尔：《十五至十八世纪的物质文明、经济和资本主义》，顾良译，三联书店，1993，第88页。

水平高，严格按照程序施种，人痘术的安全性和有效性是可以得到保障的。

西方国家在推行人痘接种术时，较多地采纳了痘浆法这一操作方式，即从自然感染天花的患者疱疹中提取疱浆，随后在健康儿童的臂膊上划破皮肤，以此进行接种。然而，多数西方的种痘医师并未能如同中国的种痘医师那般，达到相应的专业水准与实践效果——他们并未选择“连种七次，精加选炼”的熟痘苗接种，所以如果所用人痘苗是毒力极强的浆液，反而会使接种者发生重症天花，严重者会丧命。如果接种者因为接种人痘成为新的天花传染源，势必会诱发天花的流行。因此，接种人痘虽然可以起到预防天花的作用，但也存在引发天花的危险。寻找更简便更有效的防止天花流行的技术和方法是必须继续完成的任务。①

在疾病面前，人类一直寻找措施，顽强抵抗。在这个过程中，人类发明的一些方法可能不是最好的方法，比如人痘接种术。但在没有其他更好办法的时候，任何有效的方法，甚至有风险的方法也会受到欢迎，也会被传播，被应用。人痘术的发明、国内应用、国外传播，充分说明了这个道理。在医学新技术和新发明被应用的过程中，监管是非常重要的，在缺乏质量标准的情况下，医生的道德、医乃仁术的思想，成为衡量医生好坏、技术好坏的重要标尺。

四　牛痘法的发明

在 18 世纪的欧洲，天花每年导致约 50 万人死亡，成为致死人数最多的疾病。无论是王公贵族还是平民百姓，均无法幸免于天花的侵害。病情较轻者可能面临毁容或失明的风险，而病情严重者则可能丧失生命。此时虽然有人痘接种术传至英国，但并非所有接种人痘者都能逃脱天花。

1796 年，英国乡村医生爱德华·詹纳（Edward Jenner，1749-1823）在中国人痘术基础上发明了牛痘法，发现接种牛痘可以预防天花。经过观察与试验，确认了牛痘预防天花的安全性和有效性。和人痘术相比，牛痘法操作更方便，安全性高，范行准称其为人类“人工免疫法的开始，它在预防医学史是一件惊天动地之事”②。

爱德华·詹纳出生在英国格洛斯特（Gloucestershire）伯克利（Berkeley）。5 岁沦为孤儿，由兄长抚养成人。在其童年时期，詹纳即对大自然表现出了浓厚的好奇心，频繁地投入大量时间搜寻化石，探索田鼠洞穴等自然现象。他对自然史与动物生物学的深切兴趣，为其日后理解疾病在人类与动物间的跨物种传播奠定了坚实基础。由于家庭经济条件有限，无法承担医学院校昂贵的学费，14 岁时以学徒身份跟随药剂师丹

① 孙关龙：《从人痘法到牛痘法》，《固原师专学报（社会科学版）》2002 年第 2 期，第 30-33 页。

② 范行准：《中国预防医学思想史》，第 100-101 页。

尼尔·勒德洛（Daniel Ludlow）学习医学知识。21 岁结束学徒生涯，前往伦敦求学，成为约翰·亨特（John Hunter，1782-1793）在圣·乔治医院（St. George's Hospital）的首批学生之一，系统地研习了包括解剖学在内的医学知识体系。亨特作为一位杰出的教育工作者，擅长激发学生的思考与积极性。他向詹纳提出建议，告诫其不应沉溺于空想之中，而应通过实验操作来寻求问题的答案。这种富有启发性的教学方法和严谨的科学研究态度，对詹纳产生了深远的、积极的影响。

奇平索德伯里（Chipping Sodbury）是英国第二大奶酪市场，在天花疫情肆虐的时期，多数人的身上都有或多或少的天花疤痕，然而几乎所有在奇平索德伯里从事挤奶工作的女工，都拥有细腻无瑕的肌肤。当时仍为学徒的詹纳，在奇平索德伯里偶遇了一位挤奶女工，这位女工向詹纳提及当地流传的一种说法：那些曾经感染过牛痘的人，将不会再感染天花。起初，詹纳对此并未给予过多关注，但随着其知识与经验的不断积累，他逐渐意识到，这或许将是一项非同寻常的新发现。詹纳花费 21 年的时间，对天花做了系统的研究。他深入牛奶厂对患过牛痘的女工进行调查，这些研究使詹纳弄清了两个问题：第一，当时人们所说的牛痘其实包括牛的两种疾病，其中之一对人天花有预防作用；第二，牛痘只有在疾病的特定阶段才对预防人天花有作用。这些重要的观察为牛痘接种术的发明奠定了基础。

1796 年 5 月 14 日，詹纳进行了一项重要的试验。尼尔美斯（Sarah Nelmes）是一位挤奶女工，被主人家的牛感染了牛痘，她的一只手被感染出现了巨大的脓疱。詹纳首先从尼尔美斯手臂上的牛痘脓疱中取得痘浆，然后将痘浆接种到一名 8 岁的健康小男孩詹姆斯·菲普斯（James Phips）的手臂上。三天后菲普斯的手臂接种处出现小脓疱，第七天菲普斯的腋下淋巴结肿大，第九天菲普斯开始低烧，略感全身不适，但不久接种部位结痂，仅留下了一处小疤痕。六周以后，詹纳冒险进行了对比试验。他给菲普斯接种了取自天花患者脓疱的脓液，试验结果令人振奋，菲普斯没有患天花，这个结果证实了詹纳的预想“接种牛痘是可以使人类对天花产生抵抗力的”。世界上首次人体接种牛痘的试验成功了，后来詹纳又进行了多次试验，均收到良好的效果。詹纳激动地向他朋友爱德华·加德纳（Edward Gardner）描述了自己的试验，并表示要以加倍热情继续进行实验。①

1797 年，詹纳将自己多年来收集的牛痘病例汇总分析，提出接种牛痘可以预防天花，并用多个案例事实证明了他的观点，但是皇家医学会认为詹纳的证据不够充分。为验证其论点，詹纳对其年仅 11 个月大的儿子实施了牛痘接种。1798 年，时年 49 岁的詹纳进一步将牛痘接种的病例范围扩大至 23 例，基于此研究数据，发表了他一生中最重要的研究成果《牛痘产生原因及作用的调查》（*An Inquiry into the Causes and Effects*

① 李丹溪、甄橙：《牛痘发明者贞纳的多彩人生》，《中华医史杂志》2010 年第 3 期，第 175-179 页。

of the Variolae Vaccinae)[1]，该研究在医学领域获得的评价两极分化。部分专家对该项研究的结论持批评与质疑立场，而另一部分专家则对该研究结果表现出了浓厚的兴趣。随后，有研究者重复进行了詹纳的试验，所得结果与詹纳的研究结论相一致。

1799 年，詹纳发表《关于牛痘的进一步调查研究》（*Further Observations on the Variolae Vaccinae*）[2]，1800 年出版《牛痘的事实与观察的延续》（*A Continuation of the Facts and Observations Relative to the Variolae Vaccinae or Cow Pox*）[3]，1801 年发表第三篇论文《疫苗接种的起源》（*The Origin of the Vaccine Inoculation*）[4]。这三篇论文充分论证了牛痘接种的有效性和可行性。菲普斯是勇敢的接种者。他在 52 岁时再次接种天花脓液，安然无恙。菲普斯为詹纳提供了证据，证明接种牛痘是安全的。1806 年，英国流行天花，国王询问牛痘预防天花的情况。皇家外科学会报告在 164381 名接种者中，3 人死亡，56 人发生天花，66 人出现皮肤疾病，24 人接种处感染。在牛痘传播的过程中，人们逐渐认识到牛痘几乎不能称为疾病，牛痘引起的身体不适比天花轻得多，接种牛痘是预防天花的有效措施。

每年夏天，詹纳都在切尔滕纳姆（Cheltenham）小镇为居民和游客接种牛痘。他每年都会前往伦敦推广牛痘接种术，还慷慨解囊，动用个人积蓄为当地贫困民众提供免费牛痘接种服务。1801 年美国总统杰斐逊支持詹纳的发明，不仅让自己的家人接种牛痘，还把牛痘接种术介绍给北美的印第安人。1802 年 6 月印度实现了第一次牛痘接种，1802 年 8 月锡兰（斯里兰卡的旧称）首次实施接种牛痘，1803 年携带牛痘疫苗的船只，从西班牙出发驶向南美和远东地区。就这样，牛痘疫苗于 1810 年到达丹麦，1811 年到达挪威，1816 年到达瑞典，1829 年到达符腾堡，1835 年到达俄国，1853 年到达英格兰，1863 年到达爱尔兰、苏格兰，1874 年到达德国，1882 年到达瑞士，1885 年到达安大略，1887 年到达匈牙利，1894 年到达罗马尼亚，1902 年到达法国。这些国家和地区陆续颁布了强制接种牛痘的法律。[5]

詹纳是一位幸运的人。约翰·菲斯特（John Fewster）是一名外科医生，也是詹纳的朋友，他很早便注意到人痘接种在患有牛痘的人身上会失败；在詹纳以前，多塞特郡的农场主杰斯特（Benjamin Jesty）也知道用牛痘可以对抗天花，并给妻子和

---

① E. Jenner, *An Inquiry into the Causes and Effects of the Variolae Vaccinae, A Disease Discovered in Some of the Western Counties of England, Particularly Gloucestershire, and Known by the Name of the Cow Pox*, London: Sampson Low, 1798.

② E. Jenner, *Further Observations on the Variolae Vaccinae*, London: Sampson Low, 1799.

③ E. Jenner, *A Continuation of the Facts and Observations Relative to the Variolae Vaccinae or Cow Pox*, London: Sampson Low, 1800.

④ E. Jenner, *The Origin of the Vaccine Inoculation*, London: D. N. Shury, 1801.

⑤ Hervé Bazin, *The Eradication of Smallpox-Edward Jenner and the First and Only Eradication of A Human Infection Disease.* Translated by Andrew and Glenise Morgan, Brussels: University of Louvain Press, 2000, p. 77.

两个儿子接种了牛痘；德国和法国的医生也注意到天花和牛痘之间的微妙关系。可惜他们没有将如此重要的发现以论文的方式公之于众，也没有对牛痘进行科学试验。以今日的科学观点来衡量，詹纳依然是当之无愧的牛痘接种术的发明者。詹纳是一位谦虚的人，他生前曾说“我没有创造奇迹，是大家给我太多的荣誉”[①]。詹纳是一位认真的人，他通过认真的观察和试验，认为不恰当的接种是导致二次感染的主要原因，他反复提醒牛痘施种者一定要掌握正确的操作，他专门写信希望种痘同行了解他的经验。

詹纳的牛痘接种试验的发表比达尔文《物种起源》的出版早60多年。在詹纳发表（1798年）首篇重要论文《牛痘产生原因及作用的调查》之后近百年，路易斯·巴斯德（Louis Pasteur，1822-1895）才研制出狂犬疫苗（1890年），又过了近半个世纪（1937年）巴斯德才发现了第一种有效的减毒活疫苗——黄热减毒活疫苗。直到脊髓灰质炎减毒疫苗（1954年）被带入现场试验，严格的双盲现场试验才成为评价疫苗效力的理想标准。回顾历史，更加彰显詹纳过人的观察、分析能力以及超群的预见能力。[②] 爱德华·詹纳对生命持有极高的尊重态度，他将自己余生的精力都投入到牛痘接种术的推广中。在那个医学知识匮乏、免疫学尚未起步的年代，詹纳凭借对自然现象的细致观察，大胆提出了关于免疫的假设，并通过严谨的实验验证了这些假设，有效地控制了天花这一致命性传染病，挽救了无数生命。詹纳不仅突破了时代的局限，更将维护生命健康视为己任，开创了免疫接种的新纪元。

五　牛痘法传入中国

在人痘术基础上改良出的牛痘术为英国政府和东印度公司扩大对中国的影响提供了契机。嘉庆八年（1803）初，印度东印度公司总督收到一封英国急件，信中希望将英国已在印度施种的牛痘法推行到中国。于是总督建议有关委员会与中国清政府官员磋商办法。同年8月，英属孟买总督将一批痘苗寄给澳门东印度公司，10月寄达。经广东行商协助在澳门的中国儿童身上进行试种牛痘，但因此批痘苗已经失效而未获成功。[③]

嘉庆十年（1805）春，英国东印度公司医官皮尔逊（Alexander Person，1780-1874）和澳门医生一起，将澳门葡萄牙商人许威氏（Hewit）由马尼拉运来的一批

① Ernest A. Gray, *Portrait of A Surgeon—A Biography of John Hunter*, London: Robert Hale Limited, 1952, p. 147.

② 王海莉、吴俊、王斌等：《免疫接种与天花疫苗的发现者：爱德华·詹纳》，《中华疾病控制杂志》2020年第7期，第865-868页。

③ 黄启臣：《人痘西传与牛痘东渐——丝绸之路的文化效应之一》，《海交史研究》1999年第1期，第34-40页。

“活牛痘苗”，带到中国南方，给数百中国幼儿接种，皆无恙。皮尔逊博士自费为民众接种牛痘疫苗，此举赢得了澳门居民的深厚敬意与钦佩。当时，天花在广东地区流行，众多广东居民纷纷前往澳门，寻求皮尔逊博士诊所的接种服务。据统计，他一年之内给数千人施种牛痘。[①]

因为有太多人需要接种牛痘，自 1806 年起，皮尔逊开始雇用中国助手，并教给中国助手种牛痘技术。皮尔逊说：“为了使牛痘传播更加广泛，我采取了最好的方式。我已经培训了几个中国人，教他们种痘的细节。他们在我的监督下为人种痘，同样也在其他地方为人种痘。”[②] 梁辉、张尧、谭国、邱熺等人都是第一批来学习种牛痘的助手，其中最出色的助手当属邱熺（1773—1851）。皮尔逊把牛痘术引入澳门时，邱熺未曾出过天花，见牛痘术有“不择天时，不烦禁忌，不延医，不服药”的优点，且易于掌握，便以身试之，果然效果很好，在家人和亲友间推行也“无不验者”。邱熺学成牛痘术之后，终身以传种牛痘为业。[③]

皮尔逊还编写了小册子《英吉利国新出种痘奇书》，详尽地描述了牛痘接种方法和注意事项，该手册由斯当顿（George Thomas Staunton，1781-1859）译成中文，广为流布。皮尔逊后又传授其法于中国生徒。重要者为海官。海官以后成为名医。“三十年间为人种痘，达一百万口。”[④] 尽管西人把牛痘法引入中国的目的是借此消解中国民众对西人的偏见，以便争取更大的中国市场，但客观上推动了天花预防，一定程度上改变了中国民众认为西方医学只是在解剖学方面优于中医的成见，为后来西方医学的大规模传入奠定了心理基础。

六　牛痘法在中国的传播

虽然中国的人痘医已经把人痘术发展到比较安全的程度，[⑤] 但在牛痘术传入中国之前，天花仍是儿童死亡的最重要疾疫。分析其原因：第一，人痘施种成本高，一般中国家庭难以接受，导致人痘施种率不高；第二，经验丰富的高水平人痘师缺乏。

在牛痘术传入中国之始，中国人普遍对牛痘术抱有怀疑或抗拒心理，普遍认为人痘更优。一直到清末民初，牛痘的普及仍面临很大问题。在中国受西方影响较大的广州、上海等沿海开放城市，对牛痘的接受度更大些。清代沈善丰在《牛痘新编》中，将牛痘不受欢迎的原因归于动了传统医师的奶酪：“牛痘尽善尽美，最有

---

① 范行准：《中国预防医学思想史》，第 134 页。

② 转引自董少新《论邱熺与牛痘在华之传播》，《广东社会科学》2007 年第 1 期，第 134-135 页。

③ 王彬：《清代牛痘术在华推广赞助路径探析》，《贵阳学院学报（社会科学版）》2020 年第 4 期，第 67-71 页。

④ 张星烺：《欧化东渐史》，商务印书馆，1934，第 71 页。

⑤ 马伯英：《中国医学文化史》，上海人民出版社，2010，第 507-508 页。

碍于塞鼻痘医；牛痘不必延医，又不利于幼科；牛痘无余毒遗患，又不利于外科；牛痘无药有喜，于药铺亦不无小损。是故每有射利之徒，视善举为妒业之端，暗中煽惑。以刀刺为惊人之语，以再出为阻人之词。”① 诚然，牛痘疫苗的推广对传统的人痘接种医师、儿科外科医生乃至药房业务产生了负面影响。然而，牛痘疫苗普及所面临的困难并不仅仅源于利益冲突，当时的社会传统观念同样使得广大民众对这一新兴医疗技术持保留态度。1892 年 7 月 18 日，上海《申江新报》刊发题为《劝种牛痘》的文章，其中提到：“孩童用人痘旧法以痘痂吹入鼻中，一或不慎即至夭亡。”自牛痘传入后，简捷妥当，保全孩童生命多若恒河之沙。竭力宣传种牛痘比种人痘更安全且有效。②

为了使牛痘术顺应中国人的认知心理，有人从传统医学中寻找理据进行文化调适。在中国传播牛痘术最有影响的书籍是嘉庆二十二年（1817）邱熺撰写的《引痘略》。邱熺详尽阐述了皮尔逊在澳门与广州实施牛痘接种的情况，还将上臂接种牛痘的部位定为手少阳三焦经的消烁、冷渊二穴，用经络脏腑理论进行了解释。他把中国的传统中医理论与出痘后的用药护理相结合，显著提升了牛痘术的可信度。又由于皮尔逊在广州免费给居民种牛痘，加上邱熺设置“果金”送给接种牛痘的小儿，这样既吸引广大贫苦之家来种牛痘，又保证了疫苗得到源源不断的供应，从而大大促进了牛痘术在中国的传播和推广。③

邱熺本非医生，其因供职于洋行而获得机遇，得以向皮尔逊学习牛痘接种技术。此后，他致力于在广州与澳门之间推广牛痘接种，因在牛痘接种领域的贡献而声名鹊起。邱熺《引痘略》是中国人撰写的第一本论述牛痘术的著作，“引痘”彰显了邱熺对牛痘术的文化调适与顺应态度。邱熺还利用经络学说解释牛痘施种于上臂，相较于中国人痘法中的鼻苗法更安全。邱熺在《引痘略》中，还指出痘是小儿脾脏中的胎毒，所以种痘可以引出胎毒；且牛与脾脏同属土，因而牛痘最易引出脾脏之毒。邱熺的这种解释在当时引起共鸣。《引痘略》以中医理论对牛痘术的文化顺应性阐释极为成功，大受国人欢迎，成为当时中国推广牛痘术最主要的方书。在《引痘略》之后，专论牛痘术的医书日渐增多，如《洋痘释疑》《种痘法》《引种牛痘方书》等。

外籍痘师传授牛痘技术，本土国人学习种牛痘，翻译出版牛痘医书，以及国人自编牛痘医书，加之大众媒体对牛痘术的推介，④ 这些措施共同促成了牛痘术在中国的

① 沈善丰：《牛痘新编》，清光绪十一年乙酉（1885）刻本，序第 3 叶。

② 《“劝种牛痘”》，《申江新报》1892 年 7 月 18 日，第 3 页。

③ 黄启臣：《人痘西传与牛痘东渐——丝绸之路的文化效应之一》，《海交史研究》1999 年第 1 期，第 34-40 页。

④ 如 1894 年《申报》对牛痘术的介绍：“用人痘浆不如用牛痘浆之为妙……种时以小刀轻轻刮之，不可多见血……其便易盖有如此者。”参见冷东、刘桂奇《 十三行与清代中后期广州现代医疗卫生体系的初建》，《西南大学学报（社会科学版）》2010 年第 5 期，第 184-190 页。

推广。

牛痘术传入中国后，种牛痘的价格也让一般中国家庭望而却步。中国早期学习西医的医生黄宽（1829—1878）曾在海关报告，指出牛痘施种价格极为昂贵的问题，即便是针对穷人的施种费用也十分高昂。

面对天花的危害，虽然牛痘术比人痘术效果更好，但施种价格成为推广种痘的障碍。为破解这一困境，中国推出了施种牛痘的慈善机构牛痘局。牛痘局始于1810年的广东，道光年间《南海县志》明确记载：“迨（道光）十五年……洋行商人伍敦元、潘有度、卢观恒，合捐数千金于洋行会馆，属邱、谭两人传种之。寒暑之交，有不愿种者反给以赀，活婴无算。”[①] 牛痘局免费施种安全性有保障的牛痘的行动，对经济状况较差的中国家庭十分具有吸引力，最早接受皮尔逊施种牛痘的主要是贫苦人群即证明了这一点。免费施种牛痘的举措对牛痘术在中国的推广发挥了显而易见的促进作用，同时也促使种痘成为一种免费的社会福利事业。[②]

除了免费施种牛痘，牛痘局还向有意学习牛痘施种术的人免费传授牛痘接种术。在中国传统医学的传统中，“秘而不传”现象很常见，掌握人痘术的医师也抱有同样的心理——“医书充栋，惟种痘之术不传，盖术家欲专其利，故秘其术，以自私也。”[③] 免费传授牛痘施种术的做法打破了中国传统医学中的陋习，为牛痘法推广提供了技术保障，培养了专门的种痘人才，对于牛痘术的传播起到良好的推动作用。

广州牛痘局不仅使广东地区种牛痘制度化，而且使广州成为中国种牛痘的中心，使牛痘术从广州向中国其他省份扩散[④]，牛痘局很快散布到湖南、北京、苏皖（江南布政司）、福建、江西、四川、安徽等地区。牛痘局免费施种牛痘和免费传授施种牛痘技术的举措，为中国民众接受牛痘施种扫除了资金和技术障碍，收到了很好的天花预防效果。

随着牛痘局的增加，新问题也随之出现。牛痘局的数量虽然增加了，牛痘接种覆盖地域扩展了，但是对于新技术应用后的监督和监管并没有同步跟进，有些地方虽然以具有法律意义的公文给牛痘免费施种提供了资金支持，但没有及时制定民众必须接受牛痘施种的法律文件，政府强制推介种牛痘的手段也不明确。反观牛痘术发源地英国，1854年英国开始以法律的强制形式要求婴儿接种牛痘，促成英国的天花预防取得了根本性的胜利。

---

① 邓士宪等撰道光《南海县志》卷四十四，清道光十五年刻本，《广东历代方志集成·广州府部13》，岭南美术出版社，2009，第824页。

② 陈朝晖、郑洪：《岭南医家邱熺与牛痘术》，《中华医史杂志》1999年第3期，第159-160页。

③ 张琰：《种痘新书》，同治十年刊，序。

④ 董少新：《论邱熺与牛痘在华之传播》，《广东社会科学》2007年第1期，第135-136页。

七　研制中国自己的牛痘疫苗

中国最初生产的天花疫苗的毒株全部来自国外，依靠国外毒株标准生产的疫苗极为不稳定，中国依然笼罩在天花的阴影中。要想预防天花，中国人一定要生产出国人自己的天花疫苗。

1926 年，北平传染病医院接收了一位天花患者——西北军士兵刘广胜。当时防疫处痘苗负责人齐长庆听闻后，从医院获取患者疱疹痂皮，研磨成粉末后接种到猴子皮肤上。猴子出痘后，再接种到另一只猴子身上。连续两代后，接种到家兔皮肤和睾丸上。五代后，转种到牛犊皮肤上。三代后，获得的毒株与日本天花疫苗相似，命名为“天坛株”。抗日战争期间，中央防疫处南迁，李延茂负责将“天坛株”痘苗毒种转运至昆明，克服重重困难，为我国消灭天花做出了贡献。①

20 世纪 50 年代初，中国启动了普及牛痘接种的计划，同时，各生物制品研究所对生产流程进行了规范整顿，并制定了统一的痘苗生产和检定规程。中国生产的牛痘苗质量得到保障。

20 世纪 60 年代初，以赵铠为首的科研团队找到了一个好办法——用鸡胚代替牛生产牛痘疫苗。这样一来，疫苗就不会那么容易被细菌污染。他们还用事实证明，用 200 个鸡胚培养出来的疫苗，效果和一头牛培养出来的疫苗一样好。当时国际上大多仍在使用牛来培育牛痘疫苗，而中国已开始用鸡胚培养牛痘疫苗，在牛痘疫苗的生产技术方面走在了世界前列。

只有提高牛痘疫苗质量，才能保证接种效果。中国先后开发出耐热的液体痘苗、冷冻干燥痘苗等，均有利于痘苗推广普种工作。此外，从群体层面上预防控制并消灭天花，离不开党和政府制定的卫生工作方针及贯彻执行力度。天花作为一种传染病，其最终控制依赖于政策指导下的全民疫苗接种。

1950 年 10 月，中央人民政府政务院颁布了《关于发动秋季种痘运动的指示》，同年卫生部发布了《种痘暂行办法》等一系列文件，各级政府、卫生行政部门广泛开展了群众性的卫生宣传，种痘活动逐年深入。1962 年，中国修改了种痘办法，使种痘活动更加规范化、常规化。1970 年初，虽有报告天花病例，但经核查，最终都排除了天花。

八　全球联合消灭天花

科学与文化的交流是无法阻挡的，种痘技术的传播与天花的消灭，充分证明了这

① 刘万红、罗凤玲主编《疫苗与健康》，武汉大学出版社，2022，第 29 页。

个道理。16世纪中叶至19世纪中叶，澳门成为中国内地和西方文化交流的重要枢纽。17世纪，中国的种痘技术通过陆上的丝绸之路传到了欧洲。到了19世纪，西方的牛痘接种技术又通过海上的丝绸之路，从澳门传到了中国内地。在当时，西方文化经由澳门一区传入中国内地，其中包括了牛痘接种技术、人体解剖学等西医科学，以及数学、天文学、历法学、地理学、地图学、物理学、水利学、建筑学、教育学、语言学、哲学、美术和音乐等多个学科领域。与此同时，中国的优秀文化诸如儒家哲学、经济学、古典文学、语言学、中医学、美术、建筑学、数学等，也经澳门一区通过海上丝绸之路西传欧洲各个国家。[①]

中西文化的交流是双向的。人痘接种术是中国人的发明，西传欧洲国家挽救千百万人的生命。英国医生詹纳发明的牛痘接种术东渐中国，也使中国人民获益。知识的文化流动是双向的，两者可以互相激荡、互相渗透、互相影响、互相吸收、互相促进、互相利用，共同发展。纵然存在时间先后和地域障碍，但先进的知识总会被世界接受，人痘西传与牛痘东渐，充分证明了这一点。

1936年，苏联首先消除天花。当时世界上也有一些国家已无天花流行，为了防止天花再次侵入，这些国家不得不每年仍要接种牛痘，可见消灭传染病必须采取全球行动。1967年世界卫生组织（WHO）总部设立特别基金，用于扩大消灭天花运动，当时苏联提供了大量牛痘疫苗，供应无力生产痘苗的国家使用。全球范围看，从1958年提出全球消灭天花的提案，南美洲于1971年消灭了天花，非洲的索马里于1977年消灭了天花，成为最后一个消灭天花的国家。

1979年世界卫生组织宣布全世界消灭天花。1980年5月28日，第33届世界卫生大会正式向全世界庄严宣告“全球已消灭天花”，这是人类向疾病做斗争取得彻底胜利的一件大事。自世界卫生组织宣布全球消灭天花，世界上多数国家停止了天花疫苗的生产，只有部分国家生产少量的储备疫苗。近年来，世界恐怖活动的升级加剧了人们对生物恐怖袭击的担忧。特别是2001年9月11日，美国遭受恐怖袭击后，天花疫苗重新成为世界范围内用于反生物武器研究和使用的重点。[②] 天花病毒被认为是最强的生物武器之一。由于天花疫苗已停止接种40余年，人们普遍缺乏对天花的免疫力，尤其是年轻人和儿童。另外，目前对于天花尚无确定有效的治疗方法，一旦天花暴发流行，后果不堪设想。[③]

根据世界卫生组织决议，世界上有两处实验室保留了天花毒株：俄罗斯联邦新西

---

① 黄启臣：《人痘西传与牛痘东渐——丝绸之路的文化效应之一》，《海交史研究》1999年第1期，第34-40页。

② S. S. Qutaishat, J. L. Olson, "Bioterrorism Preparedness: The Smallpox Vaccine Debate," *Clin Med Res*, Vol. 1, No. 2 (2003): 85-86.

③ I. Wiser, R. D. Balicer, D. Cohen, "An Update on Smallpox Vaccine Candidates and Their Role in Bioterrorism Related Vaccination Strategies," *Vaccine*, Vol. 25, No. 6 (2007): 976-984.

伯利亚州科尔索沃国家病毒与生物技术研究中心和美国佐治亚州亚特兰大疾病预防控制中心。由于天花病毒危害巨大，对于实验室保存天花病毒这一举措，社会上一直存在争议。天花病毒在保存过程中可能出现的泄漏风险，以及因此可能引发生物恐怖危机一直是引起科学争议和政治争议的核心问题。①

天花生物恐怖的威胁促使人们重新考虑接种天花疫苗。某些国家已采取措施进行大量的疫苗储备，并已开始恢复接种天花疫苗。2004 年，世界卫生组织在日内瓦召开的会议上提出了关于建立全球天花疫苗储备的建议。中国政府为应对可能的天花生物武器袭击，也采取了扩大天花疫苗储备的举措。因此天花疫苗的研发仍然在继续，同时疫苗的生物安全问题也成为全世界关注的焦点问题之一。

回顾历史，从人痘苗到牛痘苗，人类经历了数百年的探索，其间经历了种种波折。当人们称赞詹纳伟大的时候，昔日先进的牛痘疫苗已被科学家更新换代。

第一代天花疫苗为活病毒疫苗，是用牛痘病毒也称痘苗病毒（Vaccinia Virus，VACV）制成的，因为天花的消除，这批疫苗已经在 20 世纪 80 年代停止生产。传统疫苗的有效性在人类消除天花的过程中得到了充分的验证，但由于是采用感染动物生产制备的，存在被其他微生物污染的问题，提取物中伴随的动物蛋白可能会引起人的过敏反应，因此第一代天花疫苗会引起很多副作用。

第二代天花疫苗是通过组织培养制备的活病毒天花疫苗，用来源明确的细胞进行疫苗生产会减少细菌污染，提高天花疫苗产品的安全性。20 世纪 70 年代初进行了第一个组织培养天花疫苗的制备，效果良好。第二代天花疫苗保持了活疫苗的免疫原性，通过对生产条件的控制，减少了细菌、病毒、真菌等微生物的污染，因为也是在皮肤表面进行接种，其缺点是会出现特异性皮炎，免疫缺陷疾病的患者可能会发生严重的副反应。

第三代天花疫苗为减毒活疫苗。科学家做了很多努力，通过连续传代获得减毒的病毒株，随着病毒分子生物学技术的发展，采用选择性基因缺失（基因重组）的方法制备高度减毒活疫苗等低致病性的病毒株，以适应免疫缺陷的个体和对疫苗接种有禁忌的人群。

新一代天花疫苗也称为亚单位疫苗，是诱导保护性抗体反应的新一代天花疫苗，包括蛋白亚单位疫苗、DNA 疫苗和载体天花疫苗，更适用于存在免疫缺陷、皮肤病或心血管疾病，且野生毒株暴露或感染风险低人群的接种。亚单位疫苗的安全性虽然提高了，但其免疫原性和保护力可能会低于传统疫苗，因为亚单位疫苗仅含一种或几种蛋白或 DNA，缺乏对不同种天花病毒的交叉免疫作用。②

---

① J. M. Lane，G. A. Poland，“Why Not Destroy the Remaining Smallpox Virus Stocks，”*Vaccine*，Vol. 29，No. 16（2011）：2823-2824.

② 刘丽、汪巨峰、李波：《天花疫苗的研究现状和进展》，《中国药事》2013 年第 11 期，第 1192-1200 页。

医学历史的发展证明，疾病是复杂的，医学家的工作只是逐渐揭开了疾病的层层面纱。以天花为例，天花病毒属于痘病毒科正痘病毒属（Orthopoxvirus），是引起人天花的病原体。而猴痘病毒与天花病毒一样，同属于痘病毒科正痘病毒属，所以猴痘病毒感染可以引发人畜共患病毒性疾病，临床上会出现与天花类似的症状，表现为发热、皮疹、淋巴结肿大。全球正痘病毒易感人群比例正在逐年上升，正是由于这样的原因，2022 年猴痘的流行引发了人们的恐慌。

因此，了解历史非常重要，已被忘却的牛痘疫苗很可能再次发挥重要作用。在痘苗发明的历史上，人痘苗、牛痘苗、新生代的天花疫苗，都是历史带给人类的财富。免疫接种是预防疾病的有效方法，科学研究和历史经验表明，疾病并不可怕，医学研究总是走在与疾病竞争的道路上。在控制传染病的问题上，不仅要相信科学，同时要社会动员，更需要全球合作。文化是全人类共同创造的精神财富，先进的科学为全人类所分享，医学知识不分中西，共同守护人类的健康家园是每一位医学人努力奋斗的方向。

日本汉方颗粒剂与中国经典医方

梁永宣　李　敏*

摘　要　通过探讨日本汉方颗粒剂的诞生及开发过程，深入研究日本医疗保险所用148首汉方颗粒剂与中国经典医书的关系，发现126首处方中源自中医古籍者有20种，进而分析其援引中医古籍的概况及引用频次、学科分类、朝代归属、作者、卷数和版次等引书情况，归纳出日本颗粒剂引用中医经典方剂的特点，为今后国内经方研究提供一定的参考。

关键词　日本；汉方颗粒剂；中医古籍；中国经典医方

关于日本汉方颗粒剂的开发史研究梁永宣联合尤立平曾于2018年6月28日《中国中医药报》发表了《日本汉方颗粒剂演进之概览》① 一文，并于2019年7月在《中华医史杂志》发表了《日本汉方颗粒剂的开发和应用》② 一文，其中探讨了汉方颗粒剂最初开发与便利咖啡的普及问题、颗粒剂开发过程中的核心人物、将颗粒剂真正应用于临床的状况等内容。关于日本医疗保险所用148首颗粒剂处方与中国医籍渊源关系的研究，梁永宣又于2022年12月31日在《中医药历史与文化》发表了《日本汉方颗粒剂的发展历程及与中国医学之渊源》③ 一文，其中探讨了汉方颗粒剂与中国医学之渊源，通过研究发现医疗保险所用148首汉方颗粒剂中，出自20种中医古籍者126首，占85.14%。处方以汉、宋、明方剂为核心内容。基于此，近期笔者又围绕相关内容进行了深入考察，对日本医疗保险收入的颗粒剂处方引用中医古籍的引书情况予以分析，以下在介绍日本汉方颗粒剂开发过程基础上，分别予以讨论。

一　日本汉方颗粒剂开发过程简介

日本汉方颗粒剂从制作到临床应用，是一项涉及多方面的创制发明过程，包括最早制作汉方颗粒剂的板仓武、最早公开汉方提取物制作方式的渡边武、最早在临床研

* 作者简介：梁永宣，世界中医药联合会经方学术委员会副会长，原北京中医药大学教授、博导、图书馆馆长，曾任中华医学会医史学分会第十四届主任委员、日本兵库医科大学中医药孔子学院中方院长。主要研究方向：宋代医学文献、中日韩医学交流、中医药知识的科普传播。李敏，中国中医科学院中医药信息研究所，助理研究员。

① 梁永宣、尤立平：《日本汉方颗粒剂演进之概览》，《中国中医药报》2018年6月28日第6版。

② 梁永宣、尤立平：《日本汉方颗粒剂的开发和应用历程》，《中华医史杂志》2019年第2期。

③ 梁永宣：《日本汉方颗粒剂的发展历程及与中国医学之渊源》，《中医药历史与文化》2022年第2期。

制应用汉方颗粒剂的细野史郎、最早在市场销售汉方颗粒剂的小太郎公司等内容。

（一）最早制作汉方颗粒剂的板仓武

根据史料记载，日本于 1944 年成功制造出颗粒剂，制作发明人为国立东亚治疗学研究所第一任所长板仓武（1888—1958）[①]，他于 1909 年考入东京帝国大学即现在的东京大学医学部，1913 年以优秀成绩毕业后继续攻读研究生，跟随三浦谨之助教授学习心内科专业。1916 年开始与汉方学者交流，1921 年获得医学博士学位，并成为东京大学医学部助手兼讲师。两年后的 1923 年，作为文部省留学生渡欧，赴法国巴黎研修，当时主要学习治疗学。有一天，大学的治疗学专家卡诺（Carnot，カルノー）[②] 对他说："你们国家（当时误解原书作者为日本人）有《伤寒论》这样的优秀著作，是治疗学未来应遵循的指南。"导师的话语成为他之后研究的巨大动力。

留学两年后的 1925 年他返回日本，在继续教授课程的同时，于 1928 年出版《治疗学总论》一书；1939 年东京同爱纪念病院落成，老师三浦担任了院长及内科主任。1943 年，受老师之托，板仓武接任了内科主任，并在医院内成立了东亚治疗研究所还担任所长。机构成立的第二年，56 岁的板仓武便成功开发了出自仲景原方的柴胡汤、青龙汤类颗粒剂，并应用于临床进行比较研究。[③] 之后，1947 年，板仓武出版《治疗学提要》，1949 年又出版有《治疗学概论》。[④] 从概论书中设立的"东方医学"章节中可以看到他的思考，他认为治疗学体系中东方医学内容是不可缺少的，并从这一视野出发探讨了汉方药物的剂型改革，希望在日本治疗学体系中能充分发挥东方医学的作用。[⑤] 基于此，笔者认为，研究具备东西方特色的新剂型，这是他能够创制出颗粒剂的思维基础。遗憾的是，因败战后所在的医院被美军接收，颗粒剂研究被迫终止。

（二）最早公开汉方提取物制作方式的渡边武

渡边武（1913—2004）出生于京都，他终生致力于研究汉方药和植物椿。1935 年 22 岁时毕业于京都药学专门学校，并获得药剂师资格。1939 年在东京帝国大学医学部药学科选修课程完成，1941 年经恩师、著名药物学者、东京大学朝比奈泰彦教授介绍，入职于著名的武田药品株式会社研究所；1956 年获京都大学医学部药学博士学位记录证书。

渡边武在药物研究方面业绩非常突出，1947 年 6 月 21 日，他与同研究所的后藤实

---

① 秋葉哲生「医療用漢方製剤の歴史」『日本東洋医学雑誌』61 巻 7 期、2010。

② Bibliothèques d'Université Paris Cité. "Base biographique-Carnot, Paul", July 23, 2024, https://www.biusante.parisdescartes.fr/histoire/biographies/index.php? cle=3676 (20).

③ 丁宗鐵『治療学の確立と東洋医学の再興をめざした 板倉武』東京医聖社、1989、82 頁。

④ 板倉武『治療学概論』吐鳳堂、1949。

⑤ 板倉武「東洋医学の将来に望む」『漢方の臨床』9-10 合併号、1956、19 頁。

联名，在日本药学会支部例会上首次公开了关于“汉方制剂煎出法的研究”内容，第二年又发表了关于“汉药类精油含量的研究”，之后还在日本药学会、日本东洋医学会予以公开发表，同类研究均刊登于1952-1954年的《日本东洋医学杂志》。① 他曾多次向临床医生呼吁重视新剂型的应用，但未得到太多回应，且自身所在的机构——武田药品株式会社研究所，也没有给予足够的重视，将开发药物的机会拱手相让给了其他公司。

渡边武虽然出身于药学专业，但他常年学习中医典籍及知识，曾经从1936年开始，便在位于东京的拓殖大学偕行学苑所开设的夜间汉方医学讲座学习班中学习，聆听了大塚敬节、矢数道明、矢数有道等多位名家的讲座。在跟随朝比奈泰彦教授学习期间，他有幸结识了“弃西学中”、被誉为日本汉方一代宗师的汤本求真（1876—1941），并积极往返于汤本诊所帮助传递处方笺，② 从中了解了中医辨证的许多思路，为他之后的药物学研究和临床治疗应用奠定了重要基础。

渡边武曾经担任武田药品研究所主任、钟纺药品常务理事、汉方研究所所长、神户女子短期大学教授、近畿大学医学部讲师。1947—1962年的15年间，担任日本厚生省第六次、第七次日本药局方制定委员会委员，在日本生药学会担任常任干事选任评议员。1967年退休后，于次年至1974年，应邀担任厚生省一般汉方制剂承认审查日本制药团体联合会汉方专门委员会委员，并于1977年担任了关西日中医药研究会会长。③

自1979年以来，渡边武在日本国内向医生、药剂师、销售商、针灸师、厨师、营养师等大力宣传汉方知识，并组织了日中医学研究会，在关东、关西和九州三处开展活动，极大地提高了日本各界对汉方知识和药物的认识水平。他热衷于日中医药学交流，曾经前后22次访问中国，并与北京中医药大学任应秋先生有交往。

（三）最早在临床研制应用汉方颗粒剂的细野史郎

将颗粒剂真正应用于临床治疗者是在京都创立圣光园诊疗所的细野史郎（1899—1989）④。

细野史郎，1927年学成毕业于京都帝国大学医学部，翌年在京都市左京区鹿谷创

① 渡邊武・後藤実「漢方方剤の煎出法に関する研究(第1報) 麻黄湯に就いて」『日本東洋医学雑誌』3卷1期、1952。渡邊武・後藤実「漢方方剤の煎出法に関する研究（第2報）漢薬類の精油含量について」『日本東洋医学雑誌』4卷2期、1953。渡邊武・後藤実「漢方方剤の煎出法に関する研究（第3報）精油含有生薬を配合する漢方剤について」『日本東洋医学雑誌』4卷2期、1953。渡邊武・後藤実「漢方方剤の煎出法に関する研究（第4報）—紫雲膏の研究」『日本東洋医学雑誌』5卷4期、1954。

② 日中医薬研究会・初級漢方講座网站「渡辺武先生について」https://www.kanpoukouza.net/.

③ 向日市立图书馆网站，https://www.city.muko.kyoto.jp/kurashi/tosyokan/korekusyon/1624552842154.html。

④ 坂口弘发行「漢方診療五十年・医療法人・聖光園細野診療所の歩み」(非卖品)、1978。

圣光园诊疗所，同时还在大学松尾内科部门继续从事胆石症研究，工作之余还在1932年获得博士学位。1933年因长子患哮喘病，穷尽西医学之法治疗无效，细野开始接触汉方[①]，并进入日本汉方医学巨匠、名医浅田宗伯流派门下，随其高足新妻庄五郎之子新妻良辅学习。他与日本著名汉方家大塚敬节、矢数道明交往很多，虽出身为西医，但在1938年开始便全面转向汉方医学治疗。

细野史郎具有良好的医学科研思维，他很早就在开办的诊所内购置了全套研究设备，通过动物实验核实药物功效。研究过程中，他重点培养弟子坂口弘、内炭精一，要求他们前往西医大学药理室学习实验操作，并安排长子、次子协助喂养动物。1950年，依老师之托，以坂口弘为主，已经成功研制出20种汉方颗粒剂，并应用于自己开设的诊疗所临床中。最终在1952年召开的第三届东洋医学会总会中，细野史郎发表了关于通过兔子实验以证明芍药甘草汤药理作用之论文，并在会场中倡议宣传应“开辟汉方颗粒剂开发和应用之路”。

1950年日本东洋医学会成立时，细野史郎与大塚敬节、奥田谦藏、矢数道明四人，被公认为汉方复兴运动的领袖型人物。1952年，被选为东洋医学会理事长，后于1967年、1974年又两次当选为东洋医学会会长。在细野的主导下，1955年，诊所的颗粒剂研究成果全部投入治疗使用，为后来日本汉方界的颗粒剂临床推广奠定了极为重要的基础。1981年，因其为振兴东洋医学所做的贡献，获得文部大臣奖。

（四）最早在市场销售汉方颗粒剂的小太郎公司

小太郎汉方制药是日本首家在市场推出汉方颗粒剂产品的公司，其历史可以追溯到1952年成立的上田黑烧屋株式会社。自1957年2月，公司正式更名为“小太郎汉方制药株式会社”，至今已有71年历史。首任社长上田太郎，在继承家传产品的基础上，又提出了“生产出类似奶粉的生药制品”的创新思想，推动公司致力于开发汉方颗粒剂的便捷化进程。

然而，仅凭个人力量，这一目标难以实现。作为公司的领导者，上田太郎与业内专家建立了深厚的联系，真诚地邀请他们加入团队，为公司的商业销售奠定了成功的基础。女婿铃木五郎接任后，进一步深化了与京都大学木村康一教授、大阪大学高桥真太郎教授的合作，于1957年4月成功开发出35种汉方颗粒剂，并正式投放市场。

公司在制作颗粒剂过程中，在汉方理论和临床应用领域，获得了关东名医矢数道明和大塚敬节的支持；在选取开发方剂种类方面，研究团队中的山元丰治偏好采用

---

① 2011年6月22日，弟子中田敬吾在广播电台“今日汉方”节目中讲述了《汉方医人列传“细野史郎”》，http://medical.radionikkei.jp/tsumura/final/pdf/110622.pdf。

《伤寒论》和《金匮要略》处方，公司认真考虑了他的建议，这也是今天日本市场的汉方颗粒剂中仲景方剂数量众多的重要原因之一；在实际操作方面，药学专家木村康一、高桥真太郎、桑野重昭三人先后加入了颗粒剂的制作和研发，是其中起决定作用的因素。他们三人之间建立了非凡的学术和人际关系，木村是高桥的指导者，而高桥又是桑野的指导者，同时木村与桑野共同撰写并发表了多篇学术论文。他们之间的合作协助，有力地促进了颗粒剂的研制成功，特别是桑野重昭，在具体制作过程中付出了很多努力。

1961 年，日本开始讨论将汉方药纳入已有 35 年历史的医疗保险制度。经过 6 年的研究，1967 年 6 月 29 日，小太郎生产的葛根汤、当归芍药散、十味败毒汤、五苓散四种颗粒剂，薏苡仁汤的片剂和散剂，被厚生省正式认可为医疗用药。颗粒剂纳入医保的过程颇为曲折，时任日本医学会会长的武见太郎功不可没，他还同时推动了北里东洋医学研究所的成立。然而，由于颗粒剂进入保险体系时没有临床试验作为依据，后世对武见太郎的评价褒贬不一。尽管如此，汉方制剂被纳入政府医疗保险体系——药价基准收载，在日本汉方发展的历史上具有划时代的意义。

另外，武见太郎的社会影响延续至今，其次子武见敬三虽毕业于庆应义塾大学法学部，并非医学出身，曾经任大学教授等职，后积极参与议员选举，于 2006 年 9 月至次年担任安倍内阁的厚生省副大臣一年；2023 年 9 月起，又在岸田第二次内阁改选后出任厚生省大臣。

二　日本汉方颗粒剂与中国经典医方

自 1967 年汉方进入医疗保险 9 年后的 1976 年，津村公司开始跟随开发，进入医疗保险的颗粒剂药物升至 42 种名称、60 种产品，后来陆续增多，到 20 世纪 80 年代共达 148 种（含外用 1 种）；2000 年产品多达 848 种（其中同一处方由不同厂家生产），由 25 家公司生产，30 家公司销售。[①] 颗粒剂虽然进入了医疗保险用药范围，但日本并未建立专门的管理机构。其间一般非医疗用颗粒剂的开发数量也在增加，1970 年，日本厚生省药物局制药科筹备建立了汉方协调会，针对一般用汉方处方数量进行内部规定限制，一年后又成立了隶属于中央药事审议会，在一般用医药品特别总会下设的汉方生药制剂调查会，将 632 首处方减少为 346 首，又经日本制药团体联合会的汉方专门委员会进行审议，最终形成了 210 个处方的日本联合用药方案。从 1972 年到 1974 年，日本厚生省对市场汉方制剂进行了四次审查，推出了《一般用汉方处方手册》，到 2013 年已经修订六版。近年来，针对医疗用汉方颗粒剂的参考书籍不断涌现，但其

① 秋葉哲生「医療用漢方製剤の歴史」『日本東洋医学雑誌』61 巻 7 期、2010。

水平已经无法与早年活跃于东洋医学会和上文中涉及的人物相比肩，某药治某病的思维占据主要位置，与中国的辨证用药有较大差距。

下文将运用统计学、文献学等方法，对所涉列书籍的概况、引用频次、朝代归属、学科分类、引用次数、作者、卷数和版次等细节予以分析统计。

（一）日本医疗保险收入的颗粒剂处方引用中医古籍的概况及频次

总体而言，日本医疗保险纳入的汉方颗粒剂共计 148 种，其中 126 种源自中国医籍，占据绝对优势，其余 22 种则出自日本汉方医籍。由于一些方剂名称在历代书籍中多次出现，现今日本出版的书籍中对此统计存在一些小分歧。为了更好地探讨日本医疗保险所收载的颗粒剂处方中引用中医古籍的情况，本文主要依据笔者亲自核对的原文记载而考证。

将日本医疗保险收入的颗粒剂处方引用中医古籍频次，统计为表 1。

表 1　日本医疗保险收入的颗粒剂处方引用中医古籍频次

	中医古籍名称	引用频次
1	伤寒论	42
2	金匮要略	29
3	和剂局方	16
4	万病回春	16
5	济生方	4
6	千金要方	2
7	外台秘要	2
8	内外伤辨惑论	2
9	外科正宗	2
10	小儿药证直诀	1
11	本事方	1
12	脾胃论	1
13	兰室秘藏	1
14	宣明论方	1
15	世医得效方	1
16	保婴撮要	1
17	寿世保元	1
18	明医指掌	1
19	医学六要	1
20	医学入门	1
合计		126

结合表1内容，可知日本医疗保险所收载的颗粒剂处方引用中医古籍最多者是《伤寒论》，达42首，其次是《金匮要略》，有29首。众所周知，日本古方派是汉方医学的一个重要流派，其以《伤寒论》医学为中心，并在临床实践中广泛应用仲景方，形成了独特的学术特色和治疗方法，影响深远。直至现代，在临床中极具实用性和有效性的仲景医籍在日本现代医学体系中仍具有极大的应用价值和关键地位。前文中我们谈到，板仓武首先开发的颗粒剂为仲景经方，渡边武发表的第一篇论文研究的是仲景《伤寒论》中的麻黄汤，而小太郎公司参考了合作研究者山元丰治的建议，他个人偏好采用仲景《伤寒论》和《金匮要略》处方。实际上，在小太郎公司首次向厚生省申请入保方剂时，具体材料是由一位华侨蔡宗杰申报的①，他在整理时也发现公司当时对仲景方剂的研究成果相对充足。诸多因素促成仲景方剂成为日本医疗保险选用的重要来源。

另外，《和剂局方》和《万病回春》均被引用16首。值得注意的是，《和剂局方》为宋代政府编撰并颁布的国家成药制剂手册，书中以各科病证为纲，以方名为目，便于按病证索方，每个方剂之后，对主治症状和相应药物，以及药物的炮制工艺和药剂制备的具体方法均有详细列举。而《万病回春》是由明代龚廷贤所撰，他在广泛研读从《内经》《难经》到金元时期四大医家等历代医学经典著作的基础上，深入吸收前人智慧，并结合自己的见解进行整理，此书极具参考价值。由此可见，日本在选择中医古籍时，对由国家组织编纂的医书及医家凭借个人才能撰写的医书都给予关注，并且以审慎的态度和恰当的标准进行选择。

接下来排第5位的是引用《济生方》4首，该书又名《严氏济生方》。全书内容包括中风、中寒、中暑等内、外、妇科疾病79篇。首论制方，阐明用药原则；次论补益，强调卫生是保健首要问题，主张有病早治。对方剂的配合，指出“佐使宜合”，才能切合病情。书中所列各方，多为临床用之有效者，切于实用。一般认为此书的特点是议论平正，用药稳妥。②

《千金要方》《外台秘要》《内外伤辨惑论》《外科正宗》等4部医书处方被引用各2首，《小儿药证直诀》《本事方》等11部医书处方被引用仅1首。可见引用中不仅有综合性医籍，亦广泛涉及专科医籍。

上述内容不仅直观地反映了日本对不同中国医籍的具体需求和重视程度的差异，而且侧面揭示了日本在接受和融合中国医学知识方面的态度和标准。

参考真柳诚的研究③，可知江户时期传入日本的中国医书排在前十位的与上述相

① 蔡宗傑「漢方製剤の歷史と上位19処方」『東静漢方研究室』3-4卷24期、2001。

② 贾维诚编《三百种医籍录》，黑龙江科学技术出版社，1982，第135页。

③ 〔日〕真柳诚：《日本江户时期传入的中国医书及其和刻》，梁永宣译，《中国科技史料》2002年第3期。

关的有《千金要方》，该书居第七位，共翻刻 18 次，在日本和刻出版位于前十位的有：薛氏医案（翻刻 28 次，中含《保婴撮要》）、《万病回春》（翻刻 18 次）、《伤寒论》（翻刻 15 次）、《金匮要略》（翻刻 14 次），这也从另一角度证实了当时中国医籍在日本的流传和应用状况。

（二）日本医疗保险收入的颗粒剂处方引用中医古籍学科分类

上文已经了解，日本医疗保险所收载的颗粒剂 126 种处方原出自 20 种历代医籍，笔者按照《全国中医图书联合目录》的分类方法予以归纳，核查原引用处发现，这些医书归属于不同的学科类别，因此按联目方式分类统计如表 2。

表 2　日本医疗保险收入的颗粒剂处方引用中医古籍学科分类

学科分类	中医古籍名称	中医古籍数量
医经类	宣明论方	1
伤寒金匮类	伤寒论、金匮要略	2
方书类	千金要方、外台秘要、和剂局方、济生方、本事方、世医得效方	6
临证各科类	万病回春、兰室秘藏、明医指掌、内外伤辨惑论、脾胃论、外科正宗、小儿药证直诀、保婴撮要、寿世保元	9
综合性著作类	医学六要、医学入门	2
合计		20

结合表 2 内容，引用中医古籍学科方面以临证各科类为多，包含临证综合类医籍《万病回春》《兰室秘藏》《明医指掌》《寿世保元》4 种；内科类医籍《内外伤辨惑论》《脾胃论》2 种；外科类医籍《外科正宗》1 种；儿科类医籍《小儿药证直诀》《保婴撮要》2 种。这些内容体现了日本对临床疾病诊疗技术和方剂应用等方面的重视。此外，日本还选用了少部分医经类、伤寒金匮类和综合性著作类中医古籍，客观上体现出在选择过程中，重视了临床实践技能和理论经验两方面的紧密结合。

以上事实充分说明，日本医疗保险所收载的颗粒剂处方引用中医古籍种类丰富、涉猎广泛，体现出日本对中医经典医方的吸收和借鉴，是经过考量的，客观上符合中医理、法、方、药学术理论体系的基本思维方法，并对临床各科学科内涵有一定理解。他们致力于深入理解医学原理和治疗手段，以确保这些知识能有效地应用于临床工作中。

（三）日本医疗保险收入的颗粒剂处方引用中医古籍朝代归属

日本医疗保险收入的颗粒剂中含中医处方 126 首，引自 20 种中医古籍，这些古籍所属朝代分布统计为表 3。

表 3　日本医疗保险收入的颗粒剂处方引用中医古籍朝代归属

朝代	中医古籍数量
汉	2
唐	2
宋	4
金元	5
明	7
合计	20

结合表 3 内容，可知日本医疗保险所收载的颗粒剂处方引用中医古籍的朝代跨度较大，前有汉代医籍，后有明代医籍。比较后发现，引用中医古籍数量从宋代开始有小幅度增加。此外，引用中医古籍朝代方面又以明代为最，共引用医籍 7 种，占全部引用医籍的 35%，可见日本对明代的中国医籍给予了高度重视，而清代中国医籍未见引用。

日本汉方医学在江户时期经历了承上启下，逐渐走向自立成熟的阶段，笔者经前期研究发现，医疗保险所收载出自日本汉方名家撰写的 22 部医籍的处方，其中江户时期合计为 18 首，占总数比例的 12.16%，这点也客观证实了江户时期日本汉方医学已具备了较高的水平。日本真柳诚研究认为：日本以江户前期为中心兴起了出版汉籍医书热潮，约有 315 种书，共翻刻 683 次，并以临床医书为主。这一盛况，无疑给江户医学带来极大影响。江户后期出现了翻刻基础医学书籍的小高潮。[①] 江户中后期，日本汉方医学的持续发展，以及对本土医学知识的积累和创新，促使本土医籍不断涌现，令他们更倾向于利用和发展本国的医学资源，这可能构成了日本未采纳清代医籍的一个原因。

（四）日本医疗保险收入的颗粒剂处方引用中医古籍作者

将日本医疗保险收入的颗粒剂 126 首处方所引用 20 部中医古籍作者情况统计为表 4。

① 〔日〕真柳诚：《中日韩越古医籍数据的比较研究》，郭秀梅译，《中国科技史杂志》2010 年第 3 期。

表 4　日本医疗保险收入的颗粒剂处方所引用中医古籍作者

序号	中医古籍名称	中医古籍作者
1	伤寒论	张仲景
2	金匮要略	张仲景
3	和剂局方	陈师文等
4	万病回春	龚廷贤
5	济生方	严用和
6	千金要方	孙思邈
7	外台秘要	王焘
8	内外伤辨惑论	李杲
9	外科正宗	陈实功
10	小儿药证直诀	钱乙
11	本事方	许叔微
12	脾胃论	李杲
13	兰室秘藏	李杲
14	宣明论方	刘完素
15	世医得效方	危亦林
16	保婴撮要	薛铠、薛己
17	寿世保元	龚廷贤
18	明医指掌	皇甫中
19	医学六要	张三锡
20	医学入门	李梃

结合表 4 可知，日本医疗保险所收载的颗粒剂处方所引用中医古籍作者，首推金代李杲，他撰写的医籍最多，涵盖《内外伤辨惑论》《脾胃论》《兰室秘藏》三本书。李杲作为“补土派”代表人物，《内外伤辨惑论》标志着其学术生涯的起点，他在书中明确区分了外感与内伤，并集中探讨了饮食不节和劳累过度所引发的脾胃疾病。《脾胃论》为补充《内外伤辨惑论》而作，是李氏所创脾胃论学说的代表著作。《兰室秘藏》在理论上与二书一脉相承，更着重将医学理论在临床运用方面进一步推阐，其中对脾胃病的论述尤为后世所重。

日本方面，以崇奉中国金元四大家学术观点为主体的“后世派”对于汉方医学的发展有着深远的影响。其中，后世派中兴者代表香月牛山尤其尊崇李杲，其在《牛山活套》一书中说：“眼目之方治应本于东垣。如常说，游于予门者，应溯徊东垣之流。非独眼病，诸病之治共应因于东垣治方。须常诵《辨惑论》《脾胃论》《兰室秘藏》。世医只知东垣为医中王道，施补药，除补中益气汤外不知他方者多，为未至东垣血脉者，可笑者也。”① 可见其极力推崇阅读东垣之书。

综上可知，李杲学说作为金元时期的重要医学理论，其有关脾胃学说理论和方剂应用等内容，受到了后世派医家的高度评价和广泛应用。或许正是李杲医学实践与日本医学发展中的实证主义有着相似之处，促使日本在系统学习李杲系列医籍过程中，有选择地选取、吸收和借鉴了多种医学理论、经验及方剂内容。被选用的其余医家如表格中所列，均是深受后世尊敬的历代名家，日本的选用可谓慧眼识珠。

（五）日本医疗保险收入的颗粒剂处方引用中医古籍卷数和版次

按照文献学研究的常规，笔者将日本医疗保险收入的颗粒剂处方所引用 20 种中医古籍的卷数和版次，统计为表 5。

表 5　日本医疗保险收入的颗粒剂处方引用中医古籍卷数和版次

	中医古籍名称	中医古籍卷数	中医古籍国内刊行版次
1	伤寒论	10	16
2	金匮要略	3	20
3	和剂局方	10	19
4	万病回春	8	49
5	济生方	10	5
6	千金要方	30	31
7	外台秘要	40	14
8	内外伤辨惑论	3	12
9	外科正宗	4	18
10	小儿药证直诀	3	28
11	本事方	10	7
12	脾胃论	3	13
13	兰室秘藏	3	15
14	宣明论方	15	18
15	世医得效方	19	4
16	保婴撮要	20	14
17	寿世保元	10	74
18	明医指掌	10	26
19	医学六要	19	3
20	医学入门	7	25

① 转引自潘桂娟、战佳阳《中医历代名家学术研究丛书·李杲》，中国中医药出版社，2021，第 203 页。

通过查阅《全国中医图书联合目录》中日本医疗保险收入的颗粒剂处方所引用中医古籍的卷数，以及中国1949年以前流传版本数等情况发现，卷数为3-4卷的医籍有：《金匮要略》《内外伤辨惑论》《外科正宗》《小儿药证直诀》《脾胃论》《兰室秘藏》等6部；卷数为7-10卷的医籍有《医学入门》《万病回春》《伤寒论》《和剂局方》《济生方》《本事方》《明医指掌》《寿世保元》等8部，查阅这些卷数少且薄的医籍出版情况，1949年以前，刊行多在10版以上，是中国较为流行的医籍。卷数为15-20卷的医籍有《宣明论方》《世医得效方》《保婴撮要》《医学六要》等4部；卷数为30-40卷的医籍有《千金要方》《外台秘要》等2部。其中，《千金要方》在中国刊行31次，《外台秘要》刊行14次。

由此可见，日本医疗保险所收载的颗粒剂处方所引用中医古籍，大致分为两种情形。卷数少且在中国流行者，多以方书为主，具有通俗易懂和便于利用的特点。其余非方书类医籍如《金匮要略》，是按病证分门别类，以条文形式叙述，先论病证，后出方治，再列药物及煎服法，层次清晰，简洁明了；再如《小儿药证直诀》《明医指掌》《万病回春》《医学入门》《寿世保元》等书，又多采用歌诀、诗赋等口诀式语词，间或辅以论述和注文，少则四句，多至数十句，综合阐述各科要旨及重要处方，简易明了，又便于记忆。《外科正宗》一书绘有插图30余帧，文图对照，易于了解患病的部位和形状，该书以“列症最详，论治最精”见称，受到后世推崇。

原书卷数多且在中国流行者，以医学百科性质的医书和药书为主，这类中医古籍在江户时期并不以通读为目的，而多作为百科全书被喜好而购买。[①] 这些大部头医籍在写作方式上除了文字简练，也采用了以按语等说理方式，阐述义理。如《保婴撮要》论病条目清晰，辨证详尽，施治得当，并加以按语阐释其机理，见解独到，切于实用，是理论和临床紧密结合的佳作。卷帙浩繁且同样流行的医学著作，则多属于医学百科性质类，它们以高度的实用性和适合医学初学者作为参考手册的特性而受到推崇。这些易学、易诵、易用的中医古籍，尤适于日本方面使用。

需要说明的是，研究中我们还发现，日本小山诚次编著有《传承古典的汉方颗粒剂方剂学》一书[②]，原书对147种（不含原一种外用剂）医疗用汉方制剂进行了详细解析。每种方剂都包括其出处、相关方剂、基本方的组成药材及其药效和方意的解说、适应证，并附有支持这些信息的论述。结合现代专家的视角，书中引用了多达700部古典著作、书籍和杂志文献，全面涵盖了中日历代汉方名家的临床经验。由于内容庞大，难以并述，这也将成为今后进一步研究、补充完善的目标。

---

① 〔日〕真柳诚：《日本江户时期传入的中国医书及其和刻》，梁永宣译，《中国科技史料》2002年第3期。
② 小山誠次「古典に生きるエキス漢方方剤学」メディカルユーコン、2014。

结 论

其一，日本方面对中医古籍的接受倾向，反映了日本对中医学术精粹的尊重和广泛学习。首先，日本医家在继承和发扬中国传统医学的基础上，通过实践应用，将这些知识融入日本医学体系中。此外，日本历代机构对中医古籍的普及也起到了积极的推动作用。将源自中医古籍的方剂纳入医疗保险体系，提高了本国公众对中医古籍及方剂的接受度和可及性。这种政策支持不仅促进了中医古籍知识的传播，也反映了日本医疗界对中国医学价值的认可。

其二，日本方面对中医古籍的接受倾向，展现出了一种审慎的选择性和适应性。他们根据本国的医疗实践和民众健康需求，倾向于选择理论体系完整、临床效果显著、便于理解的中医古籍，并对其进行了本土化解读和创新。这种对中医古籍的选择和应用的过程，不仅丰富了日本医学体系，也促进了中日医学文化的交流与融合。

山胁东洋与王清任的解剖实践及其影响

牛亚华*

摘　要　日本古方派医家山胁东洋因怀疑《黄帝内经》的脏腑理论，主导了一次人体解剖活动，进而否定《黄帝内经》的脏腑理论，倡导恢复更古老的“九藏”；清代医家王清任为了解决中医脏腑理论的矛盾之处，赴坟场观看被遗弃的婴儿尸体，进而对《黄帝内经》脏腑理论的错误进行批判。然而，山胁东洋并未达到恢复九藏的目的，却引燃了日本医家开展人体解剖的热情，成为兰学成立的诱因。王清任也未能动摇传统医学的脏腑理论，却成为传统医家接受西方医学的桥梁。他们的思想和行为均萌生于传统医学内部，所挑战的是传统医家奉为圭臬的《黄帝内经》的脏腑理论，但主要的影响却都在传统医学之外。这是因为他们质疑权威和实践求证的精神与近代科学精神相契合。

关键词　传统医学；脏腑理论；古方派；解剖学；山胁东洋；王清任

18世纪，日本和中国先后各出现一位离经叛道的医家，1753年，古方派医家山胁东洋进行了日本医学史上首例人体解剖，著成《藏志》，认为《黄帝内经》的脏腑理论不可信，依据现场所见绘制了“九藏图”，主张恢复更古老的“九藏”；1797年，王清任赴坟场观看被遗弃的婴儿尸体，考察人体脏腑，著成《医林改错》，抨击了《黄帝内经》脏腑理论的错误，并绘制了一套改正脏腑图，希望照亮后世医家的路。他们二位都是学养深厚的传统医家，所挑战的是《黄帝内经》的脏腑理论，也都因此而名垂医史。然而，他们的解剖学工作对后世的影响不限于传统医学内部，对于引进和传播西方解剖学的影响更大。为什么产生这种越界的影响，值得探讨。

一　山胁东洋及其《藏志》

山胁东洋（1705—1762），名尚德，字玄飞，又字子树，初号移山，后改号东洋。本姓清水，其父清水东轩为丹波人，后迁居京都，随山胁玄修研习医学。山胁玄修之父玄心曾入曲直濑玄朔的延寿院学习，曲直濑玄朔（1549—1631）尊奉金元时期李杲、朱丹溪的医学，其学被称为后世派。玄心后成为东福皇后的侍医，叙法印职，并

* 作者简介：牛亚华，中国中医科学院中国医史文献研究所研究员，博士生导师。研究方向：医学史、中医药文献、中国科学史等。

受赐养寿院的称号。东洋幼年时即颖敏好学，受到山胁玄修的喜爱，被收为养子，改姓山胁。东洋23岁时养父玄修病逝，他继承了养父的事业，25岁叙法眼。虽然山胁东洋出于后世派之门，但对他影响最大的是古方派大师后藤艮山（1659—1733，号养庵）。后藤艮山认为李、朱医学多为空论，《黄帝内经》的阴阳脏象理论不可信，他尊奉张仲景的学说，提倡亲试、亲验。山胁东洋与后藤艮山、香川修庵、吉益东洞并称为古方派四大家。①

宝历四年（1754），山胁东洋在京都六角狱舍进行了一次人体解剖。这是日本历史上第一次以医学研究为目的进行的人体解剖，关于这次解剖的动机、过程以及观察所见，记录在他的《藏志》一书中。

关于解剖动机，山胁东洋说："医之称古《素问》为首，《灵枢》《难经》亚之，云其说五藏六府，表里转输，五行五色，三部九候，经络配当者为最详也。魏晋以降，推尊奉戴，以为吾道之宗源，无复异论矣。不佞尚德，少小修刀圭之业，奉职疾医，讲究熟读之间，大疑窃萌焉。"带着这些疑问，"遂请教先觉，傍暨宿儒文学之士，出入有年。一日访后藤养庵先生之舍，言及藏之说，先生曰：莫若解而观之。而官之所制不可得犯，无已则獭乎？余尝闻其藏肖人，解之者数而后知其不妄也。百闻不如一见，子亦试之哉？尚德谨奉教，解獭观焉，肺之所盖，心之所藏，肝胆所连，肾之所通，脾胃与膀胱之所输，九藏俨然，官守可知也，机转可想也。噫！俊杰所征不可诬哉。独怪不见所谓小肠者，数试益疑"②。

根据这一段记载，山胁东洋受后藤艮山的启发解剖了獭，他没有观察到"小肠"，这与古典医著不一致。于是他翻检了战国及以前诸子百家的著述，"未尝见肠有大小之说者，故仲景亦食曰胃，尿曰膀胱，屎曰肠耳。晋代清言之余祸延及王、巢、皇甫之徒，妄主张《素》《难》，执名失实"③。与后藤艮山一样，山胁东洋对《素问》《难经》也持否定态度。

虽然山胁东洋解剖并观察了獭的脏器，但毕竟不能代替人体，对此他"语塞郁陶梗塞者十有五年于此矣"④。1754年，若侠小浜藩要处斩五名犯人，藩医原松庵、伊藤有信、小杉玄适向藩主酒井忠用提出解剖犯人的请求，获得批准，一位名叫屈嘉的38岁男犯的尸体被允许解剖。其中伊藤有信和小杉玄适是山协东洋的门人，山胁东洋参加了这次解剖活动。

解剖由屠夫执行，山胁东洋与其他几位医生并未动手，但观看了全过程，因此称为"观脏"。尸体置于厅前席上，解剖从胸部开始，他们观察了胸腹部内脏、全身骨

① 富士川游『日本医学史』日新書院、1941、404-405頁。

② 山脇東洋『藏志』乾卷，平安養寿院藏版，京都大学富士川游文庫藏本、1a-2a頁。

③ 山脇東洋『藏志』乾卷、2b頁。

④ 山脇東洋：『藏志』乾卷、2b-3a頁。

骼等，根据记载，他们对肺的观察较为细致和出色，观察到了左右肺裂叶。认为心脏居中，上与气管相连，与实际不符。心脏通于肺的两管，可能是肺动脉和肺静脉，对于肝、脾、胃、肠、肾、膀胱等脏器的描述都非常简单。不少沿用了中国古代的说法，如膀胱上口与肠道相接，肾发出的输尿管被当成是输送精子的管道等。语言表达上也有袭用中国处，如“气道在前，食道隐于后”“心者悬肺之中间，如未开红莲”“脾者，状如马蹄”等描述语言，在中国古代医书中都可以见到。对于肋骨和脊椎数的观察，都不准确。没有说明是否有大肠和小肠之分。这次解剖，就观察内容而言，没有超出中国古代的解剖知识范围，关心的问题以内脏为主，除对手部和臂的结构有简单论及，并没有新的观察对象。就观察水平而言，与宋代的两次解剖观察大体相同，有很大的先入为主的成分，总体上，较为粗糙。

这次解剖观察后，山胁东洋确信《素问》《难经》所述解剖知识存在错误，他说：“《素》《难》所谓骨度短长总三七节，暨手足经络之说，其妄可知矣。如谓三部候，六藏则益甚焉，且肺六叶两耳，心有胞络，肝右四叶，左三叶，肠叠积十六曲之类，亦何肖獭之藏哉？抑以兽之藏类推与？将不知妄作与？是可异也。”他进一步引用西洋解剖图来论证他的观点：“向者获蛮人所作骨节剐剥之书，当时愦愦不辨，今视之，胸脊诸藏，皆如其所图，履实者万里同符，敢不叹服。”①

《藏志》刊行于 1759 年，分乾、坤两卷，共 82 页，与解剖观察相关的内容仅 6 页，附有 4 幅彩色解剖图。其余为山胁东洋平时所写医学杂文。

二 山胁东洋解剖工作之影响

在山胁东洋之后，虽然有反对的声音，但是日本的人体解剖还是连绵不断，解剖的地点分布也很广，最初在京都，逐渐扩展到长州、大阪、江户、福井、福冈、仙台等地。② 从山胁东洋的门生，传导到兰医，当西方解剖学译著《解体新书》出版后，又吸引了不少汉方医投入兰医门下，转而成为兰医。

（一）汉方医内部的声音

《藏志》出版后，遭到了保守人士的激烈抨击。攻击他行为残忍者不在少数，此为从伦理学角度出发，暂且不论。从学术角度进行批驳者也有，《藏志》出版翌年，佐野安贞著《非藏志》，与《藏志》针锋相对。首先佐野安贞反对回到九藏时代，指出《周礼》是外史，《内经》才是轩岐家应尊奉的正统，况且“九藏之称原

① 山脇東洋『藏志』乾卷、4b-5a 頁。

② 关于江户时代的解剖，参见杉立義一「江户时代解剖の事迹とそ反响」山田慶兒、栗山茂久共編『歷史の中の病と医学』国際日本文化研究センー、1997、503-542 頁。

出于内经，而有神藏形藏之分”；其次，否定山胁东洋的观察结果，如《藏志》记述的脏腑颜色不同于《内经》，认为《内经》的“肝青心赤脾黄肺白肾黑，理所使然而然者也”；最后指出“解刑人死壳”怎可察知人体的运行，说：脏腑不仅是有形之物，也是藏神的地方，神去气散，脏腑就变成一个虚器了，如何知道它是怎样进行视、听、言、动的呢，又如何看见它是怎样统配和荣卫三焦的？他还举例说明：《内经》姑且不论，以本草为例：其色入其藏、其味入其藏，它的妙用就达到了。最有趣的是，他还用具体的解剖知识来批判《藏志》，他说他的朋友曾见过婴儿的尸体，脊椎如《内经》所言是二十一节，而非十七节。认为肠没有大小之分，是山胁东洋观察的最大弱点。佐野安贞抓住这一点，根据《素》《难》的解剖知识对山胁东洋进行了批驳。①

即使古方派内部，也有不屑的声音，被称为古方派大师的吉益东洞认为解剖对于临床治疗无用。他在《医断》（1759）中写道：“《周礼》曰参之以九藏之动，而不分腑也，仲景未尝论矣，无益于治病也。《伤寒论》中适有之，然非仲景之口气，疑后世搀入也。夫汉以降以五行配之，以相克推病，且曰肾有二，曰脏五而腑六，曰脏六而腑五，曰有命门，有心包，有三焦。其说弗啻坚白，要皆非治疾之用矣。”② 吉益东洞的学生田中荣信在1761年写有《读山胁东洋脏志并附录一篇》论证了解剖无用的观点。持这种观点的医家还有不少，其理由与佐野安贞差不多。

但山胁东洋的学生们却追随他，继续开展解剖活动。1758年3月26日有一盗贼在东郊被处斩，山胁东洋的学生栗山孝庵（1728—？）请求解剖尸体获准，他与同僚熊野玄宿（1715—1766）在萩进行了一次公开解剖。尽管这次解剖与山胁东洋所见基本一致，没有多少进步。但是当栗山孝庵向老师山胁东洋报告了这次解剖活动后，山胁东洋非常激动，在回信中写道：“忽闻足下有此举，伏枥之情，不可以已。乃欲再请诸官，使社中之诸子，亲见九藏之俨然。是闻风而兴者，非邪。呜呼！方今称古医之言者何限。足下实可谓吾道之先登陷阵矣，敢不敬异。”③

1759年6月21日，栗山孝庵又获得了第二次解剖机会，这次他解剖的是一具17岁的女尸，这是日本第一次女体解剖，据说有100多位医生被允许观看。这次解剖所见，栗山孝庵也向老师山胁东洋做了汇报。解剖的顺序是先解剖乳房、胸部，然后解剖腹部。乳房的断面有白脂肉和若干小细孔，右肺一襞，左肺两襞，这与《藏志》的记载不同。此外还观察到了输卵管和子宫等女性生殖器官。对脊髓与脑和末梢神经的关系也有描述：“脊髓里面，有络附着，上通于脑两手，中连于两肾，下走两足。”对

① 佐野安貞『非蔵志』浪花書林、宝暦十年(1760)、10-13頁。

② 鶴沖元逸整理『豎斷』“脏腑”、浪華書林、今津屋辰三郎等、文化六年(1809)、4b頁。

③ 转引自小川鼎三「明治前日本解剖学史」日本学士院編『明治前日本医学史』(増訂复刻版)、日本古医学資料センター、1978、97頁。

手和足部的解剖也有描述，脊椎有21节，与古来的说法一致。在解剖报告中有这样一段话：“胃下肠外有积块，色黄赤，大如拳。里面外面点点如灸疮者，有孔十数，黏着肠膜，不易剔离焉。想是孙思邈所谓里浓血肠胃外类也。”① 这可能就是胰。

此次解剖观察的内容比上次要丰富得多，可以说取得了成功。1787年栗山孝庵晚年时又进行了第三次解剖，此次由其养孙栗山玄厚等执行，执刀者为长崎的医生上川昌琢。

山胁东洋的次子山胁东门（1732—?）早年随其父观看过两具男尸解剖，后又见到栗山孝庵的女体解剖图，仍觉“其脉络系道尚有未尽者，不为遗憾矣”②，于是在1771年又解剖了一具女刑尸，并绘成《玉碎脏图》，此后他于1775、1776年又进行两次尸体解剖。

此外，天明三年（1783），小石元俊依据在京都的解剖绘成的《平次郎解剖图》、宽政十年（1798）施药院全宗的《施药院解男体脏图》均与山胁东洋一系密切相关。

（二）对兰医的影响

18世纪，一些担任荷兰商馆的通词（翻译）跟随荷兰商馆的医生学习西医学，他们被称为兰医。伊良子光显是兰医伊良子道牛之孙，他家藏有道牛所遗之雷默林《小宇宙鉴》1677年阿姆斯特丹出版的荷兰文译本。③ 1758年5月27日，伊良子光显在伏见的平户岛（今京都伏见区）进行了一次解剖。这次解剖观察指出了山胁东洋关于大肠和小肠的错误，伊良子光显门人的一段话提到：“平安的山胁子尚德所著《藏志》说没有大小肠之别，这可能是他观察的粗疏所致，我们的老师在治疗金创出肠时，看到尿从小肠中泌出。宝历戊寅年，老师的门人在官方允许下解剖了尸体，才看到确实有大、小肠之别，古书所言不妄。”④ 看到有大、小肠之别是正确的，但说尿从小肠泌出，显然是受了中国“阑门分水”说的影响。显见伊良子光显的解剖受到山胁东洋的影响。

1770年，河口信任（1736—1811）亲自执刀进行了一次解剖。河口信任称祖父曾学习红毛医学，他曾就学于南蛮流医家栗崎道喜和荻野元凯门下，可以归为兰医。这次解剖的观察结果收入《解尸编》，于1772年刊行。河口信任在序中写道：“偶论及解藏之事，问曰：抉脉导筵之法，余家有传，然未验之尸，则胶古而不得，师心亦不稳，与其积疑也，不如屠而释之，我且请戮余之尸。荻先生曰：非谓莫为，恐害于名教矣。若使戮余之尸，其为人一也，以人暴人，君子不为也，然解一尸体，以有裨益治术于千万人，则亦为道之为也，谁敢怪之？余曰：不疑则已，疑而不为，不恕于道

① 转引自小川鼎三「明治前日本解剖学史」日本学士院編『明治前日本医学史』(增訂复刻版)、99-100頁。
② 转引自小川鼎三「明治前日本解剖学史」日本学士院編『明治前日本医学史』(增訂复刻版)、112頁。
③ 伊良子光義「伊良子光顯と解剖」『日本医史学雑誌』、1943、總1316号、226-231頁。
④ 转引自小川鼎三「明治前日本解剖学史」日本学士院編『明治前日本医学史』(增訂复刻版)、96-97頁。

也，假负不仁之名，以斯道食斯禄，如或解惑，即答恩之义也。且《灵枢》曰：其死也，可解剖而视之。古时尚尔，我何伤乎。遂因本衙，请诸政府，君侯固知斯举为济世之方也，准行之命，朝而下矣。”① 根据《解尸编》的记载，这次解剖从观察范围到细致程度都超过前几次，这是日本人根据实地观察写成并出版的第二部解剖学书。从这个序中还可知，《灵枢》中关于解剖的论述成了这次解剖活动的依据之一。

1771年春，千住骨之原的解剖，直接促成《解体新书》的翻译。山胁东洋的学生、曾参与解剖的小杉玄适从京都回到江户，告诉杉田玄白解剖的事，说古书上写的都是谎言，不可信。杉田玄白早先已读过《藏志》，早希望能有机会参观人体解剖。不久杉田玄白获得一部荷兰文原版的解剖图谱，看到图中脏腑的位置和构造与中国医书所说不同，想弄清孰对孰错，恰巧得到消息说有处决的犯人被解剖，于是通知好友一起参观。他和前野良泽各带了一部西方解剖书，见面后才知是同书同版。于是他们一边参观一边与西书对照，发现西书的正确，汉书错误，于是决定翻译这部书。1774年，翻译工作完成并付梓，取名《解体新书》，该书的出版，标志着兰学的诞生，② 是日本科学文化史上的重要事件。因为《解体新书》，一些汉方医家慕名投入前野良泽和杉田玄白门下，最著名者如大槻玄泽，培养了一大批兰学人才。

（三）开汉兰折中之先河， 促进汉方医的分化

山胁东洋也是日本汉兰折中派的鼻祖，其弟子永富独啸庵积极主张将荷兰医学的内容融入汉方医中。随着日本解剖学的发展，有一些对脏腑理论感兴趣的汉方医转而投入兰医门下，最终转化为兰医。如《解体新书》的译者，之前都是汉方医，因翻译《解体新书》，后均以兰医名世。

《解体新书》主译前野良泽（1723—1803）就出自古方派之门。其养父前野东门是中津藩主的侍医，属古方派。前野良泽40岁以后才开始学习荷兰语，曾师事青木昆阳、吉雄耕牛，转而研究兰医，是《解体新书》译者中荷兰语水平最高的人，被推为盟主。

杉田玄白（1733—1817）虽自我标榜为兰医，但他早年曾跟随宫濑龙门学习，接受了系统的古学派汉学教育；其祖父为小浜藩藩主的侍医，并以西洋外科标榜。玄白21岁承父业成为小浜藩藩主酒井忠用的侍医，后随西玄哲学习了一些膏药贴敷、针刺排脓、烙铁止血等西洋外科技术。西玄哲不懂荷兰文，玄白也没有学过荷兰语，他只能取汉土古今医籍读之，根据其著述可知，他的汉方医修养十分深厚。参与翻译的其他人，除了桂川甫周祖上为南蛮流医家，中川淳庵、石川玄常、岭春泰、岛山松园、

① 河口信任『解屍編・自序』平安書林、明和九年刊、2b-3a頁。

② 小川鼎三「明治前日本解剖学史」日本学士院編『明治前日本医学史』(增訂复刻版)、第86-87頁。

桐山正哲均为藩医，有的开方祖述长沙，崇尚古方派。

兰学的集大成者大槻玄泽（1757—1827），原为一关藩田村侯医官大槻玄梁之子，13 岁师从一关藩医建部清庵，一位擅长针灸和疡科的外科医生。建部清庵阅读了《解体新书》后，认为这是医学发展的方向，于是派儿子策亮和得意弟子大槻玄泽同赴江户，入杉田玄白之门学医，并随前野良泽学习荷兰语。大槻玄泽受老师之托修订了《解体新书》，完成后取名《重订解体新书》，他还培养出一批兰学人才。

著名兰医宇田川玄随出身儒医世家，其弟子宇田川玄真也精通汉方医，师徒二人均入大槻玄泽门下学习兰医，宇田川玄真后来翻译了著名的解剖学著作《医范提纲》。小石元俊（1743—1809）曾先后师从山胁东洋弟子淡轮元潜和永富独啸庵，后来成为活跃的兰医。总之，有相当一部分兰医由汉方医转化而来。

三　王清任的解剖实践及其《医林改错》

王清任（1768—1831），又名全任，字勋臣，河北玉田县鸦鸿桥河东村人。武庠生，曾捐资得千总衔，其先祖王凝机是颇有造诣的医生，王清任继承祖业，21 岁起开始行医，先在本村开药铺，取名“正中堂”，后在北京开药铺，取名“知一堂”。在京期间，他与四额驸（驸马）交好，是“义友弟兄”，曾在四额驸府中住居十年之久。[①]也曾为达官贵人诊病，其医术“名藻京师”。

王清任认为解剖知识是医学的根本，他说：“夫业医诊病，当先明脏腑”。但在研读古典医书时，他发现其中的脏腑知识有许多矛盾之处：

> 尝阅古人脏腑论及所绘之图，立言处处自相矛盾。如古人论脾胃，脾属土，土主静而不宜动，脾动则不安。既云脾动不安，何得下文又言脾闻声则动，动则磨胃化食，脾不动则食不化，论脾之动静，其错误如是。其论肺，虚如蜂窠，下无透窍，吸之则满，呼之则虚。既云下无透窍，何得又云肺中有二十四孔，行列分布，以行诸脏之气。论肺之孔窍，其错误又如是。其论肾，有两枚，即腰子。两肾为肾，中间动气为命门。既云中间动气为命门，何得又云左肾为肾，右肾为命门？两肾一体，如何两立其名，有何凭据？若以中间动气为命门，藏动气者又何物也？其论肾，错误又如是。……其论三焦，更为可笑。[②]

对于这些自相矛盾的说法，王清任感到十分困惑，希望搞清孰是孰非，“余尝有更

---

① 宋向元：《王清任先生事迹琐探》，《医史杂志》1951 年第 2 期。

② （清）王清任著，温长路、刘玉玮、温武兵编著《医林改错识要》，中医古籍出版社，2002，第 7-8 页。

正之心，而无脏腑可见。自恨著书不明脏腑，岂不是痴人说梦；治病不明脏腑，何异于盲子夜行！虽竭思区画，无如之何。十年之久，念不少忘”①。王清任没有像以往的医家那样，翻查古代的经典，用一部经典中的理论否定另一部经典的理论，在没有亲见脏腑之前，宁愿让疑问留在心里。这种主张亲试亲验的学风与日本的古方派医家一致。

嘉庆二年（1797），滦州地区发生瘟疫，义冢有不少暴露出来的婴儿尸体，给王清任提供了考察脏腑的机会。他不避污秽，连续 10 天，每日清晨往义冢考察脏腑，“始知医书中所绘脏腑形图，与人之脏腑全不相合，即件数多寡亦不相符”，然而，“惟胸中膈膜一片，其薄如纸，最为紧要。及余看时皆已破坏，未能验明在心上心下、是斜是正，最为遗憾”②。为了搞清楚膈膜的真实情况，王清任又数次赴刑场观看刑尸。第一次因为被刑者为女犯，鉴于男女授受不亲，不忍近前；另一次隔膜已破，没有看到膈膜。此后他四处求教，功夫不负苦心人，终于从江宁布政司恒敬公处得知其详。

经多年考察，王清任将其成果整理出来并绘成脏腑图，取名《医林改错》，于道光十年（1830）刊行。该书分上、下两卷，上卷前半部分是关于脏腑的记述，是与解剖学相关的内容。后半部分为方论，下卷则全部为治疗方剂。

虽然书中有关解剖学的内容在篇幅上不超过三分之一。但王清任却反复强调这是一部“脏腑之书”。他在自序中写道：“余著《医林改错》一书，非治病全书，乃记脏腑之书也。记脏腑后，兼记数症，不过示人以规矩，令人知内感、外伤，伤人以何物；有余、不足，是何形状。”在“脏腑记叙”一节中又写道：“余于脏腑一事，访验四十二年，方得的确，绘成全图。意欲刊行于世，惟恐后人未见脏腑，议余故叛经文；欲不刊行，复虑后世业医受祸，相沿又不知几千百年。”③ 这一段话表达了该书刊刻之前作者的复杂心情，他深知书中关于脏腑的记述会遭到非议，但还是毅然公之于世了。

《医林改错》先列出了“古人所绘脏腑图”12 幅，包括肺、大肠、胃、脾、心包络、心、小肠、膀胱、肾、三焦、胆、肝，这些图形与《三才图会》所载形状接近，只是膀胱图略有差异，王清任所列图形没有上口。之后就是王清任自己绘制的“亲见改正脏腑图”，共 13 幅。

王清任对脏腑的观察有些地方较以往有突破，如关于肺的描述已接近实际，改变了以前“六叶两耳，凡八叶”的说法。对胃的描述，涉及“总提”“津门”“津管”“遮食”等以前的中国脏腑书中没有提到过的内容。其中，“总提”一般认为可能是指胰腺，但也有学者认为王清任的描述与胰不符。④“津门”可能指胆总管与胰管共同开

---

① （清）王清任著，温长路、刘玉玮、温武兵编著《医林改错识要》，第 9 页。

② （清）王清任著，温长路、刘玉玮、温武兵编著《医林改错识要》，第 9 页。

③ （清）王清任著，温长路、刘玉玮、温武兵编著《医林改错识要》，第 10 页。

④ 王道还：《论〈医林改错〉的解剖学：兼论解剖学在中西医学传统中的地位》，《新史学》1999 年第 1 期。

口于十二指肠处。“津管”可能指胆总管。“遮食”即指幽门扩约肌。他对血管也做了观察，称主动脉为“卫总管”，称大静脉为“荣总管”，他认为动脉是行气的，静脉才是行血的。“动脉行气”显然是错误的。

在“脑髓说”一篇中，他首先根据自己解剖观察到的视神经，“两目细如线，长于脑”，批驳了“灵机在心”的传统说法。又根据眼、耳、鼻这些器官与脑在解剖位置上相通这一事实，以及小儿感觉器官生长发育的现象和癫痫病患的临床症状进一步论证了“灵机记性在脑”。整个论证过程都是以他自己的观察为事实依据的，尽管他的观察不全正确。此处王清任引用了金正希转述的西人脑主记忆的论述，有学者认为他或也读过西士之书，只是未作提及引用而已。① 虽然没有证据表明王清任读过西书，但他的“脑髓说”间接受到西方传入知识的影响是可以肯定的。

特别值得一提的是，王清任对于单凭观察难以确定的生理现象，“以畜较之”，即通过动物实验证实他的观察结果。尽管他的实验在今天看来并不成功，但这是中国医学史上最早的动物比较解剖实验记录。

毋庸讳言，受时代的局限，王清任的许多观察不够准确，甚至存在错误，这一点王氏本人也有清醒认识，他说：“其中当尚有不实不尽之处，后人倘遇机会，亲见脏腑，精查增补，抑又幸矣。”② 纵览《医林改错》全书，没有掺杂任何阴阳五行、五运六气的内容，这在当时是极不容易的。书中充满了亲试亲验、实事求是的科学精神。王清任的工作是宋代以来中医解剖发展史上的又一个高峰。

四 王清任解剖工作之影响

虽然早在1623年，中国就有了西方解剖学译著《泰西人身说概》，其后又有《人身图说》和满文本《格体全录》，但传播十分有限，康熙时王宏翰曾涉及中西医理的比附，也形不成派别。《医林改错》出版不久，引起一些医家对人体脏腑结构的关注，1850年《全体新论》出版，更激发人们对身体结构的兴趣，在学习《全体新论》时，人们多会参照《医林改错》，清末民国初年所谓的中西医汇通派，实际上就是将中医脏腑理论的五脏六腑与西医解剖学的脏器进行比较，这些中西汇通医家几乎都受到《医林改错》的影响。

（一）医界的反应

《医林改错》出版后，也在中国医学界引起了不小震动。反对的声音不小，代表

① 马伯英、高晞、洪中立：《中外医学文化交流史——中外医学跨文化传通》，文汇出版社，1993，第484页。

② （清）王清任著，温长路、刘玉玮、温武兵编著《医林改错识要·自序》。

者如陆懋修（字九芝，1818—1886），在其《世补斋医书》前集卷十“论王清任医林改错”条写道：“是教人于胔骼堆中、杀人场上学医道矣。试思人之已死，瘪则瘪矣，倒则倒矣，气已断，何由知是气门？水已走，何由知为水道？犬食之尸、刑余之人，何由知其件数之多寡？心肝肺一把抓在手中，何由知其部位之高低？彼纵能就死尸之身首一一检之，势不能再剥活人之皮肉一一比之。”① 中国古代认为医术乃“仁术”，反对在“杀人场上学医道”者不止陆懋修一人，它是多数业医者的观点。陆氏从学理上进行的批判，与佐野安贞颇有类似之处，认为解剖神飞气散的尸体是没有用处的。这也是许多传统医学家的共同认识。

共鸣者亦有，在王学权《重庆堂随笔》之后，附有李锐和徐然石各自的《书医林改错后》。李锐曾是一名随军医生，与王清任有一面之缘，他也对古书中所论述的脏腑知识产生了怀疑，并获得机会亲自观察了尸体，他确信王清任是正确的。他说：“余素疑各医书，自《灵》、《素》以及汉晋唐宋元明诸名家以来，言脏腑经络者，皆欠明晰。因不得目睹，无可考察。是以今之业医者不悉脏腑之真形，气血之道路，见一证则茫然不知其处，揣摸意度，约略施治，以病试药，以药探病，偶然中的，遂为定法，久之或效或不效，亦不自知其所以然。此非业医者之过，乃自古无真传之故也。”嘉庆丙子年（1816），他任职于云南临安郡。时有匪夷高罗依造反，军营里不时处决犯人，对于无主收尸者，李锐令刑人检洗其脏，细细查看过数十人，始知历代医书中脏腑图说有谬。至道光辛卯年（1831），在京都遇直隶玉田县勋臣王清任先生，谈及脏腑，认为王清任的观察“与余所见吻合，不差毫发”。②

徐然石写道：“《医林改错》一书，勋臣先生穷数十年之心力而成者，余非不深佩也。然而疑信参半，盖先生所亲见，皆属有形无气，义冢之尸，气已散者也，加刑之囚，气初散者也。……余信先生明位之定而执之，余僭疑先生未能扩气之通而充之也。”③ 可见，徐然石认为王清任关于脏腑形态和位置的观察是可信的，而他的气血理论是错误的。李锐和徐然石都不是著名医家，赞成王清任学说的人数不是太多，但是，随着《全体新论》的出版，对《医林改错》的关注度也增加了。

（二）批驳中西脏腑不同论的证据

清代著名学者俞正燮（字理初）于嘉庆二十年（1815）曾写《书人身图说后》一文，将西方解剖学译著《泰西人身说概》和《人身图说》的解剖知识与中国古代

---

① （清）陆懋修：《世补斋医书》前集卷十，王璟主编《陆懋修医学全书》，中国中医药出版社，2015，第82页。

② （清）李锐：《书医林改错后》，（清）王学权《重庆堂随笔》，施仁潮、蔡定芳点注，江苏科学技术出版社，1986，第117-119页。

③ （清）徐然石：《书医林改错后》，（清）王学权《重庆堂随笔》，施仁潮、蔡定芳点注，第119-121页。

人身知识作了对比，罗列了中国和西方人脏腑不同之处，进而推论出“脏腑不同，故立教不同”[①] 的荒谬结论。

王士雄则根据《医林改错》的脏腑知识对俞理初进行了批驳。他说：“《人身图说》所言脏腑之形，与《灵》《素》《难》之论，迥然不同，或者疑中外人形稍异，脏象亦殊。道光间，玉田王勋臣先生……因不避秽污，亲历审视，虚心访察，积四十年之考证，而著《医林改错》一书。所载脏腑诸形，与《图说》略同。……俞理初熟于《内经》，因未见《改错》，过信古书，髓为中外禀质不同，生源亦异。噫！此何异俗吏做案，以合例哉！”[②]

胡琨著有《书人身图说后》一文，多次引用王清任的观察结果批驳俞理初的中西脏腑不同论。他说：“黟俞理初先生《癸巳类稿》，有书泰西《人身图说》一首，谓彼国之脏腑与中国异，罗举数事，若辨黑白。余初阅之，以为泰西医术内景尽此矣，嗣阅《人身图说》，乃知俞氏涉猎浮文，揽其标而未究其蕴也，后又从潜斋借得泰西《人身说概》，及玉田王清任《医林改错》，读之益知俞氏之谬。”[③] 显然，王清任的工作为王士雄和胡琨批驳俞理初的谬论提供了论据。

（三）促进中西医汇通

王清任的工作成为清末医家开展中西医汇通的动因和理论依据。

陈定泰自幼阅读医书，因母病访医羊城，获知王清任《医林改错》，遂对解剖学发生了兴趣。他说“王清任先生于脏腑考得其真，而于经络尚未得确”[④]，因此多次去“洋医院”探访，参观解剖模型、外科手术，并获见西方解剖学原著，与《医林改错》对比，指出“学医有序，先识脏腑之真”[⑤]，根据自己对古代脏腑的研究、王清任所说，以及西医脏腑理论，比较汇通构想，于道光甲辰年（1844）著成《医谈传真》。他认为：“《周礼》中医师、疾医、疡医三篇，内有指示医法数言，细细玩味，按诸真脏腑，觉无一字不合，更无一字不精，真千古仅存之硕果也。”[⑥] 与山胁东洋一样，他也回到了更古老的九脏说。

四川罗定昌在攻习举业之余，殚心医学，用易象解释脏腑，后获得《医林改错》和合信的《西医五种》，将二者的脏腑结构作了对比，补入其所撰《脏腑图说症治合璧》，他说：“细阅王勋臣所绘脏腑不及合信氏之详，合信氏所论病情不如王勋臣之

---

① （清）俞正燮：《癸巳类稿》，商务印书馆，1957，第 547 页。

② 王士雄言论载（清）王学权《重庆堂随笔》，施仁潮、蔡定芳点注，第 111-113 页。

③ （清）胡琨：《书人身图说后》，（清）王学权《重庆堂随笔》，施仁潮、蔡定芳点注，第 114-115 页。

④ （清）陈定泰：《医谈传真·自序》，绿云洞天藏版，光绪元年刻本，8b 叶。

⑤ （清）陈定泰：《医谈传真·原始》，11b 叶。

⑥ （清）陈定泰：《医谈传真·自序》，9b 叶。

正，然皆各有所得，亦即各有所偏。”① 晚清的中西医汇通医家如朱沛文、唐宗海等均参阅过《医林改错》。

王清任解剖工作最重要的影响，就是在中西医之间架起了一座桥梁，对中医接受西医有积极作用。中西汇通派的学者在研读西方解剖学时，均会将《黄帝内经》《医林改错》与西方解剖学作对照。

五 讨论

山胁东洋与王清任有许多共同之处。他们都在年轻时代即熟读中国古典医籍，发现其中有许多自相矛盾之处，产生了疑问，为了解开心中疑团，山胁东洋先是向前辈求教，然后进行动物解剖，直至亲自观看尸体解剖。王清任则先赴义冢观察婴儿尸体，再对照动物解剖实验，向了解的人求教。两人大胆怀疑、勇于探索、追求真理的精神完全一样。

就具体的解剖学成就而言，他们都有超过前人之处，也都有一些观察错误，相比之下，在学术深度和广度上，王清任更胜一筹。在学术观点上，山胁东洋对阴阳五行提出批评，王清任则完全摒弃了阴阳五行、五运六气说。在临床治疗上，古方派主张实证亲试，王清任亦主张“必须亲治其症，屡验方法，万无一失，方可传与后人”②。就连《藏志》和《医林改错》也有很多相似之处，两书关于解剖学的内容所占篇幅均不大，但两位作者都认为自己的著作是关于脏腑的书。足见他们将解剖学看得很重。

当然，山胁东洋与王清任开展解剖的初衷并不一致，山胁东洋是复古主义者，他进行解剖的目的是证实上古时代的医学是正确的，他甚至不采用五脏六腑说，而要恢复到九脏说。有学者就认为，山胁东洋的“‘观脏’之举实为山胁东洋医学复古思想中的一环”③，其思想受到荻生徂徕的影响。④ 王清任则更偏重于否定古代的医学理论，他说：“著书良医，无一全人。其所以无全人者，因前人创著医书，脏腑错误；后人遵行立论，病本先失。病本既失，纵有绣虎雕龙之笔，裁云补月之能，病情与脏腑绝不相符，此医道无全人之由来也。”“今余刻此图，并非独出己见，评论古人之短长，非欲后人知我，因不避后人罪我。惟愿医林中人，一见此图，胸中雪亮，眼底光明，临症有所遵循，不致南辕北辙，出言含混，病或少失，是吾之厚望。”⑤

① （清）罗定昌：《脏腑图说症治合璧》，谢薇、柳亚平、杨胜林等校注，中国中医药出版社，2021，第63页。

② （清）王清任著，温长路、刘玉玮、温武兵编著《医林改错识要》，第90页。

③ 向静静：《论山胁东洋的医学复古思想——兼论日本首次公开举行的人体解剖及其影响》，《中医典籍与文化》2020年第1期。

④ 瀧浦文彌「山脇東洋に及ぼせる徂徠の影響」『日本醫史學雜誌』、1941(总1296)、433-439頁。

⑤ （清）王清任著，温长路、刘玉玮、温武兵编著《医林改错识要》，第7、10页。

山胁东洋是古方派的杰出代表，古方派崇尚古代，认为上古的医学“其道的实，其方灵妙，自非圣知之人不能创焉”，然而“秦汉好事者，掮摭遗言，混以阴阳神仙，傅会牵强，假名轩岐，取重一世，此画虎类狗者，宁可瞒有识之士邪”，也就是上古的医学是尊重事实的，在秦汉时期掺入了阴阳神仙学说，医学的发展偏离了正确方向，失去了古代医学的真理。既然真理已经丢失，就必须通过自己亲试亲证找回真理，只有那些经过实践验证的事物才可信，山胁东洋就是希望通过实证来验证医学理论的是与非，也即“稽焉以复古之学，征焉以经验之实”。他认为理论有可能是错误的，但事实不会错，他说：“理或可颠倒，物焉可诬，先理后物，则上智不能无失也，试物载言其上，则庸人有所立也。”① 在考察事物之后建立的理论，即使是庸人，也不会错。

《藏志》在日本文化史上的意义巨大，《明治前日本医学史》如是说：“《藏志》的意义不在于它的解剖学内容在多大程度上与现在一致，全篇洋溢着的亲试实验的精神才是最为重要的。虽然不能说山胁东洋与早于他二百年的维萨留斯打破欧洲解剖学的传统一样重要，但其效果却有相似之处。”② 也就是说，山协东洋对于日本解剖学的作用与维萨留斯对欧洲解剖学的作用有类似之处。维萨留斯的《人体构造》和哈维的《心血运动论》是文艺复兴时期医学生理学的代表性成果。文艺复兴是要恢复在中世纪“黑暗时代”衰败湮没的古希腊、古罗马时代曾高度繁荣的文化。实际上，《人体构造》并非古希腊、古罗马医学的翻版，而是开创了近代医学的新篇章，同样，山胁东洋代表的古方派也未能复兴上古时代的医学，其人体解剖实践却引燃了兰学的导火索。在这个意义上讲，山胁东洋对于日本的作用，确如维萨留斯之于近代医学。

相比之下，王清任则更具有叛逆或者说革命精神，他希冀自己构建的脏腑理论照亮医界，但后世对他的解剖工作褒贬不一，无论反对者还是支持者，除少数人，大多数医家的工作属纸上谈兵，很少有人身体力行，基本没有后继者亲自考察脏腑。当然，其求实创新、勇于探求真理的科学精神值得肯定，“在医学研究领域内五运六气的哲学思想非常盛行的时代里，王清任竟完全摒弃了这些影响，他以实际观察尸体的方法从事解剖学的研究，在他这一研究方法的本身来说就有很大意义”③。

尽管山胁东洋和王清任开展解剖工作的初衷不同，他们对后世的影响也不太一样，但他们大胆质疑的精神和注重实践的思想方法与近代科学精神相契合，与西方解剖学相遇后产生了共振，因而对接纳和传播西方解剖学产生了影响。

无论山胁东洋还是王清任，都没有达到他们最初解剖的目的。山胁东洋及其后继

---

① 山脇東洋『藏志』乾卷、5b、6b 頁。

② 小川鼎三「明治前日本解剖学史」日本学士院編『明治前日本医学史』，91 頁。

③ 丁鉴塘：《清代王清任对于解剖学的贡献》，《中华医史杂志》1955 年第 4 期。

者非但没有恢复上古时代的医学，反而让古方派中对解剖学感兴趣的人放弃了汉方医学，转而加入兰医的队伍，古方派中认为理论与临床疗效无关的人，则干脆剥离了阴阳五行、五运六气、脏腑经络等所谓“思辨医学”的空论，最终使古方派局限于临床治疗技术的狭窄境地。王清任的解剖工作也未能融入中医脏腑理论中，他自己构建的那套体系也未被遵从和认可。相反，清末民国时期的中医脏腑理论与西医解剖学的汇通尝试，证明此路很难走通，而中医脏腑理论中的解剖实体被进一步虚化，使脏腑更趋于生理功能单位。

南宋医药发展概述*

朱德明**

摘　要　南宋是中国医药学的重要发展阶段，在医疗卫生机构、医学教育、医药理论、临证各科乃至本草、局方等方面贡献卓著；医学传承有序，从业人员地位较高，社会各界对医学认知度明显增强。尤其是医学知识的广泛传播，通过医籍的编撰、刊刻、流通和阅读渗透到社会各界；各府州县道地药材丰富，药材批发市场较多，制药作坊生产规范，药物炮制技艺精湛，药店林立，药商远涉海内外；南宋朝廷在疾疫发生时采取各种医疗救助措施，安抚疫区民众，控制疫情蔓延，而且中外医药交流十分红火。因此，南宋是中国医学史上承前启后、开辟新径的重要时期，其医药学成就在中国科技史上的地位和影响极其深远，余音波及当今。

关键词　南宋；官药局；医学流派；医政药政

昔日研究宋朝科技史尤其是医药发展史的专家们往往将重点扣在北宋，或厚北宋而薄南宋，较为不妥。因为南宋医药惠及后世者比比皆是。其一，南宋中前期的高宗、孝宗、光宗和宁宗四位皇帝重视医疗卫生工作，高宗开了个好头，继任者孝宗建树最为突出。南宋建有较完善的医药卫生行政机构，制定了一些医药管理规章。其二，儒生精医成为风尚，医学队伍的文化素质得到了提高，悬壶施诊、救死扶伤、丸散膏丹、丹浆栓片的美谈萦绕于耳，南宋是中国医学史上承前启后、开辟新径的重要时期。其三，医药界学术争鸣，开创了医学发展新局面，不同的临床学术观点充实了中医学基础理论，形成了一些中医流派，推动了医学理论、临证经验的总结和发展，标志着中医临证和理论已臻成熟。其四，印刷术的发明和官府对医药事业的重视，使医药著作大量付梓，方书盛行，成药出售，医药知识深入人心。其五，临床医学分科更趋缜密，各科全面发展，其中针灸、妇科、儿科、骨伤科、法医学成就最为显著。其六，各府州县道地药材丰富，药材批发市场较多，制药作坊生产规范，药物炮制技术精湛，药店林立，药品销售广告形式多样，药商远涉海外，是中国古代药学发展的转折时期。其七，开展了一系列公共卫生和医药民俗活动，使

---

*　本文是 2023 年浙江文化研究工程第二批立项课题重大课题“浙江中医药文化系列研究”（23WH27ZD）阶段性研究成果。

**　作者简介：朱德明，浙江中医药大学教授、博士后流动站合作导师，浙江中医药文化研究院副院长（主持工作）、浙江省哲学社会科学重点培育研究基地执行负责人。研究方向：中医医史文献、中医药文化。

南宋出现了良畴美柘的自然景观和民物阜蕃的乡镇都市，成为海内外人们向往的文明之地和公共卫生综合治理的先进地区。其八，南宋官府在疾疫发生时采取各种医疗救助措施，安抚疫区民众，控制疫情蔓延，稳定社会秩序。而各地的中医药学家追古发今，各显神通，为民排难解忧，治疫的专家众多，医籍颇丰。其九，在中医文献、药材外传的同时，也舶来了海外的药材和医疗经验，丰富了中医药学，中外医药交流十分红火。因此，随着当今中医药越来越受到世人青睐并风靡海内外，我们遍阅正史，旁采地方文献，回顾南宋医药发展的历程，挖掘南宋医药的原创精神，勾勒南宋人民的生存状态和生命境遇。

一　医药机构及管理

南宋对医药事业的关注空前绝后，中前期的宋高宗、孝宗、光宗和宁宗四位皇帝颁发了系列诏令，使宋建炎、绍兴、隆兴、乾道、淳熙、绍熙和嘉定年间的医药机构设置及管理水平达到了中国封建社会时期的高峰。这一高峰不仅表现在朝廷决策人士对医药活动的倡行和参与，还呈现在中央官制改革中增添了较为完善的医药卫生管理机构及医事条例、选拔医官的规章制度和严格的医药法律，使太平惠民局等在诊治疾病、规范行规、炮制药物诸方面成就显著。

南宋官府医疗卫生机构分为病院系统、治疗系统、药局系统和医疗救济系统四个部分。病院系统有固定收治病人的机构场所，由中央法令规定设立的各种病院和地方官员自行设立的病院两部分组成。治疗系统专门负责问诊病人，由翰林医官院和太医局两部分组成。药局系统加工药材和提供药品，也有医生坐堂。医疗救济系统由救治疫疠和日常医疗救济两部分组成。从南宋皇帝的诏令、大臣建言来看，南宋中前期的建炎至嘉定年间，朝廷倾注于医药卫生工作的力度更大，出台的方针政策更为详尽。而中后期的理宗、度宗、恭帝、端宗和帝昺五位皇帝在医疗卫生工作上的建树少见史册。

南宋医政管理机构主推翰林医官院。它主掌全国医药政令的颁布，负责医疗卫生工作，主以供奉皇帝、后宫、宗室医疗用药，辅以承诏为大臣、诸军及百姓诊治，是南宋朝廷医药管理机构，主要管理官方医生组织工作及地方的医疗事务，修订及编纂医药著作，派医散药预防流行病等，提高了医药卫生机构日常运作的效率。当然，南宋官府管理医疗卫生工作还存在不足之处，如某些医疗卫生岗位职责与别的官府机构重叠，有的机构还隶属于别的部门，如尚药局隶属殿中省，太医局隶属太常寺等，导致官吏冗杂、权力交叉、遇事互相推诿、管理较为混乱。南宋设在地方用于救治疾患的医疗机构，主要有各级官府官资独办、地方官府集资创办、地方富绅投资建立和少数名医家族兴建四种。[①]

南宋管理药政的有御药院、尚药局、太平惠民局、惠民和剂局、编估局及施药局。无论是太平惠民局、惠民和剂局，还是淳祐八年（1248）春设置的施药局，均归属太府寺丞管辖，由官方监督制药。这些机构数量多、规模大、分布广，其发展表现在三个方面。一是高宗朝在官药局质量安全管理上增添了不少新措施，如药局轮值制度，保证全天售药，有碍急症病家购药者，杖一百；常态化检查药品质量，毁掉过时、陈腐药物；每遇贫困或水旱疫疠，施药予灾民和患者。二是四次修订《太平惠民和剂局方》，使其不断充实完善，推广“局方”，流行“成药”。三是及时发展地方官营药局。官府参与药品生产和营销，抑制了私人药局的经营，最大限度地将政府掌握的医疗资源辐射到全国各地，兼管海外诸国药材的贡赐和贸易。这些措施增加了官府财政收入，官方制药的权威性和质量优良性得到了加强。[②] 南宋地方官药局主要分布在建康府（今江苏南京）、苏州府、明州（今浙江宁波）、衢州等地，其中尤以明州药局最具代表性，子局分布数量多、范围广，药品销量大。[③] 南宋药政机构管理虽存在不足之处，但对南宋以降的医药制度影响不小。药政机构发卖成品药，使缺乏医药的偏僻乡村，能据证检方，即方用药。药政机构所制的成药，精集诸家名方，并交名医研究后炮制而成，在临床上效果显著。药政机构制定的一系列财政、营业法则，在医疗和防疫上，作用显著。[④]

南宋选拔医官十分严格。南宋十分重视网罗医药人才，考核标准很高，医官通过试补、荫补和荐补三种方式入仕。[⑤] 地方医官设置较为严格，地方医职由州府县选用通过考试的本地医学生，[⑥] 也从民间游医中选拔医术精湛者担任。南宋时期，通过朝廷和地方医官的严格甄筛，清洁了医疗队伍，使具有真才实学的民间医务工作者脱颖而出。

---

① （清）徐松辑《宋会要辑稿》第72册《职官二二之四》，中华书局，1957，第2880页；嘉庆《余杭县志·官署》，嘉庆十三年，第8叶；民国《昌化县志》卷三《建置·公廨》，浙江印刷股份有限公司，1924，第4页。

② （宋）李心传：《建炎以来朝野杂记》甲集卷十《内侍两省》，《景印文渊阁四库全书》第608册，台湾商务印书馆，1984，第317页；（元）许国祯：《癸巳新刊御药院方》卷一一，《续修四库全书》第1001册，上海古籍出版社，1996，第227页；（清）徐松辑《宋会要辑稿》第72册《职官一九之一五》，第2818页；（宋）周密：《武林旧事》卷三《岁晚节物》，浙江人民出版社，1984，第47页。

③ （宋）胡榘、罗濬：宝庆《四明志》卷三，《续修四库全书》第705册，上海古籍出版社，1996，第42页；（元）程钜夫：《雪楼集》卷二四《跋鱼山李氏社仓事后》，《景印文渊阁四库全书》第1202册，第345页；《二十五史·宋史上》第7册，上海古籍出版社、上海书店出版社，1986，第5280页。

④ （宋）周辉：《清波杂志》卷一二《惠民局》，中华书局，1994，第525页；（宋）周密：《癸辛杂识·别集上·和剂药局》，《丛书集成》第2778册，中华书局，1988，第424页；陈文騄、吴庆坻：《杭州府志》卷七三《恤政四》，民国十一年（1922）铅印本，第43页。

⑤ （宋）吴自牧：《梦粱录》，《笔记小说大观》21编第2册，新兴书局有限公司，1981，第1168页；（清）徐松辑《宋会要辑稿》第72册《职官二二之四一》，第2880页。

⑥ （宋）程迥：《医经正本书·本朝医政第二》，《续修四库全书》第1028册，第172页。

南宋制定医药法律较为规范。朝廷下达了众多条医学诏令，内容涉及对不同阶层疫病的救治、医学文献的编纂、医学诏令的运作、医学教育的革新、不同层次医药人才的选拔和惩治巫术等。[①] 南宋朝廷颁发的医药卫生律令具有法律效力，对违背医学伦理的医疗行为不遗余力进行追责，从重量刑；对制售假药、毒药处以严刑，直至绞刑；禁止遗弃父母和溺杀婴儿。这些强化了医生职业道德和医疗事故责任制，确保了中成药质量，提高了中成药疗效和经济效益，铲除了医药卫生行业的痼疾，规范了民间医药习俗，这对元明清乃至当今医疗卫生保健事业具有借鉴意义。

南宋慈善医疗机构较多。朝廷减少官府医药机构，增添了有医疗设施的慈善机构慈幼局、养济院等，这些机构收养孤儿，救治贫民，瘗葬弃尸，这是朝廷十分注重民众生老病死的仁政。[②]《永乐大典·慈幼局、婴儿局》记载了南宋慈幼局、婴儿局，数量较多，进一步佐证了南宋朝廷慈善医疗工作的成绩。[③] 南宋著名的养济院有临安府、绍兴府和建康府养济院。[④]

二　医家学派及医学教育

南宋医家学派具有独特的医疗方法，形成了完整的中医药理论体系，医灯嬗递，为祖国医药学发展做出了卓越的贡献，并受到南宋朝廷的首肯和民众的爱戴。南宋“世医”派系通过世传、讲经、办学、投师、访友、自学等多种形式而形成，并受到地理环境、风俗习惯、素体禀赋等多因素影响，大多始于隋唐，亘延清末，遍及内、外、妇、儿、骨伤等专科。著名的有昆山郑氏女科、萧山竹林寺妇科、绍兴钱氏女科、陈本扇女科、海宁郭氏妇科、绍兴“三六九”伤科等。

南宋朝廷十分重视医学教育，设太医局从事相关教育工作，实行严格的考试与奖惩制度，并不断改进医学教育制度。各府州县大多开办地方上的医学教育。绍兴二十六年（1156），设太医局在临安通江桥北，它是国家医政管理部门，负责医学堂，从事医学教育，为朝廷培养太医。[⑤] 医学堂规模较大，章法较严，分设方脉科等九科，教学涉及方脉科的大、小经和针、疡两科。[⑥] 太医局生既有当地招收的人，也有陆续

① 《二十五史·宋史上》第7册，第5802页；（宋）窦仪：《刑统》卷一二《户婚律》，《嘉业堂丛书》第3册，文物出版社据吴兴（今湖州）刘氏嘉业堂刻版重印，1986，第4~5页。

② （清）徐松辑《宋会要辑稿补编·食货六八》，新文丰出版公司，1957，第161~162页。

③ （明）解缙、姚广孝：《永乐大典》卷一九七八一《慈幼局、婴儿局》，《四库全书存目丛书补编》第72册，齐鲁书社，2001，第16-19页；《二十五史·宋史上》第7册，第5247页。

④ （清）徐松辑《宋会要辑稿》第150册《食货六十之九》，第5869页；（清）翟灏：《艮山杂志》第1册，钱塘丁氏开雕本，光绪九年，第37-38叶。（宋）吴自牧：《梦粱录》，《笔记小说大观》21编第2册，第1156页。

⑤ （宋）吴自牧：《梦粱录》，《笔记小说大观》21编第2册，第1105-1106页。

⑥ （宋）何大任：《太医局诸科程文格》，《景印文渊阁四库全书》第743册。

从东京来的人。[①] 医学命题考官从翰林医官院中选取。[②] 命题时创造了题库的形式随机命题，出题官按约一个半时辰的题量出卷，交叉命题，随机抽取。在考场管理方面，宋朝有很完善严密的制度。南宋医学考试时考场严禁作弊。[③] 考试内容按照“太医局考试程文”分为六项，还规定医学生定期为太学、律学、武学的学生及军营官兵问诊。最后以临床疗效与考试成绩，评定技术等级，对优良者委任尚药局医师，其次为博士正录，或委以路州的医学教授。[④] 南宋医学教育完备，太医局培养医务人才、补充医官的职责未变，它为南宋输送了大批医务人员。但太医局医学生素质和纪律已不如前代。有宋一代太医局又将医学教育局限于京师，优质医学教育资源无法波及各地，优秀毕业生又不愿涉足边陲，致使穷乡僻壤缺医少药、巫医横行。[⑤]

三　医药学家及著作

南宋社会普遍重视医学，上至皇帝，下至黎民，乃至大量社会名彦如朱熹、陆游等与医界名宿过从甚密，甚至行医著述，一时间形成名人尚医、文人知医的社会风尚和“不为良相，当为良医”的社会心理，一旦科场失意，弃举从医者不在少数，他们有着较高的社会地位与文化素养，具有一定的研究能力，喜好著书立说，因而在医学理论的总结研究、整理推广方面有着得天独厚的条件，产生了“儒医”这一医学人才类型。南宋从医者分为官医和私人行医者两类，官医分为朝廷与地方官府管理的从业者，私人行医者分为坐堂行医或曰药肆医及草泽医。药肆既诊疗又卖药，药肆坐堂医生是医疗队伍的重要部分；草泽医，又称走方医、铃医、旅医等，是南宋医疗队伍的组成部分。南宋医药学领域可谓人才济济，有史可考者江苏、福建、安徽、广东、广西、四川、湖南、湖北、浙江等地共达309名，而浙江有113名，占总人数的36.57%。

堪称大国医者有江苏的许叔微，江西的陈自明、王克明，福建的宋慈、杨士瀛，安徽的陈文中、张杲，四川的唐慎微、史崧，浙江的罗知悌、施发、王执中、陈衍、陈言、嵇清、王介、周守忠等。这些医药学家不仅享誉南宋医药界，而且余音波及当今医药领域。[⑥]

---

① （清）徐松辑《宋会要辑稿》第72册《职官二二之四二》，第2880页。

② （清）徐松辑《宋会要辑稿》第72册《职官二二之四二》，第2880-2881页。

③ （清）徐松辑《宋会要辑稿》第72册《职官二二之四二》，第2881页；（宋）何大任：《太医局诸科程文格》，《景印文渊阁四库全书》第743册，第3页。

④ （清）徐松辑《宋会要辑稿》第72册《职官二二之四二》，第2881页。

⑤ （宋）俞文豹：《吹剑录外集》，《景印文渊阁四库全书》第865册，第488-489页。

⑥ （宋）张杲：《医说》，《景印文渊阁四库全书》第742册，第225~226页；（宋）陈自明：《妇人大全良方》，《景印文渊阁四库全书》第742册，第445页；（清）曾国藩、刘坤一：光绪《江西通志》卷一七八《仙释·袁州府》，光绪七年，第508叶。

南宋时期出版的医籍处于井喷状态，在 153 年中约达 161 部医药著作面世并留传至今，几乎每年一部。有众多医家由于各种缘由，撰成的手稿无法付梓，流失严重、两方相加，数量颇为可观。南宋区域刊刻量最多的地域前三为临安、四川和福建。印制的医籍主要涉猎本草、伤寒金匮、诊法、脉诀、外科、外科方、女科、产科、儿科、针灸、灸法、歌括、医经、饮馔、方书、口齿、养生、炼丹、医话医论、医史汇传、医史史料、中医丛书等诸类。刊刻的医药著作呈现三大方面特征。其一，医药界人士是热衷医药著作出版的生力军，刊刻机构是推手。临安是中医药名师荟萃宝地，医药著作多付梓于此地。难能可贵的是政界、学术界、艺术界和宗教界名士的医药著作备受刊刻业界的追捧，纷纷付梓的医药著作同样也深受政界、文化界和民间人士的首肯，这有力地促进了南宋区域医疗卫生保健事业的腾飞。其二，南宋医药学家主要聚集在政治经济发达的地域，医籍在偏僻地域的印制和需求量稀少。其三，南宋医药学家陈师文的《太平惠民和剂局方》、朱肱的《伤寒类证活人书》、许叔微的《类证普济本事方》、施发的《察病指南》、陈自明的《妇人大全良方》、李迅的《集验背疽方》、朱端章的《卫生家宝产科备要》、洪遵的《洪氏集验方》、陈言的《三因极一病证方论》、王硕的《易简方》、魏岘的《魏氏家藏方》、严用和的《济生方》、王执中的《针灸资生经》、王惟一的《集注黄帝八十一难经》、周守忠的《养生类纂》、张杲的《医说》等医药著作影响深远。南宋医家对《伤寒论》的研究影响较大，方书研究成果最多。另外，这一时期日本人士浸淫于中医药学，将其原汁原味携回东瀛，最终形成与中医药学相媲美的“汉方医学”。此时，除东北亚日本和高丽刊刻中医药古籍，别无他国付梓中医药古籍。这些中医药古籍在日本临床应用十分广泛，需求量大，最受日本医药界青睐，在中外科技交流史上留下美好的一页。

四　基础医学理论及临床各科

南宋医家对疾病发生发展的机理认识更为深刻，临床辨证施治的方法日趋进步，方剂药物的运用有了新拓展，内科、外科、妇产科、小儿科、针灸、耳鼻喉科、食疗科、法医等均有进步，医学基础理论和临床各科发展迅猛。

南宋基础医学理论的脏腑学、运气学说、病因病机学有所发展，淳熙六年（1179）陈言的《三因极一病证方论》是这一领域的代表作。

随着内科临床经验的不断积累，南宋医家对许多病证的辨证、识别能力有了提高。陈无择总结出有无疼痛表现是鉴别血淋、尿血的关键，并认为尿血亦有虚寒所致的。陈无择《三因方》与严用和《济生方》列“劳瘵”专篇，将肺痨从虚劳类病中分离出来。在瘾疹的辨证方面，陈无择称白色疹块为“婆膜”，称赤色疹块为“血风”，并强调“内则察其脏腑虚实，外则分其寒暑风湿”的辨证方法，提出“心实热则痛，虚寒则痒。”医家除了认为温病系由于感受寒邪的伏寒化温，另有伏热温毒说，从而把伏气区分为伏寒和伏热两种，把温病病因分为伏气和新感两大类。这一临床见解经过宋金元时期的变革发展，使温病脱离了伤寒藩篱。

南宋外科在医学界的地位飙升，被朝廷确认为医学十三科之一，其理论与方药日趋完整，并出现了外科世医。不过，南宋外科手术还处于起步阶段，除阉割太监和治疗溃疡、骨折之类，很少采用外科手术，较大的外科手术逐渐衰退，保守疗法日渐起用。南宋外科大夫对痈疽、疔疮、丹毒、疥癣、瘿瘤、金创等外科疾病的认识更加深刻，尤其对痈疽的认识有进一步的提高。①

南宋太医局增设产科，妇产科已发展成独立的专科。医家在妇产科临床实践基础上，积累了丰富的理论和经验。

南宋儿科已发展成独立的专科，并在理论和临床实践上取得了一些成就，出版了许多儿科专著。

南宋骨伤科医生对人体骨骼系统的解剖、生理认识有所提高，促进了骨创伤疾病的诊断和治疗水平。淳祐七年（1247），南宋著名法医学家宋慈的《洗冤集录》记录了人体骨骼的架构，还对危重创伤救治提出了独到的见解。

南宋爱牙、护牙蔚然成风。临安城内已有许多牙刷铺（相当于个体牙科诊所），人们已有植毛牙刷，用药膏揩齿，注重义齿修复和种植，主张产后不得刮舌刷齿，用口香剂和口香糖生津去腻、除臭香口、消炎固齿，并形成了良好的口腔卫生习惯。

南宋针灸临床治疗学、腧穴学及教学模型的研制等都取得较大成就。针灸专家和一般医家擅长针灸者越来越多，他们对针灸学术理论的系统整理和临床经验的广泛总结，使针灸理论与临床运用紧密结合起来，使南宋针灸学术发展进入一个新的阶段。

南宋法医学的一些刑侦书籍记载了大量鉴定内容。南宋朝廷在淳熙元年（1174）和嘉定四年（1211）先后颁布的《验尸格目》和《检验正背人形图》，则是中国古代法医学史上的两篇重要验尸文件，对提高宋朝的检验水平起了很大作用，标志着法医学日益走向规范化。嘉定元年（1208），南宋桂万荣撰写《棠阴比事》，书中载有活体检验和尸体检验等内容。王与是举世闻名的、中国最早的法医学家，写成《无冤录》一书，该书成为古代法医学的经典著作。但这一时期真正具有重大价值并影响国内外的法医学专著，则为宋慈的《洗冤集录》。该书在具体检验内容上有详细的记载，代表了当时最高的法医学成就。

南宋出现了一批主张四时摄生的养生学著作，主张长寿不靠天命，而在日常的

---

① （宋）许叔微：《类证普济本事方》卷一〇，《景印文渊阁四库全书》第741册，第465页。

努力保养；保养要得法，必须把养形体与养精神两者结合起来；养生要适中，恰如其分，防止过头或不及；养生要注重平时起居、衣食住行和情绪调摄等。还提供了数种药膳。①

五　药学

南宋各府州县道地药材丰富，很多药材成为每年的贡品。药材批发市场较多，著名的有临安的炭桥、成都的玉局观药材交易市场，生意红火。药店林立，尤以临安御街云集了各类药店、销售种类繁多的药品著称于世。制药作坊较多，生产规范，药物炮制技术精湛，药品销售广告形式多样，药商远涉海外。南宋是中国古代药学发展的转折时期。

南宋道地药材主要有植物、矿物、动物三类。乾道《临安志》、淳祐《临安志》、咸淳《临安志》、咸淳《严州图经》、景定《严州续志》、乾道《四明图经》、宝庆《四明志》、开庆《四明续志》、嘉泰《吴兴志》、嘉泰《会稽志》、宝庆《会稽续志》、《剡录》、《海盐澉水志》、《吴郡志》、《琴川志》、淳祐《玉峰志》、咸淳《玉峰续志》、嘉定《镇江志》、咸淳《毗陵志》、嘉定《赤城志》、景定《建康志》、《新安志》、绍熙《云间志》、淳熙《三山志》、《仙溪志》、《临汀志》、《桂海虞衡志》、《岭外代答》等都记载了南宋各地的道地药材。

南宋药材市场，主要有官药局、民间药铺和药市，并有海外药材输入。外来药材主要通过周边地区少数民族统治者的“朝贡”、海外诸国来宋携带贡品和一些重要港口的市舶司海外贸易输入。一些地方还出现大型的药材集散地——“药市”。

南宋药店林立，药铺医治与售药分工细致，已开设了专科类药品营销店铺（涉及骨科、妇产科、口齿咽喉科、儿科）和综合性药铺，医药广告十分普遍。南宋制药场操作规范，中药炮制发展较快，官颁“局方”提出了药物“依法炮制”“修制合度”的规范。临安最早的中成制药工坊惠民和剂局和私营熟药圆散作坊及临安各大药店均按《太平惠民和剂局方》炮制、制剂。除了官办和剂局，还有商人开设的药号售卖中成药。据《武林旧事》记载，临安有“熟药圆散”“生药饮片”工坊。同时，《梦粱录》记载，南宋著名药肆数十家，遍布临安。而且，丸、散、膏、丹和生药饮片已由专业户分类加工炮制。成药剂型有丸、散、膏、丹、砂、锭、饼子、香等13种。有至宝丹、牛黄清心（丸）、十全大补丸、石斛夜光丸、六味地黄丸、补中益气丸、苏合香丸、紫雪丹、肥儿丸等名方，留传至今。

---

① （宋）周守忠：《养生类纂》卷一至卷三，中国中医药出版社，2018，第1~23页；（宋）林洪：《山家清供》，《丛书集成初编》第1473册，中华书局，1985，第1~9页。

六 公共卫生

南宋公共卫生成就表现在市容整治、新建公共茅厕、倡导火葬、饮用井水、开设浴室、举办节日医药活动等方面，折射出南宋人民物质、精神文明风貌，使南宋涌现出众多良畴美柘风光和民物阜蕃之地，成为海内外民众向往的文明之地。

南宋官府整治马路、清除道路垃圾，[1] 集中搬运粪便、倾倒泔脚，注重农事与环境卫生相结合。南宋民众注重饮水卫生，庄绰《鸡肋篇》倡议人们饮“煎水”，“百沸无毒”的观念深入人心。同时，南宋民众还饮用渗滤过的、清洁的井水。南宋把战死者、弃尸和家贫无地埋葬者由地方官府统一葬入漏泽园，并规定深埋三尺，不准露野。[2] 此规定有益于城市环境卫生整治，有助于疾病控制，是公共卫生管理的重要举措。

南宋民众在一些传统节日中进行与医药有关的活动。在日常生活中的医药卫生习俗也丰富多彩。

七 疫疠

我们从分散在浩如烟海的正史、野史、府县志、文人墨客笔记中寻觅南宋时期疫疠流行资料。南宋的瘴疾多发于福建、江西、四川、广东、广西、湖南、海南等地，又以两广地区为最。广西地处岭南一带，炎热多雨气候使广西为疾病多发区，古称“瘴疠之乡”。南宋全境常发疾疫，南宋疫疠共流行了 65 次，平均每 2.3 年发生一次，30 次疫病流传在浙江，占据近一半。在古代史上，南宋疫疠流行的次数较多、频率较高，并多数流行于临安附近的浙西地区，尸体遍及山野，给人文荟萃的浙江大地笼罩了恐怖的阴影。[3]

南宋疫病流行有政治窳败及战争频仍、地处亚热带湿润季风区、城市人口稠密、灾荒较多、无完备的防疫行政机构及详细章法五大成因。因此，南宋明州鄞县（今浙江宁波鄞州区）人楼钥以慈溪县城为例，认为城市污秽停滀，气壅不宣，导致多起疠疫。

---

① （清）丁丙：《武林坊巷志》第 3 册，浙江人民出版社，1987，第 585 页；（宋）吴自牧：《梦粱录》卷一三《诸色杂货》，《笔记小说大观》21 编第 2 册，第 1089 页。

② 《二十五史·宋史上》第 7 册，第 5733–5734 页。

③ 《二十五史·宋史上》第 7 册《地理志六》，第 5487～5488 页；《二十五史·宋史上》第 7 册《刑法志二》，第 5804 页；《二十五史·宋史上》第 7 册《兵志十》，第 5793～5794 页；（宋）祝穆：《方舆胜览》卷三七《南恩州》，上海古籍出版社，1991，第 350 页；（宋）陈均：《九朝编年备要》卷一九，《景印文渊阁四库全书》第 328 册，第 506 页。

面对疫疠频仍，南宋官府采取了强有力措施，社会各界人士纷纷响应。首先，提供资金，派遣医师，馈赠药品。在疾疫发生时，官府命令和剂局免费施散医药，“给散夏药”，并派遣医师在和剂局配置汤药，指令太医局派出医师和医学生前往疫区救治。危急时，南宋还广招民间医技人员参与救治；地方官员亲临疫区指导救治，向疫区人民提供资金和药物，帮助百姓摆脱困苦、减免徭役、重建家园。① 其次，军队防治。南宋官府在疫疾未萌前，将事先制好的防疫药丸送到军队，成为一种常态。部队一旦出现疫病，官府措施立即生效。官府还在军事调动上注意预防疫病的发生。

八　与国外医药交流

南宋通过杭州、明州、温州、泉州、广州等海港与东北亚、东南亚、南洋及非洲东北部开展医药交流，药材生意红火，品种繁多，数量庞大。

南宋与国外使节往来较多，亚洲、西欧、北非等地都有使节来临安等地访问交流。邻国的学问僧、医药学家来南宋学习中医药学，然后携宝回国推广，日本尤为显著。

南宋权宦对香料靡费惊人。朝廷采纳了一些部门和大臣的建议，加强了对外药材贸易的力度，尤其是香药进口贸易。② 如宋绍兴十一年（1141）十一月，户部重行裁定广南路、福建路和两浙路三路市舶司可从事的中外贸易名色达330多种，③ 香药和药材占据绝大部分，主要从中东、南亚地区输入。④ 这些药材广泛用于临床和人们的日常养生保健。

结　论

南宋官府所选拔的中央和地方医官及所制定的相应医药法律，为这一时期的医疗卫生事业做出了一定的贡献。南宋慈善医疗机构的产生与发展意义重大，它们共同撑起了城镇和乡村医疗卫生工作，对民众的救济、医疗保健及社会稳定起着重要作用，对后代影响深远。

南宋时期官药局对防范假冒伪劣药品、保障民众用药安全措施恰当。官药局颁行

① 咸淳《临安志》卷四〇《戒饬民间医药》，《宋元地方志丛书》第12册，大化书局，1980，影印道光仿宋本，第4259页；（清）徐松辑《宋会要辑稿》第149册《食货五九之三三》，第5855页；（宋）叶适：《水心集》卷一六，《景印文渊阁四库全书》第1164册，第310-313页。

② （清）徐松辑《宋会要辑稿》第86册《职官四四之一一》，第3369页；（宋）李心传：《建炎以来系年要录》卷一〇四，第2427页。

③ 详参（清）徐松辑《宋会要辑稿》第86册《职官四四》。

④ （清）徐松辑《宋会要辑稿》第86册《职官四四之二一、二二、二三》，第3374~3375页。

的《太平惠民和剂局方》，是成药生产的国家标准，使调制的各种成药有一定的质量保障，是古代中国一部比较完备的药典，沿用至今。同时，各路、府、州、县创立的地方官药局也非常活跃，它是一种经济体制创新，使南宋药事业呈现出国家和私人两种经营模式，相互竞争、互相补充，改善了城乡医药供应结构。官药局为私人药业注入了动力，使民间药业在量与质方面比北宋有显著嬗进，在一些大都市，生、熟药铺鳞次栉比，生意兴隆。

南宋时期疫疠流行较为频繁。无论是南宋官府设立的还是医家设立的地方各类医疗机构，都为患者痊愈提供了帮助。同时，地方医疗救治政策关注日常疾病救治与流行疾疫救治。各地的中医药学家追古发今、各显神通，取得了显著的治疫成效，在中国公共卫生史上留下了美好的一页。

从南宋与国外的医药学交流传出和传入两方面来看，传出远远超过传入的规模。南宋与国外的医药学交流主要麇集在东亚，较少涉猎非洲、美洲和大洋洲。但此时的海内外医药学交流形式多样，药材进出口生意红火、品种繁多、数量庞大，对促进长江、淮河以南地区与海外交流十分有益，南宋与国外的医药交流在中外医药交流史占有一席之地。

总之，南宋是中国医药学发展的重要阶段，在中国科技史上影响深远，余音波及当今。

《生气通天论》随笔

王明强*

摘　要　《生气通天论》重点阐述人的生命运化与自然息息相通，要义在于通过与自然界阴阳消长的同行同步，达致内在的阴阳和合。此论开篇点题，提出人当顺应自然阴阳、不可违逆的观点，接着论述阳主阴从，养生之要在于固守阳气，而烦劳、大怒等诸多不良行为易导致阳气散失，指出阳气之常性在于精、柔，一旦失其常性，则会造成祸患，并强调人之阳气外浮内敛是因时而动、应时而行，人应顺之而为，否则就会造成灾殃。继而论述自然界运化不息全在于阴阳合和，"阴平阳秘，精神乃治"。而摄养阴精之要则在于调和五味，食饮有节。

关键词　气；阴；阳；和

《四气调神大论》言及四时调养之要在于阴阳。《生气通天论》专论人之生气与自然契合通达的纽带即在于阴阳。人之阴阳与自然界之阴阳同本、同质、同理，人与自然界应同德、同行、同步。何谓"生气"？如果把人比作灯火，"生气"就是人的生命焰火。《庄子》内篇有《养生主》一文，"主"小篆写作"𡳿"，睡虎地简写作"主"，《说文解字》云："灯中火主也。"① 其本义即灯之火焰。中国乡野有"人死如灯灭"之俗语，也就是把生命看作一团火焰。"养生主"就是保养生命的火焰，使生命得以康健和延续。"生气通天"谓人的生命之火既非自生自在，亦非独立自为，而是根源于天地、生发于自然，与外在自然息息相通、丝丝相扣。

一

该文开篇即点题：

> 夫自古通天者生之本，本于阴阳。天地之间，六合之内，其气九州九窍、五藏、十二节，皆通乎天气。②

---

* 作者简介：王明强，南京中医药大学教授，博士生导师，南京中医药大学中医国学研究所所长。研究方向：中医国学、中医典籍与语言文化学、中医医史文献研究等。

① （东汉）许慎撰《说文解字》，上海古籍出版社，2021，第159页。

② 郭霭春主编《黄帝内经素问校注》，人民卫生出版社，1992，第35页。

与自然界密切契合是生命之本，而之所以如此，正是由于人与自然同属于阴阳。人处于天地之间、四时之中，全身皆与自然息息相通。人乃世间一微尘，时间一隙瞬，虽曰一花一世界、一沙一天国，但此世界与天国只不过是天地自然运化的一个偶然短暂的呈现罢了。文中所言“六合之内”可解为天地四方之中，《庄子·齐物论》：“六合之外，圣人存而不论；六合之内，圣人论而不议。”成玄英疏：“六合者，谓天地四方也。”① 亦可指四时而言，《淮南子·时则训》：“六合：孟春与孟秋为合，仲春与仲秋为合，季春与季秋为合，孟夏与孟冬为合，仲夏与仲冬为合，季夏与季冬为合。孟春始赢，孟秋始缩；仲春始出，仲秋始内；季春大出，季秋大内；孟夏始缓，孟冬始急；仲夏至修，仲冬至短；季夏德毕，季冬刑毕。”② 阴阳之所以能化生万物皆源于阴阳调和形成冲和之气，《老子》第四十二章云：“道生一，一生二，二生三，三生万物。万物负阴而抱阳，冲气以为和。”③ 混沌之气内含阴阳，但世间既无独阴，亦无独阳，万物皆是阴阳一体、内含阴阳，天地之间之所以运化不息，皆在于阴阳不断调和，形成新的阴阳共生体，当然有量变和质变的差异。而阴阳化生物质世界，在不同的地域、不同的时间、不同的物质上有不同的呈现，形成五种特性，分别以五种物质为代表，即水、火、金、木、土，古人谓之“五行”。《孔子家语·五帝》：“天有五行，水、火、金、木、土，分时化育，以成万物。”④ 所谓“行”，即指天地之间气的运化，“五行”即指气运化的五种方式和形态。《尚书·洪范上》：“初一曰五行。”孙星衍《今古文注疏》引郑玄曰：“行者，顺天行气。”⑤ 《白虎通义·五行》云：“言行者，欲言为天行气之义也。”⑥ 故文中下云天地之间“其生五，其气三”，三气五行是自然阴阳运化的具体形式和规律，也是人顺应自然阴阳过程中必须注重的，如果违逆，则正气不生，邪气伤人。

二

阳气者若天与日，失其所则折寿而不彰。故天运当以日光明，是故阳因而上卫外者也。⑦

---

① （战国）庄周：《庄子》，上海古籍出版社，2009，第 20 页。

② 何宁：《淮南子集释》，中华书局，1998，第 437 页。

③ 王卡：《老子道德经河上公章句》，中华书局，1993，第 168-169 页。

④ 王国轩、王秀梅译注《孔子家语》，中华书局，2009，第 203 页。

⑤ （清）孙星衍：《尚书今古文注疏》，中华书局，1986，第 294 页。

⑥ （东汉）班固：《白虎通义》，中国书店出版社，2018，第 76 页。

⑦ 郭霭春主编《黄帝内经素问校注》，第 38 页。

自然界全凭一轮红日温煦天地万物，若无此日，天地之间绝无生机。《类经附翼》卷三《大宝论》："天地之和者，惟此日也。万物之生者，亦惟此日也。设无此日，则天地虽大，一寒质耳。岂非六合尽冰壶，乾坤皆地狱乎？……可见天之大宝，只此一丸红日。"① 虽然"天地感而万物化生"（《咸卦·象》）②，"天地不交而万物不兴"（《归妹卦·象》）③，但天地阴阳绝非对等平衡，《系辞上》："夫乾，其静也专，其动也直，是以大生焉；夫坤，其静也翕，其动也辟，是以广生焉。"④《乾卦·象》："大哉乾元，万物资始。"⑤《坤卦·象》："至哉坤元，万物资生。"⑥ 天为阳，地为阴，阳主阴从，阳尊阴卑。若无乾元资始，坤元即无法资生。因此，维护人体生气，首重养阳。阳即"生主"中的火苗，是生命的火焰。阳气是人体生命的内在推动力，使人体生机勃勃，生气盎然，而且阳气为人体形成保护性的屏障，即便有虚邪贼风，也不能侵害人体。马莳云："阳气不固者，则四时必伤于邪气而为病也。"⑦ 亦即此论所言病皆阳气不足所致，《灵枢·禁服篇》即云："卫气为百病之母。"⑧ 卫气失养，则寒、暑、湿、风等外邪皆易侵袭人体致病。

因于寒，欲如运枢，起居如惊，神气乃浮。⑨

卫气不足，导致寒邪侵袭，阳气扰动不安，居息不宁，精神不静，神元之气乃浮散于外。

因于暑，汗，烦则喘喝，静则多言，体若燔炭，汗出而散。⑩

卫气不足，导致暑邪侵袭，蒸迫体内阴精，腠理失于开阖，汗出。《素问·阴阳别论》云："阳加于阴谓之汗。"⑪ 吴瑭云："汗也者，合阳气阴精蒸化而出者也。"⑫ 汗为津液所化生，津液与血均源于中焦水谷之精气，二者相互资生、相互为用、相互影

① （明）张介宾撰，李志庸主编《张景岳医学全书》，中国中医药出版社，1999，第799页。
② 郭彧译注《周易》，中华书局，2006，第164页。
③ 郭彧译注《周易》，第284页。
④ 郭彧译注《周易》，第361页。
⑤ 郭彧译注《周易》，第2页。
⑥ 郭彧译注《周易》，第10页。
⑦ （明）马莳撰《黄帝内经素问注证发微》，人民卫生出版社，1998，第18页。
⑧ 龙伯坚、龙式昭编著《黄帝内经集解》，天津科学技术出版社，2004，第1821页。
⑨ 郭霭春主编《黄帝内经素问校注》，第39页。
⑩ 郭霭春主编《黄帝内经素问校注》，第39页。
⑪ 郭霭春主编《黄帝内经素问校注》，第125页。
⑫ （清）吴瑭撰，李刘坤主编《吴鞠通医学全书》，中国中医药出版社，1999，第101页。

响。而“心生血”“心主血脉”，清代张志聪《侣山堂类辨》云：“血乃中焦之汁，流溢于中以为精，奉心化赤而为血。”[①] 清代杨时泰《本草述钩元》：“阳中之太阳心也，而生血却在此心。”[②] 汗出过多，则会导致心神失养，如暑邪袭表，则烦躁气喘、喝喝有声，如暑邪入里，则体静而谵语。吴瑭云：“邪不外张而内藏于心则静，心主言，暑邪在心，虽静亦欲自言不休也。”[③] 暑邪不解，则身体发热如同炭火，汗出而阳气浮散竭绝。

因于湿，首如裹，湿热不攘，大筋緛短，小筋弛长。緛短为拘，弛长为痿。[④]

卫气不足，导致湿邪侵袭。湿性重浊黏腻，停留滞着，阻碍阳气活动，清阳不升，则头目昏重，头如物裹。湿气不能消除，则阻滞气机，气郁则化热。湿热不除，气机不畅，经络阻滞，气血不通，使筋脉不能得气之温煦和血之濡养，日久则生病变。大的筋脉因失养而紧缩，拘挛不伸；小的筋脉因失养而松弛，萎软无力。当然，此处的大、小是相对概念，不应机械看待，临床还是要“审证求因”，不可拘泥于大筋、小筋。朱震亨《格致余论》云：“湿者，土浊之气。首为诸阳之会，其位高而气清，其体虚……浊气熏蒸，清道不通。沉重而不爽利，似乎有物以蒙冒之。失而不治，湿郁为热，热留不去。大筋软短者，热伤血，不能养筋，故为拘挛。小筋弛长者，湿伤筋，不能束骨，故为痿弱。”[⑤]

因于气，为肿。四维相代，阳气乃竭。[⑥]

卫气不足，导致风邪侵袭。风邪侵入分肉之间，卫气壅遏不行，于是聚而为肿。“风淫末疾”，风邪不解，四肢相继痈肿，阳气不得周流运行，久乃衰竭。此处“气”乃指风。气乃风之流化，《庄子·齐物论》：“夫大块噫气，其名为风。”[⑦]《广雅·释言》：“风，气也。”[⑧]《六书故·动物四》：“天地八方之气吹嘘鼓动者命之曰风。”[⑨]《素问·阴阳应象大论》亦云：“阳之气，以天地之疾风名之。”[⑩] “四维”乃指四肢。

---

① （清）张志聪撰，郑林主编《张志聪医学全书》，中国中医药出版社，1999，第1045页。
② （清）杨时泰撰《本草述钩元》，科技卫生出版社，1958，第77页。
③ （清）吴瑭撰，李刘坤主编《吴鞠通医学全书》，第14页。
④ 郭霭春主编《黄帝内经素问校注》，第40页。
⑤ （元）朱丹溪撰，田思胜等主编《朱丹溪医学全书》，中国中医药出版社，2006，第23页。
⑥ 郭霭春主编《黄帝内经素问校注》，第40页。
⑦ （战国）庄周：《庄子》，第10页。
⑧ （清）王念孙撰《广雅疏证》，钟宇讯点校，中华书局，1983，第148页。
⑨ （宋）戴侗撰《六书故》，党怀兴、刘斌点校，中华书局，2012，第438页。
⑩ 郭霭春主编《黄帝内经素问校注》，第98页。

四维于天地之间指东西南北四方，于人体则指四肢。

三

人以阳气为主，养生之要则在于固守阳气不使散失。但诸多不良行为则易于导致阳气散失，比如烦劳和大怒。

> 阳气者，烦劳则张，精绝，辟积于夏，使人煎厥。目盲不可以视，耳闭不可以听，溃溃乎若坏都，汩汩乎不可止。①

人若烦劳过度，则会阳气亢盛外越，阴精亦被耗竭。吴崑云："火炎则水干，故令精绝。"② 如果在夏月数度烦劳，不得消解，往往会昏厥。"辟积"原指衣服上的褶皱，汉代郑玄注《仪礼·丧服》"幅三袧"云："祭服朝服，辟积无数。"③ 此处乃指重复累积。尤怡《医学读书记》云："煎厥，即热厥也。火迫于下，气逆于上，为厥逆而热烦也。"④ 张介宾云："人以阳气为生，惟恐散失，若烦劳过度，则形气施张于外，精神竭绝于中，阳扰阴亏，不胜炎热，故病积至夏日以益甚，令人五心烦热，如煎如熬，孤阳外浮，真阴内夺，气逆而厥，故名煎厥。"⑤ 煎厥的患者，目视物不明，耳听声不清，阳绝阴竭，精神散乱，病势危急。王履《医经溯洄集》："积水之奔散曰溃。都，犹堤防也。汩汩，水流而不止也。……火炎气逆，故目盲耳闭而无所用。此阳极欲绝，故其精败神去，不可复生，若堤防之崩坏，而所储之水奔散滂流，莫能以遏之矣。"⑥

> 阳气者，大怒则形气绝，而血菀于上，使人薄厥。有伤于筋，纵，其若不容。汗出偏沮，使人偏枯。汗出见湿，乃生痤疿。高梁之变，足生大丁，受如持虚。劳汗当风，寒薄为皶，郁乃痤。⑦

人有七情五志，过则伤人。此处以"大怒"为例，以阐述情志过度对人体阳气的危害。虽只言"大怒"，并不是说其他情志过度不伤及阳气，阳气贵于清净，情绪波

---

① 郭霭春主编《黄帝内经素问校注》，第 41 页。

② （明）吴崑撰《医方考》，人民卫生出版社，1990，第 304 页。

③ （汉）郑玄注，（唐）贾公彦疏《仪礼注疏》，黄侃经文句读，上海古籍出版社，1990，第 400 页。

④ （清）尤怡撰，孙中堂主编《尤在泾医学全书》，中国中医药出版社，1999，第 333 页。

⑤ （明）张介宾撰，李志庸主编《张景岳医学全书》，第 225 页。

⑥ （元）王履：《医经溯洄集》，章升懋点校，人民卫生出版社，1993，第 70 页。

⑦ 郭霭春主编《黄帝内经素问校注》，第 42 页。

动必会扰阳，自是无疑，但以大怒为害尤甚。大怒则气上，形气经络阻绝不通，气上而不下，有升而无降，血蕴聚于头部，易使人突然昏厥。菀，古同“蕴”，郁结，积滞。薄厥，即暴厥，指发病急骤之厥证。薄，通“暴”，《汉书·宣帝纪》“既壮，为取暴室啬夫许广汉女”，唐颜师古注云：“暴室者，掖庭主织作染练之署，故谓之暴室，取暴晒为名耳。或云薄室者，薄亦暴也。今俗语亦云薄晒。”①

大怒使形气经络阻绝不通，血蕴积于上，使筋脉失于血之润养，亦损伤筋脉，使筋脉弛纵，行动不灵便。此处“容”通“庸”，使用之意。《释名·释姿容》：“容，用也，合事宜之用也。”②《老子》第五十章：“虎无所措其爪，兵无所容其刃。”俞樾云：“言兵无所用其刃。”③《吕氏春秋·审时》：“是以人稼之容足，耨之容耨，据之容手，此之谓耕道。”④不容乃指肢体不受支配，不能运动自如。怒为肝之志，大怒伤肝，肝主筋，故殃及筋脉。大怒，血菀于上，周学海云：“亦有不发为厥者。怒生于肝，肝主于筋，怒则血气奔逸，火升液耗而筋伤。”⑤

大怒伤阳，阳气虚，卫气不固，易于汗出，姚止庵云：“阳气盛则汗出通身，阳虚则气不周流，而汗出一偏，气阻一边，故云‘偏沮’。”⑥沮，湿，湿润。《广雅·释诂一》：“沮，湿也。”⑦湿浊阻滞偏体既久，则会导致肢体偏瘫，半身不遂。身体汗出则易受水湿侵扰，久之则易生疖子和痱子。倘若贪食肥腻嘉谷厚味，久则厚味内郁为热，热毒发于肌肉，则又易导致身遭痈疽之患。痈疽何处而生？热毒乃从虚处而出，刘完素云：“内结而发诸外。未知从何道而出，皆是从虚而出也。假令太阳经虚，从背而出；少阳经虚，从鬓而出；阳明经虚，从髭而出；督脉经虚，从脑而出。”⑧高粱，乃为“膏粱”，即肥肉精米等厚味，《太素》“高”即作“膏”。“足生大丁”之“足”是足以、可以、能够的意思。“劳汗当风，寒薄为皶，郁乃痤”十一字疑为“汗出见湿，乃生痤痱”之注文，意在注解“痤”之成因及演变。汗出当风取凉，湿热之气受寒郁积于肌肤，则生粉刺，失于治疗则积患成痤。《外科大成》卷四云：“痤者，疮疖也，大如酸枣，赤肿而有脓血。”⑨此处“劳汗”多注解为劳苦成汗，马莳即云：“人于劳苦汗出之时，当风取凉。”⑩颇误。皶痤成因如何仅归于劳苦成汗？此处“劳”乃虚劳之意。虚劳汗出，湿热之气方易被寒凉所迫，从而郁

① （东汉）班固：《汉书》，中华书局，1964，第237页。
② （东汉）刘熙撰《释名》，中华书局，1985，第35页。
③ （清）俞樾：《诸子平议》，中华书局，1954，第154页。
④ 许维遹：《吕氏春秋集释》，中华书局，2009，第696页。
⑤ （清）周学海：《读医随笔》，闫志安、周鸿艳校注，中国中医药出版社，2007，第211页。
⑥ 转引自郭霭春主编《黄帝内经素问校注》，第44页。
⑦ （清）王念孙撰《广雅疏证》，钟宇讯点校，第38页。
⑧ （清）陈梦雷等编《古今图书集成·医部全录》（第8册），人民卫生出版社，1991，第15页。
⑨ （清）祁坤：《外科大成》，上海卫生出版社，1957，第331页。
⑩ （明）马莳撰《黄帝内经素问注证发微》，第21页。

于肌肤。

四

天地之间赖一轮红日温煦生气，人体则靠一团阳气维持生机。阳气固守养护得宜，则神清形和，经云：

> 阳气者，精则养神，柔则养筋。①

阳气之常有二：一曰精，一曰柔。精乃纯净、纯洁之意，干干净净，清清爽爽，无污浊之气，使人神正气爽。柔乃柔和、温和之意，恰如春日景明，和畅万物。注意此处之柔并非虚弱、虚微，而是柔中带刚、刚柔并济，是柔弱胜刚强之柔，非虚弱无力之柔。赋予阳气以柔和之性，此又是道家母性文化熏染，《老子》云："人之生也柔弱，其死也坚强。万物草木之生也柔脆，其死也枯槁。故坚强者死之徒，柔弱者生之徒。"② "知其雄，守其雌。"③ 阳气之所以能长养身形，正在于其柔和之雌性。

阳气一旦失其精、柔之常性，则殃及身形。经云：

> 开阖不得，寒气从之，乃生大偻。陷脉为瘘，留连肉腠。俞气化薄，传为善畏，及为惊骇。营气不从，逆于肉理，乃生痈肿。魄汗未尽，形弱而气烁，穴俞以闭，发为风疟。故风者，百病之始也，清静则肉腠闭拒，虽有大风苛毒，弗之能害，此因时之序也。故病久则传化，上下不并，良医弗为。故阳畜积病死，而阳气当隔，隔者当泻，不亟正治，粗乃败之。④

卫气司腠理开阖，在精柔之阳气的推动下，人体腠理开阖有时，合于运化之机。一旦阳气失于权司，腠理开阖失宜，寒邪随之而入，寒邪凝滞，筋脉拘急，久之则屈伸不利，形体偻俯。倘若寒邪内陷于脉中，留舍难去，寒凝化热，内攻肉腠，则为瘘疮之害。寒邪之气通过经腧迫及脏腑，殃及脏神，则恐畏惊骇，神志不宁。张介宾云："寒气自脉渐深，流于经俞，气化内薄，则侵及藏府，故传为恐畏，为惊骇，以阳气受伤于内也。"⑤ 薄者，迫也。寒邪流于经腧，经脉气乱，营血运化失常，不得循脉，阻

---

① 郭霭春主编《黄帝内经素问校注》，第25页。
② 王卡：《老子道德经河上公章句》，第292页。
③ 王卡：《老子道德经河上公章句》，第113页。
④ 郭霭春主编《黄帝内经素问校注》，第45-47页。
⑤ （明）张介宾撰，李志庸主编《张景岳医学全书》，第226页。

滞于肉理，就会生成痈肿。汗出未止，腠理开通，形弱气消，此时风寒侵袭束迫，玄府闭封，寒邪内郁，寒热交争，易成疟患。张介宾云："汗出未止，卫气未固；其时形气正在消弱，而风寒薄之，俞穴随闭，邪气留止，郁而为疟。以所病在风，故名风疟。"① "魄汗"难解，古代注家主要有三解：一是魄为肺之神，魄汗即肺魄所营之汗；一是"魄""白"古音通假，而"白"为"自"之误，魄汗即自汗；一是魄为形体，魄汗即体汗、身汗。从下文"形弱而气烁"来看，此处"魄汗"应非一般的出汗，而是体虚气弱情形下的出汗。且此乃承上文而言，寒邪内郁稽留，寒热交争，郁而化热，初浅者外发为拘偻、痈肿，久之则迫汗外出，阳虚体弱，易成内患，发为风疟。此处疟之所以冠以"风"名，意在强调寒邪内迫风为之助，以引起"风者百病之始"下文。

人处天地之间，本为世间一尘埃，栉风沐雨，顶暑冒寒，时刻面临外邪的危险，而风寒暑湿燥火六邪以风为长，寒暑湿燥火五邪往往赖风邪为助以侵袭人体，所以此处言风为百病之始。《素问·刺法论》云："正气存内，邪不可干。"② 正气如何内存，要义在于"清静"二字，内无情动心扰，意志安闲，外应四时调养生息，无扰乎阳气，使阳气卫固，邪风不得而入。张介宾云："凡邪伤卫气，如上文寒暑湿气风者，莫不缘风气以入，故风为百病之始。然卫气者，阳气也。人惟清静，无过劳扰，则腠理闭而阳气固，虽有大风苛毒，弗之能害也。所谓清静者无他，在因四时之气序耳。如《四气调神论》曰：应春气以养生，应夏气以养长，应秋气以养收，应冬气以养藏，逆之则灾害生，从之则苛疾不起。顺其自然，是得四时清静之道。"③ 阳气养护失宜，导致外邪侵扰，久则深入传化，阻碍气机，阴阳违和，张志聪云："病久者，邪留而不去也。传者，始伤皮毛，留而不去，则入于肌腠。留而不去，则入于经脉冲俞。留而不去，则入于募原藏府。化者，或化而为寒，或化而为热，或化而为燥结，或化而为湿泄。"④

《生气通天论》后文云："阴平阳秘，精神乃治。阴阳离决，精气乃绝。"⑤ 倘若阴阳否隔，虽有良医也是束手无策了。阳气常贵通达，倘若蓄积于内，运化失权，郁结不通，阳不行阴，隔塞不便。此应急为泄下，疏通气机。粗工不明，拖延耽搁，病为失治。马莳云："此阳气者不能卫外，徒而畜积于内，其病久，久当死。斯时也，且当成隔。隔者，乖隔不通之谓也。"⑥ 《素问·阴阳别论》曰："三阳结谓之隔。隔者当泻。若不急泻，以正治之，此粗工之所以败也。"⑦

---

① （明）张介宾撰，李志庸主编《张景岳医学全书》，第 226 页。
② 郭霭春主编《黄帝内经素问校注》，第 1203 页。
③ （明）张介宾撰，李志庸主编《张景岳医学全书》，第 226 页。
④ （清）张志聪撰，郑林主编《张志聪医学全书》，中国中医药出版社，1999，第 17 页。
⑤ 郭霭春主编《黄帝内经素问校注》，第 52 页。
⑥ （明）马莳撰《黄帝内经素问注证发微》，第 22 页。
⑦ 郭霭春主编《黄帝内经素问校注》，第 124 页。

五

阳气卫外固护人体，其外浮内敛皆因时而动，应时而行，开合有度，人应顺之而为，倘若违时逆行，则会造成灾殃。经云：

> 故阳气者，一日而主外。平旦人气生。日中而阳气隆。日西而阳气已虚，气门乃闭。是故暮而收拒，无扰筋骨，无见雾露。反此三时，形乃困薄。①

一日之中，自然界有阴阳消长，《灵枢·顺气一日分为四时》云："以一日分为四时，朝则为春，日中为夏，日入为秋，夜半为冬。"② 人体之阳气与之相应，平旦阳气生发，气门始开，日中阳气隆盛，气门开张，太阳西下则阳气内敛，气门始闭。人应顺应阳气消长之性，起居有节，出藏有度，"日出而作，日落而息"，如果人贪游无度，往往秉烛夜游，或劳作不辍，烛火辛劳，扰劳筋骨，披霜冒露，阳气失于闭藏，危害尤甚。张介宾云："此所以顺阳气也。阳出而出，阳藏而藏。暮时阳气藏于阴分，故动宜收敛，以拒虚邪。无扰筋骨，则阳不耗于内。无见雾露，则邪不侵于外。若劳扰不分朝暮，反此三时，则阳气失养，形体劳困衰薄矣。"③ 姚止庵云："三时谓平旦与日中，气行于阳，可动则动；日西气行于阴，当静则静，如动静乖违，则气弱而形坏。"④ 人体阳气一日之盛衰，于一日病情亦有所体现，《灵枢·顺气一日分为四时》云："夫百病者，多以旦慧昼安，夕加夜甚……朝则人气始生，病气衰，故旦慧；日中人气长，长则胜邪，故安；夕则人气始衰，邪气始生，故加；夜半人气入藏，邪气独居于身，故甚也。"⑤

六

人体阳气固然重要，但自然界之所以生机勃勃、运化不息全在于阴阳合和，孤阳不生，孤阴不长。所以人体康健不但要养阳，而且要养阴。本篇在上文阐述养阳之道之后，即进而强调阴阳合和之要。经云：

---

① 郭霭春主编《黄帝内经素问校注》，第48页。

② 龙伯坚、龙式昭编著《黄帝内经集解》，第1788页。

③ （明）张介宾撰，李志庸主编《张景岳医学全书》，第227页。

④ 转引自郭霭春主编《黄帝内经素问校注》，第49页。

⑤ 龙伯坚、龙式昭编著《黄帝内经集解》，第1788页。

阴者，藏精而起亟也；阳者，卫外而为固也。阴不胜其阳，则脉流薄疾，并乃狂。阳不胜其阴，则五藏气争，九窍不通。是以圣人陈阴阳，筋脉和同，骨髓坚固，气血皆从。如是则内外调和，邪不能害，耳目聪明，气立如故。[①]

阴阳各有其性，各有其用。人体之阴乃蓄藏精气而守建于中，阳则卫护于外使身体坚固。起，建也，构也。《汉书·郊祀志》："武帝起建章宫。"[②]《后汉书·顺帝纪》："缮起太学。"[③] 亟，极也，中也。《易·说卦》"为亟心"，陆德明释文："亟……荀作极，云：中也。"[④] 阴阳互根互生，相辅相成，相互制约，构建和谐的生命共同体。倘若阳偏盛，阴无法制约亢阳，则脉气流行疾速，阳炽盛会使人发狂。倘若阴偏盛，阳无法运化静阴，则五脏气夺，功能衰减，九窍不通。"争"字难解，郭霭春疑为"静"之坏字，"阳不胜阴，阴胜则静，阳失运行，郁滞为病，故九窍不通"[⑤]。实则，争有"夺"意，释争为"夺"亦可，阳失健运，五脏气夺，功能受损，故九窍不通。圣人之所以反复强调阴阳之道，就在于阴阳合和是身体康健的根本，筋脉骨髓气血皆柔顺而坚固。阴气充盈于内，阳气健运于外，人则邪气不侵，耳聪目明，安然存世。如果阴阳二气受损，加之饮食起居不节，则疾患横生。经云：

风客淫气，精乃亡，邪伤肝也。因而饱食，筋脉横解，肠澼为痔。因而大饮，则气逆。因而强力，肾气乃伤，高骨乃坏。[⑥]

此处外邪侵袭不止于风邪，六邪之中风为长，故以风代之。风邪之所以能够侵袭人体，是由于人体阳气不足、卫不固表，邪气侵入人体之后人体阳气又缺乏足够的力量祛邪外出，导致外邪滞留体内为患，久之则渐渐伤及阳气，阳气虚衰，无法温煦运化阴精，阴精亦遂亡少，继而伤及肝藏。难解之处在于为何邪独伤肝？当然不只是伤及肝藏，只是肝先受之。《素问·阴阳应象大论》云："风气通于肝。"[⑦] 马莳云："风者，百病之长。风来客之，浸淫以乱营卫之气，则风薄而热起，热盛而水干，水干而肾气不营，故精气乃亡。然邪之所伤，何脏为始？以风气通于肝，故邪伤肝经为始耳。惟风气入肝，以致肾精乃亡，则凡饮食起居皆当慎矣。"[⑧] 古人之所以认为风气通于

① 郭霭春主编《黄帝内经素问校注》，第 49 页。
② （东汉）班固：《汉书》，第 1245 页。
③ （清）王先谦：《后汉书集解》，中华书局，1984，第 112 页。
④ 郭彧译注《周易》，第 410 页。
⑤ 郭霭春主编《黄帝内经素问校注》，第 50 页。
⑥ 郭霭春主编《黄帝内经素问校注》，第 50-51 页。
⑦ 郭霭春主编《黄帝内经素问校注》，第 98 页。
⑧ （明）马莳撰《黄帝内经素问注证发微》，第 24 页。

肝，乃在于肝于五行属木，于五季属春，具有生发散动之性，为内风之源，同类相求，同气相应，故而外风亦与肝相通，所以风邪所伤先伤于肝。风邪伤肝，倘饮食起居不节，为患不小。倘若饱食，《素问·痹论》云“饮食自倍，肠胃乃伤”①，致使气血生化无源，筋脉不得润养，遂使横散懈弛。肝气不舒，胃气又伤，气机升降失权，积食不下，肠中之气辟积不通，久而为痔。何为“肠澼”？杨上善云：“泄脓血也。……广肠漏泄脓血，名之为痔也。”② 但从语法来看，“肠澼”此处应是就痔之病机而言，泄脓血只是痔之表征，而非病机。《太素·阴阳杂说》：“阴阳虚，肠辟死。”杨上善注云：“肠辟叠死。”③ 辟，通“襞”，折叠，闭合。《庄子·田子方》：“心困焉而不能知，口辟焉而不能言。”陆德明释文引司马彪云：“辟，卷不开也。”④ 倘若饮酒过度，则上气咳逆。王冰云：“饮多则肺布叶举，故气逆而上奔。”⑤ 倘若强力行房事，就会损伤肾气，损坏身体之大骨。杨上善云：“肾以藏精主骨，肾伤则大骨坏也。”⑥ 所以，病患之源乃在于阳气虚而不固，从而导致外邪侵袭。人体阴阳二者，虽各有其用，但仍以养阳居首。阴从阳而动，摄养阳气，则阴气自然和顺。故经云：

> 凡阴阳之要，阳密乃固，两者不和，若春无秋，若冬无夏，因而和之，是谓圣度。故阳强不能密，阴气乃绝，阴平阳秘，精神乃治，阴阳离决，精气乃绝。⑦

阴阳合和的关键在于阳气闭密，而阴气坚固。阴阳二气倘若不和，恰如四季不伦，寒暑不接，四气失常。因此圣人调养之法即在于调和阴阳，《素问·四气调神大论》云：“圣人春夏养阳，秋冬养阴。”⑧ 上文云阳气有精、柔二性，由此方可养身护体，倘若阳气亢盛，则会导致阴气耗竭。《素问·痹论》云：“阴气者，静则神藏，躁则消亡。”⑨ 张介宾云：“孤阳独用，不能固密，则阴气耗而竭绝矣。”⑩ 阴气和平，阳气固密，人方能形神相合，精神不散。倘若阴阳离决不交合，则精气竭绝。张介宾云：“有阳无阴则精绝，有阴无阳则气绝。两相离决，非病则亡。”⑪ 倘若不能顺应四时阴阳之气予以摄养，阳不密固，易受外邪侵袭，造成病患。经云：

---

① 郭霭春主编《黄帝内经素问校注》，第 260 页。
② 李克光、郑孝昌主编《黄帝内经太素校注》，人民卫生出版社，2005，第 78 页。
③ 李克光、郑孝昌主编《黄帝内经太素校注》，第 101 页。
④ （战国）庄周：《庄子》，第 107 页。
⑤ 郭霭春主编《黄帝内经素问校注》，第 51 页。
⑥ 李克光、郑孝昌主编《黄帝内经太素校注》，第 78-79 页。
⑦ 郭霭春主编《黄帝内经素问校注》，第 52 页。
⑧ 郭霭春主编《黄帝内经素问校注》，第 31 页。
⑨ 郭霭春主编《黄帝内经素问校注》，第 561 页。
⑩ （明）张介宾撰，李志庸主编《张景岳医学全书》，第 228 页。
⑪ （明）张介宾撰，李志庸主编《张景岳医学全书》，第 228 页。

> 因于露风，乃生寒热。是以春伤于风，邪气留连，乃为洞泄。夏伤于暑，秋为痎疟，秋伤于湿，上逆而咳，发为痿厥。冬伤于寒，春必温病。四时之气，更伤五藏。[①]

此段文字《内经》中另有两处类似阐述，《素问·阴阳应象大论》云："冬伤于寒，春必病温。春伤于风，夏生飧泄。夏伤于暑，秋必痎疟。秋伤于湿，冬生咳嗽。"[②]《灵枢·论疾诊尺篇》云："冬伤于寒，春生瘅热。春伤于风，夏生后泄、肠澼。夏伤于暑，秋生痎疟。秋伤于湿，冬生咳嗽。"[③] 风邪侵袭肌表，则有恶寒发热之证。春伤于风邪，风寒之邪气留舍不去，至夏季阳气外浮，体内虚寒，二寒相加，易致泄泻。夏伤于暑邪，暑湿之邪留舍不去，至秋季体内阴气始长，体外阳气内敛，加之体内湿热之邪，寒热交争，故易生疟疾。"秋伤于湿"看似难解，实则此"湿"字并非湿润、水湿之湿，而是反训为干燥之意。《经义述闻·诗·暵其湿矣》："湿，亦且干也。《广雅》有'曝'字，云：曝也。《众经音义》引《通俗文》曰：欲燥曰曝。《玉篇》：曝，邱立切，欲干也。古字假借，但以湿为之耳。"[④] 喻嘉言《医门法律》即作"秋伤于燥"。汪谢城曰："秋伤于湿，与《诗》'暵其湿矣'之'湿'同，据《说文》为'曝'字之假借，非若水流湿之湿也。喻氏改湿为燥，字虽非而义自不悖。"[⑤] 秋伤于燥，燥邪留舍不去，到了冬季阳气内藏，二热相合，遂使肺气上逆而咳。倘若因此导致冬季失于闭藏，调养失宜，到了春季则易生四肢萎弱的痿厥病。《素问·四气调神大论》云："冬三月，此谓闭藏……此冬气之应，养藏之道也。逆之则伤肾，春为痿厥，奉生者少。"[⑥]

冬季被寒邪所伤，寒邪留舍不去，到了春天阳气生发，寒郁化热，随阳气而生，遂生温热之病。由上述来看，阳气不密固，四时风寒暑湿之邪气更互伤害五脏。

七

阴阳互根互生，阳气生于阴精，根于阴精，摄养阳气离不开摄养阴精。阴精不养，阳气则生化无源。本篇最后即阐述了摄养阴精之道，其要义即在于调和五味，饮食有节。经云：

---

① 郭霭春主编《黄帝内经素问校注》，第 52-53 页。

② 郭霭春主编《黄帝内经素问校注》，第 81 页。

③ 龙伯坚、龙式昭编著《黄帝内经集解》，第 2002 页。

④ 王引之：《经义述闻》，商务印书馆，1935，第 206-207 页。

⑤ 转引自（清）田晋蕃著，黄作阵等校注《内经素问校证》，中国中医药出版社，2015，第 24 页。

⑥ 郭霭春主编《黄帝内经素问校注》，第 26 页。

> 阴之所生，本在五味，阴之五宫，伤在五味。是故味过于酸，肝气以津，脾气乃绝。味过于咸，大骨气劳，短肌，心气抑。味过于甘，心气喘满，色黑，肾气不衡。味过于苦，脾气不濡，胃气乃厚。味过于辛，筋脉沮弛，精神乃央。是故谨和五味，骨正筋柔，气血以流，凑理以密，如是则骨气以精。谨道如法，长有天命。①

俗云“民以食为天”，此言不虚！食有酸苦甘辛咸五味，乃五脏生化之本源，正所谓酸生肝、苦生心、甘生脾、辛生肺、咸生肾。因之以生，亦因之而损。五味调和，脏腑形神得以润养生化；五味不调，则伤及脏腑，殃及形神。过食酸味肝气溢克脾土，过食咸味伤肾骨抑心气，过食甘味心懑肾气衰，过食苦味损心阳脾胃气滞，过食辛味筋脉坏废精神耗伤。如此等等，足见“谨和五味”对“长有天命”之重要。《上古天真论》言养生之道将“食饮有节”置于“起居有常”之前，自有其道理。

① 郭霭春主编《黄帝内经素问校注》，第54-55页。

《黄帝内经》中所见之扁鹊与仓公*

顾　漫**

摘　要　《史记·仓公传》记载了仓公曾受阳庆所传“黄帝、扁鹊之脉书”，并以其书授徒。仓公所传之古医经，部分书名亦见于今本《素问》中。故皇甫谧据此断言：“比按《仓公传》，其学皆出于《素问》，论病精微。”本文整理了《黄帝内经》与《脉经》中的“扁鹊脉法”，对《内经》所引与扁鹊相关之古医书加以题解；并例举了《仓公传》病案所论病因病机可与《内经》相印证者，从而指出《黄帝内经》之成编当在仓公之后，与齐地传承的医学关系密切，仓公所传“黄帝、扁鹊之脉书”，同样是《素问》成书的基础；今本《素问》《灵枢》很可能是以李柱国所编集的“原本《黄帝内经》”为纲领和骨干，收入了大量对原篇予以阐释发挥的新篇，并重加类编而成，其中亦涉及“医经七家”中其他各家如“扁鹊内外经”的内容。

关键词　《黄帝内经》;《仓公传》; 扁鹊; 淳于意

《史记·扁鹊仓公列传》（简称《仓公传》）记载了仓公曾受阳庆所传“黄帝、扁鹊之脉书”，并以其书授徒——

庆有古先道遗传黄帝、扁鹊之脉书，五色诊病，知人生死，决嫌疑，定可治，及药论书，甚精。……受其脉书、上下经、五色诊、奇咳术、揆度、阴阳、外变、药论、石神、接阴阳、禁书。

临菑人宋邑，邑学，臣意教以五诊，岁余。济北王遣太医高期、王禹学，臣意教以经脉高下及奇络结，当论俞所居，及气当上下出入邪〔正〕逆顺，以宜镵石，定砭灸处，岁余。菑川王时遣太仓马长冯信正方，臣意教以案法逆顺、论药法、定五味及和齐汤法。高永侯家丞杜信，喜脉，来学，臣意教以上下经脉、五诊，二岁余。临菑召里唐安来学，臣意教以五诊、上下经脉、奇咳、四时应阴阳重，未成，除为齐王侍医。①

---

* 本文是四川省社会科学重点研究基地（扩展）中国出土医学文献与文物研究中心 2020 年度委托项目“基于出土资料的先秦两汉医学源流研究”（2020CW03）阶段性研究成果。

** 作者简介：顾漫，中国中医科学院研究员、博士生导师，中国医史文献研究所中医文献研究室主任，中医学博士。研究方向：出土简帛医学文献整理研究。

① （汉）司马迁：《史记·扁鹊仓公列传》，中华书局，1982，第 2796、2816-2817 页。

仓公所传之古医经，部分书名亦见于今本《素问》中。故皇甫谧据此断言：“比按《仓公传》，其学皆出于《素问》，论病精微。”① 如《素问·病能论》：

《上经》者，言气之通天也。《下经》者，言病之变化也。《金匮》者，决死生也。《揆度》者，切度之也。《奇恒》者，言奇病也。所谓奇者，使奇病不得以四时死也。恒者，得以四时死也。所谓揆者，方切求之也，言切求其脉理也。度者，得其病处，以四时度之也。②

以上提到《上经》《下经》《揆度》，皆见于《仓公传》；《奇恒》应即为《仓公传》所谓之“奇咳术”（“咳”亦作“胲”，与“恒”通）。此段经文下王冰注云：“凡言所谓者，皆释未了义。今此所谓寻前后经文，悉不与此篇义相接；似今数句少成文义者，终是别释经文，世本既阙第七二篇，应彼阙经错简文也。古文断裂，缪续于此。”③ 认为此系“遗篇”文字，错简至此。细察文例，此虽与原篇文义不相络属，但恐亦非错简，而是注文混入正文者。无论此节文字原出何处，然其保存了《上经》《下经》《金匮》《揆度》《奇恒》五部古医经的题解，使我们今天还可以揣测到这些医经的大概内容。

再如《素问·玉机真脏论》：

帝瞿然而起，再拜而稽首曰：善。吾得脉之大要，天下至数，五色脉变，揆度奇恒，道在于一，神转不回，回则不转，乃失其机，至数之要，迫近以微，著之玉版，藏之藏府，每旦读之，名曰《玉机》。④

其中提到的《五色》，应与《仓公传》之《五色诊》为同一书；而《脉变》疑即《仓公传》所谓之“外变”。

较多提及这些古医经名称的还有通行本《素问》之《疏五过论》《方盛衰论》《阴阳类论》等篇，其托名雷公与黄帝问答，均在全元起本第八卷中。《病能论》所提及之五种古医书除了《金匮》，其名称皆见于《疏五过论》中。此外《疏五过论》又提到《比类》《从容》《阴阳》《五中》《明堂》《终始》六种与诊法相关的古医书，其中《阴阳》一书亦为《仓公传》所提及——

《素问·疏五过论》：

---

① （晋）皇甫谧编，黄龙祥校注《黄帝针灸甲乙经》，中国医药科技出版社，1990，皇甫谧序。

② 人民卫生出版社整理《黄帝内经》（影印本），人民卫生出版社，2013，第96页。

③ 人民卫生出版社整理《黄帝内经》（影印本），第96页。

④ 人民卫生出版社整理《黄帝内经》（影印本），第46页。

善为脉者，必以《比类》《奇恒》《从容》知之，为工而不知道，此诊之不足贵，此治之三过也。……凡诊者，必知《终始》，有知余绪。

诊病不审，是谓失常，谨守此治，与经相明，《上经》《下经》，《揆度》《阴阳》，《奇恒》《五中》，决以《明堂》，审于《终始》，可以横行。①

《素问·方盛衰论》：

是以圣人持诊之道，先后阴阳而持之。《奇恒之势》乃六十首，诊合微之事，追《阴阳》之变，章《五中》之情，其中之论，取虚实之要，定五度之事，知此乃足以诊。②

《素问·阴阳类论》：

帝曰：却念《上下经》《阴阳》《从容》，子所言贵，最其下也。③

《疏五过论》王冰注云："所谓上经者，言气之通天也。下经者，言病之变化也。言此二经揆度阴阳之气，奇恒五中，皆决于明堂之部分也。揆度者，度病之深浅也。奇恒者，言奇病也。五中者，谓五藏之气色也。夫明堂者，所以视万物，别白黑，审长短，故曰决以明堂也。审于终始者，谓审察五色囚王，终而复始也，夫道循如是，应用不穷，目牛无全，万举万当，由斯高远，故可以横行于世间矣。"④ 马莳注云："古经中有《比类》《奇恒》《从容》诸篇，皆至道之要，如前《示从容论》者，其大略也。""然《上经》《下经》中，有《揆度》《阴阳》《奇恒》《五中》诸篇，无不悉知大义。"⑤ 指出《比类》《奇恒》《从容》《揆度》《阴阳》《奇恒》《五中》等皆为古经篇名。虽则马莳认为其皆属《上经》《下经》的说法值得商榷，然其抉剔发隐之功不可没也。

皇甫谧认为仓公之学出于《素问》，依据大概就是《仓公传》提及的这批"黄帝、扁鹊之脉书"，其名亦见于《素问》。这些古医经很可能成于先秦，行于西汉，在当时被奉为权威经典，为《内经》编撰所依据。然《内经》成编后，这些书即被吸收、取

① 人民卫生出版社整理《黄帝内经》（影印本），第198页。
② 人民卫生出版社整理《黄帝内经》（影印本），第203页。
③ 人民卫生出版社整理《黄帝内经》（影印本），第200页。
④ 人民卫生出版社整理《黄帝内经》（影印本），第198-199页。
⑤ （明）马莳：《黄帝内经素问注证发微》，田代华主校，人民卫生出版社，1998，第647-648页。

代，逐渐散佚失传了。有学者认为，既然《仓公传》所载古医经，其书目过半见于《素问》，而《黄帝内经》一书却未被《仓公传》称引，这说明仓公所得的医书多数为《内经》编撰者所经见，而《内经》一书却为仓公所未见者，其源流先后，于此可见一斑。[①] 其说可从。

廖育群先生认为：《素问》《灵枢》是互不相关的两部独立著作，将其称为《汉书·艺文志》所著录之"《黄帝内经》十八卷"，只是晋人皇甫谧的一种猜测。通过对《素问》《灵枢》各篇依托人物的分析，指出："雷公黄帝问对的篇节，原属一派之学，《素问》《灵枢》成书时被收入其中。黄帝与其他臣子问答各篇也是一样，均应视为不同学派的著作。……那么是否可以设想这些篇节的核心内容（按：指雷公黄帝问对的篇节）就是《汉书·艺文志》所载《黄帝内经》（甚至包括《外经》）的主要内容。《汉书·艺文志》称其为《黄帝内经》，就理应是以黄帝讲述医理的形式来写，而不是黄帝问、诸臣答的形式。"由此进而提出：《素问》《灵枢》极有可能是在博采《汉书·艺文志》所著录的各种医经著作的基础上成书的。其中既包含"黄帝学派"的著作（今本中雷公、黄帝问对的篇节），又兼采"扁鹊学派"的作品（如不见任何问答形式的《素问·大奇论》，其内容全部见于《脉经·扁鹊诊诸反逆死脉要诀第五》），可能还收入了其他诸家"医经"的内容。[②]

一　《黄帝内经》与扁鹊

（一）《黄帝内经》与《脉经》"扁鹊脉法"之对照

魏晋年间王叔和整理的《脉经》一书，集前代脉学之大成。王叔和自序云："今撰集岐伯以来，逮于华佗，经论要诀，合为十卷。百病根原，各以类例相从，声色证候，靡不该备。其王、阮、傅、戴、吴、葛、吕、张，所传异同，咸悉载录。"[③] 可见其书广引前人著述，融会各家之学。今可大致考见者，除了《素问》《灵枢》、吕广注《难经》（即自序中所称之"吕"）、张仲景《伤寒杂病论》（即自序中所称之"张"）等传世医书，尚有《脉法赞》（见《脉经》卷一第七）、《扁鹊阴阳脉法》（见《脉经》卷五第二）、《扁鹊脉法》（见《脉经》卷五第三）、《扁鹊诊诸反逆死脉要诀》（见《脉经》卷五第五、《脉经》卷四第五）、《扁鹊华佗察声色要诀》（见《脉

① 吴弥漫：《从〈史记〉"仓公传"考证〈黄帝内经〉的成书年代和作者》，《广州中医药大学学报》1996年第2期，第46-53页。

② 廖育群：《岐黄医道》，辽宁教育出版社，1991，第56、61-62、66页。

③ 沈炎南主编《脉经校注》，人民卫生出版社，2013，序。

经》卷五第四)、《四时经》(见《脉经》卷三)等亡佚医书。[①] 其中所引扁鹊脉法可能出自史志所载之《扁鹊脉经》《扁鹊脉诀》等书;华佗脉法可能出自吴普(即自序中所称之“吴”);而所引《四时经》,日本丹波元胤指出“盖隋志所载《三部四时五脏辨诊色诀事脉》一卷是也”[②]。

廖育群先生指出:扁鹊是中医脉学的创始人。西汉名医淳于意曾从其师公乘阳庆处受“黄帝、扁鹊之脉书”;其后向、歆父子校书,所成《七略》中载有《扁鹊内经》和《外经》,应视之为确系传有渊源的扁鹊著作。至三国西晋时王叔和编撰《脉经》一书,仍能见到扁鹊著作,所以在其《脉经》中收录了扁鹊论脉诊的许多内容。而这些内容又有相当一部分见于今本《黄帝内经》之中。[③] 今将相关内容列表对照如表1至表6所示。

表1　《素问·五脏生成篇》与《脉经·扁鹊华佗察声色要诀》内容对照

《素问·五脏生成篇》	《脉经》卷五·扁鹊华佗察声色要诀第四
五脏之气,故色见青如草兹者死,黄如枳实者死,黑如炲者死,赤如衃血者死,白如枯骨者死,此五色之见死也。	……青如草滋,死。 ……赤如衃血,死。 ……白如枯骨,死。 ……黑如炲,死。
凡相五色之奇脉,面黄目青,面黄目赤,面黄目白,面黄目黑者,皆不死也。面青目赤,面赤目白,面青目黑,面黑目白,面赤目青,皆死也。	病人面黄目青者,不死;…… 病人面黄目赤者,不死;…… 病人面黄目白者,不死;…… 病人面黄目黑者,不死;…… 病人面目俱等者,不死。 病人面黑目青者,不死。 病人面青目白者,死。 病人面黑目白者,不死。 病人面赤目青者,六日死。 病人面黄目青者,九日必死,是谓乱经。饮酒当风,邪入胃经,胆气妄泄,目则为青,虽有天救,不可复生。 病人面赤目白者,十日死。忧恚思虑,心气内索,面色反好,急求棺椁。 病人面白目黑者,死。此谓荣华已去,血脉空索。 病人面黑目白者,八日死。肾气内伤,病因留积。 病人面青目黄者,五日死。病人着床,心痛短气,脾竭内伤,百日复愈,能起傍徨,因坐于地,其立倚床,能治此者,可谓神良。

资料来源:人民卫生出版社整理《黄帝内经》(影印本),第30、31页。沈炎南主编《脉经校注》,第121-122页。

① 崔锡章:《〈脉经〉引用古佚医书考》,《中国中医基础医学杂志》1999年第7期,第48-51页。
② 〔日本〕丹波元胤著,郭秀梅、冈田研吉整理《医籍考》,学苑出版社,2007,第114页。
③ 廖育群:《岐黄医道》,第64-67页。

表 2 《素问·脉要精微论》与《脉经·扁鹊华佗察声色要诀》内容对照

《素问·脉要精微论》	《脉经》卷五·扁鹊华佗察声色要诀第四
夫精明五色者，气之华也。赤欲如白裹朱，不欲如赭； 白欲如鹅羽，不欲如盐； 青欲如苍璧之泽，不欲如蓝； 黄欲如罗裹雄黄，不欲如黄土； 黑欲如重漆色，不欲如地苍。	青欲如苍璧之泽，不欲如蓝。 赤欲如帛裹朱，不欲如赭。 白欲如鹅羽，不欲如盐。 黑欲如重漆，不欲如炭。 黄欲如罗裹雄黄，不欲如黄土。

注：为便对照，文句次序有调整。

资料来源：人民卫生出版社整理《黄帝内经》（影印本），第 39 页。沈炎南主编《脉经校注》，第 125 页。

表 3 《素问·平人气象论》与《脉经·扁鹊脉法》内容对照

《素问·平人气象论》	《脉经》卷五·扁鹊脉法第三
人一呼脉再动，一吸脉亦再动，呼吸定息脉五动，闰以太息，命曰平人。平人者，不病也。常以不病调病人，医不病，故为病人平息以调之为法。人一呼脉一动，一吸脉一动，曰少气。人一呼脉三动，一吸脉三动而躁，尺热曰病温，尺不热脉滑曰病风，脉涩曰痹。人一呼脉四动以上曰死，脉绝不至曰死，乍疏乍数曰死。	扁鹊曰：人一息脉二至谓平脉，体形无苦。人一息脉三至谓病脉。一息四至谓痹者，脱脉气，其眼睛青者，死。人一息脉五至以上，死，不可治也。都（一作声。）息病，脉来动取极五至，病有六七至也。

资料来源：人民卫生出版社整理《黄帝内经》（影印本），第 42 页。沈炎南主编《脉经校注》，第 119 页。

表 4 《素问》与《脉经》中的"扁鹊阴阳脉法"内容对照

《素问·至真要大论》	《脉经》卷五·扁鹊阴阳脉法第二	《素问·阴阳类论》
帝曰：其脉至何如？岐伯曰：	脉平旦曰太阳，日中曰阳明，晡时曰少阳，黄昏曰少阴，夜半曰太阴，鸡鸣曰厥阴，是三阴三阳时也。	
少阳之至大而浮，	少阳之脉，乍小乍大，乍长乍短，动摇六分，王十一月甲子夜半，正月二月甲子王。	一阳者，少阳也，至手太阴，上连人迎，弦急悬不绝，此少阳之病也，专阴则死。
阳明之至短而涩，	阳明之脉，浮大以短，动摇三分，大前小后，状如蝌斗其至跳，五月六月甲子王。	所谓二阳者，阳明也。至手太阴，弦而沉急不鼓，炅至以病皆死。[④]
太阳之至大而长，	太阳之脉，洪大以长，其来浮于筋上，动摇九分，三月四月甲子王。	所谓三阳者，太阳为经，三阳脉至手太阴，弦浮而不沉。决以度，察以心，合之阴阳之论。
厥阴之至其脉弦，	厥阴之脉，沉短以紧，动摇三分，十一月十二月甲子王。	一阴独至，经绝，气浮不鼓，钩而滑。
少阴之至其脉钩，	少阴之脉，紧细，动摇六分，王五月甲子日中，七月八月甲子王。	二阴至肺，其气归膀胱，外连脾胃。

续表

《素问·至真要大论》	《脉经》卷五·扁鹊阴阳脉法第二	《素问·阴阳类论》
太阴之至其脉沉，	太阴之脉，紧细以长，乘于筋上，动摇九分，九月十月甲子王。	三阴者，六经之所主也，交于太阴，伏鼓不浮，上空志心。
至而和则平，至而甚则病，至而反者病，至而不至者病，未至而至者病，阴阳易者危。	从二月至八月，阳脉在表。从八月至正月，阳脉在里。附阳脉强，附阴脉弱。……阴阳表里，以互相乘，如风有道，阴脉乘阳也。	此六脉者，乍阴乍阳，交属相并，缪通五藏，合于阴阳，先至为主，后至为客。

注：为便对照，文句次序有调整。

资料来源：人民卫生出版社整理《黄帝内经》（影印本），第 189-190、200-201 页。沈炎南主编《脉经校注》，第 115-116 页。

表 5　《灵枢·五十营》与《脉经·诊损至脉》内容对照

《灵枢·五十营》	《脉经》卷四·诊损至脉第五
故人一呼，脉再动，气行三寸，一吸，脉亦再动，气行三寸，呼吸定息，气行六寸。十息，气行六尺，日行二分。二百七十息，气行十六丈二尺，气行交通于中，一周于身，下水二刻，日行二十五分*。五百四十息，气行再周于身，下水四刻，日行四十分。二千七百息，气行十周于身，下水二十刻，日行五宿二十分。一万三千五百息，气行五十营于身，水下百刻，日行二十八宿，漏水皆尽，脉终矣。所谓交通者，并行一数也，故五十营备，得尽天地之寿矣，凡行八百一十丈也。	扁鹊曰：……故人一呼而脉再动，气行三寸。一吸而脉再动，气行三寸。呼吸定息，脉五动。一呼一吸为一息，气行六寸。人十息，脉五十动，气行六尺。二十息，脉百动，为一备之气，以应四时。天有三百六十五日，人有三百六十五节。昼夜漏下水百刻。一备之气，脉行丈二尺。一日一夜行于十二辰，气行尽则周遍于身，与天道相合，故曰平。平者，无病也，一阴一阳是也。脉再动为一至，再至而紧即夺气。一刻，百三十五息。十刻，千三百五十息。百刻，万三千五百息。二刻为一度，一度气行一周身，昼夜五十度。

注：*二十五分：《素问·八正神明论》王注、《太素》卷十二《营五十周》并作"二十分"。《甲乙经》卷一第九作"二十分有奇"。下文有"五百四十息"而"日行四十分"，故"五"字疑衍。

资料来源：人民卫生出版社整理《黄帝内经》（影印本），第 254-255 页。沈炎南主编《脉经校注》，第 96-97 页。

表 6　《灵枢·论疾诊尺》与《脉经·扁鹊华佗察声色要诀》内容对照

《灵枢·论疾诊尺》	《脉经》卷五·扁鹊华佗察声色要诀第四
目赤色者病在心，白在肺，青在肝，黄在脾，黑在肾。黄色不可名者，病在胸中。	目色赤者病在心，白在肺，黑在肾，黄在脾，青在肝。黄色不可名者，病胸中。
诊目痛，赤脉从上下者，太阳病；从下上者，阳明病；从外走内者，少阳病。	诊目病，赤脉从上下者，太阳病也；从下上者，阳明病也；从外入内者，少阳病也。
诊寒热，赤脉上下至瞳子，见一脉，一岁死；见一脉半，一岁半死；见二脉，二岁死；见二脉半，二岁半死；见三脉，三岁死。	诊寒热瘰疬，目中有赤脉，从上下至瞳子，见一脉，一岁死；见一脉半，一岁半死；见二脉，二岁死；见二脉半，二岁半死；见三脉，三岁死。
诊龋齿痛，按其阳*之来，有过者独热，在左左热，在右右热，在上上热，在下下热。	诊龋齿痛，按其阳明之脉来，来有过者独热，在右右热，在左左热，在上上热，在下下热。

续表

《灵枢·论疾诊尺》	《脉经》卷五·扁鹊华佗察声色要诀第四
诊血脉者，多赤多热，多青多痛，多黑为久痹，多赤、多黑、多青皆见者，寒热。身痛而色微黄，齿垢黄，爪甲上黄，黄疸也。安卧，小便黄赤，脉小而涩者，不嗜食。	诊血脉者，多赤多热，多青多痛，多黑为久痹，多赤、多黑、多青皆见者，寒热身痛。面色微黄，齿垢黄，爪甲上黄，黄疸也。安卧，少黄赤，脉小而涩者，不嗜食。

注：《论疾诊尺》部分文字亦见于《灵枢·寒热》。

＊阳：《甲乙经》卷十二第六其下有“明”字。疑脱。

资料来源：人民卫生出版社整理《黄帝内经》（影印本），第327页。沈炎南主编《脉经校注》，第125页。

另外《素问·大奇论》全文见于《脉经》卷五《扁鹊诊诸反逆死脉要诀第五》，《脉经》所无者仅有一条：“三阳急为瘕，三阴急为疝，二阴急为痫厥，二阳急为惊。”然据《新校正》，全元起本此条在卷九《厥论》篇中，为王冰移易于此。由此看来，今本《内经》中确实收录了原属“扁鹊内外经”的内容，而且很可能对问答人物进行了改头换面，将扁鹊易以岐伯。

（二）《黄帝内经》所引与扁鹊相关之古医书

1.《阴阳》

《素问·疏五过论》：“诊病不审，是谓失常，谨守此治，与经相明，《上经》《下经》，《揆度》《阴阳》，《奇恒》《五中》，决以《明堂》，审于《终始》，可以横行。”① 《素问·方盛衰论》：“是以圣人持诊之道，先后阴阳而持之。《奇恒之势》乃六十首，诊合微之事，追《阴阳》之变，章《五中》之情，其中之论，取虚实之要，定五度之事，知此乃足以诊。”②《素问·阴阳类论》：“决以度，察以心，合之阴阳之论。”③ 由此观之，《阴阳》《五中》显然不是泛论阴阳、五行（或五脏）之书，而是事关诊法。

《难经·四难》：“脉有阴阳之法，何谓也?”④ 其所云“阴阳脉法”，恐最近于古医经《阴阳》之义。考《脉经》卷五引《扁鹊阴阳脉法》云：“脉平旦曰太阳，日中曰阳明，晡时曰少阳，黄昏曰少阴，夜半曰太阴，鸡鸣曰厥阴，是三阴三阳时也。”⑤ 其分三阴三阳以论脉，所言少阳、太阳、阳明、少阴、太阴、厥阴之脉象见于《素问·至真要大论》，而文字颇有出入。《素问·阴阳别论》则云：“所谓阴阳者，去者为阴，至者为阳；静者为阴，动者为阳；迟者为阴，数者为阳。”⑥ 其说与扁鹊不同，然亦分三阴三阳以论脉，如“二阳之病发心脾，有不得隐曲，女子不月”“三阳三阴

① 人民卫生出版社整理《黄帝内经》（影印本），第198页。

② 人民卫生出版社整理《黄帝内经》（影印本），第203页。

③ 人民卫生出版社整理《黄帝内经》（影印本），第200页。

④ 凌耀星主编《难经校注》，人民卫生出版社，2013，第7页。

⑤ 沈炎南主编《脉经校注》，第115页。

⑥ 人民卫生出版社整理《黄帝内经》（影印本），第24页。

发病，为偏枯痿易，四肢不举”“一阴一阳结谓之喉痹”[①] 等等。而《难经·四难》云：“浮者，阳也；沉者，阴也，故曰阴阳也。”[②] 又是一家言也。其说虽各不同，然称阴阳、分六脉则一也，故皆可导源于古医经《阴阳》。

2.《金匮》（决死生）

“金匮”一语在《内经》中多是通言，指藏书之所。如《素问·气穴论》：“帝乃辟左右而起，再拜曰：今日发蒙解惑，藏之金匮，不敢复出。”[③]《灵枢·岁露论》：“黄帝曰：善乎哉论！明乎哉道！请藏之金匮。”[④]

《素问·病能论》云：“《金匮》者，决死生也。”[⑤]“决死生”是古医书之重要内容。《仓公传》：“庆有古先道遗传黄帝、扁鹊之脉书，五色诊病，知人生死，决嫌疑，定可治。”《脉经》卷五有《扁鹊诊诸反逆死脉要诀》，似为《仓公传》所云“扁鹊脉书”之遗文。可见其为扁鹊医学所特别强调的。《内经》各篇中“决死生”一语屡屡出现。如《灵枢·经脉》：“经脉者，所以能决死生，处百病，调虚实，不可不通。”[⑥] 而今本《素问·三部九候论》，全元起本即名“决死生”，篇中云：“故人有三部，部有三候，以决死生，以处百病，以调虚实，而除邪疾。”[⑦] 依此推之，当时恐有一部讲“决死生”之古医经，其名题为《金匮》。如是则《金匮》除了是通言，亦为专名也。

3.《五色》

五色，其义较明，为诊面部五色以察病之法。《周礼·疾医》：“以五气、五声、五色视其死生。”郑玄注云：“三者剧易之征，见于外者。五气，五藏所出气也。肺气热，心气次之，肝气凉，脾气温，肾气寒。五声，言语宫商角徵羽也。五色，面貌青赤黄白黑也。察其盈虚休王，吉凶可知。审用此者，莫若扁鹊、仓公。”[⑧] 释“五色”为青赤黄白黑，当为其本义。

五色诊之内容，见于《素问》之《五脏生成篇》《脉要精微论》及《灵枢·五色》等篇，与《脉经》卷五所引《扁鹊华佗察声色要诀》多可互参对照。其中《灵枢·五色》为论述五色诊之专篇，依托雷公与黄帝问答，内容全面而文风古朴，似为古医经之遗论。其云：“青黑为痛，黄赤为热，白为寒，是谓五官。”[⑨] 不涉五行五脏，当为古“五色诊”之纲领，为《素问》之《举痛论》《皮部论》《经络论》诸篇所引

---

① 人民卫生出版社整理《黄帝内经》（影印本），第25页。
② 凌耀星主编《难经校注》，第7页。
③ 人民卫生出版社整理《黄帝内经》（影印本），第111页。
④ 人民卫生出版社整理《黄帝内经》（影印本），第340页。
⑤ 人民卫生出版社整理《黄帝内经》（影印本），第96页。
⑥ 人民卫生出版社整理《黄帝内经》（影印本），第238页。
⑦ 人民卫生出版社整理《黄帝内经》（影印本），第49页。
⑧ （清）阮元校刻《十三经注疏》，中华书局，1980，第667页。
⑨ 人民卫生出版社整理《黄帝内经》（影印本），第295页。

用，可证其确为经典名言。

《素问·疏五过论》云“决以《明堂》，审于《终始》”[①]，《终始》论见下文，而《明堂》实与《五色》同出而异名。《灵枢·五色》：“雷公问于黄帝曰：五色独决于明堂乎？小子未知其所谓也。黄帝曰：明堂者鼻也……”[②]《灵枢·五阅五使》：“黄帝曰：五色之见于明堂，以观五脏之气……”[③] 鼻在面部中央，故称明堂，为色诊之主要部位，故“明堂”与“五色”可互相代指也。

《内经》中多见者为“色脉合参”之诊法。《灵枢·五阅五使》：“脉出于气口，色见于明堂，五色更出，以应五时，各如其常，经气入脏，必当治里。”[④]《灵枢·邪气脏腑病形》：“黄帝问于岐伯曰：五脏之所生，变化之病形何如？岐伯答曰：先定其五色五脉之应，其病乃可别也。”[⑤] 皆言色脉之合诊。而《素问·移精变气论》更是从“天人相应”的高度阐发了色脉相应的意义，并借岐伯之口宣称：“色脉者，上帝之所贵也，先师之所传也。”[⑥]

二 《黄帝内经》与仓公病案

今考《仓公传》所载之病案，论及病因病机，多有与《灵枢》《素问》内容相呼应者。略举数例如下。

仓公诊齐王中子诸婴儿小子病，判断“病得之心忧，数忔食饮”，依据是：“所以知小子之病者，诊其脉，心气也，浊躁而经也，此络阳病也。……此悲心所生也，病得之忧也。”[⑦] 仓公认为忧伤心，与《灵枢·邪气藏府病形》“愁忧恐惧则伤心”[⑧] 理论一致。

仓公诊齐中尉潘满如病少腹痛，判断“病得之酒且内”，依据是：“所以知潘满如病者，臣意切其脉深小弱，其卒然合合也，是脾气也。”[⑨] 诊齐丞相舍人奴病，判断“病得之流汗数出，炙于火而以出见大风也”，依据是：“所以知奴病者，脾气周乘五藏，伤部而交，故伤脾之色也，望之杀然黄，察之如死青之兹。”[⑩]《灵枢·邪气藏府

① 人民卫生出版社整理《黄帝内经》（影印本），第 198 页。
② 人民卫生出版社整理《黄帝内经》（影印本），第 294 页。
③ 人民卫生出版社整理《黄帝内经》（影印本），第 279 页。
④ 人民卫生出版社整理《黄帝内经》（影印本），第 279 页。
⑤ 人民卫生出版社整理《黄帝内经》（影印本），第 223 页。
⑥ 人民卫生出版社整理《黄帝内经》（影印本），第 34 页。
⑦ （汉）司马迁：《史记·扁鹊仓公列传》，第 2799 页。
⑧ 人民卫生出版社整理《黄帝内经》（影印本），第 222 页。
⑨ （汉）司马迁：《史记·扁鹊仓公列传》，第 2802 页。
⑩ （汉）司马迁：《史记·扁鹊仓公列传》，第 2807 页。

病形》："有所击仆，若醉入房，汗出当风，则伤脾。"[①]《素问·平人气象论》："死脾脉来，锐坚如乌之喙，如鸟之距，如屋之漏，如水之流，曰脾死。"[②]《素问·五藏生成篇》："色见青如草兹者死。"[③] 仓公所论，可与《灵枢》《素问》互证。

仓公诊齐王后弟宋建病，判断"建病得之好持重"，依据是："所以知建病者，臣意见其色，太阳色干，肾部上及界要以下者枯四分所，故以往四五日知其发也。"诊齐中御府长信病，判断"此病得之当浴流水而寒甚，已则热"，依据是："所以知信之病者，切其脉时，并阴。……肾气有时间浊，在太阴脉口而希，是水气也。肾固主水，故以此知之。"[④]《灵枢·邪气藏府病形》："有所用力举重，若入房过度，汗出浴水，则伤肾。"[⑤] 其认为持重、汗出浴水伤肾，彼此理论一致。

仓公诊齐王侍医遂病，认为其病为"中热"。并指出："论曰'中热不溲者，不可服五石'。石之为药精悍，公服之不得数溲，亟勿服。色将发臃。"[⑥]《素问·腹中论》云："帝曰：夫子数言热中消中，不可服高梁芳草石药，石药发瘨，芳草发狂。……岐伯曰：夫芳草之气美，石药之气悍，二者其气急疾坚劲，故非缓心和人，不可以服此二者。"[⑦] 亦提出"热中"不可服石药，理由同样是石药气悍。彼此理论一致。

仓公诊安阳武都里成开方病，诊其脉得"肾反肺"，引《脉法奇咳》言曰"藏气相反者死"，《法》曰"三岁死"。[⑧]"肾反肺"不合五行相克规律，令人费解。但若能参照《素问·玉机真藏论》之相关解说，则可涣然冰释。《玉机真藏论》云："五脏相通，移皆有次，五脏有病，则各传其所胜。……肾因传之心，心即复反传而行之肺，发寒热，法当三岁死，此病之次也。"正与仓公所论相合。[⑨]

然仓公所论，亦可见与《内经》不合者。如《灵枢·邪气藏府病形》云："有所堕坠，恶血留内，若有所大怒，气上而不下，积于胁下，则伤肝。"[⑩] 而仓公诊齐中郎破石病，判断"破石之病，得之堕马僵石上"，依据则是"所以知破石之病者，切其脉，得肺阴气，其来散，数道至而不一也。色又乘之。所以知其堕马者，切之得番阴脉。番阴脉入虚里，乘肺脉。肺脉散者，固色变也乘之"。[⑪] 一云堕坠伤肝，一云伤肺，两者所论不合。再如《邪气藏府病形》云："有所击仆，若醉入房，汗出当风，

---

① 人民卫生出版社整理《黄帝内经》（影印本），第 222 页。
② 人民卫生出版社整理《黄帝内经》（影印本），第 45 页。
③ 人民卫生出版社整理《黄帝内经》（影印本），第 30 页。
④ （汉）司马迁：《史记·扁鹊仓公列传》，第 2800、2808 页。
⑤ 人民卫生出版社整理《黄帝内经》（影印本），第 222 页。
⑥ （汉）司马迁：《史记·扁鹊仓公列传》，第 2811 页。
⑦ 人民卫生出版社整理《黄帝内经》（影印本），第 84 页。
⑧ （汉）司马迁：《史记·扁鹊仓公列传》，第 2812 页。
⑨ 余自汉等：《内经灵素考》，中国中医药出版社，1992，第 66 页。
⑩ 人民卫生出版社整理《黄帝内经》（影印本），第 222 页。
⑪ （汉）司马迁：《史记·扁鹊仓公列传》，第 2810 页。

则伤脾。"[①] 仓公诊齐侍御史成头痛病，判断"病得之饮酒且内"，依据是"所以知成之病者，臣意切其脉，得肝气。肝气浊而静，此内关之病也"。[②] 仓公认为"饮酒且内"不仅伤脾，也可以伤肝，与《灵枢》"若醉入房……则伤脾"之论亦不尽合。

《仓公传》中亦提到五脏与五行、五色、五谷的配属，如诊齐中御府长信病时提到"肾固主水"[③]；诊舍人奴病时提到"伤脾之色也，望之杀然黄"，以及"所以至春死病者，胃气黄，黄者土气也，土不胜木，故至春死"[④]，其五脏与五行、五色之配属，皆同于《内经》。诊破石病时提到"所以不中期死者……其人嗜黍，黍主肺，故过期"[⑤]，其以"黍主肺"，与《素问·金匮真言论》所云"心……其谷黍"不同，然同于成书时代相近之《淮南子·墬（地）形》"西方高土……〔其人〕白色主肺……其地宜黍"。

仓公与《内经》之时间先后，是判断《内经》成编年代的一项重要证据，然学界对此一直难以取得一致意见。据《仓公传》所载观之，仓公诊疗技术高超，已全面地运用脏腑、经络、阴阳五行理论诊察疾病，治病能够针药并用，其医学理论已趋成熟。有学者根据仓公在用药上较《内经》复杂而判断其晚于《内经》[⑥]，然又难以圆满解释《内经》的经脉、腧穴理论和针刺治疗水平高于仓公的现象。要之，《汉书·艺文志》中医经、经方分为两家，一重针，一重药，各有授受，截然殊途，本不宜比对。且仓公治病，多用"火齐汤"（即《汉志》"经方"小序所谓之"致水火之齐"），偶亦用到"液汤"（"齐中御府长信病……臣意即为之液汤火齐逐热"）。按《素问·汤液醪醴论》："帝曰：上古圣人作汤液醪醴，为而不用何也？……岐伯曰：当今之世，必齐毒药攻其中，镵石针艾治其外也。"[⑦] 其云上古、中古作"汤液"（与"液汤"同），当今之世用"必齐"（即"火齐"），故所云"当今之世"应与仓公时代接近而略晚。《汉志》方技略序将仓公与太古的岐伯、中世的扁鹊等名医并举，视其为西汉医学的代表人物，因此同时或更早时候恐不会有医学水平明显胜于仓公者。但就整个理论体系之完备程度而言，《内经》似较仓公更胜一筹。由此推之，《黄帝内经》之成编当在仓公之后。

三　《黄帝内经》与"齐学"

《素问·异法方宜论》讲述了各种中医疗法在不同地域的起源："砭石者，亦从

① 人民卫生出版社整理《黄帝内经》（影印本），第222页。
② （汉）司马迁：《史记·扁鹊仓公列传》，第2797页。
③ （汉）司马迁：《史记·扁鹊仓公列传》，第2800页。
④ （汉）司马迁：《史记·扁鹊仓公列传》，第2807页。
⑤ （汉）司马迁：《史记·扁鹊仓公列传》，第2810页。
⑥ 龙伯坚：《黄帝内经概论》，上海科学技术出版社，1980，第16-17页。
⑦ 人民卫生出版社整理《黄帝内经》（影印本），第35页。

东方来”；“毒药者，亦从西方来”；“灸焫者，亦从北方来”；“九针者，亦从南方来”；“导引按跻者，亦从中央出也”。并总结道：“故圣人杂合以治，各得其所宜。”① 据此可知，中医学在其创始形成的过程中吸收、融合了天下四方的治疗实践，从而充实、完善了自己的学术体系。然以今传本《黄帝内经》的内容观之，其于治疗方法详于针而略于药，更多体现出古代“东方”“南方”（即齐楚地域）医学的特征和传统。可见，《黄帝内经》既然托名黄帝，其与流行于齐楚的“黄老之学”的关系显非偶然。

《史记·乐毅列传》载黄老之学初期诸大师的世系：“乐臣公学黄帝、老子，其本师号曰河上丈人，不知其所出。河上丈人教安期生，安期生教毛翕公，毛翕公教乐瑕公，乐瑕公教乐臣公，乐臣公教盖公。盖公教于齐高密、胶西，为曹相国师。”②《汉书·蒯通传》云：“通善齐人安其生，安其生尝干项羽，羽不能用其策。”③ 可见，战国晚期以至汉初黄老道家诸大师多是齐人，诚如胡适先生所云：“道家即是战国晚年新起来的黄老之学的别名。这个大混合的学派的活动中心是在齐国的高密、胶西一带，是道地的齐学。”④ 胡适先生还同时独具慧眼地指出：“医经中的《黄帝内外经》，虽不知是何人所作，但《史记·仓公传》说《黄帝扁鹊之脉书》是临菑元里公乘阳庆所传授，而仓公‘不知庆所师受’。扁鹊、阳庆、仓公都是齐人，故此种书也是齐学。”⑤ 由此可知，黄老道家与中医学皆与“齐学”有着不可忽视的联系。

陈直先生首揭由春秋战国至秦汉时代，医学有“秦派”与“齐派”之分：“我国的医学，据传说的有五千余年历史。据最可靠的文献材料，及地下发掘材料来证明，亦在三千年以上。战国玺文上的医人，与汉代木简上的医方，皆是平民的医学。与当时官府医学，是互相结合的。战国时何以无医方保留下来？因当时用药品只两三味，药由自采，汤由自合，汤药与针灸并施，所以流传甚少。木简的医方，皆是公元前保留下来的。由春秋战国至秦汉时代，医学分两大派。最初的是秦派，如秦医和见左昭元年传，秦医缓见左成十年传等皆是。代替的为齐派，如阳庆及淳于意等皆是。扁鹊勃海人，游于秦，可能与秦派相近。（扁鹊秦越人，皆疑是别号，而不是真姓名。秦人视越是当时的俗语。）大概秦派重在针灸。齐派重在汤药。到了张机就无所谓秦派齐派。”⑥

李零先生也认为黄帝与扁鹊的医经渊源不同：“《黄帝内经》，是依托黄帝君臣，以黄帝问道岐伯、少师、雷公、伯高、少俞的形式写成。古人所谓的‘雷、岐之术’

---

① 人民卫生出版社整理《黄帝内经》（影印本），第 33 页。
② （汉）司马迁：《史记·乐毅列传》，第 2436 页。
③ （汉）班固：《汉书·蒯伍江息夫列传》，中华书局，1962，第 2167 页。
④ 胡适：《中国中古思想史长编》（附《中国中古思想小史》），华东师范大学出版社，1996，第 276 页。
⑤ 胡适：《中国中古思想史长编》（附《中国中古思想小史》），第 29-30 页。
⑥ 陈直：《玺印木简中发现的古代医学史料》，《文史考古论丛》，天津古籍出版社，1988，第 298-299 页。

就是指这一派的医经。这五人，岐伯出现最多。岐伯出于岐山。此书或与周秦系统的医术有关，是西土的医经。”“扁鹊，传说是黄帝良医。战国名医秦越人，亦号扁鹊（犹言‘扁鹊再世’）。《史记·扁鹊仓公列传》的扁鹊是秦越人。……司马迁说他，‘为医或在齐，或在赵’，可见扁鹊医经是东土医经。”①

陈直先生认为扁鹊（秦越人）“可能与秦派相近”，不若李零先生将之归入“东土”可信。毕竟去古未远的司马迁在《史记》中将扁鹊（秦越人）与仓公（淳于意）合为一传，认为其医学一脉相承，故均应视其为“齐医”或“东土医经”的代表。

结　论

至此，我们方可真正理解皇甫谧《甲乙经序》所云“比按仓公传，其学皆出于《素问》，论病精微”的意义所在——正是因为仓公所传“黄帝、扁鹊之脉书”同样是《素问》成书的基础，而这一事实在皇甫谧时代可由尚存于世的《别录》《七略》之著录得知。由此推之，笔者颇为怀疑“金匮（决死生）、阴阳、五中、上经、下经、揆度、奇恒、刺法、大要”等古医经之篇题，很可能即同于《汉书·艺文志》所载“《黄帝内经》十八卷”的卷目，为皇甫谧所见，因此他才会断言“今有《针经》九卷，《素问》九卷，二九十八卷，即《内经》也”。上文所述扁鹊论“三阴三阳”与《素问·阴阳别论》之不同，似乎显示当时所传“扁鹊之书”与“黄帝之书”恐有名同而实异者，如《墨子》一篇分上、中、下而传。

由上可知，今本《素问》应为原本《黄帝内经》之九篇内容推衍、发挥而成（《灵枢》同例），即如《素问·离合真邪论》云“因而九之”。换言之，今本《素问》实则包含了原本《黄帝内经》之“经”，以及后来附经之“传”，由笔者所校《生气通天论》之例可证。② 其仍可称“黄帝内经”，则如“周易”本为《易经》之名，后经、传并行，仍沿用其名是也。正如业师柳长华先生所指出的，今本《素问》增加了“传训诂”的内容：“古代医学的传承，也同‘经学’的传承一样，是师徒相授的，经书要有经师来传授，医经也是由老师来讲解传授，一代传一代，学者们传训诂而已。所以，许多文献就以问答的形式记录下来了。如《汉书·儒林传》中说：‘申公独以《诗经》为训故以教。’又《汉书·刘歆传》说：‘初《左氏传》多古字古言，学者传训诂而已。’《史记·仓公传》中记载仓公受学，说仓公以阳庆为师，学习黄帝、扁鹊之脉书，‘受读解验之，可一年所’。读解，即训诂之义。所以，如《素问》《灵枢》《难经》等，不可能是初时纂集的面貌。”③

① 李零：《兰台万卷——读〈汉书·艺文志〉》，三联书店，2011，第202-203页。

② 顾漫：《据全元起本〈素问〉校正通行本四篇错简》，《中医药文化》2020年第6期，第59-65页。

③ 柳长华：《〈汉书·艺文志〉医经著录研究》，《山东中医药大学学报》1999年第2期，第137-141页。

《汉书·艺文志》说当时经师之学风："后世经传既已乖离，博学者又不思多闻阙疑之义，而务碎义逃难，便辞巧说，破坏形体；说五字之文，至于二三万言。后进弥以驰逐，故幼童而守一艺，白首而后能言。"① 经师讲解经书，对五字之文能说至二三万言。比照之下，医经一篇衍为九篇，合九卷八十一篇，亦不足怪也。

在中医学的早期阶段，历经先秦到两汉长期的历史积累，形成了大量的医学理论类著作（《汉志》称为"医经"）。这些著作写定时代不一，学术思想各异，曾在不同流派的医学团体间单篇或组合流传；其书多有篇名而无大题，且不题撰人，立言皆祖述古圣先贤，以其学术源流之分别而依托黄帝、扁鹊、神农等，采问答或直叙之形式记述。刘向、李柱国等人校书时，即"以人类书"，据所依托之人名而分为黄帝、扁鹊、白氏三家。将当时属"黄帝"一系的医书（托名黄帝或涉及黄帝之学者），统为一家，定著为《黄帝内经》和《黄帝外经》。② 今之《素问》与《灵枢》二书，各八十一篇，当为《汉志》中十八卷本《黄帝内经》之重编本或增补本，或其民间所传之别本。

今本《素问》《灵枢》很可能是以李柱国所编集的"原本《黄帝内经》"为纲领和骨干，收入了大量对原篇予以阐释发挥的新篇，并重加类编而成。其中亦涉及"医经七家"中其他各家的内容，如今本《内经》中与《脉经》所引"扁鹊脉法"重复的部分。其编集方式或亦如皇甫谧《甲乙经序》所云："《易》曰：观其所聚，而天地之情事见矣。况物理乎？事类相从，聚之义也。"

---

① （汉）班固：《汉书·艺文志》，第 1723 页。

② 柳长华：《〈汉书·艺文志〉医经著录研究》，《山东中医药大学学报》1999 年第 2 期，第 137-141 页。

海外本草《采药录》药物名实辨疑及学术价值浅探*

郑　洪**

摘　要　中国清朝医家陈振先在日本长崎附近采药，并著成《采药录》一书。全书载药161种，其中“官药”20种，其他常用药物和草药141种。书中除记载了药名、功效和用法等知识，对许多品种还描述植物的形态特征，有不少内容在现存本草中未见记载。1991年潘吉星初次注释了书中大部分药物，然亦有可商之处。本文根据现有资料进一步考证其中部分药物名实，以探讨该书所反映的清前期我国东南地区的民间药学文化和用药实践知识。

关键词　《采药录》；陈振先；药名

中国古代医药对周边国家和地区产生积极影响，中医医籍也在域外广为流传，还出现了中国医生去到国外所撰写的医药著作。本文研究的陈振先《采药录》（又名《药草功能书》）即其中之一。过去对此书研究不多，仅部分工具书有介绍，如提到书中药物“有百余种未被《本草纲目》载录”① 等。1991年潘吉星对该书进行了初次研究,② 但并未引起学术界充分注意。总体上此书尚很少被我国医药学界利用，对其学术价值的认识尚不充分。

从内容来看，《采药录》对了解我国东南地区清前期的医药知识和养生文化均有一定价值，试在潘氏的基础上作进一步探析。

一　《采药录》的作者和版本考察

明清时期，日本主动地吸收中国医学，据统计明至清同治七年（1868）有27位中

*　本文是国家社会科学基金重大项目“宋元以来中医知识的演变与现代‘中医’的形成研究”（18ZDA175）阶段性研究成果。

**　作者简介：郑洪，浙江中医药大学教授、博士研究生导师。研究方向：中医医史文献。

①　裘沛然主编《中国医籍大辞典》上册，上海科学技术出版社，2002，第274页。

②　潘吉星「十八世纪旅日的中国医学家陈振先、周岐来及其著作：江户时代日中医学交流史系列研究之一」山田慶兒、田中淡編『中國古代科學史論：續篇』京都大學人文科學研究所、1991、685~750頁。

国医家赴日。[①]《采药录》的作者陈振先正是在此背景下赴日的。

关于陈振先的原籍有两种说法，一说是杭州人[②]，一说是苏州医师[③]。查《长崎年表》于享保六年（1721）载："六月，唐医陈振先来。"[④]《长崎志》亦只载："六月，陈振先渡来。"[⑤] 均未提到其籍贯。《长崎实录大成》卷十记载的"长崎渡来儒士医师"[⑥] 则载明籍贯，如赴日医师中有宽永四年（1628）金华府的陈明德，元禄十六年（1703）浙江杭州府的陆文斋，享保十年（1725）苏州府的周岐来和享保十一年（1726）苏州府的赵淞阳等，却并无陈振先的记录。

江户时期，日本官方特地指令华商帮助招募中国民间医师，还发放作为贸易许可证的"信牌"以奖励。因此文献中保留了一些关于陈振先的记录。根据记载，陈振先在享保六年（1721）六月十六日乘丑十四番南京沈茗园的船只抵达日本长崎，其来日的目的就是寻找药物。船主沈茗园不但因携来中国辽东人参获奖励"美铜二千斤"，还因带来陈振先而加获奖励寅年临时信牌一个；陈振先则获奖励"铜百斤"[⑦]。

陈振先到长崎后，受幕府之命，在山野间采集本草，共收集 162 种药物（按现存版本实计为 161 种），并辨明其功能，用中文撰成《采药录》一书，后由日本学者向井元成旁训日文名称。陈振先名列长崎当地所立的"乡土先贤纪功碑"，并载入当地的《乡土先贤列传》中。[⑧]

陈振先后来是否返回中国，未见记载。有研究者称他于 1722 年 3 月 15 日离日[⑨]，实际这是沈茗园的船离开长崎的时间，材料中并未提到陈振先是否一同离开。潘吉星也猜测陈振先可能随船离开，但无材料佐证。同时，各有关资料都未提到陈振先的籍贯，或许因其系乘南京船赴日，故被认为是江苏人。如潘吉星文中就认为陈振先是沈茗园带去的"本省"名医。至于后来文献记载其为苏州人，或许因为当时赴日医师多为苏州籍之故。

潘吉星考察了《采药录》的两个写本（连《和汉寄文》印行本则为三个）。近经考察，至少见有五个版本，均在日本。列为表 1。

---

① 史世勤：《明清时期中国赴日医师及其对日本汉方医学的影响》，《中国科技史料》1991 年第 1 期。

② 《浙江省华侨志》，浙江古籍出版社，2010，第 63 页。

③ 〔日〕木宫泰彦：《日中文化交流史》，胡锡年译，商务印书馆，1980，第 700 页。

④ 金井俊行「長崎年表」以文会社、明治 21 年(1889)、60 頁。

⑤ 田辺茂啓「長崎志」日本内閣文庫藏写本第 6 冊(内務省旧藏)、巻 11。

⑥ 田辺茂啓「長崎実録大成」日本内閣文庫藏写本第 5 冊(元老院旧藏)、巻 10。

⑦ 古賀七二郎「信牌方記録」大庭修編『享保時代の日中関係資料一(近世日中交渉史料集二)』関西大学出版社、1986、55-60 頁。

⑧ 長崎市小学校職員会編「郷土先賢列伝」大正 5 年(1916)、37-38 頁。

⑨ 仲光亮、李成杰：《近世日本对中国中医药的受容》，《安徽史学》2018 年第 3 期。

表 1　《采药录》版本概况

序号	书名	形态	特征	年代	备注
1	陈振先药草功能书	写本	载松宫俊仍《和汉寄文》卷四（4 册本第 4 册），后有向井元成附记	不详	内阁文库编号 35097-184-291
2	陈振先药草功能书·采药录	写本	书名中"药草功能书"旁有批注"以下五字本无，作采药录"；有向井元成附记、宽政六年（1794）曾槃跋	文政五年（1822）	《爱香楼博物书》第 47 册，内阁文库编号 11593-217-51*
3	陈振先采药录	写本	封面题"称意馆藏本"，后有向井元成附记、宽政六年（1794）曾槃跋、天保四年（1833）题记	天保四年（1833）	富士川文库编号チ-122，京都大学图书馆藏
4	陈振先药草功能书	写本	载松宫俊仍《和汉寄文》卷四（8 册本第 7 册），后有向井元成附记	明治五年（1872）	内阁文库编号 35537-184-303**
5	陈振先药草功能书	印本	载松宫俊仍《和汉寄文》卷四（8 册本第 7 册），后有向井元成附记，《关西大学东西学术研究所资料集刊（9-2）》收录	1986 年	关西大学出版社

* 此即潘吉星文中的"香本"，但编号误植为 1193，应为 11593。

** 此即潘吉星文中的"寄本"。但潘氏误记为第 6 册、函号 184-302，实为第 7 册（四之上）、函号 184-303。

以上五个版本的内容基本一致。相关题跋文字按时间次序排列如下：

右者为陈振先于长崎之山野寻求药草所得，都百六十二种，所著其功能者也。右之内二十种书入官药，然此二十种之外，多未入官料。陈振先书入其余百四十二种。然右之内入官料之品犹多，且未记和名者，尚待考也。

向井元成附记。①

按陈振先盖享保、元文间之来客也。尚宜参考《长崎实录》。此书原名《药草功能书》，今题为《采药录》。向井元成世为长崎首长属吏药监也。

宽政六年甲寅春曾槃记

陈振先乃享保年中所来之清朝人也。原本似不甚全，宜参考。②

文政五年岁次壬午四月二日誊写毕。

（无名氏题记）

① 《采药录》引文均据日本京都大学藏富士川文库抄本，无页码，后文不一一注出。此条原为日文，据潘吉星译本。

② 原为日文，据潘吉星译本。

天保四年癸巳冬十月六日以阿部喜任手录参圃杂抄中一册书写。

（钤印不清）

以上人物中的向井元成和曾槃，潘吉星已进行过考证。向井元成（1656—1728）为医家向井元升之子，日本长崎人，曾任长崎圣堂祭酒。曾槃（1758—1834），字子考，生于日本江户，为明代人曾庸辅的后代，曾任幕府医官，著有《本草纲目纂疏》等。潘氏所未见的称意馆藏本中，又提到阿部喜任（1805—1870），其字亨、亨父，为江户时代后期的医生和本草学者，为医家阿部贤任之子，著有《草木育种》等。

由以上版本的流传可见，陈振先《采药录》颇受日本学者重视。

二 《采药录》所载药物及其研究情况

日本与我国一衣带水，长崎是日本南部濒海城市，纬度相当于我国长江中下游地区，植被也有相似之处。《采药录》中很多药物均为我国南方所产药材。该书虽然是在日本长崎的采药记录，但作者陈振先依据的知识和经验都来自中国，它实际上反映的是明清时期我国东南地区医家的用药实践。

《采药录》共收载药物161种，据向井元成概括，其中有“官药”（或称“官料”）20种，这是日本的官药局收储或经营的常用药，20种名称如下：

土桔梗、干葛、麦门冬、车前子、青木香、地骨皮（枸杞子、眼眉藤）、鹤虱、百合、薏苡仁、茺蔚子（益母草）、地肤子（铁扫帚）、贯众、夏枯草、防风、五加皮、雄天南星、良姜、半夏、野艾、狗黄精（即黄精）。

除此20种，其余药物中还有一部分也是常用药，例如石菖蒲、石韦、商陆、车前草、蓖麻子、蒲公英、紫背天葵、紫花地丁、芫荽、扁蓄、薄荷、萱草、三七、小蓟、青蒿、金银藤、红牙大戟、川楝子、石楠叶、山茱萸、香樟叶、女贞子、淡竹叶等，此外还有作为香料的桂皮一种。不知因何未列为官料。

以上这些药物在历代本草中记载都较清楚，但其他还有不少生僻药名为本草著作所无，需要进行辨析。目前只有潘吉星一文对书中的药物进行过研究，他依据我国《本草纲目》《本草纲目拾遗》和当代中草药资料，对全书161种药物初步作了分析，对大部分提供了注解并给出了植物基原学名。而未出注的尚有火疽草、小尖刀、鸡脚藤、凌霄草、石寄生、括公刺、山紫苏、五爪龙、宝剑金星、光石蚕、金剪头、歇壁苔、羊毛草、浮苔、麻雀饭、酱板头、观音草、田夜合、马蹄草、小五爪龙、穿心银锭草、鱼胆草、水苋菜、鼠尾草、乌蛇头草、山栋青、马蔺藤等27种，另外虽出注但使用“或”或“似”字眼以示不确定者有扦扦活、三请诸葛亮、白茅藤、小馄饨、石荠、鸭舌草、草麻子、小将军、最星草、土桔梗、三角风藤、夜合草、马蔺头、牛口刺、土黄连、蛇梦草、石香球等17种。不过已出注的部分，也存在可商榷之处。

三　对生僻药名的进一步考察

对于《采药录》的研究，潘吉星指出“这项研究最困难的是订出药草植物学名”，他主要是根据汉名、别名，结合功能说明及其他暗示，并请教植物学史专家，得以完成对大部分药物名实的推论。就研究路径和方法而言，潘氏基本已作了示范。不过在具体结论方面，笔者部分观点略有不同。因潘氏研究距今已有34年，现在能够看到的参考资料更为丰富，除了明清时期《本草纲目》《本草纲目拾遗》等本草著作和20世纪的《中药大辞典》《全国中草药汇编》等，现在尚有《中华本草》等工具书和各种新发表的研究论文，故有必要作进一步的研究。

由于文章篇幅有限，笔者拟在归纳主要研究路径的基础上，对潘氏部分药物结论作进一步探讨。

（一）根据药名、别名的交叉比照进行考辨

《采药录》一书中，有的药名下同时记有别名。将它们与我国资料交叉对照，以确定为该药，这是主要的研究路径。在潘氏研究的基础上，笔者有一些不同的认识。

1. 对潘氏部分药名考订的补充

以下诸条，潘吉星得出明确结论，只是未详细说明推论理据。笔者略作补充。

（1）辟瘟草

《采药录》中有“辟瘟草”，并说“一叶三叉者名鸭脚金星”，在《本草纲目拾遗》有“辟瘟草”专条，提到“又名鸭脚金星”，并说“辟瘟草叶如鸭脚，有三歧，一茎一叶”①。这种情况比较容易确定为同一物。故潘氏定其为水龙骨科植物金鸡脚，又名鸭掌金星草，基原为 *Phymatopsishastata*（Thunb.） Kitag。②

（2）海底松

《采药录》中有“海底松”，一名还魂草，又名山柏。现有中草药资料中查不到“海底松”药名。不过据《江苏中药志》，卷柏［*Selaginella tatamariscina*（Beauv.） Spring］有“九死还魂草”“石柏”“山拳柏”等别名③，结合“海底松”一名称给人的外形想象，大致可判断“海底松”指卷柏［*Selaginella tamariscina*（P. Beauv.） Spring］。

---

① 赵学敏：《本草纲目拾遗》，中国中医药出版社，2007，第110页。

② 《中华本草》第2册，上海科学技术出版社，1999，第246页。

③ 陈仁寿、刘训红主编《江苏中药志》第3卷，江苏凤凰科学技术出版社，2020，第192页。

(3) 箭头草

《采药录》中载有“箭头草”，又名“银剪头”。查《本草纲目拾遗》中“玉如意”条，提到“一名箭头草……白花者名银剪刀”①。“银剪头”与“银剪刀”音近，也可以认定相同。潘氏认为是唇形科植物邻近风轮菜，按《中华本草》“剪刀草”条有两种两源，即唇形科植物细风轮菜［*Clinopodium gracile*（Benth.）Matsum.］和邻近风轮菜［*Clinopodium confine*（Hance）O. Ktze.］的全草，其中前者在江苏本就有“箭头草”之别名。②

值得一提的是《本草纲目拾遗》“玉如意”条后有“四方如意草”，功效“治神鬼二箭、活血追风”。而《采药录》中另有一条“小尖刀”，又名“小剪刀”，功效也是“治神鬼二箭”，不知是否为一物，潘氏对此未出注。但“四方如意草”是何物现代也无定论。另外，中药有柄石韦别名之一也是“小尖刀”③，但其主治明显与此不同。所以单凭药名和别名的比照，有时并不能解决问题。

2. 对潘氏部分药名的辨正

有些药名虽难查到，但根据其命名特点，可以找到相似资料。笔者对部分药名的分析不同于潘氏结论，下面以最星草和臭婆娘为例。

(1) 最星草

《采药录》中记载了“最星草”，一名“小虎掌”，子名“晚娘拳头”，这些名称在古今中药文献中查不到完全吻合者。潘文认为“似为天南星科虎掌（*Arisaema thunbergii*）”，但未说明依据。*Arisaema thunbergii* 目前是天南星的基原之一，按此则“最星草”便是天南星。但书中提到的功效如叶“能去眼内星瘴（障）”、子“能消痞块”，似与天南星不符。笔者认为，此药基原更有可能是天南星科半夏属的掌叶半夏（*Pinellia pedatisecta* Schott）。

中药中的虎掌有曲折的演变，其名最早出现于《神农本草经》。宋《本草图经》提到：“由跋绝类半夏，而苗高近一二尺许，根如鸡卵大，多生林下，或云即虎掌之小者，足以相乱。”④ 提到虎掌之小者常作半夏用。至明代李时珍《本草纲目》认为虎掌即天南星，将两者合为一条，虎掌也成为天南星药材的来源之一。但按现在的认识，天南星基原主要为异叶天南星，而虎掌基原主要是掌叶半夏，并不相同。⑤ 唐《新修本草》说：“半夏，所在皆有。生平泽中者，名羊眼半夏，圆白为胜，然江南者大，乃径寸，南人特重之，顷来互用，功状殊异。问南人，说苗乃是由跋。”⑥ 因此，结合

---

① 赵学敏：《本草纲目拾遗》，第 112 页。

② 《中华本草》第 7 册，第 20 页。

③ 《全国中草药汇编》上册，人民卫生出版社，1975，第 333 页。

④ 转引自唐慎微《证类本草》，中国医药科技出版社，2011，第 305 页。

⑤ 赵佳琛、王艺涵、金艳等：《经典名方中半夏与天南星的本草考证》，《中国现代中药》2020 年第 8 期。

⑥ 转引自唐慎微《证类本草》，第 304 页。

“小虎掌”的名称和治眼病内障及“消痞块”的功效，笔者认为《采药录》所载类似于古人所说的由跋，即虎掌，可能民间保存了类似宋代时与半夏功用相似的认识，但又知道与天南星、半夏均有别，故以“最星草”为名。

至于“最星草”的得名，可能与天南星得名相似。《本草崇原集说》称天南星得名原由说：“曰天南星者，以根形圆白如天上南方之大星，取以为名也。”① 而“最星草”之“最星”，或也是用天上最明亮的星来形容，但又有意与天南星相区别。至于“晚娘拳头”，指其子实成团，像人的拳头，性有毒，故用“晚娘”喻之。

（2）臭婆娘

《采药录》中有“臭婆娘”药物，“揉烂塞鼻孔内，男左女右，治疟疾、瘟疾良”。潘氏认为“臭婆娘与腐婢同义，指同一植物”，故定其为马鞭草科腐婢（*Premnamicrophylla*）。但经考察中药“天名精”有“臭婆娘”的别名②，张山雷说：“天名精之草，吾乡野生极多，茎细丛生，其叶甚细，有臭味，故俗称为臭花娘子草。”③ 天名精最早记载于《神农本草经》，李时珍记载其“擂汁服之能止痎疟……亦治猪瘟病也”④，浙江民间用法包括“治疟疾”“治喉痹肿痛”⑤ 等。天名精也有塞鼻用法：“治乳痈：鲜天名精叶适量捶烂，以纱布包1层，患左乳塞右鼻孔，患右乳塞左鼻孔。”⑥ 所以笔者认为臭婆娘更有可能是菊科植物天名精（*Carpesium abrotanoides* L.）⑦。这也说明，由于药名取名多元，含义类似者也很多，需要进行多方对照。

关于此条，还有必要与书中的“鼓槌疯（风）”“鹤虱草”两条联系起来考察。

《本草纲目》曾载：“天名精，并根苗而言也……。鹤虱，言其子也。……鹤虱草……一名土牛膝。”⑧ 即按其所说，天名精别名鹤虱草，而鹤虱草又名土牛膝。而《采药录》则有三条相关内容：

> 臭婆娘（笔者认为应系天名精）……
> 鼓槌疯（风）：子名鬼虱子，根名土牛膝
> 鹤虱草：子名鹤虱，入官料（别名鬼虱⑨）

---

① 仲昴庭：《本草崇原集说》，中国医药科技出版社，2020，第204页。

② 参见上海第一医学院药学系生药学教研组编《杭州药用植物志》，上海科学技术出版社，1961，第310页；义乌市农业局编印《义乌市农业志》，2011，第26页。

③ 张山雷：《本草正义》，天津科学技术出版社，2023，第132页。

④ 李时珍著，王庆国主校《〈本草纲目〉（金陵本）新校注》上册，中国中医药出版社，2013，第547页。

⑤ 浙江省革命委员会生产指挥组卫生办公室主编《浙江民间常用草药》第1集，浙江人民出版社，1969，第172页。

⑥ 陈仁寿、刘训红主编《江苏中药志》第3卷，第38页。

⑦ 《中华本草》第7册，第756页。

⑧ 李时珍著，王庆国主校《〈本草纲目〉（金陵本）新校注》上册，第547页。

⑨ 参见陈仁寿、刘训红主编《江苏中药志》第3卷，第662页。

三者构成复杂的关系，图示如下：

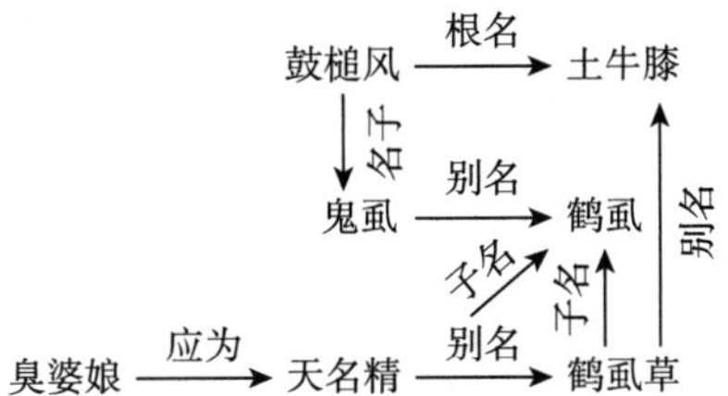

从图中看，三者似乎是同一物，因何写成三条？这反映了天名精、土牛膝、鹤虱三者在古代混乱的情况。

根据研究，鹤虱一药在古代有四种来源，现代以菊科植物天名精（*Carpesium abrotanoides* L.）的果实为鹤虱正品，又称北鹤虱；而另一种来源为伞形科野胡萝卜（*Daucus carota* L.），又称南鹤虱；其他两种分别是东北鹤虱和华南鹤虱（窃衣的果实），相对少用。[①] 如前所述，笔者认为《采药录》中“臭婆娘”更可能是天名精，即北鹤虱。天名精之子是否作鹤虱用，前人已存疑，如民国张赞臣说：“药市所售之‘鹤虱’，是否为本品（指土牛膝）之果实？亦待另为考证。”[②] 至于本书的鹤虱草，潘氏认为是南鹤虱，这是正确的。可供佐证者如书中记载鹤虱“入官料”，而日本医家小野兰山《本草纲目启蒙》中认为“鹤虱即是俗呼为窃衣者……叶似胡萝卜叶，故又称之为野胡萝卜……宽政已年舶来之鹤虱也是与此相同的”[③]，难波恒雄的著作中也认为中国产鹤虱的基原是以南鹤虱为首。

至于土牛膝，现在认为其基原为苋科植物牛膝（*Achyranthes bidentata* Blume.）的野生种及柳叶牛膝［*Achyranthes longifolia*（Makino）Makino］、粗毛牛膝（*Achyranthes aspera* L.）和钝叶土牛膝（*Achyranthes aspera* L. var. indica L.）的根及根茎。[④] 潘氏认为《采药录》所载是后者。总之，可以认为陈振先能够在实践中区分这几种药物的不同，故分作三条。现在土牛膝子不入药，但陈振先仍记为“鬼虱”，可能当时也作为鹤虱的一种使用。

（二）以形态记载辅助考辨

《采药录》中有些药物记载了形态特征，有助于判别基原。但由于植物类同者多，判断起来比较复杂。下举两例疑义。

---

① 李家实、魏璐雪、陈玉婷：《鹤虱的本草考证》，《中药材》1993 年第 9 期。

② 张赞臣编《科学注解本草概要》，上海卫生出版社，1956，第 249 页。

③ 转引自〔日〕难波恒雄著，钟国跃译《和汉药百科图鉴》第 1 册，中国医药科技出版社，2001，第 266 页。

④ 《中华本草》第 2 册，第 836-837 页。

1. 雌金不换

《采药录》中有名为“雌金不换”的药物，其“根上结子名一粒金丹”。潘吉星认为即《本草纲目拾遗》中的“一粒金丹”，其对应的基原是牡丹科植物野牡丹（*Melatoma candidum*）。此说可商榷。

从药名来看，现有中草药资料中找不到名为“雌金不换”的药物。当然如果查“金不换”，那就相当多了。如《本草纲目》将“三七”称为“金不换”，《本草纲目拾遗》也记载了多个“金不换”品种。现代研究称有多种千金藤属、蓼科酸模属和远志科远志属的植物均被称为“金不换”①。如果参考其“根上结子”的描述，则《本草纲目拾遗》有“一粒金丹”，也说“其根下有结粒”②，十分相似。在用法方面，《本草纲目拾遗》中“一粒金丹”用于治跌打损伤等，而《采药录》中“雌金不换”也配伍自然铜、乳香、没药等用于治跌打损伤，有相似性。据此，“雌金不换”不是“金不换”，而应根据别名对应于《本草纲目拾遗》“一粒金丹”。故潘吉星的看法是对的，但对基原的认定则与目前研究不符。

《中华本草》认为，一粒金丹的基原是罂粟科紫堇属植物夏天无［*Corydalis decumbens*（Thunb.）Pers.］③，因夏天无根茎旁会长出不少独立的块状根茎，因此有“一粒金丹”之名，同时其含有延胡索乙素多种生物碱，药理作用具有镇痛和镇静作用。近年张水利等又考证出一粒金丹应该是同属的珠芽尖距紫堇（*Corydalis sheareri* S. Mooref. *bulbillifera* Hand. -Mazz.），可治疗跌打损伤。④ 这两种说法都与《采药录》记载的雌金不换“治跌打损伤效”相符，可供进一步研究。

其名称中“雌”字的含义是什么呢？因《采药录》中没有出现“雄金不换”，我们可以用《本草纲目拾遗》中的“金不换”来对比。据研究，后者是蓼科酸模属植物，其块茎细长，而夏天无或珠芽尖距紫堇的块茎均较肥大。古代常以肥大为“雌”，细小为“雄”，可能因此而命名为“雌”。本书中还有以雌雄命名的类似情况，如有“雄天南星”条，另在“鬼臼”条中说“又名雌南星”。而《本草纲目》曾指出：“市人通谓小者为南星，大者为鬼臼。”⑤ 可以证实“雌”为“大”之意。

2. 白茅藤

类似的情况，还有《采药录》中的“白茅藤”。书中载其果实为茅藤果，一名雪里红。潘氏提出两种可能，一是茄科白英（*Solanum lyratum* Thunb.），一是《本草纲目拾遗》卷七中的“白毛藤”，又名天灯笼。按后者虽然与《采药录》的名称完全相

① 安昌、陈鸣、杨成梓等：《“金不换”的本草考证及名称梳理》，《中药材》2019年第10期。

② 赵学敏：《本草纲目拾遗》，第147页。

③ 《中华本草》第3册，第625页。

④ 张水利、苏青华：《〈本草纲目拾遗〉一粒金丹的品种考证》，《浙江中医药大学学报》2012年第8期。

⑤ 李时珍著，王庆国主校《〈本草纲目〉（金陵本）新校注》上册，第677页。

同，但可能性并不大。而白英及其果实在《本草纲目拾遗》中分别叫“白毛藤”和“毛藤果”，“毛”“茅”虽字异而音同，从形态记载来看相似度更大，如《本草纲目拾遗》描述其子“红如珊瑚，霜后叶枯，惟赤子累累”[①] 等特征，与“雪里红”的字义相符。所以应以潘氏前一说为是。

（三）以文史资料辅助考辨

《采药录》中有的药物名字非常特别，不见于通常的本草文献，但可从文史资料中找到出处或可进一步考索的资料。

1. 目连豆腐

《采药录》载“目连豆腐”，注解说其果实可造豆腐，但对药物本身并无具体描述。潘氏指出其为薜荔，但未说明理由。查各种中药著作都没有“目连豆腐”一名。后查清代笔记《两般秋雨庵随笔》载：“薜荔……杭人取其子，沁作凉菜，名‘目连豆腐’。”[②] 可以证明它指的是薜荔，只是以其衍生品为药名了。其实“目连”应为“木莲”，又名木馒头[③]，音讹之故。

2. 三请诸葛亮

《采药录》载“三请诸葛亮”，别名为“金盘荔枝”，在各种本草著作中都查不到类似名称。潘氏认为“或指唇形科荔枝草（*Salvia plebeia*），清热解毒，利尿消肿”，这可能是从“荔枝”二字及其功能“能利小水”得出的结论。但经查，山茶花有一个品种名为“金盘荔枝”，且“花蕾可入药”[④]。笔者认为可能性更大。茶花的艺术化品名极多，从金盘荔枝茶花的形态来看，外有一轮红色大瓣，中心是紧密的红色细瓣，状如荔枝，细瓣内为黄色花蕊[⑤]，或因此得名“三请诸葛亮”，即三顾始见花心。

3. 蛇梦草

《采药录》载“蛇梦草”，其子名“蛇衔”。文献中未能查得“蛇梦草”之名。而“蛇衔”最早见于《神农本草经》，别名“小龙牙”，一般认为其基原是蛇含委陵菜（*Potentilla kleiniana* Wight et Arn.）[⑥]。但《采药录》明确地说蛇梦草“与小龙牙同名异物”，故应非一物。查明代茅元仪《武备志》卷一一九中提到一种“蛇蟠不食草”，注解称“即蛇梦草”[⑦]。可知古代确有此名。潘氏推测或为蔷薇科蛇莓（*Duchesnea indica*），其形态与蛇含委陵菜近似，这是有道理的。可就其名义作补充说明。“蛇蟠不

---

① 赵学敏：《本草纲目拾遗》，第 224 页。

② 梁绍壬：《两般秋雨庵随笔》，《清代笔记小说大观》第 6 册，上海古籍出版社，2007，第 5687 页。

③ 李时珍著，王庆国主校《〈本草纲目〉（金陵本）新校注》上册，第 717 页。

④ 杨孝汉、金波编著《茶花》，中国农业科技出版社，1994，第 28 页。

⑤ 陈绍云、徐碧石编著《浙江山茶花》，浙江科学技术出版社，1985，第 59 页。

⑥ 南京中医药大学编著《中药大辞典（第 2 版）》下，上海科学技术出版社，2006，第 2993 页。

⑦ 茅元仪：《武备志》第 11 册，（台北）宗青图书出版公司，1996，第 4916 页。

食草”在《武备志》中属于“无敌毒龙神火药”的配方药物之一，可知其有一定毒性。而蛇莓得名正是源于人们疑其为蛇爬行过后留下毒液，《本草纲目》“蛇莓”条载“蛇残莓，人不啖之，恐有蛇残也”[①]，也是疑其有毒之意。“蛇蟠不食草”其命名之义即为蛇盘过而不能食，而“蛇梦”或是指蛇曾睡于此之意，都与毒性有关。《采药录》虽未提到此药有毒，但用于治乳痈、痰毒、疬瘬和瘰疬均要用酒煎服，或有解毒之意。另外，明代医家曾记载该药的炼制解毒法，用于治疗瘰疬：“用牵藤蛇梦草并根、蒂、叶、红子四两，夏枯草五钱，头生酒谅意用，入砂罐煮香一炷，埋土穴中退火一宿。其煮药时，罐内空悬纹银一块，以煮不变黑色，其草无毒可服；如黑，去之，另采草煮，则无碍矣。”[②] 这里牵藤蛇梦草提到有“红子”，与蛇莓的形态也是一致的。

4. 宝剑金星

《采药录》载“宝剑金星”条，仅提及功效，对形态未有说明。而这一药名文献中遍查未见，潘文亦未出注。现查得清代师成子辑《灵药秘方》的“制硫黄法”条中提到：“采宝剑金星草（生于松树上者，如剑有明星），多煎汁二袋，悬胎煮至硫黄白色为度。按：金星草能去硫毒。”[③] 这提供了重要线索。按《本草纲目》“金星草”条称“即石韦之有金星者”，又引苏颂言“叶如柳而长，作蔓延，长二三尺，其叶坚硬，背上有黄点如七星”，引崔昉言“制三黄、砂、汞、矾石”[④]。这些记载都相符合，故可以认为“宝剑金星”即“金星草”，以其叶如宝剑故得名，亦即水龙骨科植物庐山石韦［*Pyrrosiasheareri*（Bak.）Ching］，可生长于林中树干或石上。[⑤]《采药录》中同时有着“石韦”条目，这说明古代会将外表形态不同的同种植物分为不同药材。

由于《采药录》全书共有161种药物，生僻者不在少数。本文未能一一讨论，仅就考辨路径各举数例，其余有待今后继续研究。

四 《采药录》的科学和文化价值

由于《采药录》是实践性的药书，并非如传统本草一样是层层文献的转引累积，因此其内容精要而真实，但也带来药物不易确定的问题。尽管如此，仍可看到其多方面的价值。

（一）科学价值

《采药录》出自中国医者之手，丰富了我国中药学术。简要地看至少有以下几方

① 李时珍著，王庆国主校《〈本草纲目〉（金陵本）新校注》上册，第677页。

② 曹士珩：《道元一炁》，北京师范大学出版社，1990，第425-426页。

③ 师成子辑《灵药秘方》，载裘庆元编《三三医书》第3集，中国中医药出版社，2012，第676页。

④ 李时珍著，王庆国主校《〈本草纲目〉（金陵本）新校注》上册，第750页。

⑤ 陈仁寿、刘训红主编《江苏中药志》第3卷，第65页。

面贡献。

1. 增添了药物种类

例如书中有“浮苔”，是浮生于水面的植物，未见有入药记载，本书首载其功效。又如书中对有些药物不同部分入药的介绍，也增添了新的品种。如“臭梧桐”，现代为海州常山（*Clerodendrum trichotomum*）的别名，其入药部位为枝叶，但本书指出“根名骒马骨，花名霹雳箭”，提到新的入药部位，在现在看来仍是新资料。

2. 丰富了药物的异名资料

例如入“官药”的枸杞，其植物名“眼眉藤”，此名在其他本草中尚未查到。又如萱草，本书载“其根名飞龙夺命丹”，白英的果实别名“雪里红”等，现有资料未见此说法。

3. 丰富了对药物命名的认识

有的条目解释了药名的来由。如“宽皮草”条说：“治龟头生疳，草其皮包在头上，胀痛非常，用此草煎汤薰洗，其皮方宽，故名之。”书中“野薤蒜”又名“小根菜”，经查薤白的来源之一为小根蒜，故此名称应专指这一来源。

还有的名称乍看难以理解，但经考证后发觉有其道理。如山茱萸现代以果实入药，本书则有“鹳柞叶”一物，其注释说“家者子名山萸肉”，这虽然已可证明此药是指山茱萸叶，但不知何以得名。经查，古代文献确实也有山茱萸叶药用的记载，清初浙江陶承熹的《惠直堂经验方》中有“茱萸饮”，单用一味“山茱萸叶”，并且说“半楂叶即山茱萸叶”①。参此可知，“鹳柞叶”很可能是“半楂叶”的讹音。从形态来看，山楂叶与山茱萸叶有一定相似之处，但山楂叶较大且有 2-4 个羽状裂片，山茱萸叶则为卵圆形，可说是其一半。

4. 丰富了对药用品种应用情况的认识

现代研究已澄清了不少品种的混用情况。本书的一些资料证实以前民间对这些混用也有认识。例如本书“马蔺藤”条说：“子名马蔺子（蠡实同名异物）……根名土萆薢，一名假奇良。”“奇良”为土茯苓的别名，以往“土萆薢”曾作为土茯苓来源，不过“假奇良”之名证实人们已能区别。同时从名称来看，这是一种有别于鸢尾科马蔺的植物，不排除是别名“金刚藤”的菝葜，且菝葜也有“假萆薢”“马鞍宫”的别名。②

还有书中的“朱藤花”，注明即“干葛花”，并说其根为干葛。查“葛”并无“朱藤”这一别名，但“紫藤”别名“朱藤”③，现代研究已指出紫藤正是葛根伪品之一。④ 本书证明了历史上这种混用情况。

① 陶承熹：《惠直堂经验方》，中医古籍出版社，1994，第 67 页。

② 刘道清：《中药别名大辞典》，中原农民出版社，2013，第 227 页。

③ 蔡永敏主编《中药药名辞典》，中国中医药出版社，1996，第 339 页。

④ 黄文鸿主编《中药材真伪识别手册》，江西科学技术出版社，2006，第 200 页。

（二）文化价值

陈振先《采药录》虽然篇幅不大，文字简要，但具有独特的文化价值。

1. 反映了我国东南地区的民间用药经验

从《采药录》可以看出，陈振先是我国东南地区的民间医者。有的文章介绍他时称之为杭州或苏州名医，或为想当然之语。实际上在我国本土文献中并无关于他的记载。此外，明清时苏杭医界以儒医为时尚，儒医讲究理论化思维，多用传统方药，而陈振先如此熟悉民间草药，显然不属于儒医这个阶层。当然，儒医也并非个个都忽视民间知识，像比陈振先稍晚的赵学敏，就亲自种药验药，收集铃医方药，所著《本草纲目拾遗》《串雅》有大量的民间医药内容。但赵学敏对药物论述较详，具有"格物致知"的儒家传统。而陈振先只是简单记载药名、功效和用法，不作理论发挥。故陈振先应当是民间医者，所应用的是与儒医不同的实践化民间医药。

《采药录》中的记载，还有助于推断陈振先究竟生活于国内何处。从书中看，不少药物知识和风俗似更偏于杭州一带。如前面提到的"目连豆腐"，虽然江南地区多地均有，但以杭州和绍兴更为知名。又如"鼓槌风"，鲜见于古代医药著作，但在清代杭州医家董西园的著作中有此药："喉痹劫涎法，治咽疼赤肿。鼓槌风鲜者，连根捣汁，冬日取根用之冲半温水酒，含口中阿漱之，吐出恶涎则不致成痈。"[①]《采药录》提到此药"根名土牛膝，治双蛾"，"双蛾"指咽两边肿大，这也可在现代浙江的民间经验中得到印证，1959年浙江温岭县箬横人民公社用土牛膝根等治疗白喉，白喉与双蛾虽然不是同一种病，但都属咽喉问题。土牛膝当地名山苋菜，"民间呼为鼓槌风、鸡脚梗"[②]。再如书中的"六月雪"，迄今仍为杭州地区常用草药。《采药录》记载其食疗用法云"入子鸡腹内酒炖食"，与现代浙江用法相似："加黄酒二到四两，炖鸡或猪肉，去药渣，吃汤和肉。"[③]

当然《采药录》书中也有不少现今见于江苏的草药经验。江浙两地环境气候和植被相近，医药经验也难以截然区分。目前只能认为其生活于浙江的可能性略大。

2. 反映了基于实践的中日药物学知识交流

古代日本向中国学习医药知识，一种途径是引进医书，许多在国内已佚的医书，由于日本公私机构的收藏得以存世，这是中医文献之幸。这是文本性知识的传播途径。另一种途径是日本医者来华学习，著名的有唐朝的菅原梶成和明代的月湖等，他们在

---

① 董西园：《医级》，中国中医药出版社，2015，第372页。

② 温岭县箬横人民公社卫生所：《应用土牛膝根、马硃膏治疗白喉经验介绍》，《浙江中医杂志》1959年第10期。

③ 浙江省革命委员会生产指挥组卫生办公室主编《浙江民间常用草药》第1集，第154页。

中国主要向名医请教，学习主流的医药知识。如月湖就被认为影响了田代三喜和曲直濑道三，使丹溪医学传播到日本。① 这是一种较正统的医学传习途径。

而到了明末清初，中国普通医生赴日增多，成为实践性知识传播的直接渠道。在《和汉寄文》中就可以看到与陈振先同时期的朱来章、周南等中国医者与日本医生讲论医理的记录，从内容看他们也属于儒医之流。陈振先在其中可谓别具一格，他被带到日本的任务就是认药，所以除了质朴的《采药录》，没有与其他医者交往的文献。但他所传播的实践知识对于日本发掘当地药物资源有重要启发，特别经向井元成用日文注音，影响颇大。不过，也由于其中生僻名居多，书中也有许多药物并未被真正认识。

综上可见，陈振先《采药录》作为清前期我国医家所著的本草著作，记录了许多当时的中药实践知识。书中的药名对于现代认识中草药应用情况以及开展中药资源普查均是难得的新材料，值得深入研究。

① 丁代苗、郑洪：《〈类证辨异全九集〉与朱丹溪医著的关系》，《中华医史杂志》2021年第2期。

甲骨文疾疫新考五则

陈年福*

摘　要　文章新考释了五则甲骨文字。前四则分别考释了与皮肤病相关的“疹”“疱”“疕”“疢”四字，后一则考释了与皮肤瘙痒相关的“隽（瘍）”“蛘”“攗戠”三个字词。文章认为甲骨文中已有麻疹病的记录，而“疕”则用作头疡义，不同于后代以“疕”称银屑病。

关键词　甲骨文；疾疫；文字考释

除了战争，人类生存之难莫过于罹患疾疫。因此，在最早的汉语文献甲骨文中，有关疾疫的贞卜是殷人生活史中最为重要的内容之一，研契诸家对此已多有揭櫫。今不揣鄙陋，新考甲骨文疾疫字数则，谨祈方家批评指正。

一　释“疹”

甲骨文“疹”字作下列诸形：①

（H22258）　（H22249）　（H22258）　（H23532）
（H34072）　（H21050）　（H21047）

此字以往多释同“疒（疾）”，如《殷墟甲骨刻辞摹释总集》（下引简称《摹释总集》）、《甲骨文合集释文》（下引简称《合集释文》）皆释其为“疾”。② 其实，“疹”字与缀加点画的“疾”字只是形体表面上极其相似，两者的构形形式与功能都是有区别的。甲骨文缀加点的“疾”字主要有下列诸形：

* 作者简介：陈年福，浙江师范大学教授，博士生导师，现任浙江中医药大学浙江中医药文化研究院特聘教授。研究方向：甲骨文与古汉语研究。

① 本文所引甲骨文字、辞例拓片号出处，其著录书名以字母代称。其中：H 代称《甲骨文合集》、HBZ 代称《洹宝斋所藏甲骨》、TZN 代称《殷墟小屯村中村南甲骨》、B 代称《甲骨文合集补编》、Y 代称《英国所藏甲骨集》、T 代称《小屯南地甲骨》。其中片号后标有“*”者为后来有所加缀的拓片。

② 姚孝遂主编《殷墟甲骨刻辞摹释总集》，中华书局，1988，第 461、493、522、769 页。胡厚宣主编《甲骨文合集释文》，中国社会科学出版社，1999（依片号检索，未标页码）。

（H13774） （H13781） （H13776） （H21982）

（H6） （H11506 正） （H13888） （H9650）

以上缀加点的甲骨文“疒（疾）”字，所缀点位于“人”的前后，从一点到五点不一。一般认为，这一构形的“疒（疾）”字是会意字，“象人有疾病，倚着于床而有汗滴之形”①。而“疹”字则是从疒、参声的形声字，其中形符“疒”与声符“参”共用其“人”形，故与“疒（疾）”字相似。“疹”与“疒（疾）”在构形形式上的明显不同是“人”身后皆为三小点，而“人”身后着三小点之形实即“参”字之一。甲骨文“参”主要有以下两种构形：

（H557*） （H7251） （H22282*） （H32832）

前两字在“人”前着点，后两字在“人”后着点，这两种构形皆可分析为从人从彡（表示疹子）会意，其中“人”前着点表示能看见的疹子，“人”后着点表示看不见的隐疹。后二形“人”后着点的“参”字与上揭“疹”字所从之声符“参”完全相同，这就是“疹”字宜从以前释同为“疒（疾）”字中分释出来的字形依据。上揭甲骨文“疹”字所从之“参”皆作“人”后着点之形，说明其初义当为隐疹。

当然，“疹”字宜分释出来主要还在于用辞用义上的不同。例如：

（1）癸亥卜出贞：丁卯子弘弗（疹）有（疾）？（H23532/H23533）

（2）丁酉卜贞：子弗（疹）有（疾）？十月（Y1948）

（3）癸未卜贞：盦弗（疹）有（疾），肩同？（H21050）

上揭三例在同一辞中分别出现了“疹”与“疾”字，若二字释同“疾”字，则辞意不通，因为“弗疾有疾”即“未疾有疾”的表达是矛盾的，一个人不可能同时出现“未有疾病而又有疾病”的情况。如果理解为正反对贞同辞，即将“弗疾有疾”理解为：“不会生病呢？还是会生病呢？”这样例（1）（2）虽可读通，但例（3）读不通。“肩同”是“肩同有疾”的省称，意思是“能够（让另一个未生病的人）来集聚并分担（患者）疾患”，这是商人治病的一种主要方法。例（3）贞卜的是盦（人名）在“弗疹有疾”的情况下，问能否让别人来“肩同”治病。因此，这里的“弗疹有疾”显然不能释作“弗疾有疾”而理解为正反对贞同辞，因为不可能出现“弗疾有疾”的

① 徐中舒主编《甲骨文字典》，四川辞书出版社，1989，第 837 页。

情况而卜问能否“肩同”。由例（3）可知，“弗疹有疾”只能是疾病的一种症状，大概是未出现疹子而又在生病中的意思。值得注意的是（1）（2）的人名是“子”，可能是小孩，而例（3）的“畬”未见于子名，且只见于成人活动辞例，则很可能为成人。我们知道，麻疹多发于儿童，亦偶发于成人，而且麻疹最危险的时段是未出皮疹之时，因此贞卜“弗疹有疾”，很可能是对麻疹病人未出皮疹而处于病急危险之中的贞卜，这里的“疹”很大可能是“出疹子”的意思。

“疹”字《说文》正篆作[illegible]（胗），云：“唇疡也。从肉、㐱声。[illegible]（疹），籀文胗，从疒。”今按，许氏仅收录“疹”为籀文“胗”，很可能恰恰遗失了“疹”之本字与本义。《玉篇·疒部》：“疹，瘾疹，皮外小起也。”此虽释“疹”为瘾疹，但又释为“皮外小起”，故今多以“疹”作为突起于皮肤的小颗粒的总称，特指麻疹、天花等皮疹性传染病。如《医宗金鉴·痘中杂证·疹门》即称：“疹非一类，有瘙疹、瘾疹、瘟疹。盖痘疹皆非正疹也，惟麻疹则为正疹。”① 所谓“惟麻疹则为正疹”之说，相当于说“疹”一名本来指称的就是麻疹这类出皮疹的疾病。《正字通·疒部》：“疹，俗呼痘疮曰疹。”《集韵·屑部》：“疹，疾也。”则是“疹”一名指称对象的进一步引申与扩大。

除上举三例“疹”很有可能与麻疹病出疹相关，还有一些甲骨文“疹”字用例也很有可能与麻疹相涉。例如：

（4）癸未卜，王弗[illegible]（疹），萩（嗽）？（H34072）

（5）辛丑卜贞：[illegible]（疹）遇（腢），亡亦（腋）[illegible]（疹）？/丙午贞：多臣亡[illegible]（疹）？/丙午贞：多妇亡[illegible]（疹）？（H22258）

（6）庚辰［卜］王，弗[illegible]（疹）朕天？（H20975）

（7）甲子卜贞：妇周不[illegible]（疹）延？（H22265*）

（8）贞：子启亡[illegible]（疹），隹（惟）咎？（B6915*）

（9）……庠［有］[illegible]（疹）印？亡［執］？（H21047）

（10）癸巳卜贞：妇娌亡[illegible]（疹）？/癸巳卜贞：妇娌亡至口？（H22249）

（11）……降[illegible]（疹）？（H18756）

上揭例（4）是为商王的贞卜，大意是在王未出皮疹的情况下，贞卜是否会咳嗽。我们知道，患麻疹最为常见且最危险的并发症是支气管肺炎，此例在未出皮疹时贞卜是否咳嗽，说明当时人们已认识到患麻疹并伴咳嗽之症。例（5）共有三辞，第一辞辛丑日贞卜某患者在肩头部位出现皮疹时，是否会在腋下出现皮疹。第二、三辞于丙

① （清）吴谦等编《医宗金鉴》，中国中医药出版社，1994，第681页。

午日贞卜“多臣”与“多妇”是否会出皮疹，说明当时人们对麻疹能够在多人之间感染的传染病性质已有认识。例（6）“天”即“颠”，指头顶。这是商王贞卜自己的头顶上是否会出疹子。此例“疹”不一定指麻疹。例（7）贞卜妇周已出皮疹的情况下，皮疹是否会蔓延开来。例（8）贞卜子启未出皮疹，是否会有咎患发生。例（9）贞卜某患者会开始出皮疹还是不会开始出皮疹。例（10）共二辞，在同一天为妇媓贞卜，一是贞卜她会不会出皮疹，一是贞卜她会不会“至口”（读作“痓口”，指肌肉痉挛后的口角歪斜）。现代医学证明，患荨麻疹累及三叉神经，会导致神经传导障碍，从而引起口角歪斜的症状。因此，此例“疹”大概指的是荨麻疹。例（11）贞卜是否“降疹”，说明殷人已知疹病是外来的。

以上我们通过字形与辞例用义分析甲骨文“疹”字，推测商人所患“疹”病大概有麻疹与荨麻疹。当然我们并不是说殷人已完全知晓了这两种疾病，但殷人对麻疹的症状、发病过程、并发症、病因等情况已有一定了解。除前文所举用“肩同”的方法来祛病，卜辞中还能看到一些用其他方法对麻疹的治疗。例如：

（12）丁酉卜，巫帝（禘）?/丁酉卜，媄帝（禘）南?/癸卯卜，其[illegible]（疹）?（H34074）

（13）壬辰卜，其宁[illegible]（疹）于四方三羌又九犬?（T1059）

上举例（12）共三辞，第一辞是在丁酉日贞卜是否由巫师举行禘（祛除疾祸）祭，第二辞贞卜是否用媄（女性奚奴）作人牲向南方神举行禘祭，第三辞是七日之后的癸卯贞卜是否还会发生疹疫。这是用巫师来祛除疾病的治病方法。例（13）贞卜是否用三个羌人人牲加上九只犬牲来向四方神举行宁（安定疾祸）祭，这是举行禳灾之祭来祛除疾疫。

甲骨文“宁”祭是一种向自然神祈求安宁、平安的祭祀。如“宁雨”（B10442）指使雨安宁，“宁风”（H30260）指使风安宁，“宁鼓”（H14370丙）是安宁鸟害，“宁黽”（H32028）是安宁蝗灾。这些风雨之灾、鸟害、虫灾都是外来的灾祸。安宁疾疫除上举“宁疹”，还有“宁疱”（见下文）。有意思的是，中医认为，疱疹类疾病属外感风邪所致，是外来的疾疫，故殷人用宁祭来祛除。这说明殷人已凭直观感知了疹疫的病因。

二　释“疱”

甲骨文中有一多被释作“疒（疾）”字异体的字，如下形：

[illegible]（T363+T493，缀合拓图、摹版见图一）

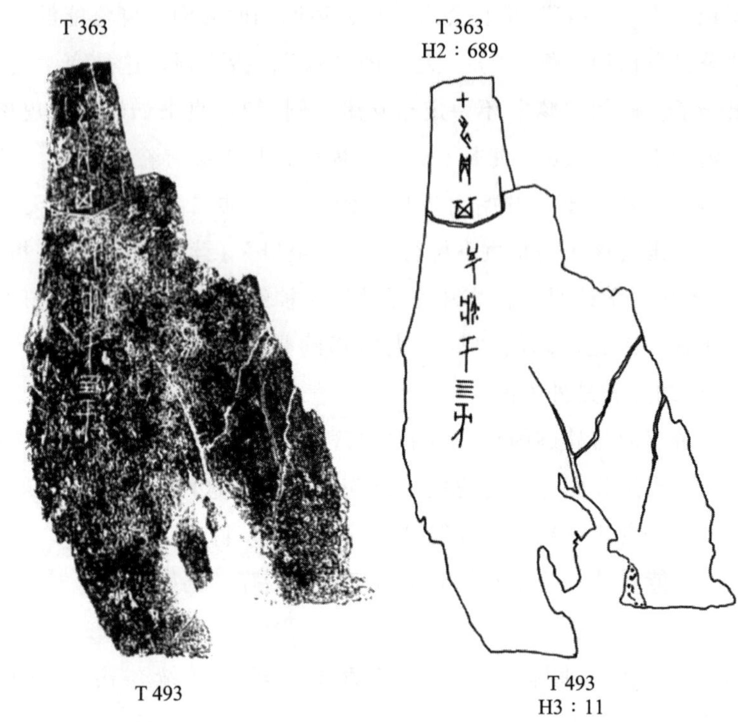

图一 《屯南》T363+T493 林宏明缀合拓片与摹片

此字见于 T493，拓版模糊不清，《小屯南地甲骨》整理者释作“疒”，[①]《摹释总集》（971 页）释作“疾”，《小屯南地甲骨考释》未释，误摹作“□”，[②] 林宏明将此字所属片 T493 与 T363 缀合，得一完整卜辞，并将此字正确摹作上引字形，也释作“疾”。[③] 今按，甲骨文“疾”字从爿从人（字形见前文），“爿”即“牀（床）”字初文，“疾”字构形皆作人背靠向床之形以表人卧病在床之意。“□”字作人面向床之形，仅此一见，释“疾”不能无疑。

其实，“□”字右旁所从并非“人”，而是“勹”。甲骨文“勹”作：

□（H21976*） □（H6466） □（B6773）

上揭“勹”字构形像人侧面俯身、蹲伏之状，本“伏”字初文，人蹲伏即蜷缩身子，像包物之形，故“勹”同时也是“包”字初文。“□”字右旁所从即“勹”字，只不过因用作偏旁，人形更直立了些。知此，则“□”字当释作“疱”，是从疒、勹

① 中国社会科学院考古研究所编《小屯南地甲骨》，中华书局，1980，第 873 页。

② 姚孝遂、肖丁：《小屯南地甲骨考释》，中华书局，1985，第 229 页。

③ 林宏明：《醉古集——甲骨的缀合与研究》，台北万卷楼，2011，第 135 页（释文）、第 215 页（拓版）、第 216 页（摹版）。

（包）声的形声字，声符“勹”兼表形符“疒”所从之人形，“勹”旁小点则表人身上的疱疹。

“疱”字《说文》作“皰”，释作：“面生气也。从皮、包声。”徐锴《说文解字系传》补释：“面疮也。”丁福保《说文解字诂林》按语谓：“慧琳《音义》六卷十页、三十七卷八页‘皰’注引《说文》‘面生气也’，与二徐本合。又二卷十三页引作‘面生热疮也’，考许叔重《淮南子注》云‘皰，面气之疮也’。存此备考。”

今按，丁福保按语所引不全面，慧琳《一切经音义》[①] 释涉“皰/疱”词共 22 条，其中直接或间接引《说文》所释计 19 条，有下列 10 种异文情况。

一是释“肿疱/皰初生/生皰/疮疱/疱疮/五疱/骨疱”词条引作“面生气”，与大徐本同。八见（六·10/232 页、一五·17/581 页、二八·8/1118 页、三七·8/1476 页、四〇·6/1569 页、四六·4/1813 页、六二·2/2485、七三·14/2897 页）。

二是释“一皰/皰沸/牙皰”词条引作“面生热气”。三见（四八·4/1906 页、五九·10/2388 页、七三·3/2874 页）。

三是释“皰疮”词条引作“面气”。一见（三九·16/1556 页）。

四是释“肿皰”词条引作“面生热疮”。一见（二·13/97 页）。

五是释“创皰”词条引作“面生热创”。一见（一六·16/624 页）。

六是释“肉皰”词条引作“面气生疮”。一见（六二·9/2499 页）。

七是释“肿皰”词条引作“面上风气疮”。一见（七·7/263 页）。

八是释“疮疱”词条引作“面上热气细疮”。一见（三五·3/1401 页）。

九是释“五皰”词条引作“身生热细疮”。一见（七五·9/2963 页）。

十是释“肉皰”词条引作“肉中热气”。一见（七九·2/3101 页）。

据上引可以发现，尽管有多达 10 种异文，但其所引与今大徐本同文的占绝大多数，说明今大徐本所释没有任何问题。古人引文多自适意，这固然造成了大量异文，但也为后人正确理解所释词的含义提供了更多的参考。《说文》以“面生气”释“皰”确实不好理解，小徐便补释以“面疮”，直接以病症释病因，更加具体。“面气”是对“面生气”之释的简化，“面生热气”“面生热创/疮”“面气生疮”之释近同，同时解释了“疱”的病因与病证。“面上风气疮”“面上热气细疮”是对“皰”更加具体的病症解释。“身生热细疮”“肉中热气”则是对“皰”一名不限于称面疮的解释。

“疱”之释，今多引用慧琳《音义》“肿疱”条引《桂苑珠丛》：“人面上热气所生疮名疱。”（七·7/263 页）比较可知，此释较为具体地解释了“疱”一名的初义，故易于为一般人所理解。中医认为，面部热疮类疱疹多由外感风热邪毒所致，所谓“面生气”“面上热气”也即外感风热邪毒的早期表述。

---

① （唐）释慧琳、（辽）释希麟撰《正续一切经音义附索引二种》，上海古籍出版社，1986。

理清了“疱”的含义，再来看“疱”在卜辞的用义。甲骨文“疱”字完整辞例仅见一例：

（14）甲申贞：其宁疱于四方？（T363*）

此例是为了安宁疱疾而向四方神明举行宁祭的贞卜，与前文所举“宁疹”相同。用宁祭的方式来祛除疱疾，说明殷人已大概知晓疱疾多为外感风邪所致。

三　释“疕”

甲骨文有字作下列二形：

𤕫（H22098）　𤕫（H33112）

在字形上，此二形与从爿从人之“疾”字极其相似，字例如下：

疒（H709 正）　疒（H21045）

而且，甲骨文“人”字也有作上举二形所从左旁之“匕”形者，字例如下：

“人”：亻（H21099A）　亻（TZN228）
“匕”：匕（H822 正）　匕（H19987）

比较可知，上揭“人”“匕”二字形体相近，确实容易相混，惟在用辞中才能正确分辨。正因为“𤕫”“𤕫”二字左旁所从与“人”相近，故一般被释作“疾”，如《摹释总集》[①]、《合集释文》皆释其为“疾”。从字形上来说，这两字释“疾”应该没有任何问题。然而，既然“𤕫”“𤕫”二字左旁所从也与“匕”形相同，因此释作“疕”当然也是可以的。那么，此二字释“疾”释“疕”孰是孰非，则唯有考察其用辞用义才能有所决断。

试将此字释“疕”，其用辞如下：

（15）丁亥卜，婐有𤕫（疕），于今二月弗巛（川）？/丁亥卜贞：婐有𤕫（疕），

① 《摹释总集》第 487 页。

其[illegible]（川）？（H22098）

（16）丙申卜，其[illegible]（疕）？/丙申卜，弗[illegible]（疕）？（H33112）

例（15）“嫼”是人名，《摹释总集》《合集释文》误释“[illegible]”作“疾”、误释“川”为“水”，致使全辞完全读不通。今释“[illegible]”为“疕”，读“川”为“穿”，则辞意豁然无碍，可加以解读。

疕指头疮。《说文》：“疕，头疡也。从疒、匕声。”《周礼·天官·医师》：“凡邦之有疾病者、疕疡者造焉，则使医分而治之。”郑玄注：“疕，头疡，亦谓秃也。”贾公彦疏：“疕，头疡，谓头上有疮含脓血者。又云‘亦谓秃也’者，秃含浓血者则入疕中；秃而不含脓血者，疕中可以兼之，故云亦谓秃也。”今按，贾疏值得商榷。疕本指头上的疮疡，头长疮则发易掉而易秃，故疕“亦谓秃”，又称为“秃疮”，今俗称“瘌痢头”是也。

《说文》：“川，贯穿通流水也。”朱骏声《说文通训定声》：“川，或曰借为穿。”出土文献实有读“川”为“穿”之例，如长沙子弹库《楚帛书》丙篇：“曰仓。不可以川□，大不训（顺）。”李学勤认为“川”读为“穿”，指穿地、穿壁之事。[①] 上举例（15）“川”读“穿”，指头疮溃疡穿孔。这是一组正反对贞卜辞，其内容是因嫼患有疕病（头疮），为是否会在当时的二月里穿孔而贞卜。疮疖溃疡穿孔，往往意味着将要痊愈了，所以卜问疕病是否溃穿，实际上是为能否痊愈而卜。特意卜问嫼的疕病在“今二月”是否穿孔，可见患病时间已久，疮肿一直未疡，故特意贞卜是否能够穿孔而痊愈。上举例（16）也是一组正反对贞卜辞，贞卜内容是卜问是否患有疕病。

值得注意的是，疕后来也用于称发于全身的鳞屑性皮肤病，不局限于头部，其“头疡”的含义也有所改变。从现存文献来看，至迟在汉代已用“疕”称身上的皮肤病。如《张家山汉简·脉书》：“病在头……疕为秃。”“在面，疕为包（皰）。”“在身，疕如疏，养（痒）为加（痂）。”“在胻，疕，赤淫，为膫；其疕就就然，为潞（露）。”[②] 马王堆帛书《五十二病方·久疕》：“一，久疕不已，干夸（刳）竈，渍以傅之，已。一，行山中而疕出其身，如牛目。是谓日……”[③] 可见，不仅仅头上，身上、面部、胫端的不知名疮疡也可称疕。《广雅·释言》：“疕，痂也。”《说文解字系传》：“痂，干疡也。”《急就篇》卷四：“痂疕疥疠痴聋盲。”颜师古注：“痂，疮上甲也。疕，谓薄者也。”说明“疕”已用于称皮肤上出现的像薄痂一样的鳞屑病，即西医所称银屑病，旧称牛皮癣。隋巢元方《诸病源候论·疮病诸候》：“干癣但有匡郭，

① 李学勤：《简帛佚籍与学术史》，江西教育出版社，2001，第62页。

② 张家山二四七号汉墓竹简整理小组：《张家山汉墓竹简》（释文修订本），文物出版社，2006，第115、116页。

③ 魏启鹏、胡翔骅：《马王堆汉墓医书校释（壹）》，成都出版社，1992，第153页。

皮枯索，痒，搔之白屑出是也。”[1] 明王肯堂《证治准绳·疡科》：“遍身起如风疹、疥、丹之状，其色白，不痛，但搔痒，抓之起白疕，名曰蛇虱。”[2] 清吴谦等《医宗金鉴·外科心法要诀·发无定处下》：“白疕之形如疹疥，色白而痒多不快，固由风邪客皮肤，亦由血燥难荣外。”[3] 这里所称的“干癣”“蛇虱”“白疕”等疕病，显然已经不再局限于“疕”的“头疡”含义了。

四 释“⿸疒沝”

卜辞云：

（17）贞：不［身］有□？八月。（H13816，见图二）

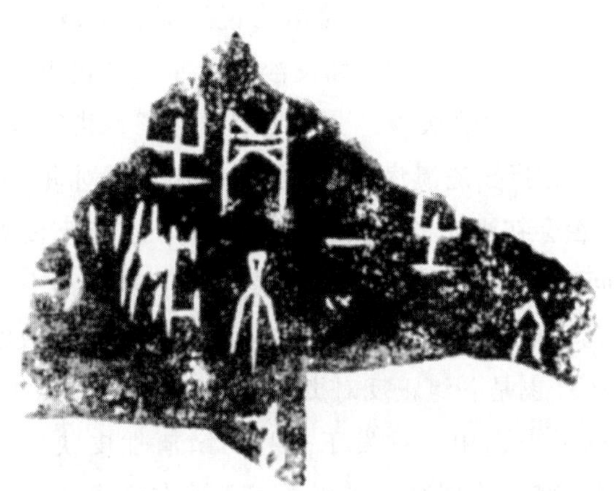

图二 《甲骨文合集》13816 片

此例中“□”字《摹释总集》误摹作“□”，其拓片左半释文夺“不”下残留上部的“身”字，而释作“貞不有疾八月”。[4]《合集释文》也未释出残留的“身”字，释作：“貞不……屮疾。八月。”今按，“□”字左半与前文所举“疾”字所从之“人”或加点之“人”形相差甚远，显然不当释同作“疾”字。由于两种释文误释此字为“疾”，且皆夺一关键的“身”字，因而未能正确释出该字而未解读出这一条完整卜辞。

“□”字当分析为从疒省、沝声，声符“沝”二“水”重叠，以兼表水肿之形，故此字当释作“⿸疒沝”。《说文》未收录“⿸疒沝”字。《集韵·至韵》：“⿸疒沝，肿病。”唐玄

① 王旭东校证《巢元方医学全书》，中国中医药出版社，2018，第 246 页。

② （清）王肯堂：《证治准绳》，中国中医药出版社，1997，第 1167 页。

③ （清）吴谦等编《医宗金鉴》，第 868-869 页。

④ 《摹释总集》第 321 页。

应《一切经音义》卷十一："㾭，水肿，肿病也。经文作㾭、脉二形。"《灵枢经·四时气》："风㾭肤胀，为五十七痏。"马莳注："㾭，即水。以水为疾，故加疾之首。"又："按肤胀者，寒气客于皮肤之间，鼟鼟然。不坚，腹大，身尽痛。皮厚，按其腹，窅而不起，腹色不变。此其候也。"① 上举例（17）卜辞贞卜"不身有㾭"，意思是"不会身上有水肿病吧"。

上释"㾭"若无误，庶几为中国古代疾病史上最早有关水肿病的记载，弥足珍贵。

五　释甲骨文中的瘙痒症及其相关字

（一）释"雋"

甲骨文有字作下列诸形：

[illegible]（H13916）　[illegible]（HBZ78）　[illegible]（H21681）
[illegible]（H635 正）　[illegible]（H18340）　[illegible]（H15153*）

上揭六字《摹释总集》《合集释文》皆未释。蔡哲茂曾指出此字的前三形像手持抓痒工具（有"孝顺、毂辘子、不求人、如意"等称），极是。② 蔡先生未释定此字，仅认为此为"背/偝"字的一个部件。我们认为，上揭六字可据其构形一分为二，上面三字象手持爪杖（搔杖）之形，下面三字缀加隹声，省略了手符的爪杖后来讹变为卧弓（即"雋"字下部）与"乃"（即"隽"字下部）之形。《说文》："雋，肥肉也。从弓，所以射隹。长沙有下雋县。"今按，小篆"雋"字作[illegible]，下部已讹变，许氏据讹变字形说字，其析形释义皆不足信。"雋"字构形当分析为从爪杖、隹声的形声字，上揭甲骨文上面手持爪杖三字为"雋"之初文，今皆隶释作"雋"。

"雋"即"㢧"之初文，其本义为痒、瘙痒，并非许氏所释"肥肉"义。《玉篇·疒部》："㢧，大痒也。"《广雅·释言》："㢧，蛘也。"王念孙疏证："《玉篇》'㢧，大痒也'……痒，与蛘通，亦通作養，俗作癢。"卜辞"雋"可用作"㢧"，又通作"鐫""儁"。例如：

（18）贞：御[illegible]（雋）？/弓御？（H635 正）

（19）□□［卜］㠯，[illegible]（雋），其肩［同有］疾？（H13916）

① （明）马莳：《黄帝内经灵枢注证发微》卷三，王元敬明万历十四年刻本，第 2 叶。

② 蔡哲茂：《甲骨文字考释二则》，载谢维扬、朱渊清主编《新出土文献与古代文明研究》，上海大学出版社，2004，第 330-335 页。下引蔡说同。

（20）丁亥卜亘贞：王话[oracle-bone character]（雋）于…（H15153*）

（21）辛巳卜□贞：有[oracle-bone character]（雋）女…（H21681）

上举例（18）是一组对贞辞，“雋”同“瘍”，指瘙痒病，贞卜是否用御祭来禳除瘙痒病。例（19）“雋”有可能是“瘍”，指瘙痒，但也有可能是人名。例（20）系残辞，其中“雋”读“鐫”，义为镌刻，大概是贞卜是否要镌刻商王说的话。例（21）也是残辞，其中“雋”读“儁”，简化字作“俊”，“雋女”大概即“俊女”，指俊俏的女子。

（二）释“蛘”

卜辞云：

（22）有疾[oracle-bone character]，隹（惟）有害？/有疾[oracle-bone character]，不隹（惟）有害？（H2936*）

（23）弓[oracle-bone character]？（H6648反）

上举二例中“[oracle-bone character]”“[oracle-bone character]”二字，《摹释总集》《合集释文》皆未释，视作未识字。此字从爪杖或手持爪杖、[oracle-bone character]（元）声，“元”上的人头涂黑作实形，蔡哲茂认为与从爪杖从人的甲骨文“[oracle-bone character]”字是同一字，并释此字为“背/偝”。笔者不同意蔡先生的这一考释结论。“[oracle-bone character]”“[oracle-bone character]”并非同一字，一从元、一从人，释同一字不妥。“[oracle-bone character]”字当释作“儁”，即今“俊”字。在卜辞义为“才俊”，也用作人名。“[oracle-bone character]”“[oracle-bone character]”二字所从右旁其人头填实，实即“元”字，在此字构形中主要起表声的功能，同时兼表人背之形。此字可隶作“阮”，即“蛘”字，“癢”字异体，今简化作“痒”。《说文》：“蛘，搔蛘也。从虫、羊声。”朱骏声《通训定声》：“蛘，字亦作癢。”

例（22）“疾蛘”即患有瘙痒症的意思，此条卜辞贞卜某人患有瘙痒症是否会有祸害。蔡哲茂以为卜辞“疾×”一语中，“×”多为身体部位名，故释此字为“背/偝”。实际上，卜辞“疾×”一语中，“×”也可能是疾病名。如“疾役（疫）”（H13658正）、“疾忤”（H22099）、“疾灼”（H376正）、“疾肤”（H13675正反）、“疾旱（鼾）”（H13635）、“疾瘗”（H14022正*）等，“疾”后一字皆为疾病名。例（23）仅此一辞，可能是贞问是否不会得瘙痒症。

（三）释“搋戠”

卜辞云：

（24）戊戌卜，有[oracle-bone character]（搋）[oracle-bone character]（戠），隹（惟）启千（迁），不爪（抓）？（H22050，拓片局部见图三）

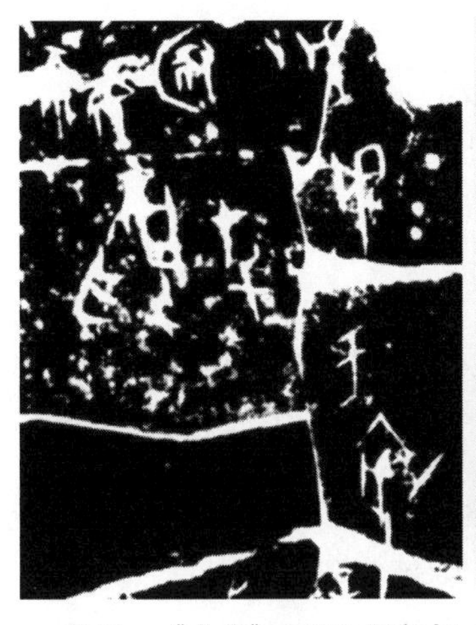
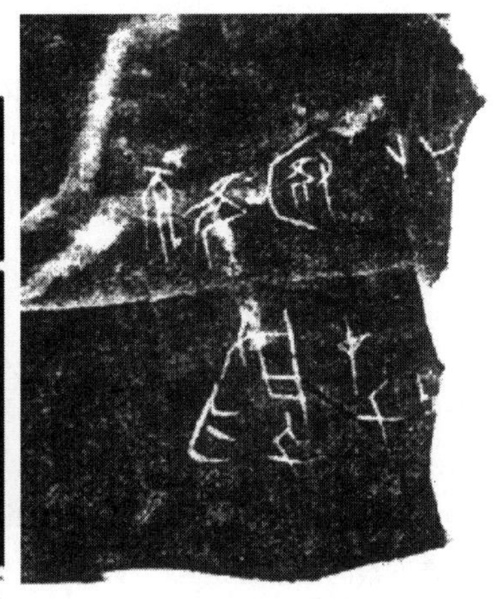

图三　《合集》22050 局部与《殷虚文字乙编》4522 局部拓图

因《合集》收录此拓片不清晰，据其所作释文错误较多。如《摹释总集》将“□”拆释为“在甲”二字，“隹”字未释出，“□”与“爪”二字皆摹以原篆而未释。[①]《合集释文》将“□”字正确地隶作“□”，将另一条卜辞的三个字“于下戊卜”误释作“于□”二字而掺入此条，“爪”字误释作“乍”，“□”字释作“𢦏”无误。今按，H22050 片由《殷虚文字乙编》4522 等三片甲骨缀合而成，旧拓不清晰，此书后来经重拓再版所著录的此片拓图则非常清晰（见图三），可以毫无困难地据以作出上揭例（24）释文。

解读这一条卜辞的关键是“□”字的释读。我们认为，“□”是一个从又（手）、匯（匯）声的形声字，可释作“搋”，同“擓”，简化字作“㧟”，本指用指甲抓挠、搔摩，今方言犹以“㧟”称用指甲抓、搔。如：㧟痒痒；㧟破了皮。《说文》未录。《集韵·皆韵》：“擓，《博雅》‘擓，拭拭也’，或省。”《广雅·释诂二》：“擓，拭也。”又《释诂三》：“擓，磨也。”王念孙疏证：“擓，亦揩也。方俗语转耳。”《广韵·皆韵》：“擓，揩摩。”“□”即“𢦏”，在此读“哉”，用作词尾。“擓哉”指“搔痒”的意思。“隹启千”即“惟启迁”，等于说“迁启”。“惟”用作语气助词，而将“启”前置。“迁启”犹“迁开”，指“迁散、摆脱”的意思。这条卜辞是某人得了瘙痒症，贞卜是否能够摆脱而无须用手去抓挠。

目前发现卜辞中与瘙痒相关的字词即上释“隽（癘）”“蛘”“擓哉”三个，其中“蛘”是瘙痒的总称，“隽（癘）”字典训大痒，应属严重的瘙痒症，“擓哉”大概相当于奇痒，指无处下手去搔挠之痒。

---

① 《摹释总集》第 485 页。

永嘉医派学术思想及诊疗特色研究*

刘时觉　周　坚**

摘　要　本文通过文献学研究方法，总结永嘉医派的学术思想并探讨其诊疗特色。永嘉医派最具特色的学术思想是追求简约且切合实用。在医学理论上，执简驭繁，构建三因学说；在诊断方法上，以四脉为纲，重视察脉辨证；在治疗理念上，由博返约，进而从追求易简回归辨证论治。永嘉医派的医学思想和医疗实践具有鲜明的地方色彩和时代特征。顾护脾胃创新方、崇尚温燥活用药、按五运六气治瘟疫是其诊疗特色。

关键词　永嘉医派；三因学说；四脉；顾护脾胃

南宋“永嘉医派”是中国最早的医学学派。① 这一学派以陈无择为龙头，其弟子王硕、孙志宁、施发、卢祖常、王暐为骨干，以《三因极一病证方论》为理论基石，围绕编著、增修、校正、评述、批评《易简方》，开展热烈的学术研究和论争。

“永嘉医派”活跃于南宋淳熙至淳祐年间（1174-1244），正相当于北方刘完素、张子和、张元素、李东垣学术活动进入高潮，河间、易水两大学派形成之时。《四库全书总目》以为“医之门户分于金元”，宋室南渡与金之立国正是同一问题的两个侧面，与“河间之学与易水之学争”同时，虽因国家分裂，南北隔绝，学术上缺乏交流和联系，但“永嘉医派”的学术成就也足以与河间、易水鼎足而三，而在中国医学史上占有一席之地。②

永嘉医派的主要著作包括陈无择的《三因极一病证方论》、王硕的《易简方》、孙志宁的《增修易简方论》和《伤寒简要》、施发的《续易简方论》和《察病指南》、卢祖常的《易简方纠谬》、王玮的《续易简方脉论》等。现将永嘉医派的学术思想和诊疗特色分述如下。

一　永嘉医派的学术思想

永嘉医派最具特色的学术思想，是追求简约且切合实用，这一理念强调在复杂的

---

*　本文是浙江省中医药现代化专项“《浙派中医》系列研究丛书编撰工程”资助的研究成果。

**　作者简介：刘时觉，温州医科大学附属第二医院教授，主任中医师。研究方向：中医医史文献、中医内科。周坚，温州医科大学附属第二医院副主任中医师，硕士。研究方向：中医医史文献、中医内科。

① 刘时觉：《温州医学史》，人民出版社，2016，第37页。

② 范永升主编《浙江中医学术流派》，中国中医药出版社，2009，第97页。

医学问题面前寻找简单的解决之道。在医学理论上，通过构建三因学说，即病因为先导，病理为桥梁，病症为终点，将疾病的发生、发展过程条理化，从而更深入地理解疾病本质；在诊断方法上，特别注重四脉为纲的原则，达到执简驭繁，有效地揭示病理变化，从而指导后续的治疗；在治疗理念上，提出由博返约的方剂研究方向，从追求易简回归辨证论治。

（一）执简驭繁，构建三因学说

陈无择在《黄帝内经》和《金匮要略》有关病因理论的启迪下，明确提出“三因学说”，并有发展和创新。《三因极一病证方论・三因论》指出：“六淫，天之常气，冒之则先自经络流入，内合于腑脏，为外所因；七情，人之常性，动之则先自脏腑郁发，外形于肢体，为内所因；其如饮食饥饱，叫呼伤气，尽神度量，疲极筋力，阴阳违逆，乃至虎狼毒虫，金疮踒折，疰忤附着，畏压溺等，有背常理，为不内外因。”① 这种三因分类法，把致病条件和致病途径相结合，指出了不同病因侵犯人体不同部位的传变趋向和规律。《三因极一病证方论》所构建的三因学说，在继承了《黄帝内经》“阴阳二分法”的基础上，弥补了其偏于笼统的缺陷，并且吸取了《金匮要略》“三途径分类法”的优点，又对其缺乏内伤七情病因及传变途径作出补充，从而使中医病因学的分类更加具体，更趋于合理。

《三因极一病证方论》在提出“三因学说”的同时，非常重视“内所因”在发病中的作用。陈氏在《素问・举痛论》“百病生于气”的理论基础上，提出七情致病学说，“七情者，喜怒忧思悲恐惊是”②。《三因极一病证方论・内所因论》曰：“然内所因惟属七情交错，爱恶相胜而为病，能推而明之，此约而不滥，学者宜留神焉。”③ 强调了七情致病的广泛性。故陈氏将其作为内伤病因的重要内容，进而将七情致病的病机关键归纳为脏腑所伤、气机失调：“夫五脏六腑，阴阳升降，非气不生。神静则宁，情动则乱，故有喜、怒、忧、思、悲、恐、惊，七者不同，各随其本脏所生所伤而为病。……虽七诊自殊，无逾于气。”④ 他在临床实践中，强调调理情志的重要性，“若将护得宜，怡然安泰，役冒非理，百疴生焉”⑤，主张药物与情志调理并举，以七气汤治疗脏腑虚损、七情忤郁而致“遂聚涎饮，结积坚牢”⑥ 之虚实夹杂证，又以大七气汤治疗七情为病所致“憎寒发热，心腹胀满，旁冲两胁，上塞咽喉，有如炙脔，吐咽

① （宋）陈言：《三因极一病证方论》卷二《三因论》，周坚等校注，中国中医药出版社，2003，第 24 页。
② （宋）陈言：《三因极一病证方论》卷二《三因论》，第 24 页。
③ （宋）陈言：《三因极一病证方论》卷八《内所因论》，第 115 页。
④ （宋）陈言：《三因极一病证方论》卷八《七气叙论》，第 134 页。
⑤ （宋）陈言：《三因极一病证方论》卷二《三因论》，第 24 页。
⑥ （宋）陈言：《三因极一病证方论》卷八《七气叙论》，第 135 页。

不下"[①] 之实证。陈氏对七情致病在理、法、方、药诸环节的系统阐发，形成了七情病因的系统思维模式，使中医病因学说更趋成熟和完善。

需要指出的是，陈氏重视病因，目的在于正确地辨证施治，即"分别三因，归于一治"。他十分强调病因辨证对临床辨证施治的重要性："凡治病，先须识因。……不知其因，施治错谬，医之大患，不可不知。"[②] "治之之法，当先审其三因，三因既明，则所施无不切中。"[③] 并把三因理论具体运用于临床各种病证的辨证之中，构建了中医病因辨证体系。如论五疸，首先从病因加以探讨总结："若论所因，外则风寒暑湿，内则喜怒忧惊，酒食房劳，三因悉备。"[④] 在明确病因的基础上，条分缕析，详列五疸的脉、病、证、治之不同。又如论眩晕证治，特别指出："眩晕既涉三因，不可专为头面风。"[⑤] 强调需辨识病因，并具体论述了内因、外因、不内外因所致眩晕的不同症状特点及治疗方药。这种论治疾病先别"三因"，因病辨证，随证施治的方法，显然与后世"辨证求因""审因论治"的观点相吻合，为病因辨证理论的发展奠定了基础。[⑥]

（二）四脉为纲，重视察脉辨证

永嘉医派对脉学的研究，肇始于陈无择，陈氏十分重视脉诊在疾病诊断中的作用，强调"因脉以识病，因病以辨证，随证以施治"[⑦]。他在前人学说的基础上提出"分人迎气口，以辨内外因；列表里九道，以叙感伤病"[⑧] 的诊脉方法。察脉时依据人迎、气口来分辨内外所因，陈氏将其视作"学诊之要道"。其诊法为：左手关前一分处是人迎，用来诊察六淫外感之象；右手关前一分处是气口，用于诊候七情内伤之证；那些脉象与人迎、气口无关的情况，则属于不内外因。所谓"表里九道"，是把二十四脉分成三类：浮、芤、滑、实、弦、紧、洪这七种为"七表病脉"；微、沉、缓、涩、迟、伏、濡、弱这八种为"八里病脉"；细、数、动、虚、促、结、散、革、代这九种为"九道病脉"。与此同时，详细罗列二十四种脉象所对应的病证以及相应的二合脉、三合脉的主病情况。这种将相关脉象和病因相结合的诊脉方式，不但丰富了脉学理论，而且为学者提供了脉学的纲领。《三因极一病证方论·总论脉式》又指出："博则二十四字，不滥丝毫；约则浮、沉、迟、数，总括纪纲。故知浮为风为虚，沉为湿

---

① （宋）陈言：《三因极一病证方论》卷八《七气叙论》，第 135 页。
② （宋）陈言：《三因极一病证方论》卷二《五科凡例》，第 19 页。
③ （宋）陈言：《三因极一病证方论》卷十六《头痛证治》，第 279 页。
④ （宋）陈言：《三因极一病证方论》卷十《五疸叙论》，第 179 页。
⑤ （宋）陈言：《三因极一病证方论》卷七《眩晕证治》，第 110 页。
⑥ 禄颖编著《中医历代名家学术研究丛书·陈无择》，中国中医药出版社，2017，第 60 页。
⑦ （宋）陈言：《三因极一病证方论》卷二《五科凡例》，第 19 页。
⑧ （宋）陈言：《三因极一病证方论》卷一《脉经序》，第 1 页。

为实，迟为寒为冷，数为热为燥。风湿寒热属于外，虚实冷燥属于内。”[①] 以浮沉迟数四脉为纲统领诸脉，是陈氏脉学理论的重要内容，可谓纲举目张，执简驭繁。

《三因极一病证方论·序》曰：“医事之要，无出三因，辨因之初，无逾脉息。”[②] 强调辨别病因的首要方法是脉诊。其在诸病辨治中，往往先依脉辨因，即所谓察脉辨证。如论五脏中风，病因均为风邪所伤，脉象均以浮为主。由于夹邪与所中脏的不同，故首先以脉象加以区别：“肝中风者，人迎并左关上脉浮而弦。……心中风者，人迎与左寸口脉洪而浮。……脾中风者，人迎与右关上脉浮而微迟。……肺中风者，人迎与右寸口脉浮涩而短。……肾中风者，人迎与左尺中脉浮而滑。……胃中风者，人迎与两关上脉并浮而大。”[③] 然后运用五行学说和天人相应学说来剖析其病因病机，也就是形成这种脉象的脉理机制，最后根据临床证候实施病因辨证。

《三因极一病证方论》察脉辨证的另一特点，则是先以三因类分病证，再依据脉象加以详细鉴别。如对咳嗽证治，审其三因，以外因六淫，内因七情，不内外因饮食、起居、房劳、叫呼等类分之。对于外所因咳嗽，进一步根据脉象和脏腑证候来辨别为何种病邪致病：“诊其脉，浮为风，紧为寒，数为热，细为湿，随其部位，与人迎相应，推其脏腑，则见病源也。”[④] 对于内所因咳嗽，在定位脏腑的基础上，还需通过脉象辨别疾病的性质：“诊其脉，随其部位，与气口相应。浮紧则虚寒，沉数则实热，弦涩则少血，洪滑则多痰，以此类推，无施不可。”[⑤] 至于不内外因咳嗽，有房劳伤肾、饥饱伤脾、疲极伤肝、叫呼伤肺、劳神伤心等不同，仍需从脉象上确定病位所在：“诊其脉，随其类。假如尺脉浮涩而数，则知伤肾；右关脉濡，则知饮食伤脾；左关脉弦短，则知疲极伤肝。但不应人迎气口者，即是不内外因，皆可类推。”[⑥]

永嘉医派另一位医家施发，在深入研究经典著作的基础上，结合自己的临床经验，将《内经》、《太素》、《甲乙经》、《难经》以及各家方书脉书中有关脉学、诊法的内容相互参证，分门别类，撰成《察病指南》一书。[⑦]《察病指南》同样体现了施氏作为永嘉医派医家追求简易实用的学术特色。施氏首先从中医整体观出发，通过取类比象的归类、间接推演等方法，阐明了左右手寸关尺脉的十二经归属和神志、方位、声音、色嗅味、卦数等的配属以及主病，为初学者指明了脉象学习的门径。在此基础上，施氏对涉及的三部九候、四季常脉、四季相克脉、四时虚实脉及下指轻重、疏密等脉学基础知识一一进行叙述，力求做到简明扼要。除此之外，对一些临床必须掌握又易疏

① （宋）陈言：《三因极一病证方论》卷一《总论脉式》，第 2 页。
② （宋）陈言：《三因极一病证方论》序，第 9 页。
③ （宋）陈言：《三因极一病证方论》卷二《五脏中风证》，第 26-27 页。
④ （宋）陈言：《三因极一病证方论》卷十二《外因咳嗽证》，第 215 页。
⑤ （宋）陈言：《三因极一病证方论》卷十二《内因咳嗽证》，第 215 页。
⑥ （宋）陈言：《三因极一病证方论》卷十二《不内外因咳嗽证》，第 216 页。
⑦ 李丛：《〈察病指南〉主要学术特色及贡献》，《江西中医药》2007 年第 4 期，第 79-80 页。

忽的脉象作出重点提示，加以简洁的阐述，如男女反脉、“观人形性脉法”、“察平人损至脉法”、“辨杂病脉吐汗湿利可否法”。[①] 对于常见的病脉，施氏在陈无择七表八里九道脉象分类基础上进一步发挥，将二十四脉的指下特征、相应的主病与症状详细阐述，并提出危重病的七死脉。这些脉法的表述通俗易懂、要言不烦，且切合临床实际。针对伤寒类、瘟病类、热病类、水病类等临床常见病，施氏阐述了各病的症状及生死预后脉法，同时还论及了妇人、小儿的常见病与杂病，对临床各科诊治具有实用价值。值得一提的是，施发在《察病指南》书中，并作“诸脉形图”，把各脉的波形描绘于图上，该图是世界上最早描绘的脉搏形象图，是开创性的科学探索。

（三）由博返约，走方剂实用之路

在陈无择的《三因极一病证方论》之前，唐宋医学已经积累了丰富的实践经验，出版了许多大型的方书。唐代的《千金要方》和《外台秘要》为集方书之大成者。至北宋，《太平圣惠方》收方一万六千余首，《圣济总录》更超过两万首。如此方多药众，使医者无所适从，更形成了按证求方，而不深究寒热虚实等病变本质的不良倾向。正如《三因极一病证方论·序》指出的：“俗书无经，性理乖误……不削繁芜，罔知枢要。”[②] 因此，对众多方药进行筛选鉴别，削繁知要，使漫无边际的方书规范化、实用化、普及化，成为当时医学发展的必然趋势。[③] 于是，陈氏在《三因极一病证方论》中借助三因分类，以因辨病，按因施治，从脉象、病源病候入手，使方药简约而临证有章可循，走出了一条方剂学由博返约的实用之路。

王硕继承了《和剂局方》由博返约的研究方向，著《易简方》，出于《易》所云“易则易知，简则易从”，追求“易简”而达于极致，目的在于应付“仓猝之病，易疗之疾”[④]。《易简方》全书仅一卷，内容确实既简且易，仅“取方三十首，各有增损，备咀生料三十品，及市肆常货丸药一十种”[⑤]，以备缓急之需。他录方的基本原则，一是常用的效验治方；二是“外候兼用”，即其运用范围要广，尽可能做到“病有相类而证或不同，亦可均以治疗”[⑥]。在编著方法上，先列纲要，后逐一详细介绍方剂的组成、适应证、加减变化、剂量和制作方法，条目清晰，十分便于读者查阅。[⑦]《易简方》在追求易简的同时，又具有一定的实用性。《易简方》收录的三十味药物，每药

---

① 吴承艳、吴承玉：《宋代诊断学名著〈察病指南〉研究》，《中国中医基础医学杂志》2013年第8期，第859-860页。

② （宋）陈言：《三因极一病证方论》序，第9页。

③ 刘时觉、陈克平、刘尚平：《辟方剂研究蹊径开永嘉医派先河——陈无择学术思想及其在温州地区医事活动评述》，《医古文知识》2000年第3期，第3-5页。

④ （宋）王硕撰《易简方》序，载刘时觉编著《永嘉医派研究》，中医古籍出版社，2000，第77页。

⑤ （宋）王硕撰《易简方》序，载刘时觉编著《永嘉医派研究》，第77页。

⑥ （宋）王硕撰《易简方》序，载刘时觉编著《永嘉医派研究》，第77页。

⑦ 高美凤、良红、石启武：《〈易简方〉医药学价值简介》，《国医论坛》2000年第1期，第42-43页。

之后都有一个简略的单方，如：附子“治耳聋，醋浸削如小指大纳耳中”；南木香“治胡臭，醋浸置腋下，夹之即愈”；草果“治赤白带下，去皮，入乳香一小块用面裹，炮焦黄，和之，为末，米饮调服”；桂“治产后腹中瘕痛，并卒中痛，外肾偏肿疼痛，为末，汤酒任意服”，等等。① 尤其注意收集急救的单方，这在三十味中占了大部分，如甘草解“附子、巴豆毒及百药毒，并饮馔中毒”；白术“治中寒湿，口噤不知人者，用酒煎，连进数服”；丁香“治干霍乱不吐不下，用十四枚为末，热汤一大盏调之，顿服；不差者，再服之”；半夏“治自缢、墙压、溺水、鬼魇、产乳。凡此五绝，为末，吹入鼻中，心温者可治”；干姜“治鼻衄血，削令头尖塞鼻中”。② 此外，如南星治急中牙嗦，川芎治胎死腹中，当归治小儿脐风，白芍止血，干葛治破伤风，柴胡退热，黄芩通淋等，都具有实用意义，能救得一时之急。

王硕《易简方》追求易简，于认病识证和处方用药失于粗略，孙志宁为之增修，其要有三。一是增补方剂，如“以《易简方》中诸症粗备，而于痈疽一症缺焉，故特立五香汤”③，他的《增修易简方论》对王氏《易简方》广泛地补充内容，增添方剂，使之更切合临床需要。二是对《易简方》正文详加注释说明，纠正其过于简略，语焉不详之处，使之更为清晰易懂。三是遵《易简方》立论之意，仿当时盛行的李子建《伤寒十劝》的形式，作《伤寒简要》以为羽翼。一时《增修易简方论》与《伤寒简要》二作并行于世，为医学界所推重，产生很大的影响。卢祖常说，当时“习《易简》、《简要》为师，借法而求食”④ 者颇众。

（四）理法方药，从易简到全面周到

王硕《易简方》虽然符合当时医学界追求“易简”的思想倾向，但“削繁”而不“知要”，缺乏执简驭繁的思想和手段，认病识证和处方用药失于粗略。施发批评《易简方》，“其于虚实冷热之症无所区别，谓之为简，无乃太简乎”⑤，由此作《续易简方论》，对于《易简方》的种种不足，温言讽刺，规其过失，补其不逮。《续易简方论》全书六卷，一一评述《易简》三十方及十个成药方。中心内容一是评论，二是补充，其特点是评论全面，对三十方不缺一个，批评为主而又不意气用事，不失客观；补充广泛，对三十方涉及二十六处，补了一百五十八方，最多的一处补了三十三方之多。

① （宋）王硕撰《易简方》不分卷《㕮咀生药料三十品性治》，载刘时觉编著《永嘉医派研究》，第79-80页。

② （宋）王硕撰《易简方》不分卷《㕮咀生药料三十品性治》，载刘时觉编著《永嘉医派研究》，第79-80页。

③ （宋）卢祖常撰《易简方纠谬》卷三《辩孙氏伤寒简要五说》，载刘时觉编著《永嘉医派研究》，第282页。

④ （宋）卢祖常撰《易简方纠谬》后序，载刘时觉编著《永嘉医派研究》，第301页。

⑤ （宋）施发撰《续易简方论》卷六《附子理中丸》，载刘时觉编著《永嘉医派研究》，第234页。

施氏精通脉法，注重辨别疾病的虚实寒热，因此对于《易简方》的批评，主要集中于王硕不问脉象，不讲究辨证的弊端上，而在批评、辨证的基础上补充治法、方剂，则完善了对辨证论治的整体认识。[①] 如治疗中风的"三生饮"，王硕说，治卒中昏不知人，"无问外感风寒，内伤喜怒；或六脉沉伏，或指下浮盛，并宜服之"[②]。施发认为这种说法"其误后学者多矣"，因为外感、内伤是性质完全不同的病证，"六脉沉伏"和"指下浮盛"是相反的脉象，这两种脉证，寒热之别有如冰炭不可同炉，"如或用此，是以火益火耳"[③]。这种注重从脉象、病因辨证的思想方法，正是陈无择所积极提倡的，而王硕由于一心一意追求"易简"，追求方剂"病有相类而证或不同，亦可均以治疗"，损害了对疾病的认识和区别。"凡见中者，不辨其冷热，遽投三生饮……欲侥幸万一之中，而有时足以害人，皆王氏启之也"。若中暑"噎闷，昏不知人，其脉则虚弱而微迟，或者不审，以三生饮治之，祸不旋踵"[④]。为此，施氏增补稀涎散和小续命汤以适应临床需要。施氏的批评确实切中王硕一味追求"外候兼用"而不讲究辨证论治的要害。

与施发的"温言规整"不同，卢祖常对于王硕《易简方》的批评可谓毫不留情，严词推鞫，极力攻讦。他所著《易简方纠谬》，对《易简方》逐件纠剔，一一抨击，尤为激烈，捎带着连孙志宁也受到攻击。他对《易简方》批评的立足点在于："良工为学不可不博，见识不可不广，人命不可不重，取财不可不轻，用药不可不防患，不如是，不足以尽医道。"[⑤] 因此不可妄求"易简"。从这点出发，可以匡正王氏一味追求易简而疏忽辨证论治之偏。如姜附汤条下论及伤寒下利，卢氏指出，仲景立法二十四条，朱肱分为二十五条，各随其所兼之证而著对应之方，非常详尽地列出猪苓汤、大柴胡汤、四逆汤等方剂，说明治法之丰富，但王硕欲合"易简"之名而不分脉证，只以"伤寒下利"四字总括，以白通汤一药总治，因此错误重重。这一批评就非常有力。再如柴胡汤条下论及伤寒劳复，卢氏指出，仲景立法三条，有汗有下，有枳实栀子汤证，也有小柴胡汤证，"未易不以脉证分而以一药治也"[⑥]。不仅王氏失于简易，即孙志宁增修也不曾"与增一病对一法"[⑦]，也难辞其咎。尽管语气强硬，言辞锋芒毕露，咄咄逼人，其理论依据还是充分的。如发汗而热未除，仲景、朱肱有"一以桂枝芍药辈微取其汗，一以附子茯苓辈补其阳，一以大黄芒硝辈下泻其实，一以知母干葛

---

① 刘时觉：《温州医学史的两大高峰——永嘉医医派和利济医派研究》，《"浙派中医"宣传巡讲活动（温州站）资料汇编》，2017，第6页。

② （宋）施发撰《续易简方论》卷一《三生饮》，载刘时觉编著《永嘉医派研究》，第162页。

③ （宋）施发撰《续易简方论》卷一《三生饮》，载刘时觉编著《永嘉医派研究》，第162页。

④ （宋）施发撰《续易简方论》卷一《三生饮》，载刘时觉编著《永嘉医派研究》，第162页。

⑤ （宋）卢祖常撰《易简方纠谬》后序，载刘时觉编著《永嘉医派研究》，第301页。

⑥ （宋）卢祖常撰《易简方纠谬》卷一《柴胡汤》，载刘时觉编著《永嘉医派研究》，第253页。

⑦ （宋）卢祖常撰《易简方纠谬》卷一《柴胡汤》，载刘时觉编著《永嘉医派研究》，第253页。

辈解泻其肌”，种种治法不同，卢氏以为“补泻汗下，霄壤辽绝”[①]，而王硕仅以“参苏饮”一方统治诸症，是行不通的，正犯了冷热虚实之症无所区别，无乃太简的老毛病。表证不解入里，变证百端，岂可以一方统治？此外，王硕以养胃汤治疗四时瘟疫，卢氏说，“瘟疫为症，极为可畏，一家传染，或至一方”[②]，以数味平和之剂治此重症，实有误人之虞，卢氏言之亦有理。但从总体来看，卢祖常言辞激烈而说理不足，远不如施发言辞平和而有理有据。

与诸多《易简方》相关著作着眼于方剂的整理运用相异，王暐的《续易简方脉论》自成体系，篇幅不大，但全面周到，形成完整的理法方药内容和以诊法、治法为主的理论体系，体现了辨证论治的原则。可以视之为对《易简方》不足之处的彻底纠正。王暐开宗明义即强调了四诊的重要意义，非常婉转地批评了王硕抽象肯定“医言神圣工巧，尚矣”[③]，而在实际操作中强调脉证难辨，放弃四诊，追求易简的观点。王暐认为，为医须先明虚实补泻，根据《内经》的理论讨论治疗大法、针刺虚实补泻法、用药君臣佐使的组方之道、汗补吐下的宜忌运用等等，[④] 纠正了王硕缺乏理论意识，缺乏辨证论治精神的根本错误，从而使《续易简方脉论》有了一个理论框架作为基础。对于诸病的诊治，王暐选病不多，但有论有方，论述简略，选方精当，而通过方剂的加减配伍的变化以适应证候的变化。对于诸病首论病因病机，再及证候表现，一证一方，加减以治，简明扼要，却也理法方药俱全，颇有可法之处。如其论呕吐，首论胃寒则呕，但又不独胃寒则呕，热、痰、气、食、血，均可致呕，其证各异，不可一概而论，立方丁香饮，用丁香、半夏、橘红、干姜以治寒呕为主，药味加减配伍变化以治其余诸呕：去干姜，减丁香，加竹茹、人参、麦冬以治热呕，加砂仁、神曲以治食呕，加木香、沉香、槟榔以治气呕，去丁香加紫苏、香附、白术以治血呕。这样，既有易简之实，又无易简之弊，平淡之中见神奇，这确可称得上是王暐的高明之处。

二　永嘉医派的诊疗特色

陈无择长期侨居温州行医，其弟子辈则是温州人，所以永嘉医派的医学思想和医疗实践深受温州特有的地理气候和当时的社会生活深刻影响，具有鲜明的地方色彩和时代特征。这种地域性的影响也使得永嘉医派在治疗某些疾病方面展现出了独到的见解和显著的疗效。

---

① （宋）卢祖常撰《易简方纠谬》卷一《养胃汤》，载刘时觉编著《永嘉医派研究》，第 245 页。

② （宋）卢祖常撰《易简方纠谬》卷一《养胃汤》，载刘时觉编著《永嘉医派研究》，第 245 页。

③ （宋）王硕撰《易简方》序，载刘时觉编著《永嘉医派研究》，第 77 页。

④ 刘时觉编著《永嘉医派研究》，第 309 页。

（一）养胃快脾，鲜明的地方色彩

温州依山傍海，冬无严寒，夏少酷暑，四季湿润，属海洋性气候，湿之为患尤多，故宜应用除湿理气的“平胃散”之类方药。当时温州有乡绅余光远，用独创的炮制方法精心修制平胃散，并长期服用，结果身体康健，饮食快美，数次出任西南“烟瘴之地”的地方官而往来平安，并享近百岁的高寿。[①] 受此启发，陈无择领悟到胃气是人身的根本，扶正气、却邪气是医疗第一要义，因此在平胃散的基础上增添人参、茯苓、藿香、半夏、草果、附子，创制了温胃消痰、进食下气的养胃汤。陈氏此方一出，即广泛流传，风行一时。此后，他的弟子辈作《易简方》系列著作，都引载这个方子，还详细记载了“余使君平胃散”的独特的炮制方法，给我们留下了一份宝贵的遗产。温州医生至今在临床上仍习用平胃散、藿香正气散和养胃汤之类芳香化湿理气和胃的方剂，自有其地土之宜和历史渊源。

王硕《易简方》三十方中养胃汤位列第五，经其发挥，主治范围远远越出《三因极一病证方论》的胃虚寒证，并不限于“似感冒非感冒”“如疟非疟”者。王硕以为，不论伤风伤寒，可用来发汗；不论内外，可用来养胃和中；四时瘟疫，饮食伤脾，发为疟，均可用来治疗。王硕大大扩充了养胃汤的用法，许多见解亦颇有独到之处。如其论养胃汤组方九品，其中并无一味发汗解表药可治风寒表证，主要是方中藿香辛温芳香有发汗作用。卢祖常以为，这一见解是前人未曾语及、未见运用的，也是《易简方》以前各种本草学著作所未见。又如，他参阅《三因极一病证方论》“己未年，京师大疫，汗之死，下之死，服五苓散遂愈”[②] 的记载，直接师承陈无择用养胃汤“辟寒疫”之意，提出以之治疗“四时瘟疫”的见解。养胃汤特别适合温州人柔弱的体质，“此药乃平和之剂，止能温中解表而已，初不致于妄扰也”[③]。王硕并言：“大抵感冒，古人不敢轻发汗者，止由麻黄能开腠理，或不得其宜则导泄真气，因而致虚，变生他证。”[④] 至今温州中医界仍不轻用麻黄，甚至有畏用麻黄的倾向，可由此上溯至宋。

孙志宁强调甘温补益之品有“恋膈碍胃”的副作用，主张辛温理气以“快脾”。《增修易简方论》真武汤条下，孙氏指出：“今人每见寒热证，多用地黄、当归、鹿茸辈补益精血，殊不知此药等味多甘，却欲恋膈。若脾胃大段充实，服之方能滋养，然犹恐因时致伤胃气。胃为仓廪之官，受纳水谷之处，五脏皆取气于胃，所谓精气血气

---

① 刘时觉、陈克平、刘尚平：《陈无择是永嘉医派的创始人》，《浙江中医杂志》2000 年第 1 期，第 38-39 页。

② （宋）陈言：《三因极一病证方论》卷六《料简诸疫证治》，第 93 页。

③ （宋）王硕撰《易简方》不分卷《养胃汤》，载刘时觉编著《永嘉医派研究》，第 96 页。

④ （宋）王硕撰《易简方》不分卷《养胃汤》，载刘时觉编著《永嘉医派研究》，第 96 页。

皆由谷气而生。若用地黄等药，未见其为生血，而谷气已先有所损矣。”[①] 这成为其“恋膈碍胃”说的理论解释。《增修易简方论》处处提及：胃风汤“此须脾胃壮者可服，稍不喜食则不可用”[②]；理中汤“药味太甜，当减甘草一半”[③]；四君子汤“但味甘，恐非快脾之剂，常服宜减甘草一半”[④]；参苏饮“须谷气素壮乃可服”[⑤]；二陈汤“恶甜者减甘草”[⑥]；四物汤“既用蜜丸，又倍甘草，其甜特甚，岂能快脾”[⑦]，等等。反之，孙志宁强调辛温理气“觉快之药，自当用消化之剂，如枳壳、缩砂、豆蔻、橘皮、麦芽、三棱、蓬术之类是也”[⑧]，主张用平胃散、二陈汤之类“快脾”，“快脾则饮食倍进”[⑨]。即使病后恢复，也不偏废，平胃散“病后调理，亦宜服之”[⑩]，二陈汤“伤寒后不敢进燥药者，亦宜服饵”[⑪]，则易得复常。联系陈无择创制养胃汤的经过，永嘉医派诸医家对养胃汤、平胃散、藿香正气散等芳香化湿理气和胃方剂的喜好偏爱，孙、王关于甘温恋膈碍胃、辛温快脾的言论，也确是因地、因人制宜之举。

（二）崇尚温燥，因地制宜活用药

从《三因极一病证方论》所载方药来看，陈无择遣方用药以辛香温燥为主，这种用药特点的产生既有特定的历史渊源，又受地域环境的影响。一方面，是受当时官修方书《太平惠民和剂局方》的影响。另一方面，陈氏长期侨居温州，由于当地气候的原因，湿之为患尤多，而当地人喜食海鲜，脾胃虚寒者亦常见，故用药偏于温燥。如《三因极一病证方论·脾胃经虚实寒热证治》中所列清脾汤、平胃散、补脾汤、养胃汤等四方，多含有草果、人参、桂心、干姜、附子等温热香燥类药品。又如《三因极一病证方论·谷气叙论》中提出“若脾虚，其脉浮大，按之反涩，尺中亦微涩，宜温药消”[⑫]，主张以消食导滞化积法为主，配合使用温胃理气之法治疗谷气。所载如神木香圆，含有桂心、附子、炮姜、砂仁、胡椒等辛热温燥药物。

陈氏对于温热药物的应用，多能结合自身实践灵活应用，拓展应用范围。如治寒呕，陈氏喜用硫黄以温阳散寒，甚至和附子为伍。以大辛大热之硫黄治疗呕吐，

---

① （宋）孙志宁撰《增修易简方论》不分卷《真武汤》，载刘时觉编著《永嘉医派研究》，第142页。
② （宋）王硕撰《易简方》不分卷《胃风汤》，载刘时觉编著《永嘉医派研究》，第115页。
③ （宋）孙志宁撰《增修易简方论》不分卷《理中汤》，载刘时觉编著《永嘉医派研究》，第144页。
④ （宋）王硕撰《易简方》不分卷《四君子汤》，载刘时觉编著《永嘉医派研究》，第109页。
⑤ （宋）孙志宁撰《增修易简方论》不分卷《参苏饮》，载刘时觉编著《永嘉医派研究》，第142页。
⑥ （宋）王硕撰《易简方》不分卷《二陈汤》，载刘时觉编著《永嘉医派研究》，第111页。
⑦ （宋）王硕撰《易简方》不分卷《增损四物汤》，载刘时觉编著《永嘉医派研究》，第119页。
⑧ （宋）孙志宁撰《增修易简方论》不分卷《感应圆》，载刘时觉编著《永嘉医派研究》，第146页。
⑨ （宋）王硕撰《易简方》不分卷《二陈汤》，载刘时觉编著《永嘉医派研究》，第111页。
⑩ （宋）王硕撰《易简方》不分卷《平胃散》，载刘时觉编著《永嘉医派研究》，第110页。
⑪ （宋）王硕撰《易简方》不分卷《二陈汤》，载刘时觉编著《永嘉医派研究》，第111页。
⑫ （宋）陈言：《三因极一病证方论》卷十一《谷气叙论》，第199页。

足见其过人的胆识。又如灵液丹治胃中虚寒、聚积痰饮证，陈氏在使用硫黄、附子等大热药物的同时，又以甘寒的绿豆反佐，并要求病人以米汤送下以顾护脾胃，体现其丰富的用药经验。陈氏崇尚温燥，但主张谨慎用药，绝不拘泥于习惯。他在《三因极一病证方论·纪用备论》中指出偏用温热药物的危害性："五味各随其所喜攻……久而增气，则脏气偏胜，偏胜则有偏害，偏害则致偏绝，夭之由也。……近世庸俗为治，使人单服附子，为害滋多，可不谨乎！"① 又如圣散子方是由温热药物组成，用来治寒疫的著名方剂。苏东坡曾著文极力推崇此方："时疫流行，平旦辄煮一釜，不问老少良贱，各饮一大盏，则时气不入其门，平居无病，能空腹一服，则饮食快美，百疾不生，真济世卫生之宝也。"② 陈氏自有卓识，并不盲从，敢于提出异议。他批评苏东坡的言论"一切不问，似太不近人情"，进而将"辛未年，永嘉瘟疫，被害者不可胜数"③ 作为圣散子之害的证据以警醒后人，这反映了陈氏实事求是的科学态度。

《太平惠民和剂局方》习用辛温燥热的用药习惯在王硕尤为明显突出。《易简方》三十味生料药中，辛温燥热者就有二十味之多，包括温里祛寒、理气、活血、化湿、辛温解表、化痰等类，而补益药仅人参、白术、甘草、当归、白芍、五味子，苦寒药仅黄芩一味。所载三十方，大多属辛燥温热之方，补益方仅四君子汤、白术散、建中汤等少数几个，而寒凉泄热方竟无一个。如此足可见王硕无法摆脱当时的大环境，不能不受《太平惠民和剂局方》的影响，也习用辛燥。施发、卢祖常对《易简方》的批评却从不涉此，说明也是赞同并不反感辛燥温热的。孙志宁在王硕《易简方》基础上发挥其学，自不免于辛温燥热之倾向，但已在某种程度上认识到这种习用风气的缺陷，这主要体现在讨论伤寒证治时殷切告诫慎用温热药和艾灸法。《伤寒简要》的内容分十条，除了讨论伤寒病发热、潮热、发热恶寒、寒热往来、头痛等症状的鉴别诊断等五条，孙氏以一半的篇幅告诫慎用温热药和艾灸法。第四条阐述伤寒手足厥冷各有阴阳，不得一律以为阴证，尤须注意鉴别热厥；第五条说明"伤寒腹痛亦有热证，不可轻服温暖药"，"宜消息脉证"而用黄连汤、大承气汤、四逆汤、真武汤之类；第六条论"伤寒自利，当看阴阳证，不可例服补暖止泻药"；第七条论"如理中丸、汤之类，切不可轻服，若阳病服之，致热气增重，多致变乱误人"；第八条论"伤寒胸胁痛及腹胀满不可妄用艾灸"。④ 以慎用温热艾灸讨论伤寒，在当时习用辛温燥热的大环境下，确实并不多见，可以认为是对当时医学界习用辛温燥热的反思。其对《太平惠民和剂局方》和《易简方》喜用温热的纠正，也是讲究辨证论治精神的复苏。

---

① （宋）陈言：《三因极一病证方论》卷二《纪用备论》，第 23 页。
② （宋）陈言：《三因极一病证方论》卷六《料简诸疫证治》，第 96 页。
③ （宋）陈言：《三因极一病证方论》卷六《料简诸疫证治》，第 96 页。
④ （宋）孙志宁撰《伤寒简要》，载刘时觉编著《永嘉医派研究》，第 151-155 页。

（三）五运六气，因时制宜治瘟疫

陈无择对疫病的传染性有着深刻的认识："一方之内，长幼患状，率皆相类者，谓之天行是也。……其天行之病，大则流毒天下，次则一方一乡，或偏着一家，悉由民庶同业所召。"[①] 在疫病病因方面，"非时之气"说在当时一直是主流。而陈无择认为，疫病"以三事钟成"[②]，一是气候寒温失节，二是寒温之外的不正之气，三是秽恶、死气、怨讟等。《三因极一病证方论·叙疫论》指出："夫疫病者，四时皆有不正之气，春夏有寒清时，秋冬亦有暄热时。"[③] 春时本应温暖，却被清气所伤，则肝气受到抑制；夏时本应暑热，却被寒气所伤，则心气受到抑制；秋时本应凉爽，却被热气所伤，则肺气受到抑制；冬时本应寒冷，却被暖气所伤，则肾气受到抑制。如果再有"沟渠不泄，滀其秽恶"或"地多死气"等卫生不洁的状况，则"恶气"相染，发为疫病。[④] 但是非常气候的产生多与运气的郁复失常有关，人体的脏腑更随运气而推迁，所以《黄帝内经》有刚柔失守、三年化疫之说，王肯堂认为治疫当"各随其年之气候而静而验之"[⑤]，都肯定了运气因素对疫病流行的重要作用。陈氏在阐释五运六气与疾病发生密切关系的基础上按照因时制宜的治疗原则，创制"五运时气民病证治"方十首、"六气时行民病证治"方六首，首次系统地把五运六气致病的机理、病候、方药及加减法融合在一起，为医家用运气学说防治疫病提供了思路。

南宋绍兴二十一年（1151），永嘉发生瘟疫，"寒疫流行，其药偶中"[⑥]，医家提供的药物对大多数人无效。陈无择提出疑问："抑未知方土有所偏宜，未可考也。"[⑦] 在致病机理上，他认为这种寒疫和温疫不同："夫寒疫，亦能自发狂。盖阴能发躁，阳能发厥，物极则反，理之常然，不可不知。"[⑧] 强调在疫病的诊治中"不可不究其寒温二疫也"[⑨]。陈氏进而提出以病因分类疫病：感受不正之气者，除了寒疫、温疫，尚有风疫、湿疫、燥疫、热疫；感受恶气者，有狱温、伤温、墓温、庙温、社温、山温、海温、家温、灶温、岁温、天温、地温等。因此，陈无择用圣散子方专治寒疫，用败毒散、应梦人参散治温疫，用五苓散加炙甘草治湿疫，用桂枝黄芩汤治风疫，用沃雪汤治热疫。陈氏从温论疫的观点，有其先进性，而永嘉医派众医家继承了陈氏治疫要义，如王硕用惺惺饮治温疫、用养胃汤治寒疫，卢祖常用升麻葛根汤治温疫、用葛根解肌

① （宋）陈言：《三因极一病证方论》卷六《叙疫论》，第 90 页。
② （宋）陈言：《三因极一病证方论》卷六《凡例》，第 96 页。
③ （宋）陈言：《三因极一病证方论》卷六《叙疫论》，第 90 页。
④ （宋）陈言：《三因极一病证方论》卷六《料简诸疫证治》，第 93 页。
⑤ （明）王肯堂著，（明）殷宅心评释《医学穷源集》，中国中医药出版社，2015，第 42 页。
⑥ （宋）陈言：《三因极一病证方论》卷六《料简诸疫证治》，第 96 页。
⑦ （宋）陈言：《三因极一病证方论》卷六《料简诸疫证治》，第 96 页。
⑧ （宋）陈言：《三因极一病证方论》卷六《料简诸疫证治》，第 96 页。
⑨ （宋）陈言：《三因极一病证方论》卷六《料简诸疫证治》，第 96 页。

汤治寒疫，但并未能深入挖掘发挥。陈无择又在《三因极一病证方论·四季疫证治》中，根据四时五行学说，按五脏虚实变化，分别归纳为“青筋牵”“赤脉拂”“黄肉随”“白气狸”“黑骨疸”诸证，并创制相应的治疗方剂。《三因极一病证方论》又载，白术散“常服辟四时不正之气及山岚瘴疫”①，五苓散“每年遇有‘不正之气’，即当纪而用之”②，皆为四时疫病通治之方，简便易行。这些防治疫病的理论和方法，对现代传染病的防治亦具有颇多借鉴意义。

① （宋）陈言：《三因极一病证方论》卷四《劳复证治》，第70页。

② （宋）陈言：《三因极一病证方论》卷六《料简诸疫证治》，第93页。

龋齿实物病因“虫”之文献考证*

刘雅芳**

摘　要　中国古代医学认为龋齿是牙齿被虫所食（蚀），将龋齿的病因归结为实物“虫”，描述此虫可捉可见，有形有色。在龋齿治疗上，除见有大量方剂，还有很多从牙齿、耳、眼角等部位引虫外出的方法，以及药物塞虫孔、中药含漱、祝由与禁咒术等方法，从中均可看出对“虫”这一实物病因的认识。本文主要采用文献研究方法，整理大量古医籍、本草和辞书中与龋齿、虫有关的材料，梳理古代对龋齿病因的认识和治法等内容，展示中医学对龋齿的认识脉络和认识特点。对这些问题的探讨，可以丰富中医病因学认识和古代口腔医学知识，并探讨现代“蛀牙”“虫牙”等称谓的渊源。

关键词　龋齿；牙虫；病因；中医口腔学

一　龋齿里的“虫”

现代牙科中的“龋齿”是指“以牙体被蛀蚀，逐渐毁坏而成龋洞为主要表现的牙病”。“蛀蚀”一词虽有虫蛀之意，但现代医学并不认为龋齿与虫有关，而多认为是细菌等多种因素导致牙齿脱矿。我国传统中医学却认为龋齿的原因是虫食（蚀）牙齿，古籍文献中大量记载了“齿虫”“牙虫”“虫蚀牙齿”的内容，还有“取牙虫”“塞虫孔”等方法。与常见的外感六淫、内伤七情病因不同，“虫”可纳入不内外因范畴。现代文献中常将中医病因中的“虫”分为有形之虫与无形之虫，认为龋齿病因中的虫属于无形之虫，然而检索大量中医古籍发现，古代中医学对龋齿病因的认识具有实物取向，牙齿中的“虫”被认为是一种肉眼可见的实证病因。

《湖北民族大学学报》曾刊发一文《民间验方治疗龋病分析与思考》①，其中报道了作者亲身体验的一种取牙虫方法：用大蓟、茜草煎取汁，加入母乳汁，然后用棉签蘸取药液滴入双眼目内眦，几分钟后若眼角发痒，用干棉签擦拭内眼角，将棉签放入

---

* 本研究为第五批全国中医临床优秀人才研修项目资助的研究成果。

** 作者简介：刘雅芳，中医医史文献专业博士，教授，硕士研究生导师，主要研究方向：中医药古籍文献研究。

① 向岁、田朝晖、万良鑫、葛舰、廖生伟：《民间验方治疗龋病分析与思考》，《湖北民族大学学报（医学版）》2021年第1期，第69-71页。

水中，可见褐色或黑色线状虫样生物浮在水面，龋齿疼痛逐渐缓解，之后未再复发。网络上也有一篇《即将失传的治虫牙秘方》，其方法是从耳朵熏虫子，见到熏出的小虫约有3毫米长，跟帖人群中也有些人言及尝试过类似的民间验方，并且有效。与之相似的方法笔者也曾见过，竟也看到2-3毫米长的细白虫，病人龋齿若干年不复发作，笔者甚感困惑。民间疗法并不是无稽之谈，通过检索古代中医典籍，发现其中对龋齿病因和治疗的记载一直延续着与虫有关的认识，应当是现代民间取牙虫疗法的渊源，抑或是一种文化现象。

二　龋齿的古代称谓

在我国古代医药典籍中，与现代龋齿一词相通的病名主要有"龋（齿）""牙齿虫（痛）""䘌齿""牙蚛""齿蚛"等。

（一）龋（齿）

"齿"字的甲骨文写法是，虫在甲骨文中的写法是"（）"，而"龋"字在甲骨文中写作，医学史、医古文领域的学者多认为是齿字与虫字组合而成的表意字。龋字在汉代应用较广，其意与现代龋齿很接近。《说文》释其为"齿蠹也"，而"蠹"在《说文》中是指"木中虫"，将蠹字用于牙齿病，应是从其原意转借过来的。根据这一解释或许可以推断古人为什么认为龋齿是牙齿中有虫。从龋齿的发展来看，是从牙冠表面的浅龋逐渐形成龋洞，终致牙冠变色和破损消失，这与生活中所见虫子钻蚀木头的过程很是相像。因此，从商代到汉代对于龋齿与虫之间联系的认知，要么是真的肉眼所见龋齿中有小虫，要么便是将虫蠹木头与虫食牙齿进行类比，而《说文》的解释更倾向于后者。

东汉末年专门探求事物名源的著作《释名·释疾病》中对龋的解释也与虫相关："龋，齿朽也，虫啮之齿缺朽也。"① 该解释将龋齿的病因称为"虫啮"，即为虫子侵蚀噬咬之意，导致的症状为牙齿腐败缺损。西汉时期的《焦氏易林》卷十《解之第四十大过》中用卦象解释了"龋"的发病原因是虫蠹："三耳六病，痛疾不已。龋病蠹缺，堕落其宅。兑为耳，艮数三，故曰三耳。兑为齿，乾数六，故曰六齿。伏坤为疾痛，正反兑故曰龋。龋，齿缺也。巽为虫，故曰蠹。巽陨，故堕落。"② 从中可以看出龋齿的病因为虫蠹，症状表现为齿缺和疼痛。龋字在古籍中还见有齲、㾊等异体字，也是齿蠹、缺朽之意。《史记·扁鹊仓公列传》中还记载了一则"龋齿"案例："齐中大夫

① （东汉）刘熙：《释名》，中华书局，2016，第115页。
② 尚秉和注，常秉义点校《焦氏易林注》，光明日报出版社，2005，第403页。

病龋齿，臣意灸其左大阳明脉，即为苦参汤，日漱三升，出入五六日，病已。"[①] 其中提到治疗龋齿的灸法和中药漱口法。此处的龋齿虽未直接体现与虫有关，但从治法来看，主要从经络辨治，而用苦参漱口则仍与杀虫有关。

隋代《诸病源候论》中的"龋齿"是指牙龈肿痛出脓之症，与汉代和现代"龋"的意义多有不同，其定义为："手阳明之支脉入于齿，足阳明脉有入于颊，遍于齿者。其经虚，风气客之，结搏齿间，与血气相乘，则龈肿。热气加之，脓汁出而臭，侵食齿龈，谓之龋齿，亦曰风龋。"[②] 该书中的"龋"字未提及虫这一病因，而是指向阳明经病。后世一些中医典籍也不将牙齿中有虫这类病症称为龋齿，如在《千金要方》中将龋齿与虫痛分而言之；宋代《太平圣惠方》中的"齿龋"是指齿龈出脓而臭的病症。这种牙周肿痛的龋齿发病原因更为多见的说法是风乘阳明经，也有部分是虫食牙齿所致，如《本草纲目》中有"龋齿有虫䘌者"的记载，还解释了《史记·扁鹊仓公列传》中"龋齿"的治法，曰："取其去风气湿热杀虫之义。"[③]

从古籍记载来看，"龋齿"在不同时代的内涵有所不同，或指牙齿中有虫，或指齿龈肿痛，抑或指牙齿和牙龈共病的情况，类似于现代的"深龋"。

（二）"蚛"与"䘌"

中医古籍中常用"蚛"与"䘌"二字来表示牙齿中有虫。对于"䘌"字，《康熙字典》解释为："小虫。《类篇》一曰虫食病。"《中华大字典》也释为："虫名；虫食病也。""蚛"在《康熙字典》《中华大字典》中释为"虫食物"，在写法上与"虫"字互通；《中文大辞典》释为"虫食物也，与虫同"。所以，"䘌""蚛"二字既表示名词小虫，也表示虫蚀物这一动态过程，形象反映出龋齿的发病和进展过程。

用"蚛"字表示龋齿的病名，如宋代《医说》《圣济总录》等书中的"蚛牙"，《小儿卫生总微论方》中的"蚛病"。《诸病源候论》中有病名"齿䘌"，是指"虫食齿至龈，脓烂汁臭，如蚀之状"的病症。后世也沿用此说，如《医宗金鉴》记载的"齿䘌"，是指"齿内生小虫"，并且齿根胀痛腐烂出脓血。[④]《太平圣惠方》中对齿病有详细的分类论治，在病名上除了有"牙齿蚛孔""齿䘌"，还有"牙痛""齿疼""齿风疼痛""牙齿虫蚀""齿龋"等不同病症类别，[⑤] 是从病因和症状上做出的更细区分。

---

① （汉）司马迁：《史记》，岳麓书社，2001，第596页。

② 王旭东校证《巢元方医学全书》，中国中医药出版社，2018，第206页。

③ （明）李时珍：《本草纲目》，人民卫生出版社，1977，第1694页。

④ （清）吴谦：《御纂医宗金鉴》，人民卫生出版社，1998，第794页。

⑤ （清）王怀隐等编，郑金生、汪惟刚、董志珍校点《太平圣惠方（校点本）》上册，人民卫生出版社，2016，第41页。

（三）牙虫、齿虫、牙齿虫、虫牙

对龋齿中有虫的认识虽然很早，但在病名中直接体现出病症与虫有关则始于隋代《诸病源候论》，该书首次命名了“牙虫”“齿虫”“牙齿虫”的病名。[①] 三个病名的区别在于虫食的部位分别在牙、齿、牙齿，症状均为相应部位疼痛和有虫孔，且虫食范围不断扩大。如对“牙齿虫”的定义是：“牙齿虫是虫食牙，又食于齿，亦令牙齿疼痛。皆牙齿根有孔，虫居其内，食牙齿尽，又度食余牙齿。”该书将现代通称的“牙齿”按照部位不同区分为牙和齿，在字义上十分严谨。“齿”字最早见于甲骨文，而“牙”字相对出现得晚，《说文》中解释“牙”时，还用“齿”作为参照，将“牙”释为“牡齿也，象上下相错之形”，即两侧的壮齿、大牙、臼齿、槽牙，以区别于唇下所包之前齿。古汉语中的“唇亡齿寒”“笑不露齿”也体现了“齿”是指前牙。而隋以后的古籍大多不再区分牙与齿的不同，出现混称和合称的情况，如唐代《千金方》中一般用“䘌齿”“虫齿”“牙齿龋痛”“牙齿疼痛”这些病名，[②] 并不单指前牙而言。

“牙虫”“齿虫”“牙齿虫”等病名见于隋唐至清代多部医药典籍中，如唐代《千金翼方》中记载了治疗牙虫的祝由术，王焘在《外台秘要》中应用了巢元方“齿虫”的病名；宋代《太平圣惠方》延续了“牙齿虫”这一病名和定义，“夫牙齿虫者，是虫蚀于牙齿，而令疼痛也，皆牙齿根有孔穴，虫居其内，蚀一牙齿尽，又度蚀余牙齿也”[③]，宋代《御药院方》中有将药物塞入牙虫蚀窍中的方法；明代《普济方》《证治准绳》、清代《本草从新》《串雅内外编》等大量古籍中都记载了牙虫的病名和治法。

明清中医药典籍中还见有大量“虫牙”的称谓，其内涵与“牙虫”“齿虫”“牙齿虫”应是一致的。明代《普济方》指明“牙有虫窍者即是虫牙”[④]；李梴《医学入门·杂病用药》中应用“擦牙方”治疗虫牙；[⑤]《丹溪心法附余》中记载了治疗“虫牙疼不可忍”的方药；《太医院经验奇效良方大全》载有一种虫牙疼痛：“牙上多为虫所蚀，其齿缺少而色变者为虫牙痛者”；[⑥]《本草纲目》记载了“虫牙”“虫牙龋痛”“虫牙疼痛”“风虫牙痛”等多个与虫牙相关的病名；[⑦]《济阴纲目》中

① 王旭东校证《巢元方医学全书》，第 205 页。

② （唐）孙思邈撰，刘清国、吴少祯、韩秀荣主校《千金方》，中国中医药出版社，1998，第 119 页。

③ （宋）王怀隐等编，郑金生、汪惟刚、董志珍校点《太平圣惠方（校点本）》上册，第 679 页。

④ （明）朱棣等编《普济方》，人民卫生出版社，1982，第 455 页。

⑤ （明）李梴：《医学入门》，金嫣莉等校注，中国中医药出版社，1995，第 501 页。

⑥ （明）董宿辑录，方贤续补，田代华、张晓节、何永点校《奇效良方》，天津科学技术出版社，2003，第 1153 页。

⑦ （明）李时珍：《本草纲目》，第 1668、2772、453、573 页。

记载了较多治疗“虫牙”的方法。清代《医宗金鉴》对虫牙的定义也取自《诸病源候论》，曰“虫牙，则一牙作痛，蚀尽一牙，又蚀一牙作痛也”①，还记载了熏牙虫的方法。

三 龋齿的治疗

中医古籍中对虫牙龋齿的治疗有很多方法，常见的有取牙虫、药物塞牙孔、漱口、祝由等，这些方法较为充分地证明了古代中医学对龋齿实物病因“虫”的认识。

（一）牙齿取虫术

1. 从牙齿取虫

中医古籍中记载了多种用药物引出龋齿中小虫的方法。如唐代《备急千金要方》“齿病第六”篇中记载了一则“治䘌齿虫齿积年不瘥从少至老方”，是通过药物外熨和含漱之法取牙虫，方法如下：“雀麦草，一名杜姥草，似牛毛草，以苦瓠叶四十枚净洗，露一宿，平旦取草屈长二寸，广一寸，厚五分，以瓠叶裹缚之，作五六十裹子，取三年酽醋浸之，至日中取两裹纳火中，炮令极热，纳口中齿外边熨之，冷则易之，取铜器以水纳中，解裹于水中洗之，得虫长三分，老者黄赤色，小者白色，多者得三四十枚，少者得一二十枚”；又治虫齿方“大醋一升煮枸杞根白皮一升，取半升含之，虫立出。”② 从其描述可以看出，通过外熨或含漱法，可以从牙齿中取出长三分的白色或黄赤色小虫若干枚，用于治疗䘌齿、虫齿之症。

宋代《太平圣惠方》卷三十四“治牙齿蚛孔有虫诸方”中记载了一种熏牙虫法，文曰：“治牙齿有蚛虫疼痛甚者，韭子圆方。韭子（一两）、乳香（一分）、臭黄（一分）、干蝎（半两），右件药捣罗为末，消黄蜡成汁，和圆如弹子大，即以瓷瓶子内。先着灰，烧一圆，用纸盖，以笔管引烟出，熏牙蚛孔处，其虫尽出。或将药瓶于水碗中安着，其虫尽下，扑在水中。”③

《本草纲目》菜部药物“韭”之下记载了用韭菜外敷腮、颊上取牙齿虫的方法：“韭菜连根洗捣，同人家地板上泥和，傅痛处腮上，以纸盖住。一时取下，有细虫在泥上，可除根。又方：韭根十个，川椒二十粒，香油少许，以水桶上泥同捣，傅病牙颊上。良久有虫出，数次即愈也。”④

清代《串雅》外编卷四“取牙虫”记载了用韭菜籽熏牙的方法：“韭子一撮，将

① （清）吴谦：《御纂医宗金鉴》，第 506 页。

② （唐）孙思邈撰，刘清国、吴少祯、韩秀荣主校《千金方》，第 119 页。

③ （宋）王怀隐等编，郑金生、汪惟刚、董志珍校点《太平圣惠方（校点本）》上册，第 679 页。

④ （明）李时珍：《本草纲目》，第 1579 页。

碗底盛之，覆水中，用火烧烟。外用小竹梗，将下截劈开，以纸如喇叭样，引烟熏蛀齿。”①

此外，中医古籍和本草书中记载了一些将单味药或复方煎服后含漱，以治疗虫牙的方法。唐代《外台秘要方》卷二十二“牙疼痛及虫方三首”中记载了用露蜂房、细辛各等分，水煮后含服治疗“牙虫痛并虫蚀”的方法。② 宋代《证类本草》记载用海桐皮煮服及含之，治疗牙齿虫痛。宋代大型方书《太平圣惠方》中收载了多个治牙齿蚛孔有虫的含漱方药，如“治牙齿蚛孔内有虫，疼痛不可忍方。露蜂房（一枚新者）、川椒（五十粒去目）、盐（一分），上件药捣碎，以醋浆水二大盏，煎至一盏，去滓，热含冷吐”③，其余还有用肥松节、皂荚、李树根白皮、细辛、盐、莽草、猪椒根皮、山椒皮等药物分别组合治疗牙齿虫蚀的含漱方。《圣济总录》“虫蚀牙齿”篇中也有治疗牙齿虫疼痛的“蜀椒汤方”，用蜀椒、桂、白矾三味药粗捣筛，煎沸去滓后热含冷吐。④《本草纲目》记载海桐皮主治牙齿虫痛，用法是煮服及含之。⑤ 这些方法与药物塞虫孔的原理是相同的，目的是将虫孔中的牙虫随着涎唾吐出来。

2. 从耳、眼角引虫法

除了从牙齿上直接取虫，中医古籍中还记载了从眼角、耳朵引牙虫的方法。《本草纲目》引宋代方书《杨氏家藏方》中所载从耳朵取牙虫的方法：“用镜面草半握，入麻油二点盐半捻挼碎，左疼塞右耳，右疼塞左耳，以薄泥饼贴耳门闭其气，仍仄卧泥耳一二时，去泥取草放水中看，有虫浮出。久者黑，次者褐，新者白，须于午前用之。徐克安一乳婢苦此不能食，用之出数虫而安。”⑥ 清代《串雅》外编卷四治疗“齿虫痛”篇中也收载了这个方法，并在“牙虫作痛”篇另载一法：“鱼腥草、花椒、菜子油，上各等分，捣匀，入泥少许，丸如豆大。随左右塞耳内，两边轮换，不可一齐用，闭耳气。塞一日夜，取看，有细虫为效。”⑦ 清代实用方书《惠直堂经验方》中有一则从眼角“取牙虫法”：“杨梅根皮、韭菜根白、厨房案板上刮下泥，三味相等捣匀，贴两腮上半时。其虫从眼角而出。”⑧

3. 江湖女医取牙虫

中医古籍中有大量治疗龋齿牙痛的方法，其中取牙虫的方法简单易行且立竿见影。在没有修牙设备的古代，这种无须辨证论治即可进行的方法很可能成为江湖郎中和走

---

① （清）赵学敏纂辑，（清）吴庚生补注《串雅内外编》，中国中医药出版社，2022，第154页。
② （唐）王焘撰《外台秘要方》，山西科学技术出版社，2013，第640页。
③ （宋）王怀隐等编，郑金生、汪惟刚、董志珍校点《太平圣惠方（校点本）》上册，第679页。
④ （宋）赵佶敕编，王振国、杨金萍主校《圣济总录》，中国中医药出版社，2018，第2028页。
⑤ （明）李时珍：《本草纲目》，第2001页。
⑥ （明）李时珍：《本草纲目》，第2539页。
⑦ （清）赵学敏纂辑，（清）吴庚生补注《串雅内外编》，第155页。
⑧ （清）陶承熹辑《惠直堂经验方》，伊广谦、张慧芳点校，中医古籍出版社，1994，第89页。

方医的一门技艺。清代市井间有专门捉牙虫的女牙医，可以从另一侧面展现古代对龋齿实物病因“虫”的认可度。

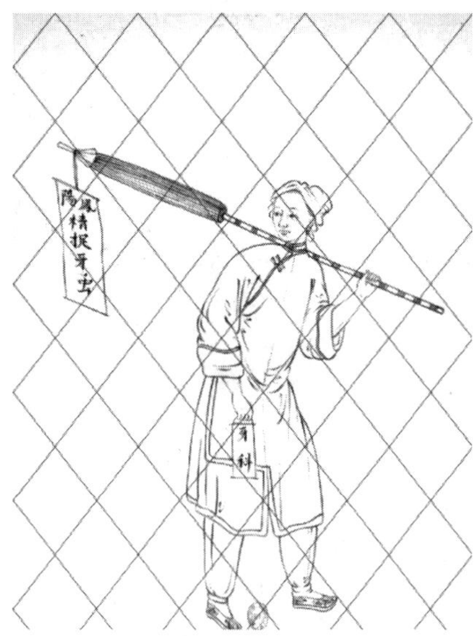

图 1　捉牙虫的女医

资料来源：“艺术维基全球艺术资源库”，https://b. yishu. Wiki，“清代白描外销画”。

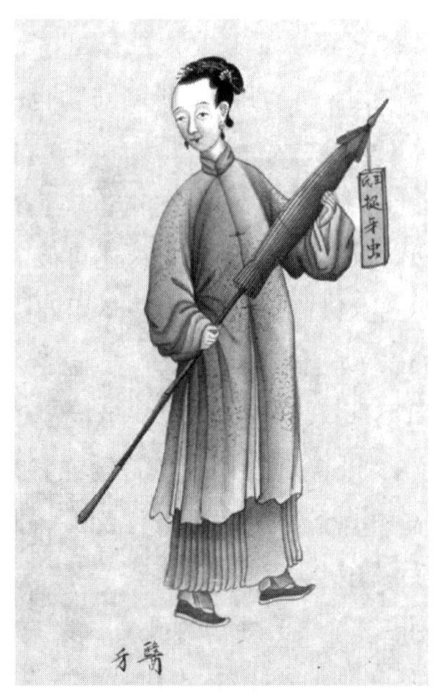

图 2　捉牙虫的女医

资料来源：“艺术维基全球艺术资源库”，https://b. yishu. Wiki，“清末各样人物图册（辑 1）”，收藏机构：荷兰国立世界文化博物馆。

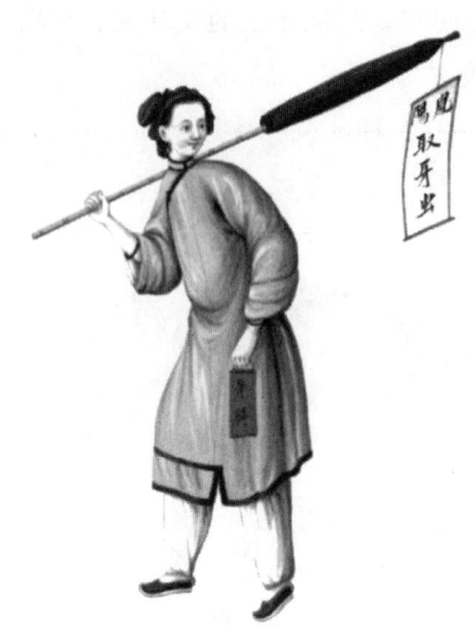

图 3　取牙虫的女医

资料来源：“艺术维基全球艺术资源库”，https://b. yishu. Wiki，“奥地利国家图书馆藏中国外销画册·市井人物”，收藏机构：奥地利国家图书馆。

（二）药物塞虫孔治疗龋齿

将药物直接塞入虫孔，无论是杀虫，还是引虫外出，无疑都是治疗虫牙的好办法。中医药典籍中有大量塞虫孔治疗虫牙的方法，所用药物也多种多样，既有单味药，也有复方组成的丸药。

马王堆汉墓出土的《五十二病方》中有一条文“貣食齿，以榆皮、白☐、美桂，而并☐☐☐☐，傅孔，薄☐”[①]，从残存文字中大约还可以看出，这是用几味药物混合后塞牙孔治疗虫蚀齿的方法，应当是现有记载中最早用药物治疗虫牙的方法。

唐代《外台秘要方》中记载了几首“齿虫方”，包括用附子、雄黄末塞牙虫孔来治疗齿虫证，具体方法是“附子一枚，炮末，以腊和之为丸，准齿虫孔大小内之，取瘥止”，“雄黄末，以枣膏和为丸，塞牙孔中，以膏少许置齿，烧铁篦烙之令彻热以差止。（一方有附子一枚）”[②]。《千金要方》治龋齿及虫痛方中也有“切白马悬蹄如米许，以绵裹，着痛处孔，不过三度，善”的记载。[③]

宋代《太平圣惠方》中记载了“治牙齿蚛孔有虫诸方”，是用多味药物组方后塞虫孔治疗“牙齿虫痛”“牙齿虫蚀”。[④] 其中“虾蟆散方”用到的药物有虾蟆、青黛、

① 张雷：《马王堆汉墓帛书〈五十二病方〉集注》，中医古籍出版社，2017，第 479 页。

② （唐）王焘撰《外台秘要方》，第 634 页。

③ （唐）孙思邈撰，刘清国、吴少祯、韩秀荣主校《千金方》，第 119 页。

④ （宋）王怀隐等编，郑金生、汪惟刚、董志珍校点《太平圣惠方（校点本）》上册，第 679 页。

柑子皮、干姜、麝香、薰黄，研细后用绵裹，纳蚛孔中，以瘥为度。此外，还有藜芦散方、麝香散方、巴豆丸方、白矾丸方等复方，也有单用附子、雄黄末和丸塞蚛孔的方法。《圣济总录》中也有治疗虫蚀牙齿的地龙丸方，用"干地龙（末，三分）、麝香（研，一分），上二味和匀，熔蜡丸如麻子大，每有牙虫孔，即以一丸纳之，候药发热，虫死立差"[①]。《御药院方》第九卷"治咽喉口齿门"中记载的雄黄膏用于治齿痛不已，用雄黄、乳香、没药、麝香四味研为细末，熔黄蜡为丸，置于牙虫蚀窍中。[②]

明代李梴《医学入门·杂病用药》中有治疗虫牙的塞蛀孔方："擦牙方，荆芥、薄荷、细辛、梧桐泪等分，麝香少许，为末擦牙……虫牙加雄黄、石膏、芦荟、白胶香，塞蛀孔中。"[③]《本草纲目》收载了《类要》治疗牙齿虫痛的方法，用雄黄末和枣肉丸，塞虫孔中；还收载了《千金翼方》中用藜芦末塞孔治疗牙齿虫痛的方法。[④]《普济方》卷六十八中也记载了治牙齿虫痛的"地龙丸"，其组成和应用与《圣济总录》基本一致。[⑤]

（三）祝由与禁咒术

牙虫是实物病因，可用杀虫、引虫外出的药物治疗。但对于这种有生命、处于活动中的害牙之虫，古人还想到了与之"对话"的祝由和禁咒之法。

1993年湖北省周家台秦墓出土的秦简医方中有三处记载有"已龋方"，均是应用祝由术治疗龋齿，以其中一则为例："见东陈垣，禹步三步，曰：'皋！敢告东陈垣君子，某病龋齿，笱（苟）令某龋已，请献丽（骊）牛子母。'前见地瓦，操；见垣有瓦，乃禹步，巳（已），即取垣瓦狸（埋）东陈垣止（址）下。置垣瓦下，置牛上，乃以所操瓦盖之，坚狸（埋）之。所谓'牛'者，头虫也。"[⑥] 此段译文为："治疗虫牙的方法：看到东边的老墙，按照禹步法走三步，说道：'啊，禀告东边老墙大人，某人患虫牙，如果让虫牙痊愈，愿意献上黑色母牛。'向前看见地瓦，拿起来。看到墙上有瓦，走禹步。取墙上的瓦埋在东边老墙根下面。把墙瓦放在下面，把牛放在上面，用瓦盖上，埋藏结实。"这是已知最早治疗龋齿的祝由术。其中的"牛"到底指哪种头虫，目前尚无定论。

唐代《千金翼方》卷十一中有多处记载治疗牙痛的祝由和禁咒术。治疗小儿"虫食齿疼痛方"中有："闭气细书曰：南方赤头虫飞来，入某姓名裂齿里，今得蝎虫孔，安置耐居止，急急如律令。小笺纸内著屋柱北边蝎虫孔中，取水一杯，禹步如禁法，

① （宋）赵佶敕编，王振国、杨金萍主校《圣济总录》，第2584页。
② （元）许国祯：《御药院方》，中医古籍出版社，1983，第1页。
③ （明）李梴：《医学入门》，金嫣莉等校注，第501页。
④ （明）李时珍：《本草纲目》，第539、1157页。
⑤ （明）朱棣等编《普济方》，第515页。
⑥ 张雷编著《秦汉简牍医方集注》，中华书局，2018，第71-78页。

还诵上文，以水沃孔，以净黄土泥之，勿令泄气，永愈。”“治齿虫方”中记载用灸法的同时配合咒语：“以檐一枚，令病人存坐，横檐于膝上，引两手寻使极，住手，伸中指，灸中指头檐上三壮，两头一时下火，病人口诵咒曰：啖牙虫，名字鹘，莫啖牙，莫啖骨。灸人亦念之。”“治齿痛方”曰：“夜向北斗，手拓地，灸指头地，咒曰：蝎虫所作断木求，风虫所作灸便休，疼痛疼痛北斗收。”“灸牙疼方”曰：“取桑东南引枝长一尺余，大如匙柄，齐两头，口中柱著痛牙上，以三姓火灸之，咒曰：南方赤帝子，教我治虫齿，三姓灸桑条，条断蝎虫死，急急如律令。大效。”[①]《外台秘要方》也记载治疗䘌齿的祝由术：“每见月拜咒，云：月阿姑䘌齿虫枯，月阿姨䘌齿虫死，以瘥即止。”[②] 宋代《备全古今十便良方》卷三十九中也收录了《外台》该条。北宋时期日本医家丹波康赖编纂的《医心方》中记载了用禁咒术治疗龋齿的方法，该书“治龋齿痛方第五十八”引《葛氏方》云：“作竹针一枚，东向以钉柱，先咒曰：‘冬多风寒，夏多暖暑，某甲病龋，七星北斗光鼓，织女教我断汝。’便琢针，琢针时并咒曰：‘琢之虫下，不得动作。’三咒琢毕，去勿反顾，可千里遥治人，但得姓名耳，至秘至秘。”[③] 至明代《幼科证治准绳》和《普济方》等书中，仍收录了《千金翼方》中部分治疗齿病的禁咒术。

四　牙虫的样态与产生

（一）牙虫样态

根据中医药古籍对龋齿中“虫”的论述和各种治疗方法的记载，可以明确断定，古人对牙虫、齿虫的认识是实证性的、可见的。文献中屡屡出现的“有虫出”“出数虫”“虫自出”及“长三分”“白色或黄赤色小虫”“久者黑，次者褐，新者白”等内容，形象真切地再现了古人所见之牙虫。

《千金翼方》治疗虫食齿痛的祝由、禁咒术中，也潜在描述了龋齿中虫的样态。咒语中多次提到的“蝎虫”，应当是施行禁咒术过程中用于指代牙虫的一种相似物，考证发现蝎虫其实是桑树上常有的一种白虫，也即天牛幼虫，名为蝤蛴。《尔雅》郭注明确说“蝎在木中。蝎，桑蠹是也”[④]。桂馥《说文解字义证》卷四十二中认为蝎虫就是“蝤蛴”：“《传》云：蝤，蝎虫也。陈启源曰，蝤蛴非蛴螬也，蝤蛴一名蝎。《尔雅》：蝤蛴，蝎是也，身长足短，生腐木中，穿木如锥，至春雨后化为天牛。”[⑤]《六书

① （唐）孙思邈撰，刘清国、吴少祯、韩秀荣主校《千金方》，第648-649页。
② （唐）王焘撰《外台秘要方》，第633页。
③ 〔日〕丹波康赖：《医心方》，华龄出版社，2020，第249页。
④ （晋）郭璞注，周远富、愚若点校《尔雅》，中华书局，2020，第202页。
⑤ （汉）许慎撰，（清）桂馥注《说文解字义证》，中华书局，1987，第313页。

故》卷二十中也有类似的解释：“蝎……蛴螬类也。在木曰蝎，与蛴同，而色微黄，多蠹穴桑中，化而羽，有角如牛羊，故俗谓天牛，亦谓桑牛。”[①] 可见，孙思邈用祝由术治疗龋齿时选用蝎虫并不随意，而是符合辞书和社会生活中对牙虫和蝎虫的认识，将形态上相像，且都能啃食物体导致其缺损腐败的两种虫联系在一起。蝎虫是天牛的幼虫，那么周家台秦简医方祝由术“已龋方”中用到的献品“牛”，或许是指天牛，此虫幼小时是白色微黄，而长成后则变为黑色。倘若如此，不得不赞叹古人敏锐的观察力和缜密的类比思维。

在网络上《即将失传的治虫牙秘方》一文中，附有取出的牙虫放大图片，称小虫有 3 毫米长，笔者曾见过的从耳熏出的“牙虫”大致也是如此形状。此处另附天牛幼虫图片，以作比较。

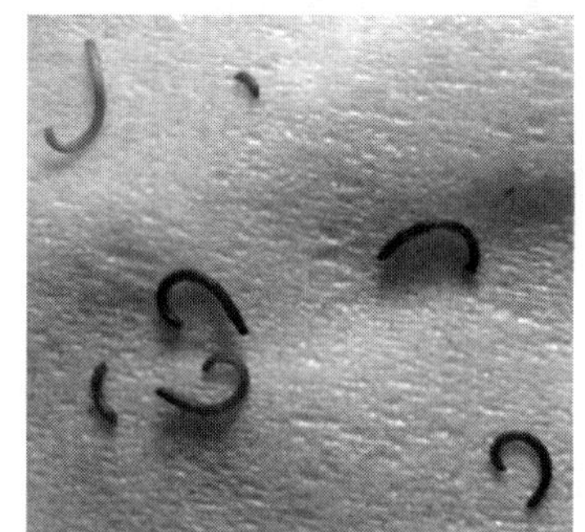
图 4：牙虫（网络图片）

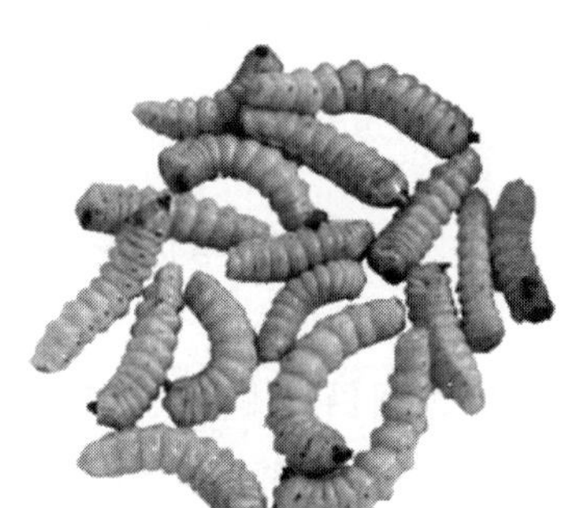
图 5：天牛幼虫

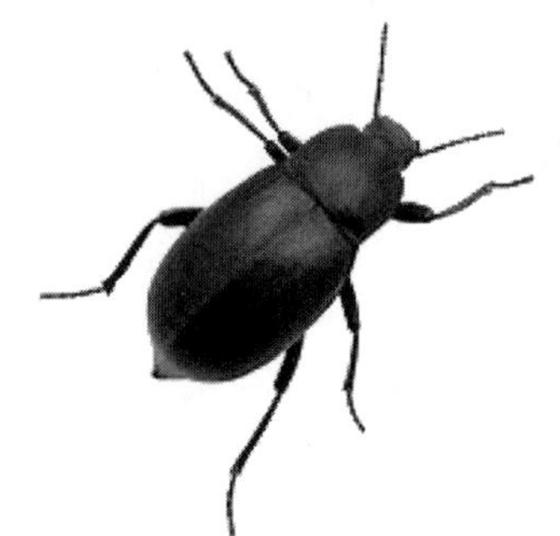
图 6：黑色天牛

（二）牙虫的产生

对于虫的产生，在古代科技不发达的条件下，古人只能凭借观察做出推论，因而《荀子·劝学》中认为“肉腐出虫，鱼枯生蠹”，苏轼《范增论》中说“物必先腐也，而后虫生之”。《孔子家语·执辔》中关于万物的产生，有“二九一十八，八主风，风为虫，故虫八月而生”的说辞，这或许是中医学中风能化虫的理论依据。

中医学对于牙齿中虫的产生，有以下几种观点。一是认为腐臭之气所化生，主要与食物残渣留滞有关，如宋代杨士瀛在《仁斋直指方论》“齿论”篇中说：“凡人饮食甘肥，不能洁齿，腐臭之气，淹渍日久，齿根有孔，虫在其间。”[②] 二是风邪所化，宋代《圣济总录》“虫蚀牙齿”篇中记载：“凡动皆风，虫以风化。”[③] 明代虞抟《苍生

---

① （宋）戴侗：《六书故》，上海社会科学院出版社，2006，第 469 页。

② （宋）杨士瀛著，盛维忠、王致谱、傅芳、王亚芬校注，俞慎初审阅《仁斋直指方论（附补遗）》，福建科学技术出版社，1989，第 539 页。

③ （宋）赵佶敕编，王振国、杨金萍主校《圣济总录》，第 2582 页。

司命》“齿病证”篇曰：“其所谓风邪虫蚀之证，盖因热生风，而风生虫也。”① 三是湿热生虫，明代薛己《口齿类要》中曰：“其虫疳龈肿，出血痛秽，皆湿热胃火。”② 清代程文囿《医述》亦云：“有虫牙痛者，由湿热生虫，蚀其根也。”③ 四是多种因素综合作用，如明代孙文胤在《丹台玉案》“齿痛门”中认为食物残渣受内火熏灼而成虫：“风从外得，火自内伤，而虫又火之所化也……其虫之为蠹。是虫也，又何从而生之？必有些须食物，留于齿根，为火煅炼，借血气而成。”④ 清代李用粹在《证治汇补》“齿病”篇提出饮食不洁、火热、风等因素共同作用而生虫：“凡饮食不洁，臭腐之气，淹积日久，由是热盛生风，风胜生虫，蛀食齿中，根有黑点，蚀尽一齿，又度其余。”⑤ 可见，作为实物病因的齿虫、牙虫，在其来源问题上，宋元明清古籍中多有讨论，将其与中医常见病因中的风、湿、火热联系在一起，并加入了作为直接影响因素的口腔不洁。但在龋齿牙虫的治疗中，除累及牙龈的深龋，辨证论治应用不多，直接针对牙虫的治疗更为多见。

五　小结与讨论

“蛀牙”“虫牙”目前在中国民间仍常用于代指龋齿，从文献考证来看，这种称谓有很强的历史传承性。从商代甲骨文、汉墓医简到传世古医籍，对虫牙病因的记载几乎一直贯穿着对实物病因虫的认识，有多种多样的取牙虫方法，包括从牙齿取虫、从耳和眼角取虫、药物塞虫孔、中药含漱驱虫、祝由与禁咒术，还有本文没有展开论述的针刺、灸、擦牙、熏牙、塞耳等方法，均是面向实物病因牙虫。但现代医学对龋齿病因的认识只言及在细菌等综合因素作用下导致牙齿脱矿，对龋齿的治疗基本依靠修牙设备和堵牙材料。现代中医学也不再提及牙虫问题，很多人认为古籍中的牙虫相当于现代细菌等微生物。从大量著名古医籍和本草著作考证来看，这种牙虫是切实可见的。难道这些被奉为经典的古籍都是妄言吗？以讹传讹的医疗经验在中医学上很少见，况且历代医家所采用的方法也并不相同，但均有异曲同工之妙。取牙虫的操作比较简单易行，且在众目睽睽之下，因此古人定是亲验其效之后才将其记于书中。但是从现代牙科学、微生物学、解剖学上，我们仍然难以对此作出合理解释。

《中国医学史》认为：“龋齿中‘虫’的认识是早期医学对实物病因的探索，而其后的病因探索则转向了非实物或浮泛的不确定因素。到医和提出‘六气致病说’，便

① （明）虞抟撰，王道瑞等校注《苍生司命》，中国中医药出版社，2004，第206页。
② （明）薛己著，盛维忠校正《薛立斋医学全书》，中国中医药出版社，1999，第331页。
③ （清）程文囿：《医述》，安徽科学技术出版社，1983，第716页。
④ （明）孙文胤辑，王小岗、胡馨校注《丹台玉案》，中医古籍出版社，2012，第158页。
⑤ （清）李用粹：《证治汇补》，山西科学技术出版社，2011，第185页。

显示了泛化病因性质。后世对外因的探索，虽然也有‘痨虫’、‘寸白虫’至‘恙虫’等实物病因的发现与思想，但最终却让位于‘六淫’学说。”① 但通过以上古籍资料的梳理，不难发现，其实对龋齿病因的认识和治疗，历代并没有将其让位于不可见的六淫病因，治疗上也并不以辨证论治为主，取牙虫、捉牙虫及祝由、禁咒术等方法，均是治疗牙虫的技术手段。所以说，对龋齿的认识其实一直围绕着实物病因“虫”，这是中医学“不内外因”学术思想中非常重要的学术问题，值得探讨分析。

---

① 常存库、张成博：《中国医学史》，中国中医药出版社，2012，第54页。

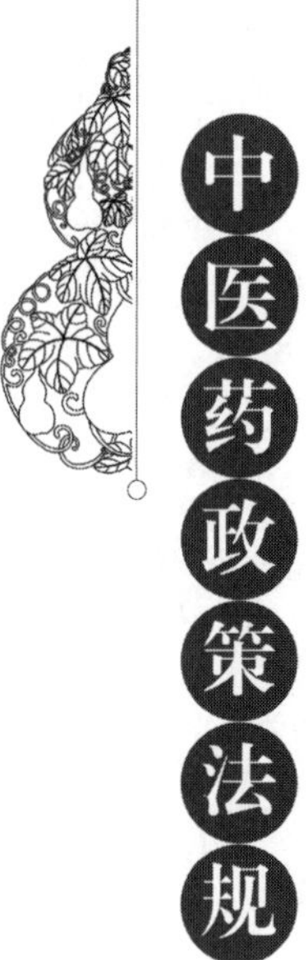

中医药政策法规

建设国家中医药博物馆 功在当代利在千秋

杨荣臣　吴潇湘　王艺霏*

摘　要　中医药源远流长、博大精深，是中华优秀传统文化的重要组成部分。作为弘扬中医药文化的重要阵地，国家中医药博物馆的建设肩负着强烈的时代责任与历史使命。本文从中医药文化特性、国家政策法规、中医药博物馆发展现状、文物保存现状等角度出发，论述建设国家中医药博物馆的重要意义及现实紧迫性。进而围绕国家中医药博物馆"千年大计，数字先行，古今融合，守正创新"的建馆理念、定位与功能，阐述其对于推动中医药事业发展以及弘扬中华优秀传统文化的积极作用。

关键词　中医药；博物馆；文化自信

习近平总书记指出："中医药学是中国古代科学的瑰宝，也是打开中华文明宝库的钥匙。"[①] 中医药源远流长、博大精深，是中华优秀传统文化的重要组成部分。传承创新发展中医药是新时代中国特色社会主义事业的重要内容，是中华民族伟大复兴的大事。推进中医药文化的繁荣发展，有助于弘扬中华优秀传统文化，从而助力推进民族复兴。

进入新时代，在中华民族伟大复兴的进程中，发挥好中医药的文化价值，不仅在于将以高度的文化自信推动中医药振兴发展，更肩负着弘扬中华优秀传统文化的光荣使命。作为弘扬中医药文化的重要阵地，国家中医药博物馆的建设势在必行、迫在眉睫、至关重要。

一　建设国家中医药博物馆意义重大

自20世纪90年代初以来，中医药行业以及关心支持中医药的社会各界人士一直为建立国家级中医药博物馆多方奔走。2001年，多位中医药界政协委员联名提交了《关于建立中国中医药博物馆》的提案，并被全国政协提案委员会列为当年的重点提案。历经三十年谋划筹备，国家中医药博物馆在2020年经中央编办批复设立，国家颁

---

* 作者简介：杨荣臣，国家中医药博物馆馆长。研究方向：中医药医政管理、政策研究、法治建设、标准管理、文博研究等。吴潇湘，女，国家中医药博物馆展览策划部主任。研究方向：医史文献学、中医药文化。王艺霏，女，国家中医药博物馆馆员。研究方向：博物馆学、中医药文化。

① 《习近平书信选集》第一卷，中央文献出版社，2022，第73页。

布的政策方针明确提出“建设国家中医药博物馆”①，“开展国家中医药博物馆基本建设，建成国家中医药数字博物馆”②。

国家中医药博物馆的建馆历程反映出党中央、国务院对中医药事业的重视。当前，中医药事业发展迎来了天时地利人和的大好时机，国家中医药博物馆的建设更具有重要的时代使命。

（一）建设国家中医药博物馆是坚定文化自信的重要举措

中医药是中华优秀传统文化的重要组成部分，中医药的振兴发展是促进中华优秀传统文化复兴的途径之一。在中医药的发展历程中，保留了大量中医药文物、见证物以及独特的非物质文化遗产，它们生动展现了中医药守护中华民族乃至人类文明进程的历史图景，是坚定文化自信的重要例证。

在文物方面，留存至今的中医药相关文物不可胜数。例如，河南安阳殷墟出土的甲骨见证了先秦时期中国人的卫生健康理念与对疫病的早期认知，湖南长沙马王堆汉墓中的《导引图》帛画是中国人对中医养生保健的具象化体现，福建泉州湾宋代沉船出土的进口香料药材体现了中医药的海外传播交流等。中医药文物承载着中华民族数千年的灿烂文明，传承着中医药源远流长的历史，维系着中华民族的重要精神家园。

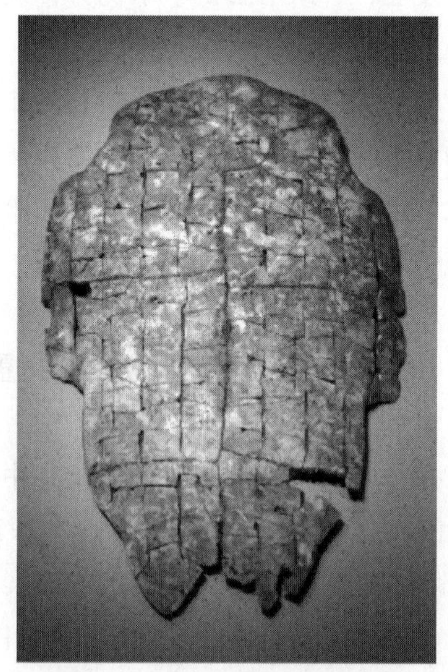

图1　“疒首、疒目”卜辞龟甲

（中国社会科学院历史研究院藏，图片来源于成都博物馆官网）

---

① 《国务院办公厅印发关于加快中医药特色发展若干政策措施的通知》，国办发〔2021〕3号。

② 《国务院办公厅关于印发“十四五”中医药发展规划的通知》，国办发〔2022〕5号。

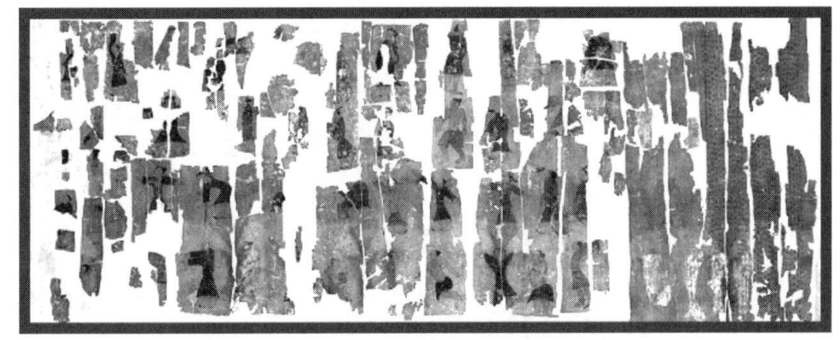

图 2　帛画《导引图》

（湖南省博物馆藏，图片来源于湖南省博物馆官网）

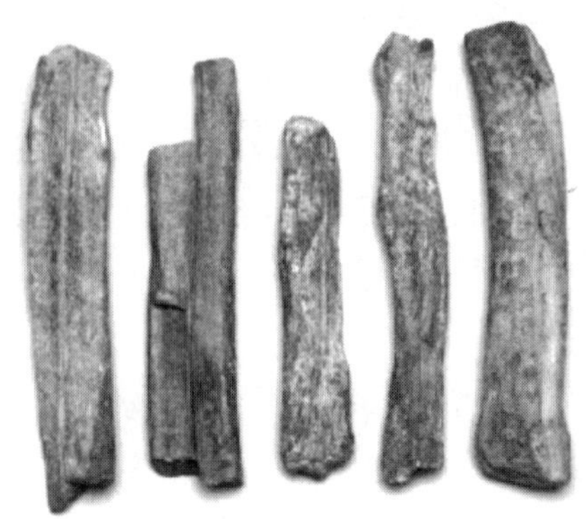

图 3　泉州宋船出土的香料

（福建省泉州海外交通史博物馆藏，图片来源于泉州海外交通史博物馆官网）

在见证物方面，近现代以来，中医药深度参与鼠疫、非典、新冠疫情等重大社会公共卫生健康事件的防治救治工作，积累起较为丰富的见证物与影像资料。例如抗击新冠疫情医用防护服、防疫人员工作证、相关医护口述史、采访视频资料等，都是重大事件的见证物与史料，展现了近现代以来中医药在社会重大事件中发挥重要作用。

在非物质文化遗产方面，中医药在发展过程中形成十分丰富的非物质文化遗产，如“中医针灸”“藏医药浴法”已列入联合国教科文组织人类非物质文化遗产代表作名录，《黄帝内经》和《本草纲目》也已入选世界记忆名录。各级各类中医非遗技艺是中医最具特色的诊疗技术，也是亟待传承保护的珍贵遗产。

因此，建立一座国家级的中医药博物馆，收集、整合中医药文化遗产资源，全面呈现中医药悠久发展历程，系统阐释中医药深厚底蕴，是弘扬中医药文化以及中华优秀传统文化的重要行动，是增强历史自觉、坚定民族自信的有力举措，有助于营造传承中华文明的浓厚社会氛围。

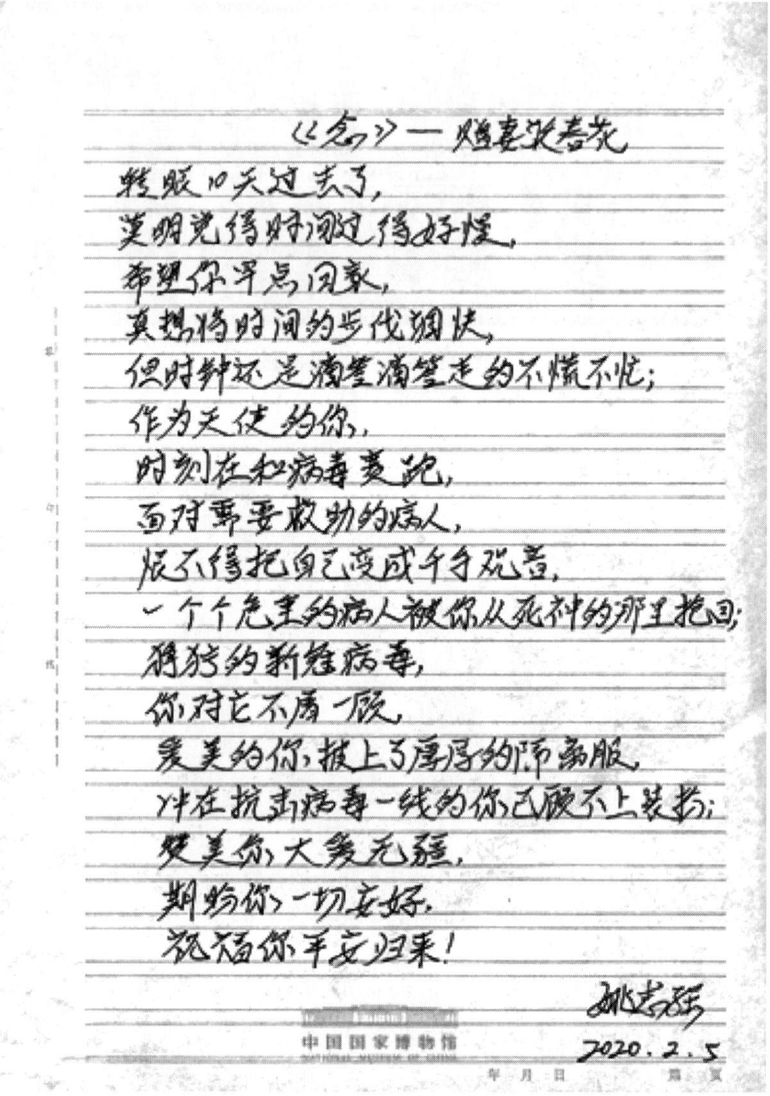

《念》—赠妻张春花

转眼10天过去了，
突然觉得时间过得好慢，
希望你早点回家，
真想将时间的步伐调快，
但时钟还是滴答滴答走的不慌不忙；
作为天使的你，
时刻在和病毒赛跑，
面对需要救助的病人，
恨不得把自己变成千手观音，
一个个危重的病人被你从死神的那里抢回；
狰狞的新型病毒，
你对它不屑一顾，
爱美的你，披上了厚厚的防护服，
冲在抗击病毒一线的你已顾不上装扮；
赞美你，大爱无疆，
期盼你，一切安好，
祝福你平安归来！

姚志强
2020.2.5

中国国家博物馆

图4　北京中医药大学东直门医院援鄂护士张春花在疫区收到的家书

（图片来源于中国国家博物馆官网）

（二）建设国家中医药博物馆是贯彻落实党中央、国务院决策部署的具体行动

1949年以来，党中央、国务院始终将发展中医药事业摆在重要位置。特别是党的十八大以来，习近平总书记对中医药工作作出了一系列重要指示批示，一系列适应中医药发展和博物馆建设的法律法规文件相继出台，推动中医药事业发展进入了快车道，中医药文化也得以进一步传承和弘扬，这些为国家中医药博物馆的建设奠定了基础、提供了依据（详见表1）。

表 1　建设国家中医药博物馆的政策依据

时间	文件名	内容
2016 年 2 月	《中医药发展战略规划纲要（2016—2030 年）》	明确提出“大力弘扬中医药文化”，具体行动上，应“推动中医药文化国际传播，展示中华文化独特魅力，提升我国文化软实力”
2016 年 12 月通过	《中华人民共和国中医药法》	明确规定“县级以上人民政府应当加强中医药文化宣传，普及中医药知识”
2019 年 10 月	《中共中央　国务院关于促进中医药传承创新发展的意见》	明确指出“传承创新发展中医药是新时代中国特色社会主义事业的重要内容，是中华民族伟大复兴的大事”，并提出“推进中医药博物馆事业发展”
2021 年 1 月	《关于加快中医药特色发展的若干政策措施》	明确提出“建设国家中医药博物馆”
2021 年 3 月	《中华人民共和国国民经济和社会发展第十四个五年规划和 2035 年远景目标纲要》	提出“加强中医药文化传承与创新发展，推动中医药走向世界”
2021 年 5 月	《关于推进博物馆改革发展的指导意见》	提出完善提升博物馆体系布局
2021 年 10 月	《“十四五”文物保护和科技创新规划》	明确提出稳妥推进国家中医药博物馆建设工作
2022 年 3 月	《“十四五”中医药发展规划》	明确提出“开展国家中医药博物馆基本建设，打造中医药文化重要高地，建成国家中医药数字博物馆，建立中医药资源藏品信息数据库”
2022 年 8 月	《“十四五”文化发展规划》	明确提出加强中华优秀传统文化研究阐释工作，“挖掘、传承和弘扬中医药文化”

（三）国家中医药博物馆是推动中医药传承创新发展的重要阵地

中医药是人们在生产生活中长期与疾病做斗争的实践经验和理论总结，体现了中华民族独特的生命观、健康观、疾病观、防治观，是自然科学与人文科学的和谐统一。近现代以来，一系列重要中医药科研成果问世，有力证明了中医药的科学性，如屠呦呦成功提取青蒿素治疗疟疾，获得诺贝尔生理学或医学奖。在非典、新冠疫情等重大公共卫生事件中，中医药始终作为防疫抗疫的重要力量深度参与其中，发挥了重要作用。

当下，中医养生保健越来越受到大众重视。普及中医药文化，让公众了解、掌握、运用中医药知识，对提升国民人文素养及健康保健意识具有深远意义。

建设国家中医药博物馆，能够为社会公众提供一个知识的殿堂，为从业者提供一个精神的家园，向社会公众普及中医药科学理论知识，展示中医药重大价值作用，让公众去品味、鉴赏和感悟中医药深厚底蕴及强大生命力。这不仅是中医药全体从业者的心愿，也是全社会的共同期盼。

二　建设国家中医药博物馆刻不容缓

当前，我国已基本形成类型丰富、主体多元的现代博物馆体系。据统计，我国全国博物馆总数达 6833 家，排名位于全球前列。我国建成并正式运营的中医药博物馆共 83 家①，占全国备案博物馆总数的 1.2%，中医药类博物馆数量相对较少。其中，国有中医药博物馆 39 家，包括文物系统 11 家，中医院校、国有企业、医院等 28 家；非国有中医药博物馆 44 家，包括个人博物馆 23 家，民营企业 19 家，民营医院 2 家。截至目前，中医药类博物馆只有 1 家国家一级博物馆，5 家国家二级博物馆，3 家国家三级博物馆，总体建设水平还比较低。同时，中医药博物馆体系结构需要进一步优化，区域发展还不平衡，中医药文化资源家底不清，藏品保护基础工作仍较薄弱，陈列展览和社会服务整体水平不高，中医药博物馆研究能力、科技支撑、管理水平和专业队伍建设亟待加强。

（一）中医药行业急需一座国家级博物馆

从博物馆建设布局来看，近年来，行业博物馆如雨后春笋，数量增长迅速，许多地区也积极建造各种行业博物馆，争相打造“博物馆之城”。国家级的行业类专题博物馆建设如火如荼，目前已基本建立了行业博物馆的架构布局，例如中国电影博物馆、中国园林博物馆、中国铁道博物馆、中国海关博物馆等。各行业专题博物馆作为全行业的文化阵地与科普平台，相较于综合性博物馆，能够更加深入、系统、全面地向公众展现相关知识与行业面貌。例如 2021 年正式运营的扬州中国大运河博物馆，能够全流域、全时段、全方位地展示大运河世界文化遗产价值，是公众全面了解大运河历史文化的最权威的平台之一，自建馆至今举办了《紫禁城与大运河》《隋炀帝与大运河》《大运河的非物质文化遗产》等多项专题展览，从不同视角带领公众认知运河文化。而相比之下，中医药行业国家层面的博物馆尚属起步阶段。

随着中医药的发展，一系列中医药类博物馆在各地相继建成，在中医药文化遗产的保护、传承和推广方面发挥了重要作用，成为大众了解中医药的窗口和推广中医药“走出去”的交流平台。此类博物馆多为中医药高校、中药企业等机构。高校中医药类博物馆多依附于相关专业院校，具有较强的学术性与专业性，常作为高校师生日常

① 国家中医药管理局《“十四五”中医药文化弘扬工程实施方案》及中医药文化建设工作情况发布会。

学术实践与科研的教学平台。但此类博物馆大多由学生实习观摩教室升级改造而成，其建筑空间、展陈形式等亟待提升。多位于校园内部，人流量较小，受众群体相对单一，不利于观众参观与中医药文化的传播。中药企业所建立的博物馆，多聚焦于企业自身的发展脉络、企业文化等内容，难以从宏观角度对中医药文化进行系统展示，且展示形式与内容相对固定，不具备对公众的持续吸引力与文化宣传效力。

现有中医药博物馆的展示效力与中医药发展现状以及公众对中医药的关注度极不匹配。此情况在2021年于成都博物馆举办的“发现中医之美”展览及2023年于中国国家博物馆举办的“智慧之光——中医药文化展”中可得到印证。“发现中医之美”展览展现了来自15个省市、32家单位的300余件（套）中医药类展品，开展两个多月，观众量高达40余万人次，获得了社会公众的广泛关注；“智慧之光”展览展出500余件文物藏品、200余件（套）药材实物，展出半年时间，观众量近70万人次。由此可见人们对于中医药的关注与喜爱，也凸显出中医药主题展览的相对匮乏，以及集中性展示中医药文化活动的缺失。

（二）现存中医药文物流失情况严重

据不完全统计[①]，我国现有中医药文物及相关见证物100万余件，而全国范围内中医药类博物馆所藏文物数量不及10%[②]，大量文物及见证物损毁或散佚民间，中医药文化遗产资源保护形势严峻、刻不容缓。

例如清代太医院旧址[③]，是我国目前仅存的一处宫廷医药文化遗址，是重要的中医药文化遗产资源，在世界医学史上也具有较高的历史文化价值。然而，随着城市建设的改造与发展，太医院早已失去了原本的功能布局与历史面貌。太医院大堂已拆建，仅能看到当时的柱础，二堂与东西厅房均保留着原来的建筑格局，但目前以大杂院的形式作为民居使用，部分建筑已成危房，亟待修复。[④] 上述情况并非个案，而是集中反映了中医药文化遗产资源当前存在的重大问题，中医药类博物馆所藏文物资源有限，大量珍贵文化遗产散佚民间并面临着日渐消亡的严峻困境。

因此，建立国家级的中医药类博物馆，从国家层面挽救、保护、传承中医药文化遗产资源，可有效减少中医药珍贵资源的流失，并持续从全国乃至全球范围内征集相

---

① 闫雨蒙、张宁宁、魏敏、李博、郭宇博、杨荣臣：《全国中医药博物馆现状调研分析》，《中医药管理杂志》2022年第6期，第40-43页。

② 藏品数量在1万件以下的博物馆占绝大多数，而在珍贵文物方面，仅南通中医药文化博物馆220件、杭州胡庆余堂中药博物馆43件、歙县新安国医博物馆6件、南阳市张仲景博物馆18件、湖北蕲春县李时珍纪念馆128件、广州陈李济中药博物馆45件、重庆市九龙坡区九龙沉香博物馆5件、陕西医史博物馆75件、青海藏医药文化博物馆2003件。

③ 清代太医院旧址，位于现今北京地安门东大街路北105号、111号、113号和117号。

④ 张其成：《太医院医事春秋》，中国中医药出版社，2016。

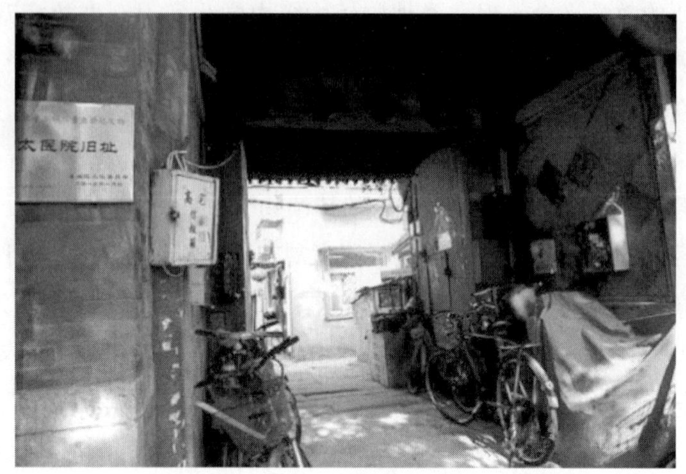

图 5 清代太医院旧址

关文物及见证物，统筹优化中医药文化遗产资源。秉持“为明天而收藏”的理念，及时征集收藏现当代中医药领域重大事件见证物亦迫在眉睫。

三 建设国家中医药博物馆有利于推动中医药博物馆事业发展

《中共中央 国务院关于促进中医药传承创新发展的意见》提出，“推进中医药博物馆事业发展”。当前，建立健全中医药博物馆体系，有助于统筹推进中医药文化遗产资源保护传承，整合重塑中医药文化遗产资源，发挥中医药博物馆的作用和优势，推动中医药博物馆事业发展。应从以下四个方面逐步建立完善中医药博物馆体系：龙头引领，建设国家中医药博物馆；优化布局，提升省级中医药博物馆；突出特色，建设中医药主题博物馆；重塑整合，建立中医药博物馆协同机制。

（一）国家中医药博物馆的定位与功能

作为中医药博物馆体系的“龙头”，国家中医药博物馆秉持“千年大计，数字先行，古今融合，守正创新”的建馆理念。其定位为：保护、收藏、研究中医药文化遗产资源的典藏高地；挖掘展示中医药历史进程、中医药文化内涵的核心平台；传承弘扬中华优秀传统文化的重要阵地；面向公众传播爱国主义精神及中医药科普知识的示范基地。其功能为：收藏、展示、保护中医药文化遗产资源，传承弘扬中医药文化，开展中医药文博研究。建设国家中医药博物馆是践行时代使命，推进中医药博物馆事业发展之举，具有重要的现实意义。

藏品是博物馆的生存基础与活力源泉，国家中医药博物馆承担收藏、保护中医药文化遗产资源的历史重任。展览展示是博物馆与公众接触最直接的渠道，国家中医药博物馆肩负展示中医药发展历史、弘扬中医药文化的社会责任。通过丰富多彩的展览活动，展现中医药文化特色与深厚底蕴，引导观众全面系统地了解中医药历史，引导人们正确认识、感知、喜爱中医药，促进中医药传承与创新。研究是博物馆另一基本职能，国家中医药博物馆着力建设成为一座与时代同步的研究型中医药博物馆。一方面，深入挖掘中医药文物及见证物所蕴含的历史信息与文化内涵，采用多学科联合的研究方式，联合考古学、人类学、社会学等学科，共同开展相关研究，复原古代社会医药卫生发展的生活图景。另一方面，积极发挥国家级博物馆的优势，统筹全国中医药文博研究成果与相关资源，学习研究近现代中医药重要科研成果，并从经济、文化、思想、历史渊源等不同角度，考察研究中医药发展源流与脉络，促进中医药科研成果的转化、展示与利用。

（二）建设国家中医药博物馆促进中医药博物馆体系完善

国家中医药博物馆是世界上唯一的国家级中医药博物馆，可打造成为国家对外文化交流、展示的重要平台与文化阵地，以助力实现中华优秀传统文化在全世界范围的传播和认同。

国家中医药博物馆将带动全国中医药博物馆协同发展。充分发挥龙头引领作用，以省级高校中医药博物馆为骨干，以医疗机构、企业民办等各类特色中医药博物馆为基础，发挥国家一、二、三级中医药博物馆示范作用，打造中医药展览、宣传阵地，推动地方政府与社会力量合作建设中医药主题博物馆，形成互动合作、资源共享的工作格局，构建内涵丰富、科普性强、覆盖面广的中医药文化传播推介平台。同时，统筹整合全国中医药博物馆馆藏资源、地域特色、独特优势等因素，深入挖掘中医药文化内涵与精华，建设中医药博物馆资源共享平台，构建中医药博物馆数字资源共建共享机制，形成全国中医药博物馆事业发展新格局。

建设国家中医药博物馆，完善中医药博物馆体系建设，推进中医药博物馆事业发展，可以更好地研究阐释中华民族生生不息发展壮大的历史，推动中医药更好地服务经济社会发展大局，讲好中医药故事，向世界展现中医药文化等中华优秀传统文化。

四 中医药博物馆事业在新时代的新使命

习近平总书记在中共中央政治局第三十九次集体学习时指出，中华优秀传统文化是中华文明的智慧结晶和精华所在，是中华民族的根和魂，是我们在世界文化激荡中站稳脚跟的根基。① 中医药作为中华民族的瑰宝，正是中华优秀传统文化的杰出代表和典型载体。在新时代，中医药博物馆也迎来了新的契机、新的机遇和新的挑战。

目前，博物馆结构日趋复杂和多元，博物馆事业的领域已涵盖城市的整个生活领域，与人们现实生活的联系日益紧密。博物馆文化不应仅记录过去，还应反映现代和未来发展。② 在新时代，国家中医药博物馆作为宣传弘扬中医药文化的重要阵地，将为推动中医药振兴发展提供强大的精神力量，还为弘扬传承中华优秀传统文化贡献力量。

要深入挖掘中医药典籍、文物古迹和其他历史文化古籍中的中医药文化精髓，研究阐释、展览展示中医药历史发展进程及中医药文化内涵。举办更多精品展览，创作一系列文化精品，充实中医药文化传播与普及资源，更全面展览展示中华民族的根与魂。

新时代的博物馆，要从满足广大人民群众日益增长的全方位、多层次的需求，拓展到让更多民众共享中医药文化发展成果。让国家中医药博物馆成为“讲故事的地方、还原历史的场所”，更好地挖掘中医药文化的内涵、中国人的精气神，展现中华民族伟大的创造力和蓬勃的生命力。

近年来，随着互联网及信息技术高速发展，我们已经进入“大数据”和“自媒体”时代。新时代的博物馆要适应当今时代需求，积极借助大数据和互联网等技术手段，例如可借助客户端，微信、抖音视频等多媒体平台，利用 AR、VR 等新技术，丰富传播形式，拓宽传播渠道，推动博物馆的数字化建设，让实体馆和数字馆实现优势互补，更好适应观众需求，发挥博物馆传播优势。

新时代，新使命，国家中医药博物馆的成立，为记录中医药历史、展望中医药未来发展创造了条件，也为中医药事业传承创新发展提供了精神动力。因此，建设国家中医药博物馆，功在当代，利在千秋。我们要齐心协力、开拓进取，为实现中华民族伟大复兴做出新贡献。

① 《习近平主持中共中央政治局第三十九次集体学习并发表重要讲话》，中国政府网，https://www.gov.cn/xinwen/2022-05/28/content_5692807.htm。《中华优秀传统文化是中华民族的“根”和“魂”》，新华网，https://www.xinhuanet.com/politics/20230621/03fb27e9de4a4afaabb5489756960ec5/c.html。

② 单霁翔：《关于新时期博物馆功能与职能的思考》，《中国博物馆》2010 年第 4 期，第 4-7 页。

传统医药类非物质文化遗产：研究视阈与方法*

王振国　沈仲琪**

摘　要　传统医药类非遗项目是中医药文化的实质载体之一，其核心价值要素可概括为文化、区域、工艺、传承等四个方面。现有的研究理论与方法均较为单一，对核心价值的探讨有限，需要多学科融合，拓宽研究视阈，更新研究方法。借助文化学、历史学、人类学视阈与方法，探讨中医药类非遗项目形成原因、影响因素、建构过程等，可发掘文化内涵与价值所在；借助医学、法学、经济学视阈与方法，探究项目疗效机制、权益保护、产业开发等，可完善保护措施、助力存续发展，从而进一步发掘中医药类非遗项目核心价值内涵、拓宽核心价值外延。本文以上述相关学科为例，讨论中医药类非遗项目研究具体可应用的理论与方法。

关键词　中医药；非物质文化遗产；核心价值；研究视阈；研究方法

习近平总书记在2023年6月2日的文化传承发展座谈会上作出指示："在五千多年中华文明深厚基础上开辟和发展中国特色社会主义，把马克思主义基本原理同中国具体实际、同中华优秀传统文化相结合是必由之路。"① 申明中华优秀传统文化在社会主义建设中的突出地位与重要作用。文化遗产是中华优秀传统文化的载体，具有历史、艺术、科技、思想、经济等价值，也是现代社会文化发展的基础，所以对文化遗产的保护不仅有必要性，还有紧迫性。② 正如2022年1月27日习近平总书记就保护历史文化遗产、传承弘扬中华优秀传统文化发表的重要讲话所言："历史文化遗产承载着中华民族的基因和血脉，不仅属于我们这一代人，也属于子孙万代。要敬畏历史、敬畏文化、敬畏生态，全面保护好历史文化遗产。"③

文化遗产包括物质文化遗产与非物质文化遗产（非遗），《保护非物质文化遗产公约》指出，非遗"是文化多样性的熔炉，又是可持续发展的保证"。2022年12月

---

* 本文是"山东省级非遗项目打造提升"课题（ZYWX2022-40）研究成果。

** 作者简介：王振国，山东中医药大学教授，博士生导师，中医医史文献学国家重点学科带头人。研究方向：中医学术流派研究、中医古籍整理与经典理论诠释研究。沈仲琪，山东中医药大学中医文献与文化研究院博士研究生。

① 《习近平在文化传承发展座谈会上强调 担负起新的文化使命 努力建设中华民族现代文明》，人民网，http://politics.people.com.cn/n1/2023/0602/c1024-40005256.html。

② 蔡靖泉：《文化遗产学》，华中师范大学出版社，2014，第136-173页。

③ 《扛好扛牢历史文化资源大省的时代使命——深入学习贯彻落实习近平总书记在山西考察调研重要指示精神》，人民网，http://sx.people.com.cn/n2/2022/0205/c189130-35122604.html。

12 日，习近平总书记对非遗的保护工作作出重要指示："要扎实做好非物质文化遗产的系统性保护，更好满足人民日益增长的精神文化需求，推进文化自信自强。要推动中华优秀传统文化创造性转化、创新性发展，不断增强中华民族凝聚力和中华文化影响力，深化文明交流互鉴，讲好中华优秀传统文化故事，推动中华文化更好走向世界。"①《中华人民共和国非物质文化遗产法》（简称《非遗法》）规定非遗是各族人民世代相传并视为其文化遗产组成部分的各种传统文化表现形式，及与传统文化表现形式相关的实物和场所。国家级非遗代表性项目名录的建立是保护非遗项目重要的基础性工作之一。根据名录分类，非遗项目包括民间文学，传统音乐，传统舞蹈，传统戏剧，曲艺，传统体育、游艺与杂技，传统美术，传统技艺，传统医药及民俗十大门类。[6]

"中医药学是中国古代科学的瑰宝，也是打开中华文明宝库的钥匙。"② 作为中华特色优秀传统文化的典型代表，中医药文化的发掘、研究、保护与传承工作是"开辟和发展中国特色社会主义"的重要基础。作为中医药文化具象产物的中医药类非遗，属于其中的传统医药门类，包含文化、历史、工艺、科学等多重价值，具有显著的传承与保护意义。研究中医药类非遗项目的形成过程、基本特征、发展现状等内容，不仅可以完善非遗理论架构，丰富中医药文化内涵与学术体系，还可以有针对性地提出保护建议，保障中医药类非遗项目的存续传承。

一　传统医药类非遗代表性项目现状

（一）传统医药类非遗代表性项目的分类与数量

迄今为止，国家级非遗代表性项目名录共发布了 5 批（2006 年、2008 年、2011 年、2014 年和 2021 年），收录传统医药项目 182 项，含 9 个类别，各类别的收录情况如表 1 所示。其中包括 134 项传统中医药项目，以及 13 个少数民族的 48 项医药项目。

表 1　国家级非遗代表性项目名录中医药项目各类别收录情况

项目类别	项目数量
中医生命与疾病认知方法	1

① 《习近平对非物质文化遗产保护工作作出重要指示强调 扎实做好非物质文化遗产的系统性保护 推动中华文化更好走向世界》，新华网，http://www.news.cn/politics/2022-12/12/c_1129201621.htm。

② 《习近平书信选集》第一卷，中央文献出版社，2022，第 73 页。

续表

项目类别	项目数量
中医诊疗法	34
中药炮制技艺	11
中医传统制剂方法	43
针灸	9
中医正骨疗法	20
少数民族医药	48
中医养生	5
传统中医药文化	11
合计	182

附：少数民族医药包括藏医药、蒙医药、畲族医药、瑶族医药、苗医药、侗医药、回族医药、壮医药、彝医药、傣医药、维吾尔医药、布依族医药、哈萨克族医药。

（二）国家非遗代表性项目评价体系解读

《非遗法》第十九条规定，非遗代表性项目在申报国家级名录时需介绍自身价值，但《国家级非物质文化遗产代表作申报评定暂行办法》（国办发〔2005〕18号）并未对项目价值进行具体界定。为明晰非遗代表性项目核心价值，可将评价体系概括为以下四个方面：（1）文化价值：文化底蕴深厚，具有鲜明的文化内涵、突出的文化创造力与凝聚力；（2）区域价值：地方特色鲜明，并深度关联地方传统文化，或可明显带动当地经济发展；（3）工艺价值：制法或技能优良，能够体现高超的传统工艺水平；（4）传承价值：虽具有传承意义以及能够创造出足够经济效益、维持自身存续发展的传承能力，但因传承困难而濒临消失。

项目能否成功进入国家级名录，关键在于能否契合评价体系，即申报时能否充分体现项目自身所包含的文化价值、区域价值、工艺价值及传承价值。并且对于中医药项目来说，临床疗效或应用价值也是保证其“活态性”的关键所在，需通过治愈疾病、维护健康来体现中医药的现实功能。

（三）传统医药类非遗代表性项目各类别现状

1. 中医生命与疾病认知方法

中医生命与疾病认知方法是指基于中华民族传统文化产生的，从医学知识角度认识人体生命现象和疾病规律的一种方法，也是中医药治病的底层逻辑。其理论观点起源于先秦，以《黄帝内经》成书为理论体系形成的主要标志，至今已有两千多年的历史。由于中医在之后的发展过程中都是以《黄帝内经》为理论渊源，基本保持了理论体系的内在一致性，所以该类别项目有且仅有一项。

2. 中医诊疗法

中医诊疗法是以中医理论为指导，运用“四诊”或其他各种特色诊法，诊察疾病、探求病因、辨别证候，并对疾病进行预防、治疗或康复。它基于中医对生命与疾病的认知，与中医学理论高度关联，且效果明晰、应用广泛、历史悠久、典籍众多、传承脉络清晰；在当今中医药高校教育与师承教育双轮驱动架构下，传承与传播体系完善，是中医药文化在社会大众尤其是青少年间传播的有效载体，可以充分体现中医药的文化价值、实践价值与传承价值。在传承能力方面，中医的经济效益大多来自“疗”，而不在于“诊”。所以项目以疗法为主，并依托医院或诊所等相关单位，直接对接临床，以满足自身发展需求。中医诊疗法分为内、外、妇、儿等各科治法，其中外科治法的项目数量最多，包含针灸、推拿、导引、理筋、正脊等各类手法，及多种外科疾病的相关治疗方法。

3. 中药炮制技艺

中药炮制技艺是指在中医理论的指导下，按中医用药要求将中药材加工成中药饮片的传统方法和技术。所用技艺方法主要来自历代中药本草、炮制专著或方书，最早可追溯至西汉《五十二病方》及《治六十病和齐汤法》，传承历史悠久。[①] 同时，炮制技艺流派因其技术方法的多态性、地域物产的丰富性，也形成了极其多元的民间中药炮制技艺活态传承。且中医理论体系的两大特点——整体观念及辨证论治都可以在中药炮制中得到体现，不仅品质优良的中药炮制品可以提高中医的临床疗效，而且炮制产业也可以创造良好的经济效益。[②] 所以，中药炮制技艺的文化价值、传承价值、传承能力以及对中医药现实功能的呈现能力都十分明显。

4. 中医传统制剂方法

中医传统制剂方法是在中医药理论指导下，将中药原材料加工制成具有一定规格、可直接用于防病治病的药品的制剂技术。传统制剂大多见载于历代古籍，由名家基于中医理论及自身临床经验创制而成，与中医文化内涵及现实功能关联密切，伴随古籍而传承，历史悠久且清晰，可以体现中医药的生命文化价值。[③] 目前，因为国家药品

① 尚志钧：《〈五十二病方〉药物炮制概况》，《中药通报》1982 年第 6 期，第 17-20 页。周祖亮：《老官山医简〈六十病方〉药物学成就探析》，《中药材》2016 年第 12 期，第 2897-2901 页。

② 仇嘉、张玲忠、李松梅等：《传承发展中药炮制技术的思考》，《云南中医药大学学报》2024 年第 1 期，第 5-10 页。张夏维、何家振、周贤等：《浅谈中药炮制中的整体观念与辨证论治观》，《时珍国医国药》2017 年第 3 期，第 671-672 页。

③ 程志立、王凤兰、宋白杨等：《从“广誉远”看中医药非物质文化遗产保护的价值》，《中医药文化》2012 年第 2 期，第 23-26 页。

制剂管理体系的监管要求，多数中医传统制剂是依托制药企业或医疗机构进行保护的，经济状况良好的制药企业或医疗机构可以带动当地发展，社会效益显著，是为其区域价值。传统制剂经过传承人与时俱进运用新技术、新方法不断地改良，往往制法复杂、工艺精良，可以体现传统工艺价值。经过时间检验与临床筛选后的传统制剂，疗效确切，具有明显的传承价值与应用价值。且制药企业财政基础较好，能提供项目传承所需的、具有一定规模的学员人数并承担培训场地搭建。相较于其他类别，中医传统制剂是中医药文化连接现代医疗保健体系重要且有效的途径，可以直接而充分地体现上述价值，故项目数量在中医药类项目中居于首位。

5. 针灸

针灸是中医针法和灸法的总称，早在《黄帝内经》中就有论述，是中医疗法的重要组成部分。针灸类别与中医诊疗法类别相似，以中医学理论为基础，基于中医对生命与疾病的认知，借助器械直接对患者实施治疗，且操作简便、起效快，受外界条件限制较少，可以体现出中医的文化价值与现实功能。根据当地的自然环境及文化内容，针灸治疗理论、操作方法及其实践体系也会产生相应的改变，可以体现区域价值。[①] 疗效显著、特色鲜明、流派多样的针灸项目不仅有足够能力维持自身的传承，也有带动当地经济发展的巨大潜力。且针灸作为中国传统医学的典型代表，相较于大多数其他疗法，有更广泛的世界认同和国际传播能力，整体类别的知名度与认可度更高。

6. 中医正骨疗法

中医正骨疗法是通过拔伸、复位、对正等手法，采用小夹板外固定等多种方式，治疗骨折、关节脱位等运动系统疾病的一种治疗方法。经历史与实践的大浪淘沙，能够传承下来的正骨疗法大多融会地域文化，就地取材，手法与药物结合，流派特色鲜明，治疗效果显著，以其简便验廉与传承有序拥有较好的社会基础。且传统中医正骨疗法受外界条件限制较少，可操作性强，为西医所不及，极具中国特色，可以体现高超的传统技艺价值与传承价值。虽然取材方便、价格低廉，但仍可以保证基本的经济效益，具有维持自身存续传承的强大能力。并且正骨疗法有各自世代传承的操作技术，流派众多，可供申报非遗代表性项目的基数较大。

7. 少数民族医药

少数民族医药是我国传统医药学、少数民族文化的重要组成部分，是我国各少数民族人民集体智慧的结晶。各族人民在长期生产、生活实践中，出于适应生活环境和生存健康的需求，依据本民族文化传承，不断积累完善，形成了具有独特理论体系、

① 官宏、张学成、贾红玲等：《首批针灸学术流派传承工作室发展概况与思考》，《中国针灸》2023 年第 3 期，第 345-351 页。

治疗方法的医药学体系。少数民族医药非遗代表性项目，民族特色浓郁、疗效显著，具有丰富的文化、区域、工艺及传承价值。

8. 中医养生

中医养生是基于中华传统健康理念，在中医药文化及理论指导下形成的身心养护活动。[①] 除了中医传统导引法及二十四节气中医导引养生法，其余三个项目都是根据当地文化及区域医药资源，衍生出的独特的养生方式（见表2），所以中医养生的文化价值与区域价值都十分清晰。

表2　茶饮类中医养生非遗代表性项目

项目名称	所在地区	简介
药膳八珍汤	山西省太原市	明崇祯年间由名医傅山创立，以羊肉、粮食和八种中草药为原料，可舒筋活血、养心益肾、补血生阳、健脾开胃、益气调元、滋虚补亏，是太原地区独具特色的地方名吃
灵源万应茶	福建省晋江市	明洪武元年，灵源禅寺三十一世高僧沐讲禅师采集17种灵源独特的青草药并配以中药，制成“菩提丸”，后发展成为“灵源万应茶”。该药茶具有疏风解表、调胃健脾、祛痰利湿之功效，可治疗伤风感冒发热、中暑痢疾、腹痛吐泻等疾病
永定万应茶	福建省龙岩市永定区	始于清嘉庆年间，由福建永定著名老中医卢曾雄采用漳州独有的高山茶叶和三十多种名贵地道中药材，用独特的中药炮制工艺加工配制而成，可有效治疗多种外感和消化道疾病

9. 传统中医药文化

传统中医药文化类别是在历史、地理、社会等因素作用下，传承人将中医药文化与其他中华优秀传统文化融合后衍生出独特的文化内涵或核心理念，形成的具有“文化符号”性质的项目。该类别现有的11个项目中，9个项目的保护单位都是被认证为“中华老字号”品牌的中药企业，前身是传承数百年的“老药铺”，包括北京同仁堂、杭州胡庆余堂、北京鹤年堂、湖南九芝堂、广州长春洞、广州陈李济、贵州同济堂、杭州桐君堂及山东宏济堂。这些品牌在当地中医药产业中具有“符号”性质，极具地区特色，流传甚广，影响力巨大。[②] 且各药铺在创立之初，都会依所在地区文化特色提出自己的文化理念，作为自身中医药文化特色的高度抽象化表达（见表3）。可以认为，传统中医药文化项目的文化价值、区域价值、传承价值、传承与传播能力都十分完备。

---

① 陈小平、孙相如、严暄暄等：《中医健康养生思想审视：历史和逻辑统一的维度》，《医学与哲学》2020年第2期，第57-60页。高健、倪红梅：《中医养生理论研究进展及思考》，《中国中医基础医学杂志》2018年第2期，第278-281页。

② 杨翼龙、张其成：《符号与象征视角下中医药文化传播途径的探讨》，《中医杂志》2023年第2期，第109-113页。

表 3 传统中医药文化非遗代表性项目核心理念

项目名称	核心理念
同仁堂中医药文化	价值观：同修仁德，济世养生 质量观：炮炙虽繁必不敢省人工，品味虽贵必不敢减物力 经营理念：讲信义，重人和 职业道德：童叟无欺，一视同仁
胡庆余堂中药文化	以“戒欺”文化为内涵特色的经商理念及店规
鹤年堂中医药养生文化	养生理念：调元气，生长化收不失其时，恒道生生；养太和，阴平阳秘不失其正，易道元贞
九芝堂传统中药文化	古训：药者当付全力，医者当问良心；修合无人见，存心有天知。吾药吾必先尝之
潘高寿传统中药文化	古训：积功累德，济人济世
陈李济传统中药文化	古训：陈李同心，和衷济世
同济堂传统中药文化	古训：同心协力，济世活人
桐君传统中药文化	古训：中药质量干系大众百姓，从严把关莫负药祖桐君
宏济堂中医药文化	百年理念：宏德广布，济世养生 百年业训：修合无人见，存心有天知 百年堂训：炮制虽繁必不敢省人工，品味虽贵必不敢减物力

二 传统医药类非遗代表性项目研究综述

为探究传统医药类非遗代表性项目文化价值、区域价值、工艺价值、传承价值等核心价值的研究现状，本文对近10年来相关研究论文进行了整理。现有研究大致可以分为四个方向：(1) 区域导向型中医药类非遗研究；(2) 项目导向型中医药类非遗研究；(3) 中医药类非遗代表性项目管理研究；(4) 中医药类非遗代表性项目传播研究。

（一）区域导向型中医药类非遗研究

非遗项目区域价值为“扎根于相关社区的文化传统，世代相传，具有鲜明的地方特色”。因为中医药类非遗代表性项目往往都具有地方文化或中医流派特色，所以研究者更倾向于对所在区域的非遗代表性项目进行研究，涉及区域包括山西省、江苏省、河南省、安徽省、湖北省、湖南省、广东省、天津市、上海市诸多省市及地级市武汉市、广州市等。研究内容以项目现存问题及针对性对策为主，对文化、区域、传承价值略有涉及。

石婉茹认为山西省中医药类非遗代表性项目存在数量不足、发展观念滞后、传承人才短缺及创新不足的问题，应积极调动各方力量，于保护中寻求发展、从多途径进行创新。[①] 刘洪与孙涛等指出江苏省中医药类非遗代表性项目传承存在保护机制不健全、学校教育薄弱、传承人作用未充分发挥、过于看重经济效益等问题，应加强政策和经费支持，实施文化重建，加大教育和宣传力度，促进文旅产业融合发展等。[②] 田文敬等指出河南省中医药类非遗代表性项目申报数量与申报文本质量有待提高，应筹建中医药文化博物馆，加强文化研究、推动文化传播，以获取民众关注及经费支持。[③] 郭锦晨等认为安徽新安医学的活态传承存在传承人年龄老化、传承方式单一、特色技艺萎缩等危机，应提升传承人特色诊疗技术、构建传承与教学梯队、加强文宣推广、打造标志品牌、提炼知识产权产品等。[④] 张梅指出荆楚中医药类非遗代表性项目保护的根本困境在于对核心价值缺失正确认识，必须坚持高度的“文化自信”，以健全的制度促进长远的创新发展。[⑤] 李任认为武汉市中医药类非遗代表性项目尚未形成品牌效应、知名度不足，需在保障产品质量的基础上，加强品牌推广与宣传。[⑥] 魏一苇等运用“中医+”系统、开放、多元、创新的思维方法，提出湖湘传统医药类非遗代表性项目应从医疗服务、学术研究、技术传承、人才培养、文化传播、产业创新等六方面进行传承与创新。[⑦] 张远超发现广东省中医药类非遗代表性项目缺乏相关评价指标，导致了保护项目发展不均、法律法规滞后等问题，所以研究构建了广东省中医药类非遗代表性项目保护效果的评价指标体系。[⑧] 李玉茹指出广州市中医药类非遗代表性项目的传承与保护多为自发状态，水平参差不齐，政府应加强系统、科学的管理与保护；且居民对中医药应用的认知度超过对中医药文化的知悉度，应加强理论与实践研究，推动中医药文化传播。[⑨]

薛凯帆研究发现天津市中医药类非遗代表性项目的整体保护状况较好，但仍存在传承人断层、传承技艺失传的问题，可借鉴国内外先进经验，对非遗代表性项目传承人进行保护。[⑩] 纪志晴认为上海市海派中医非遗项目的发展，应“传承精华、守正创

---

① 石婉茹：《山西中医药非遗项目的保护和发展》，《文化产业》2024 年第 2 期，第 22-24 页。

② 刘洪、李文林：《浅析传统医药非物质文化遗产的保护与传承》，《中医药管理杂志》2021 年第 5 期，第 1-4 页。孙涛、毛银雪、秦昆明：《江苏省中医药非物质文化遗产利用现状与对策研究》，《亚太传统医药》2021 年第 10 期，第 3-6 页。

③ 田文敬、牛国顺：《非遗保护语境下的河南传统中医药》，《中医研究》2013 年第 12 期，第 1-5 页。

④ 郭锦晨、黄莉、黄辉等：《非遗视域下新安医学活态传承现状与建设思路》，《中医药临床杂志》2023 年第 7 期，第 1249-1253 页。

⑤ 张梅：《荆楚传统医药类非物质文化遗产保护困境的反思》，《三峡论坛（三峡文学·理论版）》2018 年第 1 期，第 54-58 页。

⑥ 李任：《武汉非物质文化遗产传承与发展研究》，华中师范大学，硕士学位论文，2015。

⑦ 魏一苇、何清湖：《基于“中医+”思维的湖湘传统医药类非物质文化遗产的传承与创新》，《湖南中医药大学学报》2016 年第 9 期，第 60-64 页。

⑧ 张远超：《广东省中医药非物质文化遗产保护效果评价体系的构建》，广州中医药大学，硕士学位论文，2017。

⑨ 李玉茹：《广州市中医药非物质文化遗产保护现状及对策研究》，广州中医药大学，硕士学位论文，2015。

⑩ 薛凯帆：《天津市非物质文化遗产的保护与传承研究》，天津师范大学，硕士学位论文，2021。

新”，运用道地药材，提升诊疗效果；规范管理体制，加强知识产权保护；完善传承人才的引进及队伍建设；提升民众认知。①

总之，各区域非遗代表性项目的问题及针对性建议大致相通，包括六个方面。（1）政府保护力度不足，法律法规细则模糊。需进一步完善非遗法规政策，加强政府调控与保护能力。（2）文化价值宣传不足，民众对中医药文化认识不够。需制订中医药文化建设与传播规划，提升民众对中医药类非遗的熟知度与认可度。（3）国家对非遗保护的经费投入力度不足。需拓宽资金获取渠道。（4）管理缺乏系统性与科学性，传承单一的项目会出现技艺失传的情况。需规范管理体制，建立非遗资料库和文档数据库。（5）传承人老龄化严重，难以找到合适的年轻传承人。需建立非遗传承机制，构建传承梯队和教学梯队，保障非遗持续传承。（6）特色技艺传承困难。需提高传承人素质，提升传承人特色技艺的诊疗能力。

（二）项目导向型中医药类非遗研究

研究对象为某一特定项目，可以使研究更具体、更关注细节、更有针对性。研究内容以项目传承历史、现存问题及对策为主，并基于中医药学理论阐释项目的文化及传承价值。其中有多篇论文的研究视角集中于针灸，如：计辰洋等通过对多个针灸特色流派的梳理，建议针灸项目在传承特色学术思想的同时应推进研发灸法标准化“技术装备”，另外还应规范非遗特色灸法评价标准、完善理论体系及教学传承平台、探索医养结合服务模式等；② 刘珊通过研究“杨继洲针灸”项目品牌的传承与发展，建议在中医药文化品牌建设中应以文化认同为基础，以简明易学为保障，在“两创”方针指导下，更注重创新与创造；③ 罗健雄通过整理“岭南陈氏针法”对失眠的治疗方法，对其学术思想及流派特色进行了总结；④ 柯玉莲等通过分析“蕲春艾灸疗法”项目的国内外传承路径及传播轨迹，提出项目需结合传播中医药的医学、文化及产业价值，采用更多样的传播方式。⑤ 其他研究对象还有“广誉远”中医传统制剂的多重文化内涵及保护意义，⑥ 及以“平乐郭氏正骨法”传承经验为基础打造的、适合在医院运行

---

① 纪志晴：《传统医药类非物质文化遗产的传承与发展研究》，上海师范大学，硕士学位论文，2023。

② 计辰洋、王柳青、翟煦等：《非遗灸法的传承与创新思考》，《中国医药导报》2023 年第 13 期，第 135-139 页。

③ 刘珊：《“杨继洲针灸”品牌研究》，北京中医药大学，博士学位论文，2018。

④ 罗健雄（Law Kin Hung）：《“岭南陈氏针法”学术流派的传承研究》，广州中医药大学，博士学位论文，2018。

⑤ 柯玉莲、湛嘉欣、吴梦璐等：《湖北省中医药“非遗”项目传承与传播研究——以蕲春艾灸疗法为例》，《科技创业月刊》2023 年第 10 期，第 190-195 页。

⑥ 程志立、王凤兰、宋白杨等：《从“广誉远”看中医药非物质文化遗产保护的价值》，《中医药文化》2012 年第 2 期，第 23-26 页。

的非遗发展与推广模式等[①]。

另外，由于有特定项目作为切入点，文史类学科的研究人员更易于应用学科自身研究方法，深化对项目核心价值及其内涵外延的探索。山东大学儒学高等研究院中国史专业的李琴，提出宏济堂的文化价值还应包括其作为儒商代表，对儒家文化的坚守以及对儒商精神的践行。[②] 专门史专业的鲁春晓对东阿阿胶制作技艺的工艺价值及产业化实践历程进行了探索与研究。[③] 民族学专业的谢兵在对巍山“慎德堂”产生的自然和历史背景进行分析时，加入了民族构成作为区域影响因素。[④] 中国史专业的王艳芳通过梳理信州火针的历史渊源及历代传承，探讨其谱系传承中存在的问题并提出对策。[⑤] 档案事业与档案管理方向的徐骁，以“昆中药传统中药制剂”为切入点，分析了企业非遗档案的资源抢救、基础管理、利用与开发。同时提出，企业非遗档案的数字化建设有待加强、人才团队有待充实。[⑥] 文物与博物馆专业的张慧敏，在研究重庆刘氏刺熨疗法的传承与保护时，采用了实地考察民间医药博物馆的研究方法。[⑦]

（三）中医药类非遗代表性项目管理研究

从国家层面分析国家级中医药类非遗代表性项目管理的现状，可以改善现有的干预措施，推进国家的宏观管理与调控。朱德明等通过梳理现有国家级非遗代表性项目的保护措施及成效，建议国家应强化政策支持，加强对项目的考核与评估，并强化传承人队伍建设。[⑧] 李一丁提出目前中国传统知识保护三轨制下，非物质文化遗产法律规范群的建立为我国非遗项目调查、管理和保护方面提供了诸多先进做法和若干成功经验。[⑨] 郝庆军认为应构建非遗记录工程，搜集发掘民间技艺。[⑩] 林鹏妹等指出中医药类非遗代表性项目数量过少且类别失衡，需要对项目类别进行调整以及再归类。[⑪] 张寒月也提出国家应重构现有非遗代表性项目分类体系、建立统一规范且有针对性的管

---

① 赵越：《国家级非物质文化遗产项目的传承与保护》，《管理观察》2019 年第 30 期，第 68-70 页。

② 李琴：《宏济堂中医药老字号的文化价值》，山东大学，硕士学位论文，2020。

③ 鲁春晓：《东阿阿胶制作技艺产业化研究》，山东大学，博士学位论文，2011。

④ 谢兵：《巍山“慎德堂”中医药传承研究》，大理大学，硕士学位论文，2019。

⑤ 王艳芳：《“后申遗时代”信州火针传承方式的调查研究》，江西师范大学，硕士学位论文，2023。

⑥ 徐骁：《企业非物质文化遗产档案式保护研究》，云南大学，硕士学位论文，2017。

⑦ 张慧敏：《重庆刘氏刺熨疗法的传承与保护研究》，重庆师范大学，硕士学位论文，2021。

⑧ 朱德明、叶亮：《中国传统医药非物质文化遗产保护述评》，《南京中医药大学学报（社会科学版）》2024 年第 3 期，第 141-145、178 页。

⑨ 李一丁：《三轨制模式下中医药传统知识保护的法律适用》，《中医药历史与文化》2023 年第 2 期，第 188-209 页。

⑩ 郝庆军：《发掘千年瑰宝，传递创新秘钥——解读“国五批”传统医药类非遗代表性项目》，《中国非物质文化遗产》2022 年第 5 期，第 16-29 页。

⑪ 林鹏妹、赵艳：《中医药非物质文化遗产保护现状及问题分析》，《中医杂志》2023 年第 17 期，第 1740-1744、1749 页。

理及保护标准。[①] 王伟杰指出应采取多线性的分类方法，将传统医药的二级分类增加为三类级别。[②] 刘景超等则认为应将中医药类非遗划入中医学科建设，以方便管理及其医疗保健作用的发挥。[③]

（四）中医药类非遗代表性项目传播研究

传播能力也是中医药类非遗代表性项目十分重要的能力发展指标。通过推动项目传播，扩展项目影响范围，提高项目大众知名度与认可度，可以提升项目维持自身存续发展的能力。其中，文化或新闻传播方向的研究人员较为关注如何拓展传播维度，提出非遗应构建具有本土特色的理论图式；融媒体背景下还应加大可视化传播力度，重视参与式传播，制定差异化、立体化传播策略，推进国际化、跨文化传播等。[④] 中医药类院校人员的研究重点则是学校教育与中医药类非遗项目传承工作的交叉与融合。通过完善课程体系、构建多维度传习系统等路径，可以实现医教结合，推动中医药文化及非遗代表性项目在高校内的传播；[⑤] 同时，也可以形成具有中医药特色的校园文化，促进学生专业学习，提升学生人文素养。[⑥]

三　传统医药类非遗研究视阈与方法拓展

现有研究对文化价值、区域价值、工艺价值、传承价值等核心价值的内容探讨仍然十分有限。不断拓展研究视阈，更新研究方法是未来的必然趋势。借助文化学、历史学、人类学视阈与方法，研究项目文化基础、形成原因、区域影响因素、建构历史过程等问题，可明晰项目文化内涵，进一步探索项目文化与区域价值；借助医学视阈与方法，对项目的工艺原理及疗效机制进行科学阐释与实践验证，可进一步探索项目工艺、传承及应用价值；借助法学、经济学视阈与方法，探究项目权益保护、产业模式开发等问题，进一步增强项目传承能力、完善保护措施、保障项目传承价值的实现，以助力其存续发展。下文就将各学科的研究视阈与方法引入中医药非遗研究，对其核

---

① 张寒月：《传统医药类非遗保护标准研究》，《文化遗产》2020 年第 6 期，第 37-44 页。

② 王伟杰：《中国传统医药类非物质文化遗产分类研究》，《江西社会科学》2013 年第 11 期，第 206-211 页。

③ 刘景超、李具双、徐江雁：《中医药非物质文化遗产保护之管见》，《中医药管理杂志》2010 年第 4 期，第 298-299 页。

④ 林敏霞：《道一学一技一承：中国非物质文化遗产理论图式建构的“中医”启示》，《文化遗产》2014 年第 6 期，第 103-110 页。钟茜、莫继严：《非遗保护的三个维度：传承性保护、创新性发展和参与式传播》，《文化遗产》2022 年第 4 期，第 35-42 页。杨霞、张虹、陈骥：《中医药非物质文化遗产的跨文化传播范式》，《亚太传统医药》2022 年第 12 期，第 189-194 页。

⑤ 王玉超、祁琳、曲一玮等：《基于非遗调查的传统医药医教结合发展建议》，《中国中医药现代远程教育》2022 年第 8 期，第 151-155 页。

⑥ 廖晓键：《医学院校传统医药非遗教育与传承工作探讨》，《中医教育》2017 年第 4 期，第 23-25、32 页。

心价值研究的意义及相互潜在关联展开探讨，讨论可借鉴的研究视阈与方法。

（一）文化学视阈与方法

中医药文化是中华民族几千年来追求福寿康宁的智慧的结晶。人们通过对健康的关注，不断学习如何与自身相处、与自然相处，达到“天人合一”“调和致中”的境界。中医药文化内涵是中医药类非遗代表性项目的核心要素，所以对文化价值的研究是非遗研究的首要任务，故可以说文化学是与中医药类非遗研究最为契合的学科之一。文化学是一门研究文化的起源、演变、传播、结构、功能与本质的综合性学科，涉及问题包括文化的共性与个性、特殊规律与一般规律等，是文化遗产理论架构的底层依托。[①] 其分支学科——文化遗产学，主要研究文化遗产的基本概念和总体构成，不同地域或时期、不同形态或种类文化遗产保护和利用的原则、机制、方式，以及与社会经济文化发展的关系规律等。[②] 研究方法包括分析与综合、归纳与演绎、调查、比较、信息论、控制论等。[③]

中医药类非遗代表性项目可借用上述研究方法来建构文化体系、体现文化特征、设立分级标准、制定保护措施等，以系统发掘、保护自身文化价值。其中，中医药类非遗代表性项目需要通过分析与综合，对项目自身的文化体系进行架构：非遗项目一般具有活态性、原生性、传承性、变异性的基本特征，这些特征的界定需要依靠归纳与演绎；[④] 调查非遗代表性项目的具体情况后，进行不同类别、不同项目之间的比较，可评估项目价值、建立分级标准，从而根据不同项目的实际情况，制定相应的管理体制与保护法规，使针对各项目的保护措施更有效率。信息论与控制论则可以使非遗代表性项目的管理机制更加科学。

（二）历史学视阈与方法

中医药类非遗代表性项目往往伴随着漫长的传承历程，可纳入历史学的研究范畴。习近平总书记多次强调“历史研究是一切社会科学的基础”[⑤]。历史学作为一门研究过去文化、事件、人物和社会的学科，可以研究不同历史时期、不同社会文化背景对非

---

① 熊友军：《中国传统文化与当代音乐美学思想建构》，《江西社会科学》2018 年第 12 期，第 41-47 页。王福州：《中国非物质文化遗产理论建构的三道门槛》，《中国非物质文化遗产》2023 年第 2 期，第6-13 页。

② 蔡靖泉：《文化遗产学》，华中师范大学出版社，2014，第 30 页。

③ 蔡靖泉：《文化遗产学》，第 31-33 页。

④ 蔡靖泉：《文化遗产学》，第 70-73 页。

⑤ 详见《习近平致中国社会科学院中国历史研究院成立的贺信》，中国政府网，https://www.gov.cn/xinwen/2019-01/03/content_5354515.htm，收入《习近平书信选集》第一卷，中央文献出版社，2022。《习近平致第二十二届国际历史科学大会的贺信》，新华网，https://www.xinhuanet.com/politics/2015-08/23/c_1116344061.htm。

遗代表性项目产生与发展的相应影响；同时还可以从历史学的角度书写非遗代表性项目传承的历史轴，为项目传承谱系的构建提供新的视角。

另外，相同的文化内涵，在不同的地理环境中，也会诞生出不同的非遗项目，呈现为不同的表现形式。中医药亦是如此，如《素问·异法方宜论》“故砭石者，亦从东方来……故毒药者，亦从西方来……故灸焫者，亦从北方来……故九针者，亦从南方来……故导引按蹻者，亦从中央出也”①，体现了地理环境对中医药文化与技术呈现形式的影响。所以中医药类非遗代表性项目不仅具有“时间维度”，还具有“空间维度”，在研究中应涉及地理学的相关内容，从而丰富自身的文化及区域价值。②

历史地理学是历史学与地理学的交叉学科，属于历史学的分支，研究的是历史时期的地理环境及其演变规律。③ 将其应用到非遗研究后，可以探究历史时期地理环境变迁对非遗代表性项目的影响。其中的地理因素可分为历史自然地理与历史人文地理两大板块，历史自然地理板块中的地貌、水文、生物、气候四个方面，决定了非遗代表性项目空间分布的基本特征，且随历史进程发生改变的概率较小，可以探讨同一历史时期、不同地理环境对非遗代表性项目形成及表现形式的影响；历史人文地理板块则包括各历史时期的政治、经济、军事、文教、宗教、风俗等方面，决定了非遗代表性项目的衍变与扩散过程，且随历史进程可能发生较大的变化，可以探究同一地理环境、不同历史时期对非遗的影响。④

（三）人类学视阈与方法

非遗是由人类主观创造与改造的文化内容，也是由人类负责传承，并对人类的日常生活产生影响。从实质上说，非遗的诞生与存续基于人类与文化的相互作用，也就势必通过人类学对人类与文化的内在关联进行研究。⑤ 通过人类学视角，还可以探讨在不同社会、不同民族背景下，人民群众对生命现象和疾病规律认知的区别。

中医学同时又不同于其他文化形式，是中华民族对生命现象和疾病规律的认知与干预方式，属于医学的分支学科，所以研究时也要关注和把握医学的学科特征。人类学与医学的交叉学科——医学人类学，研究的是生物和社会文化因素与人类健康和疾病的相互关系，认为人类对疾病的认知、反应和保健行为，是区域自然因素与人类社

---

① 《黄帝内经素问》，人民卫生出版社，2005，第 24 页。

② 徐彦峰：《历史地理学视角下的文化遗产研究》，西北大学，硕士学位论文，2020。

③ 朱士光：《对我国历史地理学科应及时升级为一级学科的几点认识》，《淮阴师范学院学报（哲学社会科学版）》2023 年第 4 期，第 392-394、400 页。郜峦、王振国、张丰聪：《历史地理学视野下的地域性中医学术流派研究》，《中医杂志》2017 年第 20 期，第 1716-1719 页。

④ 徐彦峰：《历史地理学视角下的文化遗产研究》，西北大学，硕士学位论文，2020。蓝勇：《中国历史地理学》，高等教育出版社，2002，第 6 页。

⑤ 徐义强、邓晓华：《跨越物种边界的生命共同体——多物种民族志的书写呈现与学术意义》，《西南民族大学学报（人文社会科学版）》2023 年第 3 期，第 36-43 页。

会文化共同作用的结果。[①] 借助医学人类学可补充文化学的研究结果，拓宽项目文化、区域价值外延。[②]

医学人类学的研究方法包括调查、实验和文献研究方法等，结合学科特有的理论方法与研究视角，可以为非遗研究提供新的思路。例如，医学人类学的文化理论学派，以人类社会文化为研究视角，文化相对论认为每一种文化都有自身的逻辑及意义，通过跨文化比较，可以了解不同社会文化间的共性与区别，探讨不同社会文化对疾病认知、应对以及医学理论体系的差异；文化解释论认为疾病不是一种实体，而是由文化架构的解释模型；文化体系论认为土著医学也是文化的组成部分。[③] 中医药非遗代表性项目与全国各少数民族医药类非遗代表性项目相伴而生，通过上述理论，可以研究中医药与少数民族医药的共同性和差异性，以在保护措施上产生区分。生物文化理论及批判理论，从批判视角探讨生物、经济、制度等因素对人类社会文化结构及民间医学模式改变的影响，可以补充历史学研究结果，使非遗研究更加全面。[④]

整体视角与全球化视角则认为生物性人类学研究可以为全球健康发展提供依据，提倡世界医学文明的交流。习近平总书记十分关注人类文明的多样性，在多次讲话中强调了文明交流互鉴对人类进步的重要性。[⑤] 在 2013 年 11 月 2 日致"鲁本斯、凡·戴克与佛兰德斯画派——列支敦士登王室珍藏展"开展的贺信中指出："世界是丰富多彩的，文明是多元多样的，只有交流互鉴，人类文明才能充满生机。"[⑥] 2014 年 3 月 27 日在联合国教科文组织总部演讲时提出："文明因交流而多彩，文明因互鉴而丰富。文明交流互鉴，是推动人类文明进步和世界和平发展的重要动力。"[⑦] 2014 年 6 月 28 日在和平共处五项原则发表 60 周年纪念大会上进一步强调："'万物并育而不相害，道并行而不相悖。'我们要尊重文明多样性，推动不同文明交流对话、和平共处、和谐共生。"[⑧] 所以在整体及全球化的视角下，我们应鼓励中医药类非遗研究融入全球化背景，应用更丰富的项目、场所及研究空间，使中医药为全球健康的目标做出贡献。[⑨]

---

① 吴群红、徐飞：《医学人类学》，人民卫生出版社，2017，第 1 页。

② 刘丹丹、龙艺：《医学人类学视角下医学的起源和发展过程研究综述》，《中国医学伦理学》2017 年第 7 期，第 901-907 页。陈国晨：《中医文化变迁的医学人类学考察》，《宗教信仰与民族文化》2021 年第 1 期，第 330-342 页。

③ 吴群红、徐飞：《医学人类学》，第 10 页。

④ 吴群红、徐飞：《医学人类学》，第 11 页。

⑤ 包美霞、薛广洲：《文明因交流互鉴而多彩丰富》，《红旗文稿》2019 年第 11 期，第 34-35 页。

⑥《习近平书信选集》第一卷，第 20 页。

⑦《习近平外交演讲集》第一卷，中央文献出版社，2022，第 97 页。

⑧《习近平外交演讲集》第一卷，第 155 页。

⑨ 吴群红、徐飞：《医学人类学》，第 12-13 页。

（四）医学视阈与方法

传统医药类非遗代表性项目生命力的核心在于对病痛的治疗、对生命健康的守护等医学属性的实现，这需要项目具有安全的应用场景、良好的疗效、得到民众的认可，这也是项目传承的核心价值所在，所以，用医学视阈与方法进行研究是必要且必需的一环。2018 年北京市人大常委会提出了“保护为主、抢救第一、合理利用、传承发展”的工作方针，提示非遗代表性项目应不断创新发展，尤其中医药类非遗代表性项目，要找到新的方式以提高自身疗效。① 同时，现代大众的科学素养日益提升，对医疗项目的需求不再局限于疗效，还要对项目工艺原理、见效机制、安全性等有所了解。这就需要项目借助医学的视阈，找到客观、可视且被学术界特别是大众所广泛接受的方法来对自身工艺及疗效基础进行科学解释，进而验证并提升自身的工艺与传承价值。

中医药类非遗代表性项目的传承与发展，需要以中医药学理论与技术方法的深化和完善为导向，这也是中医药领域医疗、教育及科研人员的关注重点。针灸作为一门独立学科，其理论架构、临床应用、机制研究等方面都已有了完备体系，易于研究人员围绕上述内容对项目进行探讨，所以对特定非遗代表性项目的现有研究以针灸项目为主。而其他类别项目，如中医传统制剂方法与中医诊疗法项目，虽然项目数量众多，但因牵涉到中医基础理论、中医诊断、中药、方剂等多个二级学科的纵横交联，除传承人外的研究人员，难以深入了解项目细节，无法对项目本身理论体系进行构建或发掘、延伸。应提倡研究人员与传承人的深度合作，综合运用中医药各学科知识与方法，优化构建非遗代表性项目的中医学理，助力项目的传承发展。

中医学作为医学的分支学科，同级学科还包括基础医学、临床医学、药学等，都有不同的实验方法以供学科进行研究，如生物实验、临床试验、药物成分检测等，也是现在中医学最常用来验证自身“科学”属性的研究方法。例如，通过成分检测，可对药物的化学构成进行分析；通过基础生物实验和临床试验等研究方法，可在细胞、组织、系统、个体等不同层次上，对药物的起效机制进行验证。现有的非遗研究，专注于非遗代表性项目的中医药“文化”属性研究，以及对文化的传承与保护，而忽略了对其“科学”与“医学”属性的验证。所以，非遗代表性项目保护单位借助科学研究的平台和力量，选择合适的当代科学研究技术与方法，研究传统医药类非遗代表性项目的“科学”与“医学”属性，关系到项目传承、保护利用与可持续发展的根基。如中医传统制剂方法及中药炮制技艺，项目有实体的炮制产品，所以可以应用各种最

---

① 刘玉芳：《北京市人民代表大会教育科技文化卫生体育委员会关于〈北京市非物质文化遗产条例（草案）〉修改情况的报告——2018 年 9 月 26 日在北京市第十五届人民代表大会常务委员会第七次会议上》，《北京市人大常委会公报》2019 年第 1 期，第 16-19 页。石雪芹、刘谦、王柳青等：《中医药传统知识保护与非物质文化遗产关系探讨》，《中国医药导报》2022 年第 19 期，第 133-137 页。

新成分检测及基础生物实验技术方法，对产品的化学成分及作用机制进行研究；而中医诊疗法、中医正骨疗法及针灸，由于偏向于诊疗技术，更注重患者自觉的症状改善或指标可视化的回调，所以更适合进行临床试验，对项目的临床疗效进行客观化验证。

（五）法学视阈与方法

现阶段，中医药类非遗代表性项目的知识产权、知情同意权、利益分享权等权利的实施与保障仍然存在问题。[①] 法学视阈与方法，可以进一步明晰中医药类非遗法律法规的相关细则，查缺补漏、逐步完善，使保护工作实施更有力度，以保障项目传承能力与价值的实现。现存问题大多源于中医药类项目与商品经济的矛盾，及中医药传统知识与中医药类非遗代表性项目的区别。上述方面虽已有整体研究，但缺乏具体项目的例证。

中医药类非遗与中医药传统知识都属于“无形文化遗产”，但二者具有不同的法律保障。[②] 相较于传统知识，中医药类非遗囊括范围更广。传统知识需要知识产权的保护，以抵御对知识的不当占有，非遗亦是如此。虽然非遗代表性项目相较于传统知识，有更明确的非遗传承人作为权利主体，但《非遗法》并未明确规定以非遗传承人为权利主体的知识产权保护细则，仅有传承人对非遗代表性项目的传承及使用权。并且可能存在传承人不愿公开配方或技术全部信息的情况，致使产品无法申请专利，也就无法进行知识产权保护。[③] 对此，宋歌建议借鉴国际经验，根据本国国情对非遗传承人的知识产权主体地位进行界定。[④] 还需完善相关法规，使中医药产品能够根据自身情况合理申请知识产权，以与现有的商品经济发展模式并轨。

《中华人民共和国中医药法》（简称《中医药法》）规定“中医药传统知识持有人对其持有的中医药传统知识享有传承使用的权利，对他人获取、利用其持有的中医药传统知识享有知情同意和利益分享等权利”。知情同意权指中医药传统知识持有人对他人获取、利用其持有的中医药传统知识，享有知情同意的权利。但同一中医药传统知识往往会具有多个持有人，难以明确权利主体；而且现在缺乏相关行政机关或法律法规来确定持有人；持有人具体的权利细则仍言之不详。[⑤] 而利益分享权指公平分享

① 陈庆、袁兴隆：《〈中医药法〉持有人传承使用权的若干问题探讨》，《中国卫生事业管理》2022 年第 1 期，第 38-40 页。李一丁：《三轨制模式下中医药传统知识保护的法律适用》，《中医药历史与文化》2023 年第 2 期，第 188-209 页。

② 周方：《新时代我国文化遗产整体性保护法律对策研究——以中医药传统知识为例》，《中医药历史与文化》2023 年第 2 期，第 210-233 页。

③ 吴安新、陈瀚洋：《非物质文化遗产视域下中医药知识产权保护的困境与路径》，《重庆文理学院学报（社会科学版）》2020 年第 5 期，第 23-31 页。

④ 宋歌：《国外传统知识保护立法及对中医药的启发》，《中医药历史与文化》2023 年第 2 期，第 234-262 页。

⑤ 党涵丹、杨逢柱：《论我国中医药传统知识知情同意权之完善》，《中国卫生法制》2022 年第 5 期，第 25-29 页。

中医药传统知识的研究开发成果及商业性，或以其他方式利用传统知识获取的利益。但中医药传统知识的利益分享权可能与中医药产品的知识产权产生矛盾。[①]

《中医药法》中非遗传承人与中医药传统知识持有人是两个不同的权利主体，对于二者的联系与区别，《中医药法》未进行进一步解释说明。且中医药类非遗代表性项目具有实体产品或技法，与中医药传统知识的虚拟化内容不同。所以非遗传承人所持项目知情同意权与利益分享权的适用程度，肯定区别于传统知识持有人。这也需要进一步完善法规，以对二者进行区分。

（六）经济学视阈与方法

《非遗法》总则第一条指明了该法的制定目的是“加强非物质文化遗产保护、保存工作”。而中医药类非遗项目的保护不能只依靠法律，还需要将项目文化价值转化为经济价值，使其自身具有创造经济效益、维持存续发展的能力。例如，对于拥有制剂产品、中药制品或技艺手法的中医药类项目，为了保障经济效益的持续性，可以考虑创立品牌或企业，虽然与项目本身文化内涵并无关联，却是项目能够长期存活、持续传承、广泛传播的重要手段。这就需要经济学的视野与方法，对项目价值的创造、转化及实现规律进行研究。[②] 通过中医药与经济学的融合，将非遗代表性项目品牌、企业运营纳入研究领域，不仅可以扩大研究主体，丰富研究层次，还可以提高项目自身的传承能力，使保护措施的执行更有动力。

但在运营过程中涉及具体问题时，例如如何确定项目适合创立品牌、如何创立项目品牌、如何使项目产业化的价值与效率和经济投资的回报率相符、如何实现企业合理长期运转等，[③] 就需要依靠经济学的诸多分支学科知识来解决。如对中医药产业的整体把控以及非遗代表性项目产业的个性化处理，需要以产业要素、结构、功能、性质、发展规律为研究对象的产业经济学；[④] 非遗企业运营则需要管理经济学，将经济学原理及方法应用于对企业管理决策的指导；[⑤] 大部分中医药类非遗带有地方特色，具有区域性影响力，所以项目产业倾向于在特定区域内发展，是区域经济学的研究范畴；[⑥] 已有全国或国际影响力的项目，如若希望进军国际市场，则是国际经济学的研究范畴。[⑦]

---

① 王华、胡卿：《中医药传统知识利益分享权研究》，《南京中医药大学学报（社会科学版）》2017 年第 3 期，第 165-170 页。

② 臧峰宇、原理：《中国 PPE 专业的新文科定位与发展愿景》，《中国人民大学教育学刊》2023 年第 2 期，第 34-42 页。

③ 赖昌勇：《“非遗”视角下传统医药开发价值及效率评价研究》，桂林理工大学，硕士学位论文，2018。

④ 王俊豪：《产业经济学》，高等教育出版社，2016，第 1 页。

⑤ 吴德庆、王保林、马月才：《管理经济学》，中国人民大学出版社，2018，第 1 页。

⑥ 吴殿廷：《区域经济学》，科学出版社，2019，第 18 页。

⑦ 李坤望：《国际经济学》，高等教育出版社，2017，第 12 页。

结 论

传统医药类非遗代表性项目是中华民族优秀传统文化——中医药文化的实质载体，对其开展研究与保护工作十分必要，也十分紧迫。对中医药类非遗代表性项目文化价值、区域价值、工艺价值、传承价值等核心价值的研究可推进其保护工作的有效实施。从中医药学科视角出发，将中医药学视阈与文化学、历史学、人类学、医学、法学、经济学等学科视阈融通，应用多学科研究方法，可以有效增加中医药类非遗项目核心价值研究的广度与深度，使保护措施的制定更有执行力与针对性，以有效保障项目的存续发展。

区域协同中医药高质量发展研究

——以长三角地区为例*

贾　杨　康　乾　徐燎宇　王　勇**

摘　要　通过深入研究长三角地区中医药高质量发展的现状与策略，在区域协同背景下探讨分析长三角地区中医药协同发展的历程和模式，并运用熵权 TOPSIS 方法对三省一市的中医药发展水平进行综合评价，根据结果深入分析长三角中医药高质量发展中存在的问题，提出相应的对策建议。

关键词　长三角；中医药；高质量发展；区域协同

中共中央、国务院于 2019 年 12 月印发《长江三角洲区域一体化发展规划纲要》，提出长三角全区域一体化高质量发展，在科创产业、基础设施、生态环境、公共服务等领域全面建立一体化发展的体制机制。加强区域合作，旨在通过深化区域合作，消除地域壁垒，强化区域整体发展观念，使区域内不同地区的生产要素能自由流动，优化配置，协同发展。①

当前，优质医疗资源扩容和区域均衡布局是深化医药卫生体制改革重点工作，长三角地区凭借其独特的资源和优势，正积极推进中医药事业的均衡与高质量发展。长三角不仅拥有深厚的中医药文化底蕴和众多享誉盛名的中医大师，还拥有丰富的中药资源以及数十所医学院校，包括四所中医药教育的高等学府。随着长三角区域一体化的推进，上海、江苏、浙江和安徽三省一市正逐步凝聚成一股强大的合力，促进了中医药资源的优化配置和有效整合，也为中医药事业的创新与传承提供了坚实的支撑。长三角地区的中医药事业正迎来快速融合和高质量发展的新阶段，展现出勃勃生机和

---

* 本文是上海市哲学社会科学规划青年项目“后疫情时代传统医学参与构建健康社区的实证研究”（2021EGL008）、上海市卫生健康委员会中医药科研项目“国家中医药综合改革示范区建设评价指标体系研究”（2022ZG001）阶段性研究成果。

** 作者简介：贾杨，研究员，上海市中医文献馆馆长兼上海市中医药科技情报研究所所长。研究方向：中医医史文献。康乾，上海市中医文献馆助理研究员。研究方向：卫生事业与社会医学。徐燎宇：上海市中医文献馆主任医师。研究方向：中医学、中医药信息学。王勇：上海市中医文献馆高级工程师。研究方向：计算机科学、中医药信息学。

① 詹淑惠等：《长三角一体化背景下构建中医药卫生健康命运共同体》，《科技风》2021 年第 34 期，第 98-100 页。

广阔的发展前景。

一　长三角中医药协同发展历程与模式

长三角一体化发展紧扣“一体化”和“高质量”两个关键，作为区域协调发展的代表城市群，长三角地区在经济总量、综合实力、医疗资源、人才储备、科研实力、交通互联等方面均处于我国城市群的前列。在区域一体化背景下，长三角统筹部门及各地方政府积极响应国家政策和总体规划，相继出台了诸多政策法规，促进中医药健康稳步发展。

区域合作是指一定区域内的各地方政府基于共同的利益追求，经过磋商与沟通，将资源在地区之间进行优化组合，以获得最大的经济效益和社会效益的活动。这一概念包括以下内容：区域合作的组织形式包括高层联席会议、城市政府联合体、政府倡导下的非政府组织合作论坛、跨经济区的地方政府联合、区域一体化发展咨询委员会、区域协调联合会、区域一体化促进会等组织；① 积极探索长三角中医药区域合作的多种模式，主要可以概括为签订府际合作协议、建设多种类型的中医药医疗联合体、开设名医工作室与互联网医院等三种类型。

（一）府际合作协议

府际合作协议的协商、磋商模式与我国促进区域协调发展的战略模式具有匹配性。府际合作协议是区域政府协作的有效途径，已获得普遍运用，成为实现区域合作的重要方式。合作协议是一定区域内的各地方政府为协调相互间的行政合作事宜、实现区域的共同发展，经协商而形成的对各自行政管理活动进行规制的协议。② 表 1 展示了长三角地区发布的中医药发展相关政策文件。

表 1　长三角地区中医药发展相关政策文件

发布时间	标题	内容概述
2019 年 5 月	《长三角卫生健康一体化发展合作备忘录》	明确了深化中医药创新合作的目标任务
2021 年 2 月	《上海市进一步加快中医药传承创新发展三年行动计划（2021—2023 年）》	推动打造长三角一体化发展高地

① 石佑启：《论区域合作与软法治理》，《学术研究》2011 年第 6 期，第 30-37 页。

② 石佑启：《论区域府际合作的法律治理模式与机制构建》，《国家治理的现代化与软法国际研讨会论文集》，北京大学法学院，2014。

续表

发布时间	标题	内容概述
2021 年 5 月	《浙江省中医药发展“十四五”规划》	加强理念融合、资源整合、标准耦合，促进长三角中医药一体化发展
2021 年 10 月	《长三角地区一体化发展三年行动计划（2021—2023 年）》	启动“长三角中医优势病种质控提升行动”、“长三角中医药大学特色创新人才发展平台”和“长三角中医药产教融合共同体”
2021 年 11 月	《协同推进长三角中医药一体化高质量发展行动方案》	上海、江苏、浙江、安徽四地共同制定了协同推进长三角中医药一体化高质量发展行动方案
2021 年 12 月	《上海市中医药发展“十四五”规划》	上海市中医药服务、治理、人才支撑、传承创新、文化引领等五大能力持续提升，服务长三角一体化高质量发展
2021 年 12 月	《江苏省“十四五”中医药发展规划》	推动长三角地区中医医疗服务同质化进程，提升中医药整体服务能力和水平。共同组织实施长三角中医药一体化重大工程和项目
2022 年 6 月	《安徽省“十四五”中医药发展规划》	共建“北华佗、南新安”中医药传承创新中心。柔性引进沪苏浙等地名中医在安徽建设“长三角名中医工作室”
2022 年 7 月	《上海市国家中医药综合改革示范区建设方案》	建设成果有力服务和辐射长三角一体化高质量发展
2022 年 9 月	《浙江省国家中医药综合改革示范区建设方案》	基本建成中医药强省，为推进中国特色社会主义共同富裕先行和省域现代化先行贡献中医药力量
2023 年 6 月	《关于进一步推进长三角生态绿色一体化发展示范区中医联合体建设的通知》	进一步加快长三角生态绿色一体化发展示范区中医医疗联合体建设，提升一体化示范区中医药服务能力，促进长三角地区中医事业发展
2024 年 7 月	《长三角地区一体化发展三年行动计划（2024—2026 年）》	深入推进健康信息互联互通，探索医疗检查检验互联互通互认。优化异地就医医保服务，逐步扩大定点医疗机构数量
2024 年 10 月	《上海市进一步加快中医药传承创新发展三年行动计划（2025—2027 年）》	围绕长三角一体化发展国家区域重大战略实施，推进区域标准化工作探索与创新，共商联合制定标准、实施标准

近几年，长三角地区在中医药领域的一体化发展趋势日益明显，尤其是在 2021 年，长三角地区发布了多份与中医药一体化发展相关的政策文件和行动计划，进一步明确了长三角中医药一体化发展的目标和任务，要努力把长三角地区打造成国家中医药医疗服务、教育和人才培养的高地，国家中医药产教融合模式创新的制高点和策源地。围绕中医质控管理、重点专科合作、中西医汇聚创新、人才培养、中医流派传承创新、中医药标准体系建设、中医药健康旅游等七大重点领域深入开展一体化合作。①

① 张树瑛等：《推进长三角生态绿色一体化发展示范区中医区域高质量联动发展的思考》，《中医药管理杂志》2022 年第 9 期，第 10-12 页。

长三角地区在中医药领域的政策文件体现了由点到面、由浅入深的发展策略。从最初的合作备忘录到具体的行动计划，再到纳入地方的"十四五"规划和长三角生态绿色一体化发展示范区中医医疗联合体建设，政策文件逐步细化并具备更明确的实施举措。同时，上海和浙江作为首批建设国家中医药综合改革示范区的省市，通过政策引领和制度创新，为长三角中医药一体化发展提供了有力支持，有助于促进各自区域内中医药事业发展，也为区域间协同合作奠定了坚实的基础。

（二）中医药医疗联合体

自2018年长三角一体化发展成为国家战略以来，中医药领域通过建立跨区域医联体、专科联盟等形式，积极探索长三角区域间中医药协同合作发展，打破区域壁垒，推动长三角中医药一体化发展。2023年6月，一体化示范区执委会、上海市卫生健康委、"两区一县"人民政府（上海青浦、江苏吴江、浙江嘉善）、上海市中医医院六方签订了《长三角生态绿色一体化发展示范区区域中医联合体战略合作框架协议》，这是长三角一体化示范区的第一个中医医疗联合体，将为进一步促进区域中医联合体乃至长三角绿色一体化的建设与发展进行积极有益尝试。①

此外，长三角中医医疗机构探索成立了多种类型的专科联盟。2019年上海市曙光医院牵头成立了长三角健康一体化发展战略首个中医专科协作联盟——长三角中医肝病协作联盟，在长三角中医肝病协作组（共有28家成员单位，包括长三角范围内17家三级甲等中医医院、5家二级中医医院以及6家综合性医院）基础上扩容而成，按照开放、合作、共享的原则，把"曙光肝病"的特色中医药品牌融入长三角健康一体化建设中，并充分发挥长三角地区中医肝病的诊疗优势，共同为长三角地区慢性肝病患者提供高效、安全、优质、全生命周期的中医药服务。2022年7月，中国中医科学院联合上海中医药大学、南京中医药大学、浙江中医药大学、安徽中医药大学等高校，共同成立长三角中医药高等教育联盟，② 探索长三角区域中医药高级人才培养模式，为中医药的传承创新发展提供有力支撑。目前，长三角范围内已经成立了多种类型覆盖不同范围的中医药医疗联合体，如长三角中医联合体脾胃病专科联盟、长三角中医联合体中医痛症专科联盟等，共同致力于长三角地区更高层次的医疗同质化发展。

（三）名医工作室与互联网医院

通过支持在区域内开设长三角名中医工作室，柔性引进长三角地区知名中医专家资源，能够进一步促进长三角中医药的深度对接。2021年安徽省卫生健康委、省中医

---

① 李静和刘莉：《长三角地区中医药区域创新共同体的构建模式与路径探索》，《中国医药导报》2024年第4期，第157-160页。

② 唐闻佳：《长三角中医"朋友圈"扩容　名术名方惠及更多百姓》，《文汇报》2021年10月26日第6版。

药管理局确定12个工作室为第一批长三角名中医工作室项目建设单位，包括阜阳市中医医院的石学敏（国医大师）工作室、芜湖市中医医院的方邦江工作室、马鞍山市中医院的程海波工作室、太和县中医院的毛静远工作室等。工作室导师及其所带领的团队成员主要开展临床诊疗服务，提高项目建设单位专科专病救治水平，通过师带徒形式，促进本专科人才培养，利用工作室导师及团队的优势资源和平台，提升项目建设单位学科整体水平。

《关于进一步推进长三角生态绿色一体化发展示范区中医联合体建设的通知》中明确指出，将谋划“长三角名中医诊疗中心”，以长三角各流派特色诊疗服务为核心的高端名医诊疗中心，会聚国医大师、全国名中医及江浙沪名中医团队，以高层次卫生人才坐诊为基础，结合创新管理模式，为患者提供卓越的中医诊疗服务。与此同时，还将利用互联网医疗的便捷性，打造一体化的远程智慧医疗平台，实现远程名医会诊、学术交流与培训以及数据共享等功能。为加强合作，中医联合体成员单位将与复旦大学附属中山医院青浦分院、长三角（上海）互联网医院以及江苏苏州市吴江区第五人民医院等专科实力强劲的医疗机构签署合作协议。还将深化区域中医联合体数据共享等工作，依托长三角远程医疗会诊网络平台，不断提升示范区中医药服务的能力与可及性。

二　长三角中医药协同发展现状分析

随着我国将中医药发展上升为国家战略，中医药“五种资源”（卫生资源、经济资源、科技资源、文化资源和生态资源）的优势不断彰显，活力持续释放，不仅为社会提供了医疗卫生服务价值，而且激发了科技价值和经济产业价值，[①] 对社会发展的贡献率日益提升。构建以国内大循环为主体、国内国际双循环相互促进的新发展格局，离不开四大区域板块的全面融入和协调发力。[②] 经济发展是推动国家卫生事业发展的重要因素，经济发展能力与中医药服务水平的发展息息相关，国内已有不少学者通过实证研究得出中医药服务能力随着经济发展水平的提高逐步得到发展，同时中医药服务的发展也为经济发展奠定坚实的基础。[③] 此外，随着经济不断发展，我国社会主要矛盾已经转化为人民日益增长的美好生活需要和不平衡不充分的发展之间的矛盾，健

---

① 胡彬：《中医药五种资源优势待发挥》，《中医临床研究》2015年第20期，第2页。

② 孙亚红等：《基于时空计量分析方法的我国卫生资源配置现状研究》，《实用预防医学》2022年第7期，第801-804页。

③ 李震等：《我国省级区域医疗卫生与经济协调发展的时空演变研究》，《中国卫生经济》2017年第8期，第61-66页。梁锦峰、杨茜茜：《我国中医药服务能力与区域经济的耦合协调度研究》，《卫生经济研究》2021年第5期，第22-26页。

康是美好生活的最基本条件，因此要“把人民健康放在优先发展的战略地位”①。经济发展可以为人民健康提供必要的物质基础和环境基础，提高人类战胜疾病的能力，促进人群健康水平的提升，人群健康水平的提升又可以保证更多社会物质精神财富的创造，推动社会经济的发展。② 如何协调好中医药资源与服务、居民健康与区域经济之间的关系，对于长三角中医药高质量发展有着重要意义。

在“健康中国”“中医药振兴发展”“长三角一体化”的战略框架下，基于耦合协调理念，构建中医药发展水平、居民健康水平与区域经济水平耦合协调评价指标体系，测算出综合评价指数和耦合协调度，并以耦合协调度为依据探究其空间相关关系，深入分析长三角三省一市的中医药服务水平、居民健康水平与区域经济水平的协调程度，为推动长三角三省一市中医药一体化、高质量发展提供科学的参考。

（一）数据来源与指标体系构建

参考已有研究成果，③ 综合考虑数据的可获得性、科学性与易操作性，从长三角区域基本情况、中医药服务规模、中医药服务能力、中医药发展要素等四个维度选取21个指标对中医药发展水平进行评价，④ 详情见表2。数据来源于《中国卫生健康统计年鉴》《中国统计年鉴》《全国中医药统计摘编》，部分数据来源于各省区2022年《国民经济和社会发展统计公报》及《人口监测报告》等。

表2　长三角中医药发展熵权 TOPSIS 评价指标体系

<table>
<tr><th>系统</th><th>维度</th><th>指标</th></tr>
<tr><td rowspan="4">区域基本情况</td><td rowspan="2">经济状况</td><td>人均地区生产总值（元）</td></tr>
<tr><td>居民人均可支配收入（元）</td></tr>
<tr><td rowspan="2">人口结构</td><td>人口密度（人/平方公里）</td></tr>
<tr><td>60岁以上人口占比（%）</td></tr>
<tr><td rowspan="3">中医药服务规模</td><td rowspan="3">中医药资源规模</td><td>中医类医疗卫生机构数（个）</td></tr>
<tr><td>中医类别执业（助理）医师数（人）</td></tr>
<tr><td>中药师（士）数（人）</td></tr>
</table>

① 《新时代党员干部学习关键词》，党建读物出版社，2020，第153页。

② Arora and Suchit, *Health, Human Productivity, and Long-Term Economic Growth*, *Journal of Economic History* 61, 3 (2001): 699-749.

③ 梁锦峰、杨茜茜：《我国中医药服务能力与区域经济的耦合协调度研究》，《卫生经济研究》2021年第5期，第22-26页。刘欢等：《西部地区中医药与区域经济发展水平的耦合协调研究》，《卫生软科学》2023年第6期，第68-74页。伍宁杰等：《我国中医医疗服务能力与社会经济发展协调性研究》，《时珍国医国药》2022年第7期，第1780-1783页。

④ 俞郑等：《乡村振兴视角下中医药发展与精准扶贫耦合协调研究》，《中国卫生事业管理》2022年第8期，第595-599、635页。

续表

系统	维度	指标
中医药服务规模	中医药资源规模	中医类医疗机构床位数（张）
	中医药医疗服务规模	中医类医疗机构诊疗人次数（万人次）
		中医类医院出院人数（人）
中医药服务能力	中医药服务供给	每万人口中医类医院床位数（张）
		每万人口中医执业（助理）医师数（人）
	中医药服务效率	中医医院病床使用率（%）
		中医医院平均住院日（日）
		中医医院医师人均每日担负诊疗人次数（人次）
		中医医院医师人均每日担负住院床日（日）
中医药发展要素	中医药人才	中医药高层次人才数（人）
		中医类医院中注册为全科医学专业的中医师占比（%）
	中医药教育	省级以上中医类医院师承教育指导老师人数（人）
		中医类医院参与省级及以上师承教育人数（人）
	中医药科技	公立中医类医院中医药科研成果转化总金额（千元）

（二）研究方法

1. 数据标准化处理

为消除不同评价指标之间量纲的影响，采用极差法进行数据标准化处理，公式如下：

$$当指标属性为正向时：X'_{ij}=\frac{X_{ij}-\min(X_{ij})}{\max(X_{ij})-\min(X_{ij})} \quad (1)$$

$$当指标属性为负向时：X'_{ij}=\frac{\max(X_{ij})-X_{ij}}{\max(X_{ij})-\min(X_{ij})} \quad (2)$$

其中，X_{ij}为原始数据值，X'_{ij}为无量纲化处理后的指标值。

2. 指标权重计算

采用熵权法计算指标权重，即根据各项指标观测值提供的信息大小确定权重，避免指标赋权的主观性。公式如下：

$$指标 j 的熵值：E_j=-\frac{1}{\ln(n)}\sum_{i=1}^{n}P_{ij}\ln(P_{ij}) \quad (3)$$

$$指标 j 的差异性系数：D_j=1-E_j \quad (4)$$

$$指标 j 的权重值：W_j=\frac{D_j}{\sum_{j=1}^{m}D_j} \quad (5)$$

其中P_{ij}是第 i 个样本在第 j 个指标中的比例，m 是指标的总数。

3. 熵权 TOPSIS 分析

在标准化后的矩阵基础上乘以 W_j 权重，得到新矩阵，再确定正、负理想解 Z^+ 和 Z^-，分别计算正负理想解的距离以及相对贴近度，最后进行排序，具体公式如下：

$$\text{正理想解}: Z^+ = \{\max Z_{ij} \mid j = 1, 2, \cdots, n\} = \{Z_1^+, Z_1^+, \cdots, Z_n^+\} \tag{6}$$

$$\text{负理想解}: Z^- = \{\min Z_{ij} \mid j = 1, 2, \cdots, n\} = \{Z_1^-, Z_2^-, \cdots, Z_n^-\} \tag{7}$$

$$\text{计算正理想解的欧式距离}: D_i^+ = \sqrt{\sum\nolimits_{j=1}^{n} (Z_j^+ - Z_{ij})^2} \tag{8}$$

$$\text{计算负理想解的欧式距离}: D_i^- = \sqrt{\sum\nolimits_{j=1}^{n} (Z_j^- - Z_{ij})^2} \tag{9}$$

$$\text{相对贴近度}: C_i = \frac{D^-}{D^+ + D^-} \tag{10}$$

其中 $C_i \in [0, 1]$，C_i 越接近 1 则表示越接近最优水平，相反，越接近 0，越接近最劣水平。

（三）研究结果

1. 长三角地区中医药发展情况分析

为了更加直观地看出中医药发展指标的表现状况，以熵权值为依据，对指标进行排序，以此来反映指标内容对于长三角中医药发展的重要程度，各指标的权重结果见表 3。

表 3　2022 年长三角地区中医药熵权法计算权重结果

指标	信息熵值 E	信息效用值 D	权重系数 W
人均地区生产总值（元）	0.7691	0.2309	3.64%
居民人均可支配收入（元）	0.7561	0.2439	3.84%
人口密度（人/平方公里）	0.3968	0.6032	9.50%
60 岁以上人口占比（%）	0.4352	0.5648	8.90%
中医类医疗卫生机构数（个）	0.8051	0.1949	3.07%
中医类别执业（助理）医师数（人）	0.7898	0.2102	3.31%
中药师（士）数（人）	0.7477	0.2523	3.98%
中医类医疗机构床位数（张）	0.8055	0.1945	3.06%
中医类医疗机构诊疗人次数（万人次）	0.6290	0.3710	5.85%
中医类医院出院人数（人）	0.6759	0.3241	5.11%
每万人口中医类医院床位数（张）	0.7815	0.2185	3.44%

续表

指标	信息熵值 E	信息效用值 D	权重系数 W
每万人口中医执业（助理）医师数（人）	0.6586	0.3414	5.38%
中医医院病床使用率（%）	0.7841	0.2159	3.40%
中医医院平均住院日（日）	0.7999	0.2001	3.15%
中医医院医师人均每日担负诊疗人次数（人次）	0.6995	0.3005	4.73%
中医医院医师人均每日担负住院床日（日）	0.7336	0.2664	4.20%
中医药高层次人才数（人）	0.4963	0.5037	7.94%
中医类医院中注册为全科医学专业的中医师占比（%）	0.7780	0.2220	3.50%
省级以上中医类医院师承教育指导老师人数（人）	0.7396	0.2604	4.10%
中医类医院参与省级及以上师承教育人数（人）	0.6813	0.3187	5.02%
公立中医类医院中医药科研成果转化总金额（千元）	0.6903	0.3097	4.88%

使用熵权法计算得到的权重系数反映了各个指标在长三角地区中医药发展中的重要性。权重系数越高，表明该指标对中医药发展的贡献越大，对整体发展状况的影响也越显著。举例来说，人口密度和60岁以上人口占比的权重系数较高，说明老年人和高人口密度地区在一定程度上影响着民众对中医药的偏好与需求。中医类医疗机构诊疗人次数和每万人口中医执业（助理）医师数的权重系数分别为5.85%和5.38%，这两个指标都与医疗服务的提供能力有关，说明医疗服务的覆盖面和服务质量是中医药发展的关键。相对应的是，中医类医疗卫生机构数、中医类别执业（助理）医师数等指标的权重相对较低，这在一定程度上表明中医药发展已经从简单的数量扩展，逐步转变成重视服务效率的内涵发展。中医类机构数和中医医师数虽然也对中医药发展有贡献，但相对于其他指标来说，其影响力较小。值得一提的是，中医药高层次人才数的权重系数较高，为7.94%，显示了人才在中医药发展中的核心作用，高层次人才可能对中医药的创新和传承具有重要影响。

2. 长三角地区中医药发展综合评价

TOPSIS（Technique for Order Preference by Similarity to Ideal Solution）是一种多准则决策方法，它通过计算各备选方案与正理想解和负理想解的距离，来评估它们与理想状态的接近程度。表4展示了长三角三省一市中医药发展的TOPSIS评价结果。

表4 长三角地区中医药发展TOPSIS评价结果及排序

地区	正理想解距离 D^+	负理想解距离 D^-	相对接近度 C	排序结果
上海	0.135	0.187	0.580	1
江苏	0.168	0.118	0.414	3

续表

地区	正理想解距离 D^+	负理想解距离 D^-	相对接近度 C	排序结果
浙江	0. 169	0. 125	0. 425	2
安徽	0. 197	0. 091	0. 315	4

TOPSIS 评价结果显示上海市的中医药发展综合评价排名第一，这意味着上海在长三角地区中医药发展中表现最为接近理想状态；浙江紧随其后，也取得了显著成效；江苏虽然有一定成绩，但仍有提升空间；而安徽则相对滞后，需要加大投入和努力。具体而言，上海虽然在地理面积和资源总量上受限，在中医药资源总量上较少，难以像其他省份那样快速扩张医疗设施，但上海在人才、科研、服务效率和质量上具有一定优势，目前上海拥有的两院院士、国医大师、岐黄工程首席科学家、岐黄学者、杰青等人才数量位居前列，中医药高层次人才方面优势较为明显，这些高层次人才对中医药的传承、创新和发展具有重要作用，能够进一步推动中医药理论和实践的进步。

长三角各地区应根据自身特点和优势制定相应的发展策略，同时加强区域内的交流与合作，既要关注同质化，更要注重差异性，协调协同推动区域中医药整体发展，乃至能为全国区域中医药发展提供先进范例。上海作为长三角龙头城市，应当充分发挥自身示范引领作用，依托自身拥有的强大科研力量和创新资源，积极推动中医药的传承与创新发展。在区域协调发展中，上海应发挥其桥梁和纽带的作用，推动政策、资源、信息的互联互通，为长三角地区中医药的协同发展贡献力量。

三　长三角中医药高质量发展中存在的问题

中医药的发展目标和重点因地而异。长三角地区内部的经济和文化多样性导致中医药发展存在差异，进而也影响了各地的发展目标和重点。三省一市的中医药资源分布不均衡，尽管上海在中医药高层次人才、科研和服务效率方面表现突出，但其中医药整体资源受制于地理条件，相较于其他省份相对较少。而江苏、浙江和安徽在中医药资源总量上较为丰富，但在高层次人才、科研创新和服务质量上稍有不足，需要进一步对区域内的中医药资源进行优化配置。同时，由于长三角各省市在自然资源和生态环境方面的优势各异，中药产业的发展方向和发展重点也随之呈现差异。

尽管长三角区域一体化战略的提出为中医药发展指明了方向，但目前仍面临协调性不足和区域共识缺失的问题。随着当前我国进入老龄化时代，人口密集和老龄化地区对于中医药的需求更加显著，需要通过区域间的协调和合作，进一步优化资源配置，实现资源共享和优势互补，从而确保不同地区都能够得到充足的支持，提高人民群众对中医药服务的获得感和满足感。

此外，长三角地区医疗资源和人才分布的不均衡，导致疾病诊断标准、治疗方案、质量控制、数据归纳和疗效分析等方面的标准化程度不足。随着长三角区域的持续扩展，医疗监管工作面临更多挑战，监管机制和执法裁量基准的不统一增加了监管工作的复杂性。

四　区域协同中医药高质量发展启示

在长三角一体化进程中，各地应精准把握区域特色与优势，制定并落实具体的中医药发展政策，以确保中医药事业实现高质量发展。鉴于地域性差异的存在，制定符合各地特色的中医药发展策略显得尤为重要。

为了平衡经济差异造成的发展不均，应通过跨区域产业—就业合作、培育多个新核心城市等方式，① 加强区域一体化建设。作为核心区域的上海，应充分发挥龙头引领作用，带动其他三省实现区域间的紧密关联、均衡发展及结构调整，最终实现长三角区域的整体一体化。

推动长三角中医药一体化发展，信息、交通与医疗产业的融合变得愈发重要。建立医疗一体化协作网络平台、打造诊疗示范区成为当前工作的重中之重，长三角地区应当加快探索跨区域合作模式，尽快构建完善的分级诊疗和转诊体系。在此基础上，搭建并完善长三角区域整体协作网络平台，并依托这种跨区域平台，推动医疗、信息、交通共同体的深度融合。②

科技创新和人才储备，对于推动中医药领域的协调创新发展至关重要。区域一体化发展的进程中，应当不断加强区域内的中医药科研合作和高层次中医药人才的培养与交流。数据挖掘技术等新兴信息技术在传承沪苏浙皖名老中医学术经验方面发挥着关键作用。推动大型科学仪器设备、科技文献、科技数据等平台的共享，将有助于中医药的传承与创新。同时，三省一市的中医药院校应加强交流合作，丰富人才培养途径，优化人才培养机制，构建符合中医药发展规律的科研及人才评价体系，③ 为长三角中医药振兴发展注入新的活力。

---

① 张树瑛等：《推进长三角生态绿色一体化发展示范区中医区域高质量联动发展的思考》，《中医药管理杂志》2022 年第 9 期，第 10-12 页。

② 张晓杰：《长三角基本公共服务一体化：逻辑、目标与推进路径》，《经济体制改革》2021 年第 1 期，第 56-62 页。

③ 蒋文品等：《安徽省中医院医联体建设实践与分析》，《中医药管理杂志》2023 年第 21 期，第 6-8 页。

新时代振兴发展中医药事业的核心要义与实践探索*

王延隆　王晓梅　马重阳**

摘　要　中医药作为中华民族的瑰宝，承载着丰富的文化内涵和实践经验。新时代振兴和发展中医药既是国家战略的需要，也是人民健康的需求。本文以习近平总书记关于中医药的重要论述为指引，分析振兴发展中医药事业的时代要义。党的中医药思想理论以发展健康民生为出发点和落脚点，将系统思维融入中医药发展事业全过程，开辟了具有中国特色的卫生与健康发展道路，构建起包含价值论、方法论、系统论和战略论的完整理论体系，形成具有人民性、系统性、民族性和开放性的基本内涵。中国共产党对中医药思想理论的当代发展，为增进中医药事业的民生福祉与共建共享、助推中医药事业的现代转型和国际发展给出了思想指导和实践导向。

关键词　中医药事业；思想内涵；实践价值

振兴发展中医药事业一直是党的重要工作内容和战略部署。中国共产党及其历届领导人始终关注中医药的发展，作出了许多重要指示，丰富了党的中医药相关理论。党的十八大以来，习近平总书记对中医药工作作出了一系列重要论述，强调应秉持马克思主义唯物史观，运用系统观念的思维模式，将中医药当作整体系统进行认识。习近平总书记关于中医药重要论述系统回应了中医药的历史地位和时代价值，阐述了新时代中医药传承创新发展的时代问题，丰富、发展和创新了党关于中医药思想发展的理论体系。新时代振兴发展中医药事业的核心要义是秉持党关于中医药工作的重要论述，将系统思维贯穿中医药振兴发展的全局。只有全面梳理中医药振兴发展的价值基础、理论基石、现实土壤才能在不同历史时期中医药的发展轨迹中找到理论创新路径与未来发展模式。

一　党的中医药理论形成的历史渊源

中医药学源远流长，承载着中华民族数千年的智慧与实践经验，是中华民族的伟

---

* 本文是2024年度浙江省习近平新时代中国特色社会主义思想研究中心常规课题“习近平关于中医药文化的重要论述研究”（24CCG27）、2024年度浙江省习近平新时代中国特色社会主义思想研究中心研究基地课题“中医伦理的核心理念和育人价值研究”（2024ZTYB04）、2021年度教育部思政专项课题“‘时代新人’视域下大学生红色基因培育研究”（21JDSZ3193）阶段性研究成果。

** 作者简介：王延隆，浙江中医药大学马克思主义学院教授、博士、浙江省之江青年社会科学学者。研究方向：马克思主义理论。王晓梅，浙江中医药大学副教授。研究方向：思想政治教育。马重阳，浙江中医药大学党委委员、宣传部部长、副教授。研究方向：思想政治教育。

大创造，也是中国古代科学的瑰宝。中国共产党自成立以来，继承与发扬马克思主义，始终将中医药事业视为社会主义事业的重要组成部分，给予了高度的重视与全方位的支持，在不同的历史时期，通过一系列有力举措，推动中医药事业不断与时俱进，为保障人民群众的生命健康安全发挥了不可替代的关键作用。

（一）马克思主义唯物史观是党推动中医药事业发展的价值基础

马克思主义唯物史观的前提是“现实的个人”。马克思、恩格斯指出：“我们首先应当确定一切人类生存的第一个前提，也就是一切历史的第一个前提，这个前提是：人们为了能够‘创造历史’，必须能够生活。但是为了生活，首先就需要吃喝住穿以及其他一些东西。”[①] 可以看出，人类创造历史的前提是要能够健康地“生活”，要从根本上满足人作为“价值主体”的生存和生活需求。不同历史时期党始终以人民群众健康为核心，又会根据现实资源和需求变化而调整中医药发展策略，遵循了实事求是、与时俱进的唯物主义。民主革命时期，中国共产党主要将中医药作为重要的医疗卫生资源，改善苏区和解放区的医疗卫生条件。1949 年以后，中医药面临曲折发展探索，中医药的功能逐步从医疗卫生资源拓展到重要的经济资源、文化资源。中医药的百年振兴发展，虽然面临的时代发展条件不一样，但是内在的逻辑起点始终如一，这是由党的性质和宗旨决定的。千百年来的实践经验充分证实中医药对促进中国人民的健康真实有效。根据实际情况变化，坚持“实践是检验真理的唯一标准”，立足于“保障人民的生命安全和身体健康”这一基本的价值判断，大力发展中医药能够满足新时代人民群众对健康的新需求，这是中国共产党认识和看待中医药的价值起点。

（二）党的历届领导人对中医药的指示是推动中医药事业发展的理论基石

历届中国共产党人重视中医药，将其视为“人民的事业”。在长期的革命斗争中，中国共产党坚持因地制宜的灵活发展政策，充分利用中医药资源，发挥中医药治病救人的作用。在正确处理中西医关系、传承创新关系，推动中医药法律体系建设方面进行了系统实践与战略思考。毛泽东同志提出“用中西两法治疗，将中医中药重视起来”[②] 指导苏区医疗工作。中医中药在治病救人中得到推广应用，从最初仅作为军队的应急措施，发展为党的领导人自主选择并行之有效的卫生工作方针，有效地破解了中国共产党的军队在初成立时缺医少药的难题。1949 年以后，中国共产党开展了“西医学习中医”活动和群众性的卫生运动，满足工农群众医疗卫生需求。改革开放后，

---

① 《马克思恩格斯文集》第一卷，人民出版社，2009，第 531 页。

② 《毛泽东选集》第一卷，人民出版社，1991，第 65 页。

中国共产党在中医药领域进行了市场化改革探索。邓小平指出："要为中医创造良好的发展与提高的物质条件。"① 中医药文化传承随着改革开放的深入推进赢得了较快发展。1982 年宪法新增了"发展现代医药和我国传统医药"，从国家根本大法的高度为中医药文化的稳定有序发展扫清制度障碍。1985 年中央书记处强调指出："把中医和西医摆在同等重要的地位。"② 1988 年，我国成立国家中医药管理局，专司中医药管理。1996 年，江泽民同志提出"坚持中西医并重，发展中医药"，"积极利用现代科学技术，促进中医药理论与实践的发展，实现中医药现代化"。③ "十一五"期间，中医药文化建设首次纳入中医药工作重点任务。2009 年，国务院颁布了《关于扶持和促进中医药事业发展的若干意见》，将中医药文化建设纳入国家文化发展规划，意味着中医药文化发展迈入了一个崭新的历史阶段。

（三）新时代中医药工作实践是振兴发展中医药的现实土壤

党的十八大以来，以习近平同志为核心的党中央对中医药发展给予了更高关注，将中医药发展融入经济社会发展"五位一体"总体布局中，形成了新时代中医药发展的政策体系，给出了引导我国中医药事业发展前行的"路线图"。习近平总书记着眼于中医药的历史地位和时代价值，提出传承创新发展中医药的目标任务，为新时代中医药高质量发展指明了方向。2013 年，全国中医药工作会议强调："把中医药工作放到坚持和发展中国特色社会主义，坚持和发展中国特色医药卫生事业大局中去谋划、贯彻和落实。"④ 2015 年，习近平指出："中医药学是中国古代科学的瑰宝，也是打开中华文明宝库的钥匙。……希望广大中医药工作者……充分发挥中医药的独特优势，推进中医药现代化，推动中医药走向世界。"⑤ 为贯彻中医药传承创新发展方略，我国把中医药文化作为落实"四个自信"的载体，推动其融入"一带一路"倡议并"走出去"。2017 年《中华人民共和国中医药法》出台，中国历史上"首次在法律层面对中医药及其重要地位、发展方针进行了明确"⑥。新冠疫情开始后，国家《新型冠状病毒感染的肺炎诊疗方案（试行第三版）》将中医作为治疗方案之一，推进中医药医疗参与到公共卫生应急处置中。党的十八大以来，以习近平同志为核心的党中央围绕中医药振兴发展这一主题，按照系统的政策设计和规划，联动人、事、物等要素，对中医药文化、医疗、产业、对外交流与合作等作出整体部署，在实践中不断提升中医药振兴发展的方法和路径。

---

① 中共中央文献研究室编《邓小平年谱（1975-1997）》（上），中央文献出版社，2004，第 370 页。

② 《新中国 70 年大事记（1949. 10. 1—2019. 10. 1）》（上），人民出版社，2020，第 633 页。

③ 《江泽民文选》第一卷，人民出版社，2006，第 600 页。

④ 王国强：《把中医药工作放到全局和大局中谋划》，中国共产党新闻网，2013 年 1 月 16 日。

⑤ 《习近平致中国中医科学院成立 60 周年的贺信》，《人民日报》2015 年 12 月 23 日第 1 版。

⑥ 王晨：《推动中医药法贯彻实施 促进中医药事业健康发展》，《人民日报》2017 年 7 月 31 日第 6 版。

习近平总书记重视中医药，以系统思维发展中医药，将其纳入治国理政总体布局。他明确指出了中医药的显著特色与重要性，深入探讨了在新时代背景下如何正确理解中医药、怎样推动其发展以及期望中医药向何种方向演进等关键且长远的议题。①

二　新时代中医药振兴发展重要论述的核心要义

中医药振兴发展关键在人，对中医药的工作实践科学地表明人既是价值主体又是实践主体，始终强调把人民的生命安全和身体健康放在首位，深刻把握中医药与个体生活方式、经济社会发展、自然生态环境等系统关联，将系统思维融入中医药发展事业全过程。新时代党关于中医药的重要论述的理论内涵，从价值论、方法论、系统论和战略论的维度看，主要包括以下内容。

（一）价值论：把发展健康民生作为中医药发展的出发点和落脚点

新时代振兴发展中医药必须把始终坚持“把人民群众生命安全和身体健康放在第一位”作为工作原则，将全民健康置于实现“两个一百年”奋斗目标的基础性地位。全民健康是实现全面小康不可或缺的基础条件，中医药是中华文明瑰宝，是中华民族5000多年文明的结晶，在全民健康中应该更好地发挥作用。要实现全民健康，就要减轻人民群众疾病痛苦，开展预防健康卫生事业，保障人人健康，提高人民群众的美好生活质量。人人享有卫生保健一直是各国医疗改革的目标追求，同时也是建设健康中国的重要依托。在健康中国建设中充分发挥在预防救治中的优势和作用是中医药发展的目标。中医药因其“治未病”思想以及“简便廉验”的特色和优势，将“已病就医”转为“未病先防”的办法，有助于减轻家庭及国家的医疗负担，从而有利于实现人人享有卫生保健的权利。

发展中医药、建设健康中国彰显了党执政为民与中医药保障人民生命健康的内在统一。要积极弘扬和实践中医药文化，始终秉持为全体人民健康保驾护航的奋斗目标，在向人民群众提供更加方便价廉、全方位高水平的中医药服务的同时传递中医药文化理念。全面振兴中医药已经发展成为促进医疗卫生事业发展、保障人民群众健康生活的一项重要基础工程。国家注重中医药发展顶层设计，充分把握整体性，遵循全面协调发展规律，根据不同群体、不同地域所产生的不同中医药文化需求，从知病防病到治病养生，构建起完善的中医药文化建设体系，始终将人民群众健康作为出发点和落脚点，并有效打造“人类卫生健康共同体”，为全世界提供中医药的健康治理方案。

① 《习近平讲故事（第二辑）》，人民出版社，2022，第220页。《这一年，总书记的基层足迹》，《人民日报》2021年12月31日第1版。《全民健康托起全面小康——习近平总书记关心推动健康中国建设纪实》，《人民日报》2020年8月8日第1版。

（二）方法论：体现对中医药文化传承与创新辨证规律的遵循

在新中国成立初期，政府统一调配社会医疗资源，化解我国群众健康发展不均衡的问题，在市场经济阶段，引进社会力量和国外企业投资，最大限度盘活中医药发展资源以促进中医药文化产出。中国共产党基于中华优秀传统文化创造性转化和创新性发展的需要，在“两创”道路上积极推进中医药文化进一步发展，在实践中形成了由浅入深、由局部至整体的渐进式改革与探索。习近平总书记指出：“传承中华文化，绝对不是简单的复古，也不是盲目的排外，而是古为今用、洋为中用、辩证取舍、推陈出新，摒弃消极因素，继承积极思想，‘以古人之规矩，开自己之生面’，实现中华文化的创造性转化和创新性发展。”[①] 习近平总书记站在唯物史观和辩证否定观的视角指明了正确认识和对待文化遗产的方法论：以善于区分、去粗取精、去伪存真的实践传承与保护传统文化。总体而言，中医药文化传承创新的发展历程与对中西医内在关系认知的转变、对传统文化臧否观念的激越相交织。

新时代党和政府从制定政策、资金投入和人才队伍建设多个维度协同推进中医药文化发展，从依靠政策调控转变为全方位系统推进中医药文化建设。运用新型中医药师承教育，培养具有中医辨证思维和传统文化素养的中医药人才。按照“组织标准化培训、建设标准化人才队伍、开展标准化项目立项”等方式，推进中医标准化制定进程，致力于构建符合中医药研发特征的评价审批体系。[②] 加大科技创新驱动力度，强化中医药科学思维，用现代科学解释中医，加强中医药科研院校与中药企业的产学研融合发展，深入推进中医药发展现代化和国际合作进程。中医成为国际社会感知中国形象、精神、力量的“重要窗口”。

（三）系统论：将系统思维融入中医药发展事业全过程

应将振兴发展中医药事业看作一个有机整体，深入考虑要素、系统、环境之间的相互影响以及结构与功能之间的紧密关联，系统谋划，统筹健康事业发展与中医药发展的关系。健康状况受个人遗传特性、日常生活习惯、社会政策以及外部生存环境等诸多因素的共同作用。从辨证论治的角度看，中医未病先防、既病防变等的哲学思想体现了中医思想的整体性、系统性。推动中医产业的创新和中医现代化也是系统的工程，坚持中医事业现代化与中药产业化发展同步，要实现理论与实践统一，象数理合一的中医现代化，也要联结中药种植、炮制、生产等环节，实现中药走出国门的中药产业化。《中医药发展战略规划纲要（2016-2030年）》中提出在中国特色医药卫生

① 习近平：《在文艺工作座谈会上的讲话》，《人民日报》2014年10月15日第1版。

② 《中医药标准化制订工作全面启动》，《中国医药报》2006年8月8日第7版。

体系下要大力弘扬中医药文化。首届中医药文化大会提出建设“中医药文化与产业共同体”，以大健康产业为依托，在产学研融合视域下，促进中医药文旅产业新发展。

通过系统思维，要辩证看待中医药传承创新发展。2019 年，习近平总书记就中医药发展工作作出重要指示：“要遵循中医药发展规律，传承精华，守正创新。”① 他提倡要把中医药发展同传统文化继承发展，同生态环境保护，同文旅产业发展等相结合，系统推进中医药守正创新。这一观点为新时代中医药文化摆脱困境指明了方向，并为中医药文化遗产继承、保护与发展之间的辩证关系提供了明晰的思考路径，为新时代中医药文化走出困境提供了破解之道。中医药学在西方医学和现代科技的冲击与挤压中面临前所未有的严峻挑战，唯有通过创造性转化和创新性发展，方可突破现实困境走向未来繁荣。

（四）战略论：坚持走开放包容的中医药文化走出去的发展战略

全球化背景下，中医要实现国际化和快速发展亟待建立自身的话语体系和学科体系，推进中医药文化传承与发展。一方面，循序渐进地推进中医药的文化传承和创新，推进中西医相互包容、共同发展，结合传统与现代医学知识，在遵循卫生和健康发展普遍规律的同时，也要注重充分挖掘传统文化资源，以培育具有民族特色的中医药产业。另一方面，基于对我国现实国情、社会制度及民族文化的科学判断，坚持开放包容的中医药文化走出去战略，坚持以开放姿态和世界保持沟通与合作，推动中医药在全球健康治理领域的积极参与。不断加强与世界卫生组织的合作，在伦敦第一家海外中医孔子学院的成立、首批全国名老中医药专家传承工作室的建设和“中医药+”跨界融合体系的打造等资源融合背景下，中医药文化正全面融入世界人民的社会生活。

在全世界健康卫生工作中，以中医药为代表的传统医学发挥着巨大的作用。习近平总书记指出：“要遵循中医药发展规律，传承精华，守正创新，加快推进中医药现代化、产业化，坚持中西医并重，推动中医药和西医药相互补充、协调发展，推动中医药事业和产业高质量发展，推动中医药走向世界，充分发挥中医药防病治病的独特优势和作用，为建设健康中国、实现中华民族伟大复兴的中国梦贡献力量。”② 《中医药“一带一路”发展规划（2016-2020 年）》的发布是习近平总书记构建“人类卫生健康共同体”倡议的落实之举。这个规划不仅使新时代中医药在世界卫生健康事业中作出贡献，还为中国文化在海外的交流与传播提供了动力。习近平总书记指出：“中医药学是中国古代科学的瑰宝，也是打开中华文明宝库的钥匙。”③ 中医药文化是中华

---

① 习近平：《传承精华守正创新 为建设健康中国贡献力量》，《人民日报》2019 年 10 月 26 日第 1 版。

② 《全民健康托起全面小康——习近平总书记关心推动健康中国建设纪实》，《人民日报》2020 年 8 月 8 日第 1 版。

③ 《习近平书信选集》第一卷，中央文献出版社，2022，第 73 页。

文化的重要表现形式，《中国国家形象全球调查报告2016-2017》显示，中医药文化在代表中国文化的元素中位列第二。[①] 为了让中华文化更好地走向世界，党和国家出台《关于实施中华优秀传统文化传承发展工程的意见》《中医药发展战略规划纲要（2016-2030年）》《中共中央　国务院关于促进中医药传承创新发展的意见》等文件，将中华医药作为代表性项目重点打造，推动中医药技术、典籍和文化国际传播，发挥其在促进全球健康环境治理中的重要价值和作用，为构筑“人类卫生健康共同体”作出积极贡献。同时，“将中医药纳入构建人类命运共同体和‘一带一路’国际合作的重要内容，实施中医药国际合作专项”。《中国的中医药》白皮书显示：中医药传播遍及183个国家和地区，海外建立的中医药中心已有10个，中医药事业已成为中国与世界各国开展人文交流、促进东西方文明互鉴的重要内容。[②]

三　新时代振兴发展中医药事业的系统特征

党在振兴中医药发展实践中逐步形成了理论体系，充分体现了“以人民为中心，以健康为根本”的理论特质。同时，又具有鲜明的民族特点和时代特点，表现出人民性、系统性、民族性和开放性的理论特点。

（一）坚持人民立场

人民健康是国家昌盛民族振兴的重要标志。党的二十大报告提出：“把保障人民健康放在优先发展的战略位置，完善人民健康促进政策。”[③] 全民健康是实现全面小康的关键目标与基石，而健康是全面小康的重要标志。实现发展的核心在于人，而人实现发展的前提是有健康的体魄。全面进入小康社会以后，实现人民群众美好生活的根本要素是“健康共富”。中医药中蕴含先进的健康理念，通过“治未病”进行防治和综合调理，在延长生命的同时提高生存质量，从而实现“健康共富”。我们要深入学习习近平总书记重要讲话精神，从民族健康的角度来认识中医药，推进中医药发展，充分发挥中医药在病前预防、重大疾病治疗、病后康复过程中的重要作用，提升中医药服务人民生命健康的能力，坚持以人民为中心的基本立场。

（二）秉持文化自信

历届领导人关于中医药的重要论述深植于民族文化，与中国特色社会主义实际相

① 秦宇龙、朱蕗鋆：《中医药成为中国文化主要代表元素》，《中国中医药报》2018年1月8日第1版。

② 《我国首次发布中医药发展白皮书〈中国的中医药〉》，《中医杂志》2017年第2期，第95页。

③ 习近平：《高举中国特色社会主义伟大旗帜为全面建设社会主义现代化国家而团结奋斗》，《人民日报》2022年10月26日第1版。

结合，彰显了中医药文化自信。习近平总书记高度评价了中医药的地位和价值，指出我们的文化自信是建立在五千多年文明传承基础上的。正如习近平总书记所说："希望广大中医药工作者增强民族自信，勇攀医学高峰，深入发掘中医药宝库中的精华，充分发挥中医药的独特优势。"① 随着近代以来的西学东渐、西医东渐，西方学者因坚持西方文化霸权主义、西方医学沙文主义的立场，将西医范式作为唯一评价准则，对包括中医药在内的传统医学进行污蔑和贬斥，这给中医药从业者乃至中国人带来强烈的文化自卑感。步入新时代，要坚持和发展好中华民族历经5000多年形成的中医药文明，更好发挥中医药在治病救人中的积极作用。新时代我国中医药事业发展的伟大成就不仅为全球中医药事业发展作出贡献，证明了文化自信的合理性，还为世界各国提供了卫生健康事业发展的"中国方案"。

（三）凸显开放包容

马克思主义经典作家认为，人类彻底解放和自由全面发展的实现，总是伴随着历史向世界历史的演进而发生的。随着人类文明向共性的历史向度演进，系统思维要求作为系统应保持对系统外部的开放性，习近平总书记提出的构建"人类卫生健康共同体"理念正是基于这样的系统思维来寻求应对全球范围内健康治理世界性难题的中国答案。在全球范围之内，人类健康发展的供需矛盾一直存在，"看病贵、看病难"的问题在世界范围内都有不同程度的体现，保持开放理念的全球健康治理体系是解决难题的"钥匙"。鉴于突发性公共卫生事件具有全球性传播的特性，我们需要积极主动同世界卫生组织和其他国家开展合作，与各国共建健康风险防控和健康共同体治理的共享机制。面对疫情，中医药在抗击新冠疫情过程中早介入、早使用，全程参与，有效阻断了疫情扩展和蔓延，在救治过程中发挥了重要作用。中医药的独特优势在于其辨证论治和多靶点干预的理念。我国充分利用这些优势，发展出一套以中医药为核心，结合现代医学手段的系统治疗方案。这一方案不仅彰显了中医药的特色，也是中西医结合救治的成功实践，是新时代中医药传承与创新的重要里程碑。

四 新时代振兴发展中医药事业的实践路径

党的十八大以来，中国共产党始终致力于中医药的传承与发展，持科学理性态度，坚持中西医并重战略，推进了中医药现代化转型。从习近平总书记关于中医药重要论述到新时代我国中医药发展政策体系，是一个从理论发展到实践提升的系统工程。党关于中医药重要论述作为构建新时代中国中医药发展体系的重要引领，有助于助推中

① 《习近平致中国中医科学院成立60周年的贺信》，《人民日报》2015年12月23日第1版。

医药事业的现代转型、彰显中医药事业的共建共享、发展中医药事业的民生福祉、推动中医药事业的国际化发展。

（一）发展中医药事业的民生福祉

中国共产党重视和发展中医药体现了党治国理政的战略思维，体现了中国共产党人“不忘初心、牢记使命”的宗旨。回顾我国中医药文化传承和创新发展的百年历程，我国中医药事业是在国家中医药资源、党的执政理念、国民卫生与健康文化需求三者关系中，不断发展演化而来的。在不同历史阶段，党始终坚持“以民为本”，将人的健康诉求和精神文明放在决策的中心位置。增进民生福祉，进一步推进分级诊疗制度、全民医保制度等卫生健康领域制度的综合治理，强化资金支持，优化财政资金和医疗资源的使用效能。更高水平的医疗卫生服务被纳入民生工程范畴，构建防治并重的现代医疗卫生服务体系。中医药事业发展坚持发展为了人民，把人民福祉摆在首要位置，确保改革发展成果更广泛、更公平地惠及全体人民。

（二）彰显中医药事业的共建共享

在全国卫生与健康大会上，习近平总书记指出：“新形势下，我国卫生与健康工作方针是：以基层为重点，以改革创新为动力，预防为主，中西医并重，把健康融入所有政策，人民共建共享。”① 习近平总书记强调医疗卫生事业的公益性，强调任何时候都要坚持公益性。健康公平是实现社会公平正义的重要内容，明确了我国基本医疗卫生服务的公益性，具有保障公平的基础性作用，体现在人民群众对食品药品安全的基本保障，体现在公平地享有基本医疗服务和医疗保障。中医药具有丰富、独特且广泛的资源，医疗手段简便验廉，可不完全依赖大型仪器检验，又能最大限度将疾病预防与治疗相结合统筹规划，能够最大程度地覆盖基层群众，具有很大的公益性。同时中医药群众基础良好，在群众中的可接受程度较高、认可程度较好，可以扎根基层，可缓解民众“看病难”“看病贵”的问题，或成为深化医改的发力点，为促进资源共享、社会公平发挥巨大作用。

（三）助推中医药事业的现代化转型

针对健康领域诸多政策“碎片化”格局以及人民群众对健康更高层次的需求，要持续推进以治病为中心向以人民健康为中心转变，将人民健康放在优先地位，将改革重点落实于深化医药卫生体制改革，系统规划改革路径，切实缓解妇幼、老年人、残疾人等关键群体医疗服务资源不足问题，建构基于健康事业系统化改革的顶层架构，

---

① 《习近平著作选读》第一卷，人民出版社，2023，第 501 页。

致力于提升整体健康体系治理效能，推进中医药事业治理体系和治理能力现代化建设。中国共产党人秉承对人民健康、文化的关切是社会发展的逻辑起点这一原则，始终坚持唯物史观，科学对待中医药，在实践中利用、传承和发展中医药文化，在中西医两种医学模式的比较和协同中，逐步推进中医药文化发展和现代化转型，并取得显著成效。党的十八大以来，中国通过制定政策、加大资金投入、重视人才队伍建设，通过系统化的改革来推进中医药发展，中医药获得了前所未有的重视和发展。中医药法、中医药“十四五”规划等等一系列法律法规不断出台，为推动中医药现代转型及健康中国建设营造了良好制度氛围。

（四）推动中医药事业的国际化发展

运用系统化、整体性思维逻辑，透过不同层次的国际交流与合作分享并汲取发展经验，积极参与全球健康治理的建构，并通过推进“健康中国”战略，推动中医药走向世界，发挥中医药在公共卫生健康事业中的突出作用，不断提高中医的国际话语权。作为负责任的大国，积极发挥中医药在国际交往合作中的促进作用，未来的中医药事业发展应顺应全球化趋势，积极遵循中医药事业的科学发展规律，统筹本土发展与全球化，在彰显社会主义制度属性的前提下与其他国家共同推进人类卫生健康共同体建设。

站在历史和时代的高度审视，振兴发展中医药事业需要以习近平总书记关于中医药的重要论述为指引，以系统思维为统领，实现中医药发展的历史定位、战略地位、政策制度以及行动方案等发展维度的全覆盖，清晰勾勒中医药发展的重点与路径。从中医药服务能力、中医药人才队伍建设、中医药国际化传播等角度找到我国新时代中医药事业发展的钥匙，进一步推进新时代中医药事业治理体系和治理能力现代化。

公立中医院现代医院管理制度的实施现状与优化策略*

荣　超　吴群红**

摘　要　随着我国医药卫生体制改革的深化，建立现代医院管理制度已成为公立医院治理现代化的核心任务。本文探讨了公立中医院实施现代医院管理制度的现状和优化策略。通过分析国务院和地方政府的相关政策文件，本文总结了现代医院管理制度的主要特点，包括权责清晰、管理科学、治理完善等，并探讨了这些特点在公立中医院中的具体应用。研究发现，虽然现代医院管理制度推动了中医院的管理规范化、精细化和科学化，但在实际执行过程中，仍面临诸如党委领导下的院长负责制职责不清、行政管理对医院自主权的限制、财政投入与补偿机制不合理等问题。本文提出了优化策略，包括明确职责分工、减少行政限制、调整财政投入机制和科学反映中医药特点的医保政策，以期为推动公立中医院的现代化发展提供理论和实践参考。

关键词　现代医院管理制度；公立中医院；医疗体制改革；中医药特色；运营管理

随着我国医药卫生体制改革的不断深入，建立现代医院管理制度已成为公立医院治理现代化的重要方向和核心任务。2017 年 7 月，国务院办公厅发布了《关于建立现代医院管理制度的指导意见》，明确指出，全面深化公立医院综合改革的关键在于构建一个符合中国国情的现代医院管理体系。该指导意见强调，现代医院管理制度应具备权责清晰、管理科学、治理完善、运行高效、监督有力等特点，旨在推动各级医院实现管理的规范化、精细化和科学化，以全面提升医院的运营效率和服务质量。2018 年 1 月，《浙江省人民政府办公厅关于建立现代医院管理制度的实施意见》进一步在省级层面具体化了这一制度的实施路径，提出了改进公立医院领导人员管理、强化医院综合监管、落实公立医院经营管理自主权等一系列措施，加速推进现代医院管理制度的建设与实施。国家卫生健康委、国家中医药局 2020 年 12 月发布的《关于加强公立医院运营管理的指导意见》，从运营管理的角度，提出了推动公立医院高质量发展，优化管理模式和运行方式，提升医院运营管理的科学化、规范化、精细化、信息化水平的具体措施。这些政策文件的陆续出台，进一步明确了建立现代医院管理制度对于公立

* 本文是浙江省哲学社会科学领军人才培育课题“大数据驱动下中医药特色居家医养结合综合服务能力评价与促进策略研究”（21QNYC16ZD）阶段性研究成果。

** 作者简介：荣超，浙江中医药大学人文与管理学院副院长、教授，硕士生导师。研究方向：中医药现代化，卫生政策与管理。吴群红，哈尔滨医科大学卫生管理学院教授，博士研究生导师，教育部“长江学者”特聘教授。研究方向：卫生政策和卫生制度研究。

医院尤其是公立中医院的重要性与紧迫性。2023 年 3 月中共中央办公厅、国务院办公厅印发《关于进一步完善医疗卫生服务体系的意见》，提出了优化资源配置、加强人才队伍建设、提升公共卫生服务能力等一系列措施，为公立中医院的现代化发展提供了更加有力的政策支持。这些政策不仅为公立医院的管理改革指明了方向，也为公立中医院的现代化发展奠定了坚实的基础。

对于公立中医院而言，研究并实施现代医院管理制度具有极为重要的现实意义。中医药作为中华民族传统医学的瑰宝，承载着深厚的历史和文化底蕴。在现代社会中，如何在保持中医药传统特色的同时，结合现代管理理念与技术，实现中医药的创新与发展，是中医院现代化建设中亟待解决的重大课题。与此同时，随着社会经济的不断发展和人民群众医疗需求的日益多样化，公立中医院面临着前所未有的挑战与机遇。现代医疗环境对中医院提出了更高的要求，迫使其必须适应新兴的医疗模式、技术和管理方式，以提供更加全面、综合的医疗服务。因此，建立现代医院管理制度，不仅是顺应国家政策导向、提高公立中医院治理能力的必要举措，更是推动中医药现代化发展的战略选择。

在建立现代医院管理制度方面，公立中医院现代化发展的潜力巨大。通过引入现代管理理念、信息化技术和质量管理体系，中医院不仅能够显著提升管理效能与服务质量，还可以在保持中医药特色的基础上，逐步实现与现代医学的有机结合。这一制度的建立，有助于加强中医院的质量管理和医疗安全保障，规范诊疗流程和标准，提高医疗服务的精准性，确保患者获得高水平的医疗护理。同时，现代医院管理制度的研究与实践，将为中医药文化的传承与创新提供有力支撑，进一步巩固中医院在我国医疗体系中的独特地位。

建立现代医院管理制度对于公立中医院的治理现代化具有深远的战略意义。本文将从制度设计、实施现状与优化策略等多个维度出发，深入探讨公立中医院在实施现代医院管理制度过程中所面临的挑战与机遇，并提出切实可行的对策建议，以期为推动中医院的现代化治理提供理论与实践参考。

一　现代医院管理制度概述

（一）现代医院管理制度的基本概念

现代医院管理制度是指在社会主义市场经济条件下，基于产权清晰、权责明确、政事分开、管理科学的原则，建立的一种医院管理体系。这一制度的核心目标是实现医院治理体系和管理能力的现代化，确保医院能够在竞争激烈且资源有限的环境中高效、规范地运行。现代医院管理制度强调医院的自主权和规范化管理，旨在通过系统化的管理手段，提升医院的服务质量、运营效率和社会责任感，使其更好地适应市场经济和社会需求的变化。

在公立医院中，现代医院管理制度的应用主要体现在以下几个方面。一是医院章程制定。各级公立医院应根据现代医院管理制度的要求制定医院章程。章程应明确医院的性质、办医宗旨、功能定位、管理体制等内容，这是医院管理和运行的基本依据。通过制定和实施章程，医院可以确保其发展方向的明确性，并保障管理的科学性和规范性。二是决策机制。在公立医院中，院长负责全面管理医院的医疗、教学、科研和行政工作。然而，重大事项的决策需要经过医院党组织会议的研究和讨论，以确保决策的科学性、民主性和公正性。这一机制不仅增强了医院管理的透明度，还保证了医院决策的合理性和可行性。三是民主管理。现代医院管理制度倡导民主管理，强调职工在医院管理中的参与性。通过职工代表大会等形式，医院职工可以参与民主决策、民主管理和民主监督，推进院务公开。这样的管理方式有助于增强职工的主人翁意识，提升医院内部的凝聚力和向心力。四是医疗质量安全管理。在现代医院管理制度下，医疗质量和安全管理是核心内容之一。医院需建立全员参与的医疗质量管理与控制工作制度，严格执行首诊负责、三级查房等核心制度，以确保医疗质量和患者安全。此类管理措施能够有效减少医疗差错，提高诊疗的科学性和安全性。五是人力资源管理。现代医院管理制度强调人力资源的科学管理。公立医院需要建立健全人员聘用、岗位管理、职称管理和收入分配等制度，以确保人力资源的合理配置和有效管理。通过科学的人力资源管理，医院能够激发员工的工作积极性，并提升整体的医疗服务水平。六是财务资产管理。在公立医院中，财务资产管理是确保医院经济活动合法合规的关键。现代医院管理制度要求医院的财务收支、预算决算、会计核算等活动必须纳入医院财务部门统一管理，以提高资金使用效益，确保医院的经济活动透明和高效。七是绩效考核。现代医院管理制度强调绩效管理的重要性。公立医院需建立健全绩效考核指标体系，考核结果应与医务人员的岗位聘用、职称晋升、个人薪酬挂钩。这一体系能够有效激励医务人员的工作积极性，推动医院整体服务质量的提升。八是人才培养。在现代医院管理制度中，人才培养是医院持续发展的关键。医院应落实住院医师规范化培训、专科医师规范化培训和继续医学教育制度，以提升医务人员的专业水平。这不仅有助于提高医疗质量，还能确保医院在医学领域的持续创新和进步。九是科研管理。公立医院在现代医院管理制度的框架下，应加强科研管理，推进临床医学研究和诊疗技术创新。通过加强科研管理，医院可以提升科研能力，推动医学技术的发展，为患者提供更高水平的医疗服务。十是健全后勤管理制度。完善的后勤管理制度是确保医院正常运转的重要保障。医院需建立完善的后勤保障体系，确保医疗设备、药品、物资的供应和管理，以提高医院的后勤服务水平，支持医疗工作的顺利开展。十一是健全信息管理制度。现代医院管理制度强调信息化建设的重要性。公立医院应推进医院信息化建设，建立健全电子病历和医院管理信息系统，提高信息管理和服务水平。这不仅有助于提升医院的管理效率，还能优化患者的就医体验。十二是加强医院文化建设。医院文化是医院核心价值观的体现。现代医院管理制度要求医院通过开展文化活动、树立医院精神，增强职工的凝聚力和归属感，营造良好的医院文化氛围。这对于医院的长远发展和团队建设具有重要意义。十三是全面开展便民惠民服务。在现代医院管理制度的指导下，公立医院应全面开展便民惠民服务，推行预约诊疗、延长门诊时间、优化就医流程等措施，提升患者的就医体验，提供便捷、高效的医疗服务。这样的举措不仅体现了医院的社会责任，也有助于提升医院的公众形象和服务质量。

（二）现代医院管理制度的发展历程

现代医院管理制度在中国的发展经历了多个阶段，逐步形成了适应社会主义市场经济条件、结合中医药特色的公立中医院管理体系。以下是现代医院管理制度在中国的发展历程。

1. 初期探索阶段（20 世纪 80 年代—2000 年）

改革开放后，中国的医疗卫生体制改革逐步展开。在此背景下，医院管理制度也开始迈向现代化。然而，这一时期的管理主要依赖于行政命令，缺乏系统的管理制度和科学化的规范。在初期探索阶段，医院管理以行政命令和政府指令为主，医院内部管理尚未形成系统化的模式，缺乏明确的管理架构和科学的管理手段。医院的运作更多依赖于经验和传统方式，管理方式相对简单，无法适应日益复杂的医疗服务需求和市场化发展的要求。

2. 制度初步建立阶段（2000—2010 年）

随着医疗卫生体制改革的深入，国家开始逐步重视医院管理制度的建设。为了提高医疗服务质量和效率，逐渐引入现代医院管理理念，医院管理开始从经验管理向科学管理转变。2009 年，国务院发布了《关于深化医药卫生体制改革的意见》，明确提出要建立现代医院管理制度的目标。这一政策标志着医院管理从行政命令式的管理转向制度化、规范化的管理模式。在这一阶段，医院管理制度初步建立，院长负责制开始推行，医院开始尝试实施绩效考核、人力资源管理等现代管理手段。医院管理逐步摆脱单一的行政命令模式，开始注重管理的科学性和制度化。同时，中医院也开始探索如何在保留中医药特色的基础上引入现代管理理念，为后续的发展奠定了基础。

3. 全面推进阶段（2010—2020 年）

进入 21 世纪第二个十年，中国的医药卫生体制改革进一步深化，国家大力推动公立医院的改革，现代医院管理制度的建设成为医改的重要内容之一。2017 年，国务院办公厅发布了《关于建立现代医院管理制度的指导意见》，明确了现代医院管理制度的总体要求和基本原则。这一文件为各级各类医院的管理提供了指导方向，标志着现代医院管理制度的全面推进。在这一阶段，医院管理制度得到进一步完善，医院章程的制定、决策机制的优化、民主管理的落实以及医疗质量和安全管理的全面提升，都成为现代医院管理制度的重要组成部分。公立中医院在此期间也逐步完善了其管理体系，将中医药特色与现代管理理念相结合，探索形成了符合自身特点的管理模式。

（三）现代医院管理制度在公立中医院中的引入与发展

随着医疗卫生事业的发展，国家进一步推动医院管理制度的深化和完善。尤其是在公立中医院中，现代医院管理制度的发展更加注重中医药特色的体现和服务体系的建设。2020 年，国家中医药管理局发布了《公立中医医院章程范本》，指导各地科学有序推进公立中医医院章程的制定工作。这一政策进一步强调了中医药特色在现代医院管理制度中的重要性，并为中医院的管理制度提供了具有可操作性的指导。在这一阶段，公立中医院在管理制度的建设中更加注重中医药特色的融合与发展。通过完善医院章程、推进中医药服务体系建设、提升中医药服务能力，公立中医院不仅在管理上趋于现代化和科学化，还在中医药的传承与创新方面取得了显著进展。这一时期的现代医院管理制度已不仅仅是管理模式的创新，更是中医药文化与现代科技相结合的重要体现。

现代医院管理制度在公立中医院中的引入与发展，是中医药特色与现代管理理念相结合的过程。这一发展不仅在管理层面实现了现代化，也在中医药的传承与创新中发挥了重要作用。以下是现代医院管理制度在公立中医院中具体的引入与发展情况。

1. 中医药特色管理

公立中医院的功能定位明确强调了中医药服务的核心地位，主要聚焦于提供急危重症和疑难复杂疾病的中医诊疗服务，以及中医优势病种的门诊诊疗服务。这一定位确保了中医药在现代医疗体系中的独特角色，为患者提供了具有中医药特色的高质量医疗服务。在现代医院管理制度的框架下，公立中医院在制定医院章程、优化决策机制和实施民主管理时，突出中医药特色，确保中医药服务在医院管理中的核心地位。例如，医院在制定决策时，会充分考虑中医药服务的特殊性，确保决策能够支持和促进中医药的持续发展。此外，医院管理层通过民主管理机制，积极吸纳中医药专业人员的意见和建议，确保管理决策能够切实反映中医药的需求和特色。

2. 中医药人才培养

中医药人才的培养是公立中医院管理制度中的重要组成部分。通过落实中医住院医师规范化培训和继续教育制度，公立中医院不断提升中医药人才的专业水平和服务能力。这些措施不仅保障了中医药人才的持续成长，还确保了医院能够为患者提供高水准的中医药服务。为了增强中医药服务能力，公立中医院通过多种途径引进高水平的中医药人才。这些途径包括与中医药高校的合作、设立人才引进计划以及提供有竞争力的工作条件和发展机会。这些努力确保了中医院在激烈的医疗市场中能够吸引和留住顶尖的中医药专业人才，从而持续提升医院的整体服务水平。

3. 中医药科研

现代医院管理制度的引入，极大地推动了公立中医院在科研创新方面的进步。医院积极支持中医药科研创新，推进中医药临床研究和适宜技术的推广。例如，医院设立专门的科研基金，鼓励医务人员开展中医药领域的创新研究，并积极推动科研成果的临床应用。为确保科研工作的规范化和高效性，公立中医院加强了科研管理，提升了科研能力和水平。通过建立健全的科研管理制度，医院在科研项目的立项、经费管理、成果转化等方面实现了科学化管理，推动中医药诊疗技术的不断创新和应用。

4. 医院文化建设

在现代医院管理制度的指导下，公立中医院高度重视中医药文化建设。医院通过多种形式弘扬中医药传统文化，增强职工的凝聚力和归属感。例如，医院定期举办中医药文化讲座、展示中医药历史文物等方面的文化活动，营造浓厚的中医药文化氛围。医院还通过开展丰富多彩的文化活动，进一步增强职工的归属感和凝聚力。这些活动包括中医药知识竞赛、传统节日庆祝活动等，不仅丰富了职工的业余生活，还增强了他们对中医药文化的认同感，形成了具有中医药特色的医院文化。

5. 信息管理

现代医院管理制度的实施，也推动了公立中医院的信息化建设。医院通过建立健全电子病历系统、医院管理信息系统等，极大地提高了信息管理和服务水平。例如，医院通过信息化手段，实现了医疗信息的互联互通，为患者提供更加精准、高效的医疗服务。在信息化建设的基础上，公立中医院还加强了数据管理，确保医疗数据的安全和有效利用。通过建立严格的数据管理制度，医院能够有效保护患者隐私，同时确保医疗数据在科研和管理中的合理应用，为中医药的持续发展提供数据支持。①

6. 后勤管理

后勤管理是公立中医院正常运行的基础。现代医院管理制度的引入，使医院后勤保障体系得到了进一步完善。医院通过健全的管理机制，确保医疗设备、药品、物资的供应和管理始终处于最佳状态，为临床工作提供了有力支持。医院还通过提供高质量的后勤服务，确保医院的正常运行和患者的舒适体验。例如，医院加强了对医疗设备的维护管理，确保设备正常运行，同时提升了医院环境的清洁和维护工作，为患者提供了一个安全、舒适的就医环境。

---

① 尹熙：《医院经济运营内部控制信息化建设实践探究——以湖北省中医院为例》，《会计之友》2021年第19期，第65-70页。

二 浙江省公立中医院现代管理制度的实施现状

（一）探索中医院法人治理结构

党的十八届三中全会提出了“加大政府购买公共服务力度，推动公办事业单位与主管部门理顺关系和去行政化”的改革要求，这为公立中医院法人治理结构的探索奠定了基础。浙江省部分中医院在这一背景下，积极探索和实施法人治理结构，形成了具有独特管理优势的体制。公立中医院的法人治理结构改革是现代医院管理制度的核心。通过组建医院管理委员会（医管会）、理事会和监事会，浙江省部分中医院实现了决策权、执行权和监督权的分离。医管会作为决策层，负责医院发展的战略性决策；理事会作为执行层，负责日常管理和运营；监事会作为监督层，由市政府组建，负责对医院运行和管理层的监督。这一治理结构有效提升了医院的管理效率和服务质量。浙江省部分中医院通过取消院长及职能部门管理人员的行政级别，推动去行政化改革，逐步建立了“专家主导、民主管理”的内部治理机制。例如，温州市中医院在决策机制中充分发挥专家委员会的作用，确保专业性决策的科学性和可行性。各专家委员会在讨论并形成初步意见后，将其提交院长办公会或党委会，以保证决策的有效性和合理性。

（二）完善决策机制

在公立中医院的决策机制中，党委领导下的院长负责制发挥了极其重要的作用。院长全面负责医疗、教学、科研和行政管理工作，院长办公会议则作为行政和业务议事决策机构，处理医院的重要事务。在重大决策方面，如医院发展规划、“三重一大”事项等，医院党组织会议在研究讨论后作出决定，确保党组织意图在决策中得到充分体现。同时，对于专业性、技术性强的事项，医院充分发挥专家委员会的作用，提供技术咨询和可行性论证。这种“党委领导、专家参与”的决策机制，既保障了决策的政治方向，又增强了决策的科学性和专业性。

（三）完善中医院经济运行机制

进入“十三五”以来，浙江省通过实施“腾空间、调结构、保衔接”的策略，逐步建立了具有中医药特色的经济运行新机制。浙江省通过药品器械集中采购、中医医保支付改革、中医诊疗行为规范等措施，降低了不合理的费用支出，为中医院腾出了更多的资源空间。这些节省下来的资源被用于调整中医医疗服务价格，进一步理顺了中医服务的比价关系。浙江省同步落实医疗服务价格改革与医保支付、财政补偿、医疗控费政策的统筹衔接，逐步形成了建设发展靠政府、运行补偿靠服务的中医院补偿新机制。这一机制不仅提高了中医院的经济运行效率，还保障了医院的可持续发展。

（四）中医院人事薪酬改革

浙江省在公立中医院中全面实施了编制备案制改革，确保医院内同岗同酬同待遇，并探索实行全员聘用制度和岗位管理制度，逐步从身份管理向岗位管理转变。宁波、温州、湖州等地市自2017年起启动了薪酬制度改革试点，主要从打破工资结构比例限制、对中医院主要负责人实行年薪制、落实医院内部分配自主权等方面进行创新。这些改革措施打破了传统的薪酬分配方式，使得医务人员的收入与药品、卫生材料、检查、化验等业务收入脱钩，人员经费支出占业务支出的比例逐年提高，达到了国家的要求。在编人员和编外人员在薪酬待遇上实现了同等待遇，这不仅提高了员工的工作积极性，也促进了医院内部管理的公平性和透明度。①

（五）健全医疗质量安全管理制度

浙江省公立中医院通过建立医疗质量与安全管理委员会及各职能部门的协调机制，逐步形成了具有中医院特色的医疗质量安全文化。中医院通过运用现代医疗质量管理工具，进一步规范了医疗行为及流程，提升了整体医疗质量。各临床科室和职能部门加强了对医疗质量管理方法的学习和应用，形成了标准化的操作流程和质量控制体系。公立中医院始终坚持提高中药质量、降低中药成本。通过自建中药饮片加工部门和推广自制院内制剂，医院不仅保障了中药的质量，还有效降低了中药饮片的成本，进一步强化了医院的核心竞争力。

三　公立中医院现代医院管理制度实施中存在的问题

在公立中医院引入并实施现代医院管理制度的过程中也浮现出一些局部性问题。

（一）党委领导下的院长负责制职责不清晰

在公立中医院现代医院管理制度的实施过程中，党委领导下的院长负责制面临着一定的职责不清晰的问题。首先，院长与党委书记在职责分工方面存在模糊性，尤其在人事决策上，如干部任命和职称认定，缺乏明确的界定。这导致不同事项中责任划分的不确定性，影响了管理效率。其次，由于职责分工不明，院长与党委书记在部分

① 李峰、牛江平、张英：《现代医院管理制度建设实践》，清华大学出版社，2019，第3-6页。

事务上的干预与决策可能发生冲突，造成内部摩擦，增加了管理的复杂性和不必要的争议。

（二）行政管理限制医院自主权

行政管理的过度限制是中医院管理中的一大问题。现代医院管理制度应赋予医院自主权，但当前的某些行政管理却因过多的限制和约束，使医院管理者难以充分发挥自主权。例如，个别行政要求过于详细，甚至细化到副护士长级别，严格的职称和年龄要求进一步削弱了医院的自主性。此外，一些上级主管部门领导来自其他行政领域，带有固有的行政管理方式，难以适应医院特殊的运行模式。这种固守传统的行政思维不仅限制了医院的灵活性和创新性，还影响了医院的管理效率。医院还面临无法设立独立部门的问题，例如资产管理和采购部门。这些部门挂靠在其他科室下，导致部门职责不清，影响管理效率和规范性，违背了现代医院管理制度中对独立部门设立的要求。

（三）财政投入与补偿机制不合理

财政投入未能充分遵循中医药的规律，导致公立中医院的财政支持不足。以人头费拨款的方式未能体现中医的独特优势，使中医院的总拨款仅占人民医院的1/3，学科建设、科研及人才培养等方面的资金也相对匮乏。此外，公立中医院在大型设备购置和基础设施建设方面的资金投入不足，财政补助金额有限，难以满足医院的实际需求。为了弥补资金缺口，公立中医院不得不向财政申请或自行筹集资金，导致财务压力增大。中医服务收费项目未能充分体现医生的劳务价值，这导致公立中医院的收入受到影响。

（四）医保支付政策未能科学有效地反映中医药特点

现行的医保支付政策未能充分反映中医药的特点和价值。首先，医保局对中医的认识不足，缺乏深入了解，导致中医医疗服务在诊断相关分组（DRGs）中未被准确分类和评估。其次，现有医保制度未对中医进行特殊处理，中医的特色和价值在报销中未得到应有的体现。此外，缺乏中医疗效的评判标准，使得中医治疗结果和质量难以评估，影响了中医在医保体系中的发展。

按照现有DRGs模式，如果严格执行，中医住院费用低的优势将导致公立中医院数量减少，从而与国家对中医发展的要求相冲突。中医与西医在疗效评价上的差异在当前的医保支付体系中也未得到充分考虑，这不仅影响了公立中医院的经济效益，还威胁到医院的可持续运营。

（五）中医技术和管理人才的评价与培养不科学

有的公立中医院的干部队伍尚不健全，管理人才匮乏，结构偏向业务管理，平均年龄较大。干部选拔主要以资历为依据，缺乏科学的考评机制，有时甚至以学术成就代替管理才能。公立医院管理体制和考核机制不健全，部分科室的人力资源配置不合理，干部管理能力亟待提升。此外，公立中医院院长面临角色定位和负荷过重的问题，既要承担临床工作，又要投入大量时间进行管理，这可能导致临床工作的荒废。中医人才的评价标准仍然以西医为主，难以充分体现中医的特色和贡献，外语水平等要求过高，忽视了中医的特长和社会认可程度，导致人才流动和发展受限。

四 优化公立中医院现代医院管理制度的策略

（一）完善法人治理结构

建立与独立法人地位相一致的治理结构和治理机制，是中医院现代管理制度的核心。一是完善管理委员会，创新决策机制。建议逐步完善由政府领导牵头，政府相关部门、院长、医院党组织负责人、职工代表、专家及其他利益相关方组成的管理委员会，代表政府和社会公众利益，对公立中医院进行全权委托经营，履行医院发展规划、重大管理决策等职能。同时，推动省市中医院管理委员会设立独立的办事机构，强化决策层的建设和职能发挥。二是调整政府与院长的权责。明确中医院院长的权责，实行院长任期目标责任考核制，并建立以公益性为导向的考核评价机制。同步推动外部治理改革，确保中医院院长权力的正确行使与责任落实。

（二）健全内部决策机制

公立中医院的内部决策机制借鉴了普通公立医院的管理模式，但直接移植并不完全适用，需进一步优化以符合中医院的独特需求。强化党委职责与院长沟通。在重大事项决策中，应突出党委的核心作用，确保党委与院长之间的沟通畅通。国务院办公厅《关于建立现代医院管理制度的指导意见》明确指出，设党委的公立医院实行党委书记和院长分设制度，强调党建与行政工作的分工与合作。这一机制不仅提高了决策效率，尤其在涉及“三重一大”事项时，党委的政治核心作用得以充分体现。为确保公立中医院的专业性决策科学合理，党委和院长应在重大中医药问题上定期沟通，并寻求专家委员会的技术支持。制定明确的职责分工。公立中医院应制定明确的文件或规章制度，具体划分党委书记与院长在职责方面的权限，尤其在人事决策方面，如干部任命和职称评定，避免决策模糊性和不确定性。建立协调机制。通过设立院务委员会或类似的协调机构，由党委书记和院长共同领导，定期协商解决院内事务，确保党委与院长的有效合作。推进院长职业化建设。院长作为医院的法定代表人，其选拔需考虑中医医疗服务的业务背景，以确保决策的专业性。当前应更注重“双肩挑”模式，对院长和党委书记开展职业化培训，同时制定兼顾中医特性的培训标准，而非强行推广职业院长制度。引入专业管理人员。注重引进具备现代医院管理知识和经验的专业管理人员，以推动公立中医院管理的科学化、规范化和高效化。①

（三）优化公立中医院补偿机制

公立中医院补偿机制应适应中医药事业的发展需求，建立多元化的投入保障机制。一是健全财政投入。地方政府应将中医药事业发展纳入重要议事日程，逐步加大财政投入力度，确保公立中医院获得稳定的资金支持。各级财政安排的中医药事业发展经费应专项用于中医药特色项目，提升公立中医院的可持续发展能力。二是制定中医服务价格标准。设立中医门诊辨证施治费标准，并将其纳入医保支付范围。同时，推动中医医疗服务项目价格的动态调整，确保服务的临床价值和劳务价值得到体现。三是鼓励社会资本参与中医药服务行业的投资，设立中医药发展基金，支持中医药重点项目的发展，增强公立中医院的财务自主性和灵活性。

（四）创新医保支付方式。

为促进中医药服务的可持续发展，医保支付方式需进行创新和优化。提高医保局对中医的认知。加强医保局相关人员对中医药理论和实践的认知，通过培训和宣传活动，促进其对中医药价值的深刻理解，从而制定科学合理的医保支付政策。在制定和实施 DRGs 模式时，需充分考虑中医的特色，避免对中医药服务的不公平限制。明确划分中医病种，并制定相应的定价和评估标准，确保中医服务的合理支付。针对中医的独特性，医保制度应制定特殊的报销比例、补贴和奖励措施，以激励中医医疗服务的发展。针对中医药的特点，制定符合其服务模式的医保支付政策，将符合条件的中医诊疗项目纳入基本医疗保险基金支付范围。

（五）改革公立中医院人事薪酬制度

深化人事薪酬制度改革，激发公立中医院的发展活力。公立中医院应享有内部人事管理的自主权，依法进行人员招聘、绩效考核与薪酬分配，确保医院经营管理的自主性与灵活性。县级以上政府应完善公立中医院薪酬制度，提高医务人员的薪酬水平，

---

① 孙良金：《“2+2+2”现代医院管理模式的应用研究——以长春市中医院为例》，长春市中医院科研成果，发布时间 2022 年 10 月 28 日。

并推行绩效工资与医院运营状况挂钩的分配机制，激发员工的积极性。完善中医药职称评聘制度，特别是向基层中医药人员倾斜，放宽评审条件，提高基层人员的薪酬待遇，并定期开展名中医评选活动。[①]

（六）改进中医药人才选拔与储备机制

中医药人才的选拔与储备机制是确保中医院可持续发展的重要保障。在中医药管理干部和技术人员的选拔中，应综合考虑候选人的特长、社会认可度等因素，制定全面的选拔标准，确保其综合素质。通过面试、技能测试和绩效考核等多元评价体系，更全面地评估候选人的实际能力，避免单一标准。根据不同地区和岗位的需求，采取灵活的职称评定机制，确保人才流动和岗位匹配的合理性。[②] 通过建立人才储备和交流平台，促进人才的流动与经验共享，推动中医院整体发展。

---

① 潘杰：《公立三甲中医院人力资源管理缺陷及发展对策》，《现代医院》2021 年第 4 期，第 582-584 页。

② 焦建平：《公立中医院实施绩效考核管理策略的探讨与思考》，《现代医院》2021 年第 6 期，第 824-826 页。

中医药服务健康中国的战略与策略：立足浙江省打造全国中医药综合改革示范区实践的 SWOT 分析*

杨　芳**

摘　要　中医药综合改革示范区是响应党和政府创新体制机制、完善中医药治理体系的重要举措，是践行中医药服务健康中国的实际行动。本文立足中医药综合改革示范区建设具体实践，从优势、劣势、机会、威胁方面全面梳理中医药服务健康中国发展态势，在此基础上，按照促进中医药高质量、可持续发展目标，提出推动中医药服务健康中国的发展战略和对策，以期为实现高质量发展中医药，实现中医药服务健康中国战略提供理论支持与参考。

关键词　中医药；健康中国；中医药综合改革示范区；SWOT 分析

中医药是中华文明的重要组成部分，是中华文化宝库中的瑰宝。中医药在数千年历史发展中，凝练形成了独特的思想和方法体系，这不仅为中华民族的健康事业做出了巨大贡献，还为世界医学的发展提供了宝贵的经验。为促进我国中医药事业高质量、可持续发展，中共中央、国务院 2019 年 10 月发布的《关于促进中医药传承创新发展的意见》明确提出，要规划建设一批国家中医药综合改革示范区，鼓励在服务模式、产业发展、质量监管等方面先行先试。①

建设国家中医药综合改革示范区，是学习贯彻落实习近平总书记关于中医药工作重要论述的实际行动，是推动中医药传承创新发展的重要举措。② 在全面建设健康中国的征程中充分发挥中医药独特优势，在实现高质量发展中激发和释放中医药多元功能和价值，迫切需要国家中医药综合改革示范区先行先试做出示范。③ 2021 年 12 月，

---

* 本文是浙江中医药大学 2024 年度哲学社会科学重点培育研究基地自设课题“基于内在能力的老年冠心病患者‘数智中医’健康管理模式创新与实践”（2024JDYB09）、浙江省中医药科技计划局省共建中医药现代化研究计划重点项目“基于中医药特色的心血管病治未病与健康管理关键技术开发及综合示范研究”（GZY-ZJ-KJ-23062）阶段性研究成果。

** 作者简介：杨芳，浙江中医药大学教授，博士生导师。研究方向：中医药服务与政策、中医药卫生事业管理。

① 《中共中央　国务院关于促进中医药传承创新发展的意见》，中国政府网，2019 年 10 月 26 日，http://www.gov.cn/zhengce/2019-10/26/content_5445336.htm。

② 余艳红、于文明：《充分发挥中医药独特优势和作用为人民群众健康作出新贡献》，《中国中西医结合杂志》2020 年第 9 期，第 1029-1031 页。

③ 梁倩：《七省市获批国家中医药综合改革示范区》，《经济参考报》2022 年 1 月 5 日第 6 版。

浙江省被国家列为全国七省份改革示范区之一。2022 年 10 月，浙江省人民政府办公厅印发相关建设方案，并明确指出在 2025 年基本建成中医药强省。[①] 基于此，本研究结合浙江省中医药综合改革示范区建设具体实践，运用 SWOT 分析法，全面分析其优势（Strengths，S）、劣势（Weakness，W）、挑战（Threats，T）和机遇（Opportunities，O），并提出相应发展战略和策略，以期为实现中医药服务健康中国战略提供理论支持与参考。

一　中医药服务健康中国发展态势分析

（一）优势分析

1. 浙江省中医药文化底蕴深厚

浙江省中医药发展历史悠久，世界最早的官方药典《太平惠民和剂局方》诞生于浙江。追溯到清末以前，有史可考的浙江省中医名医 1700 多人，《中国医学史》收载有重大贡献的浙籍医家有 20 人。[②] 浙江省已形成了永嘉学派、钱塘学派等“浙派中医”十大流派，全省还拥有著名百年中医药堂，例如胡庆余堂、方回春堂、桐君堂等。基于底蕴深厚的中医药文化，浙江省致力于中医药文化进校园工作，编写了全国首个中医药小学教材《中医药与健康》[③]，积极拍摄中医药文化宣传片，开设电视栏目，如《养生大国医》等，全面普及中医药科普知识。“浙派中医”与国外共建的“一带一路”中医药中心，成为全国样板。

2. 浙江省中医药服务体系不断完善

浙江省共 94 家公立中医医院，其中三级医院 34 家，公立中医医院服务总量在我国排名前三。浙江省全省中医医疗机构数共 2963 个（公立和民营医院），其中中医医院机构数 203 所，中医门诊部 402 所，中医诊所 2358 所。基层中医药服务以建有中医馆的卫生服务机构为主，占有 92.07%，其中中医药服务量占全省基层总服务量的三分之一左右。[④] 浙江已建成省级中医药重点专科 280 个，20 个中医专科列入国家临床重点专科建设项目，数量居全国第三；建成国家中医药管理局重点专科 70 个，其中 7 个专科成为全国基层医疗机构中医药特色专科，实施 22 个县（市、区）基层中医优势病

① 章关春、楼彦、王婷等：《〈浙江省国家中医药综合改革示范区建设方案〉印发》，《中医药管理杂志》2022 年第 19 期，第 115 页。

② 沈钦荣：《医之承：历史嬗递医事兴》，《浙江画报》2012 年第 3 期，第 6-9 页。

③ 姜乃强：《重大主题教育进课程教材的“中医样本”——来自全国中医药文化教育进校园工作的报告》，《教育家》2021 年第 39 期，第 14-16 页。

④ 《关于印发〈浙江省中医药发展“十四五”规划〉的通知》，浙江省人民政府，2021 年 4 月 20 日，https://jxt.zj.gov.cn/art/2021/4/23/art_1582899_22647.html。

种建设项目。浙江省中医院的血液病专科是全国首批16个国家中医临床研究基地重点研究专科之一，同时和杭州市中医院的肾病专科共同列入国家区域中医（专科）诊疗中心。

3. 浙江省中医药人才队伍持续壮大

浙江省共计中医执业（助理）医师大约4万名，每千常住人口拥有中医执业（助理）医师0.65人，省级以上名老中医药专家传承工作室186个。浙江省自2017年启动实施中医药“杏林工程”人才培养项目，致力于解决中医药领域人才短缺、传承不足等问题，通过“引得进、育得优、用得上”的策略，大力推进中医药人才的培养和传承工作。“杏林工程”遴选并培养了中医药领域31位杰出人才、67位领军人才和648位拔尖人才。同时，浙江省还注重基层中医药人才的培养，通过实施省级基层名中医培养项目，已经成功培养了三批共计200余名学员。此外，浙江省还组织开展了中医全科医生岗位培训和转岗培训，累计培养了3000余名中医全科医生。

近年来，医院积极争取各方资源，为名中医开展工作创造条件，包括成立名中医传承工作室、组建传承团队、保障工作经费等。同时，鼓励开设名中医工作室门诊，推行名中医查房，支持名中医经验方开发，推动名中医学术思想和临证经验总结与传承，加速青年中医师成长成才。

4. 浙江省中医药产业规模稳步提升

浙江省是我国的主要中药材生产地，其药材种类丰富，大约有2385种。在资源总量和道地药材的数量上，浙江省都位居全国第三，因此被誉为“东南药用植物的宝库”①。截至2020年底，浙江省中药材种植区域达到117.66万亩，总产出达到25.90万吨（铁皮石斛产量超过全国的70%，杭白菊产量接近50%，元胡、白术、玄参产量均超过30%），总产值73.03亿元。全省中药产业工业总产值约227.6亿元，年增长12%以上，已经具备打造中药材产业强省的良好基础条件。2020年全省中药工业企业主营业务收入达210.8亿元，相比2015年（161.3亿元）增长了30.7%。全省多家中药企业入选全国中药企业百强榜，如康恩贝、永宁药业等5家成功进榜，据统计有7家中药企业成功上市。

浙江省中药全产业链服务平台建设，有效打通生产端、流通端和使用端的信息壁垒，以数据驱动中药全产业链过程管理，促进中药质量提升，推动全省中医药产业高质量发展。制定覆盖种子种苗育种、中药材种植、生产加工、流通使用、代煎服务等产业场景的追溯标准，构建统一标识、统一赋码、统一接口、统一追溯、统一评价的全省中药全产业服务平台体系，搭建中药全产业链数据服务中心，打造数字化监管场景，形成中药产业一张图，有效提高中药质量保障能力。

① 杨一凡、王柯宇、徐贤飞等：《“浙产好药”迈向新赛道》，《浙江日报》2024年9月17日第3版。

5. 中西医结合取得突破

中西医并重是我国新时期卫生健康工作方针，浙江省医学会、浙江省中医药学会、浙江省医师协会等 7 家中西医学（协）会经过广泛调研、深入讨论，形成《中西医学协同发展杭州共识》。[①] 该共识强调中西医互相学习，在临床工作中要做到中西医优势互补，对疑难疾病鼓励中西医协同攻关，并阐明“中西医协同发展的目标是建立有中国特色的医学模式和体系”。相关实践表明中西医结合是治疗新型冠状病毒感染的有效方式，在关键时刻早期介入，尤其在预防和轻症治疗上已凸显中医药优势。目前浙江省正积极践行中西医结合在科研和临床实践路径上相互支撑的发展思路。浙江省中医院以学科集群化、专科优势化为发展模式，构建起高水平中西医结合优势明显的服务体系，不仅在中医领域做强做大，而且在西医方面做优做精，中西医“双向奔赴”打造中西医融合高地。近年来，浙江省中医院以提升现代化外科综合能力为抓手，在外科系统各领域进行重点病种、重点技术的突破和提升。同时，还强化中医药特色优势的发挥，让中医药融入医院临床诊疗全场景。[②]

（二）劣势分析

目前浙江省仍面临中医药服务特色优势发挥不足、中药产业基础不够稳固、中医药创新模式尚未形成、中医药人才培养体系有待完善，以及中医药文化资源的保护、挖掘、转化利用不足等问题。

1. 未充分发挥中医药服务特色

当前发展存在中医特色淡化现象，中医药在罕见病和急危重症治疗领域存在明显的劣势。在全国三甲公立中医医院中，浙江省中医医院中医执业（助理）医师比例、中医诊疗出院患者比例、中医处方开具中药处方比例和中医诊疗项目收入占比均较低。

2. 中药产业基础不够稳固

“十三五”期间，浙江省中医制造业的主营业务收入由 15.7% 下滑到 12.4%，2020 年受到疫情的冲击，主营业务收入为 210.8 亿元，同比减少了 249.9 亿元。目前，浙江省中药材质量标准体系还不够完善，且存在农药、重金属残留超标，药材品质不高等问题，亟须建立和完善中药材种植、炮制、临床用药和中药制剂质量标准体系。中医药质量管理和服务管理机制正在不断探索中，中药研发、人才激励制度尚需完善。现有 6000 余种医疗服务项目中，中医只有 200 余种，这严重影响了中医技术的传承和创新，一些中医诊疗项目未被列入医保。

---

① 浙江省医学会、浙江省中医药学会、浙江省医师协会等：《中西医学协同发展杭州共识》，《浙江临床医学》2023 年第 12 期，第 1739 页。

② 王薇、袁雪英、骆庆华：《传承精华守正创新》，《昌吉日报》2024 年 7 月 23 日第 2 版。

3. 中医药创新模式尚未形成

浙江省中医药领域的国家层面高能级创新平台缺乏，中医药创新能力不够强，标志性科技成果偏少，中药新药研发水平偏低，成果转化较弱，创新创造活力明显不足。[①] 中医院、高等院校、企业等单位之间缺乏协作机制，联动程度不高，重大科研计划立项数量少，科研成果占比低，“十三五”期间，省级科技奖励在我国医药行业中所占比例不到30%。

4. 中医药人才培养体系有待完善

浙江省中医医师分布不平衡，温州、嘉兴和台州等地每千常住人口中医执业（助理）医师数低于0.5人，且出现名老中医普遍年龄较大，带徒少，师承机制有待完善，高层次中医药人才和基层中医药人员缺乏。全省中医药人才队伍与中医药强省建设不相适应，中医药人才总体规模不够大，优秀中医药人才仍然比较缺乏，尤其是基层中医药人才严重不足，能力水平参差不齐。[②] 中医药院校教育存在“西医化”倾向，中医学生的职业素养和临床能力培养有待加强。

5. 中医药文化资源保护、挖掘、转化利用不足

浙江省对中医药遗产的保护和文化遗产的“活化”利用还不充分，部分特色诊疗技术和方法面临失传的危险。[③] 对中医药文化知识的传播与普及，缺乏有效的途径与载体，中医防病、治病的观念与方法没有被充分认识和运用，群众对中医药知识缺乏了解，信任度低。

（三）机会分析

中医药发展是中华民族伟大复兴的大事，党中央、国务院对中医药发展的重视程度前所未有。党的十八大以来，以习近平同志为核心的党中央明确了新形势下发展中医药的目标和任务，为推动中医药发展提供了指导。《中医药发展战略规划纲要（2016—2030年）》的出台，标志着中医药发展已上升为国家战略。[④]《中华人民共和国中医药法》的实施，标志着中医药发展已经走向法治化。国家相关部门相继出台了一系列政策措施，统筹中医药现代化、产业促进、中医药文化弘扬等。

随着人们生活方式改变、健康观念的转变以及疾病谱的变化带来了医药消费结构的

---

① 柳利红、苗锋、季聪华等：《基于指数的浙江省中医药发展现状、问题及对策分析——以2019—2021年为例》，《中医药管理杂志》2023年第18期，第39-41页。

② 柳利红、苗锋、季聪华等：《基于指数的浙江省中医药发展现状、问题及对策分析——以2019—2021年为例》，《中医药管理杂志》2023年第18期，第39-41页。

③ 蔡钦生：《高度重视民间中医、中医流派的传承保护的紧迫性》，《中华中医药学会民间特色诊疗技术研究分会第十次学术年会暨上海市中医药学会第六次民间传统诊疗技术研究学术年会大会论文集》，中华中医药学会，2017，第16-19页。

④ 訾晓红：《中医药海外传播与译介研究：现状与前瞻（2009—2018）》，《上海翻译》2021年第3期，第18-23页。

改变，人们的健康需求逐渐呈现多元化特点。由于居民收入水平提升、人口结构老龄化，国民对医药的消费能力、消费意愿也逐步提升，中医药也迎来发展机遇。2021 年 6 月，浙江省五个部门联合发布了《浙江省中医药发展“十四五”规划》，明确指出要建立健全中药产业高质量发展体系，并以数字化改革为引领构建中医药管理系统。在数字化改革的背景下，浙江省的“互联网+医疗卫生”发展迅速，大数据、人工智能等新兴信息技术正在加速向中医药领域渗透，这将使中医在诊断和治疗过程中的科学性和准确性得到极大的提高，也将不断满足人们的多元化健康需求，提高人们对中医药服务的便捷度和满意度。

从“以疾病为中心”到“以健康为中心”的医学理念转变，使整体观、治未病、辨证论治等中医思维和中医药诊断、治疗的优势进一步彰显。随着我国“一带一路”倡议的提出与实施，国际上对中医药的认可度不断提高，目前我国与“一带一路”共建国家保持着密切的中医药国际贸易交流，已经布局了 30 个海外中心；[①] 第 72 届世界卫生大会首次将中医药为主体的传统医学纳入，中医药在国际传统医学领域的影响力日益提升；新冠疫情期间，我国积极与 150 多个国家和地区分享中医药诊疗方案，中药方剂被多个国家采纳使用，为中医药走出国门带来新契机。

（四）挑战分析

当前，浙江省中医医院就诊人数占全省总门诊量的比例不到 25%，整体中医药资源的总量少，中西医发展的不平衡状况依然存在。浙江中药材虽已实现一定程度的产业化和规模化，但总体上仍呈现分散种植、零散加工、粗放收储、集市交易等市场特征，中药材种植和经营主体“低、小、散、弱”现象明显。数字赋能中药材产业的新格局尚未形成，难以适应现代中药材全产业链竞争的新市场态势。在数字赋能不充分的情况下，全省各地中药材数字化管理尚缺乏统一标准，自行研发的数字化管控平台存在一定的数字鸿沟问题。

医疗行业监管标准对中药行业提出更高要求，中药材和中成药质量要求严格。《中华人民共和国中医药法》《中药材生产质量管理规范》等法律法规明确指出要严格规范中成药原材料的采集、加工、流通等环节。随着中医药产业的不断发展，中医药产业的集中度将进一步提高，同时也会有一批中小型中药企业因无法达到中药材产业质量管理的标准而被淘汰出局。

与此同时，中医药海外发展和文化传播方面，目前存在东西方国家文化差异、药物监管体制不同等问题，推进全球中医药发展仍面临中药材品质和制药工艺水平有待

---

① 李进：《“一带一路”背景下中医药产业国际化发展策略研究》，《产业创新研究》2024 年第 8 期，第 68-70 页。

提高、监督机制有待完善等严重挑战。

二　中医药服务健康中国发展战略分析

（一）发展方向

坚持以人民健康为中心。把提高人民健康水平作为发展的根本，坚持以人民为中心的发展思想，全过程、全方位地保障和管理人民群众的身体健康，全面提升人民健康素养，不断提高健康管理水平，为实现中华民族伟大复兴的中国梦和“两个一百年”奋斗目标奠定坚实的基础。

（二）发展目标

中医药服务水平进一步提升。建设若干省市级中医药医疗中心和地方医学中心，全力打造中医药优质服务均衡发展的先行地。

中医药产业实力进一步加强。建立若干规模化的中医药产业聚集区，培植若干“浙产中药”的知名品牌，力争形成全国中药行业的高质量发展集聚地。

中医药技术取得进一步发展。打造一个高能级中医药科技平台和优秀中医人才平台，着力打造中医科技发展的重要策源地。

中医药文化传承进一步推进。建设一个中医文脉传承地和文化传播的载体，着力做好中医药文化传承与发展的先头兵。

政府的重视和投入进一步加强。进一步加大政策和资金扶持力度，理顺中医管理体制，制定相应的政策法规，对中医药产业进行支持和规范，并对社会资本进行引导，营造一个良好的发展环境。

人民群众对中医药的需求进一步巩固。在传播中医药科普知识、推广中医药文化、利用公共卫生服务均等化等方面，提高群众对中医药的基本知识的了解，并指导公众养成良好的生活习惯，把中医的优势和健康管理相结合。

（三）发展原则

守正创新。创新不离宗，在继承的过程中，要坚持中医药的核心价值观念、思维方式、行为规范，充分发挥中医药的导向作用。传承传统，利用现代科学技术，在尊重中医发展规律的前提下，在观念、体制、技术等方面进行创新，实现中医药的创造性转化和创新性发展。

突出区域优势。针对中医药文化建设“因地制宜”的特点，深入挖掘浙江省中医药文化历史内涵，推动浙江省中医药资源优势、服务优势与数字经济发展相结合，继续深入推进“浙”系列中医特色内涵打造工作，在传统文化创新建设中进一步培育新优势、展示新优势。

发挥疾病治疗中的独特优势。实施中医临床优势培养计划，加强中医药预防和治疗方面的优势疾病研究，达到辨证论治、精准施治的目的。加强中西医结合，发挥中医药在传染病防治中的重要作用，提高疑难杂症、危急重症临床疗效和患者生活质量。

三　中医药服务健康中国发展策略分析

（一）全面提升中医药服务能力

提升中医药防病治病服务能力。要针对不同等级医疗机构、不同病种等开展针对性诊疗服务和综合服务，三级中医医院要注重提高恶性肿瘤、心脑血管疾病等急重症的诊疗服务能力，二级中医医院要注重提高常见病、多发病等综合服务能力，基层医疗组织则要发挥预防、医疗、保健、康复等基本职能，注重居民健康信息收集、监测等工作，有效识别重点、高危人群，积极普及中医药防病治病信息，构建融入中医药内容的社区健康管理模式。[①] 各级医院加强“治未病”科室建设，突出“治未病”在中医药体系中的特色，为人民提供中医健康管理评估、诊断和干预等服务。

提升中医药康复服务能力。要积极推动中医药技术与康复医学融合，持续推进中医康复服务的开展，支持中医康复技术、康复辅具研发，支持中医康复医院及康复科发展，优化中医药康复服务供给。要拓宽中医药服务范围。[②] 如可尝试推进中医药服务与家庭医生签约服务相融合，充分发挥中医药在慢病防治及预防保健中的作用。

提升中医药养老服务能力。我国人口老龄化程度急速上升，居民疾病谱已从原来的以传染性疾病为主转变为以慢性非传染性疾病为主。鉴于老龄化程度的迅速提升、老年慢性疾病日益增多等问题，我国亟须推动中医药与养老融合发展，鼓励中医药资源进入社区和养老机构，支持中医医疗机构面向老年人群开展健康体检、保健咨询、健康教育等服务。

（二）不断强化中医药人才培养

人才储备和服务能力是发展中医药的重中之重，要健全和完善院校教育、师承教

① 许航、马晓静、代涛：《基于创新扩散理论视角的我国社区健康管理服务政策扩散研究》，《中国全科医学》2022 年第 16 期，第 1995-2002 页。

② 周钊和：《中医医院康复医学科介入残疾人康复策略探讨》，《湖南中医杂志》2021 年第 10 期，第 134-135 页。

育、继续教育、进修培训等多途径、全方位人才培养模式，实施重点培养与全面培训、课堂教学与业务实践、专业能力与综合素养相结合的人才培养思路，逐步建立起顺应健康中国战略、满足中医药健康服务需求的人才培养体系。

院校教育方面，要充分发挥中医药院校人才规模性培养的优势，优化和发展中医药高等教育，要在优化专业结构、完善课程规划、注重中医药经典教学的基础上，强化职业道德规范教育，在重视专业能力提升的同时，更要兼顾综合素养的提高。与此同时，在注重专业基础课程学习的基础上，要强调专业知识技能与临床具体实践的有效衔接和融合，提升其临床实践能力的同时，培养其服务基层的意识。

师承教育方面，要重视中医药师承教育工作，努力提高基层中医药人才的职业素养和专业技能，推动名老中医传承工作室建设，加强基层、民间名老中医学术思想、中医药技能与中医药院校教育相结合，充分发挥名老中医“传帮带”的作用，实现师承教育常态化和制度化。

继续教育和进修培训方面，要正确引导中医药人才进行职业生涯规划，建立有效的培训制度和持续的培训方案，实行科学合理的分层次、分阶段培训，努力为其提供外出学习及培训机会，并鼓励其继续深造，尤其要鼓励年轻和学历层次较低的相关人员参加高等继续教育，为其打造健全的成长机制，帮助其提升业务工作能力，为其开展科研和职称晋升等创造有利条件，提升其职业归属感和工作积极性。

（三）贯彻中医药传承创新发展

传承是中医药发展的基础。要把中医药传承好，充分发挥中医药院校在中医药传承中的主阵地作用，支持中医药院校师资队伍、仪器设备等方面建设，健全和完善院校教育、师承教育、继续教育、进修培训等多种办学形式、多元化课程设置、科学合理的专业结构，强化师承教育在中医药人才培养中的作用，通过跟师学习、口传心授等方式，传承老中医的临床经验和学术思想，把握好中医药传承人才培养这一关键环节。同时要加快建立中医古籍数据库和知识库，促进对中医古典书籍、传统知识和诊疗技术的保护、抢救和整理。①

创新是中医药发展的动力，中医药只有充分融合现代科学技术才能不断发展。创新需要在新的历史时期把握社会主要矛盾，从政策制度、科学技术、服务等方面释放中医药时代价值。另外还要在国家战略部署下，发挥改革的突破性作用，向有利于优化中医药发展的方向前进。

中医药传承创新发展需要充分利用互联网技术，构建线上线下一体化的互联网服

---

① 刘延东：《贯彻实施中医药法服务健康中国建设加快推动中医药振兴发展》，《中国中医药报》2017 年 7 月 31 日，第 1 版。

务体系，以智能化支撑可及化服务，以信息化支撑精准化中医药管理策略，创新智慧化服务模式。可通过相关平台推广普及中医药文化知识，提高居民中医药文化认知；建立中医互联诊疗平台，通过患者诊疗记录和数据传输对患者进行线上问诊，构建“线上问诊、线下检查拿药”的新型中医药门诊服务模式；完善平台建设，发展远程中医药服务，加强省级、地市级、县级中医医院互联网医院体系建设和中医药数字化服务公共平台建设；[①] 也可通过人工智能、数据挖掘等现代信息技术对中医药历史资源进行整理、归纳、分析，促进中医药现代化发展。[②] 中医药传承创新发展需要运用现代科学技术如基因组学、蛋白质组学、生物信息学等，不断破解中医药整体观认识下的现代健康问题，深入研究中药的有效成分、作用机制及安全性，推动中医药现代化。基于传统中医药理论和临床经验，结合现代药物研发技术，开发具有自主知识产权的中药新药，满足临床需求。

（四）加强中医药文化传播

加强中医药文化渗透教育。要重视中医药文化宣传栏建设，在社区居委会、村委会、学校等人口较为密集的场所，通过海报、横幅等形式普及中医药相关信息，提高人们对中医药文化的了解程度；[③] 要充分发挥现代媒体在中医药文化传播中的重要作用，积极制作中医药文化宣传片、打造中医药文化品牌节目、开设中医药文化科普公众号或网站等，通过电视、微信、微博等将宣传片、节目予以投放，扩大中医药文化传播范围；要积极开展和推广中医药健康讲座和中医药文化体验活动，尤其要针对老年人、慢病患者、青少年等重点人群，如针对慢病患者可进行热敏灸体验，而针对青少年可开展中医药进校园等活动。

加强中医药文化海外传播。政府要加强与世卫组织、国际标准化组织、学术团体等组织的交流，积极建设和推进中医药标准化体系，为中医药文化传播提供权威支撑；中医药院校要加强培养具有国际视野的专长人才，同时依托孔子学院、海外中医药中心等平台开展健康讲座、学术研讨会、体验活动等多种形式活动，合理扩大中医药继续教育和远程教育规模；中医药企业、医疗机构则要准确把握“一带一路”建设机遇，在国家相关倾斜性政策支持下，努力实现“走出去”的发展路径，在海外开办中医医疗机构，扩展中医药境外业务，提升中医药文化国际影响力；中医药科研工作者要立足中医药古典书籍，充分融合现代科学技术和地域文化，出版具有影响力的学术

---

① 申学武：《移动互联网助力中医药产业腾飞》，《中国中医药信息学会·第六届中国中医药信息大会——创新驱动·融合共享·安全可控论文集》，百利诺（集团）控股有限公司，2019，第 4 页。

② 王敏翔、杨正宁：《公立中医院健康服务创新路径研究》，《卫生经济研究》2021 年第 4 期，第 43-46 页。

③ 郑南、孙丹、高丽娟等：《基于“健康中国”战略背景下中医药文化传播途径研究》，《中国医药导报》2019 年第 15 期，第 132-135 页。

著作。

（五）全面推动中医药融合发展

要积极推动中医药健康服务与食品、旅游等深度融合发展，提升中医药服务产业发展水平。政府要正确评估中医药健康产业发展环境，明确中医药健康产业发展规划，注重中医药健康产业智库建设，为中医药健康产业发展提供正确引导和智力支持。具体来看，中医药健康食品方面，要积极推进中医药服务与食品营养和卫生服务相融合，鼓励开展保健品、食疗产品等中医药健康食品的研发，发挥药食同源、中医药防病治病在满足人民四时养生、睡眠促进等方面的需求作用。中医药健康旅游方面，要以中医药文化传播为主题，推进中医药健康旅游服务标准化和专业化，打造一批具有中医特色的街区、古镇，培养具有地域风情的省级中医药文化旅游示范基地。①

（六）推进中医药服务数字化

要出台指导意见，由国家相关部门出台加快推进中医药服务数字化的指导意见，明确中医药服务数字化建设的目标任务、标准体系、责任主体、政策举措、实施路径、保障机制等；要明确实施路径，将中医药数字化服务项目纳入医联体、医共体建设体系，明确省级、地市级、县级中医院和乡镇卫生院开展乡村中医药数字化服务的职责和要求；② 要通过多元监管、数字监管等共同开展和推进医疗质量、可持续发展、绩效水平等主体的综合监管，提升数字化监管水平。

---

① 张苗荧：《发展中医药健康旅游亟需推动标准化建设》，《中国旅游报》2019 年 1 月 25 日第 3 版。

② 姚常房、张磊：《中医药高质量发展之路越走越宽》，《健康报》2024 年 3 月 11 日第 1 版。

浙派中医发展沿革及其教育思想对现代中医教育的影响*

佟　欣　赵法政　余新忠　陈一驰　顾钰楠**

摘　要　浙派中医是在浙江中医药学漫长的发展过程中形成的独具特色的医派，在我国医学史上占有十分重要的历史地位。本文通过对浙派中医发展历史进程的梳理以及对在此过程中形成的师承教育和院校教育模式的特点进行分析，发现其教育思想对现代中医教育存在深远的影响，并由此提出现代中医教育事业发展的相关建议。

关键词　浙派中医；师承；院校教育；中医教育

浙江丰富的中医药资源，孕育了众多璀璨的中医学术流派。追溯至七千年前，河姆渡人已初涉用于外科诊疗的骨器和中药，展现了人类早期对中医药的探索。两千年前，“药祖”桐君，在富春江之滨编纂了《桐君采药录》，这是世界上最早的制药专书，开创浙江本草之研究。千年之前，温州陈无择创立了永嘉医派，这是浙江最早的医学流派。三百年前，杭州张志聪于侣山堂设立讲坛，其学术思想影响深远，形成了独具特色的钱塘医派。浙江的中医界，流派纷呈，除了上述永嘉医派、钱塘医派，还有丹溪学派、绍派伤寒、针灸学派等，它们共同构成了博大精深的浙派中医体系，展现了浙江中医药文化的深厚底蕴与独特魅力。

步入近代，中国社会历经沧桑巨变，政治风云变幻，外来侵略不断，这一时期中西医之间的碰撞、比较与选择，成为近代医学史上不可回避的核心议题。中医学在这一时代背景下，面临着前所未有的生存挑战与发展困境。由此，中医奋起抗争，以捍卫中医及中医药文化的生存权、教育权和话语权，使传统的中医药文化得以延续传承。浙派中医在几千年延续的历史进程中，由医家向医派发展，其学术思想及教育思想的

---

* 本文是2025年度浙江省哲学社会科学规划领军人才培育专项课题（青年英才培育）“浙派中医教育思想的传承与创新研究”（25QNYC014ZD）、浙江省高等教育学会2024年度高等教育研究课题“突发公共事件视域下卫生管理人才应急能力培养研究”（KT2024079）、浙江中医药大学科研资助项目“中医药诊疗模式转换对基层中医药文化传承的影响分析及对策研究”（2023FSYYSZ01）、2024年国家级大学生创新创业训练计划立项项目“尊龄颐养——缔造畲族文化与绿色生态康养小镇的融合典范”（202410344001X）、2024年度国家中医药管理局深化医改中医药政策研究自选课题“卫生资源整合视域下浙江省‘中医医疗事业集团’构建的思路与对策研究”（YGZXKT2024146）阶段性研究成果。

** 作者简介：佟欣，浙江中医药大学教授，博士后合作导师。研究方向：中国医政医派史。赵法政，浙江中医药大学中医药文化研究院专职研究员。研究方向：中医药文化。余新忠，南开大学历史学院教授，博士生导师。研究方向：医疗社会史。陈一驰，浙江中医药大学硕士研究生。研究方向：中医药卫生事业管理。顾钰楠，浙江中医药大学本科生。研究方向：中医药卫生事业管理。

形成对中医学术的传承与创新产生重大影响，在现代的中医教育领域仍然发挥着重要作用。

一 浙派中医发展的历史回顾

（一）古代时期

在明代以前，尤其是南北朝时期，浙江的医学界便已开始崭露头角，随着“山林医家”与“门阀医家”的兴起，诸多医学世家按照家传模式，将祖传医学代代相传，为今天的地方特色中医流派的形成奠定了基础，同时也为后来的中医师承教育构建了发展的根基。浙江的医学世家可追溯至南北朝，如钱塘徐氏与吴兴武康姚氏，他们擅长杂病治疗与针灸，为后世中医发展铺设了道路。隋唐时期，医学分科逐渐明确，专科医学有所发展，这为中医流派的多样化和精细化奠定了基础。[①] 唐代以来，医家对妇女、儿童疾病的关注度提升，相关专科发展迅速，浙江中医亦不例外。宋元时期，宋室南渡使医学资源在一定程度上南移，浙江中医迎来了新的发展机遇，其中妇科尤为突出，形成了如萧山竹林寺妇科、桐乡“陈木扇”女科等五大知名妇科流派，数量与影响力均居全国前列。

明代至清代（鸦片战争以前），中医基础理论与临床实践进一步丰富和成熟，中医药学的发展得到了极大的繁荣。骨伤科在丹溪学派等理论指导下发展迅速，杭州胡廷光的《伤科汇纂》汇聚了丰富的伤科文献。同时，战乱促使内科医生转向伤科，骨伤科流派竞相涌现，如宁波劳氏、陆氏伤科等，均享有盛誉。[②]

此外，浙江针灸也在明代取得显著进步，杨继洲创立杨氏针灸，其著作《针灸大成》成为针灸学的经典之作。儿科方面，乌程王氏儿科等流派世代传承，医术精湛。五官科领域，杭州塘栖黄氏眼科、温州翟氏眼科等亦闻名遐迩。[③]

（二）近代时期

在清末民国这一历史转折时期，中医遭遇了前所未有的挑战，其生存空间因中西医学的激烈碰撞与交汇，以及关于中医存续与废弃的广泛争议而急剧缩减，陷入深刻的生存危机中，亟须直面关于自身存续的严峻问题。对于此种紧张局势，浙江中医界仁人志士主张在肯定本土中医药学的基础上，吸收融合西医药学，取长补短，以正确客观的态度对待西方医学的传入。海宁王学权在《重庆堂随笔》中肯定了西

① 常存库、吴鸿洲、和中浚等：《中国医学史》，中国中医药出版社，2003，第100-200页。

② 翁晓兰、张卓文、焦阳：《浙江地方特色中医流派发展述略》，《中国中医基础医学杂志》2024年第6期。

③ 《浙江通志》编纂委员会编《浙江通志·医疗卫生志》，浙江人民出版社，2018，第194-196页。

医的解剖学，认为“若非泰西之书入于中国，则脏腑真形，虽饮上池水者，亦未曾洞见也”[①]。兰溪张山雷倡导“融洽中西”，指出中西医学各有其深刻道理，应相互参照，不可偏废，[②] 这一观点促成了著名的八婺医学汇通学派的形成。

同时期，袁世凯政府提出“废除中医，不用中药”，拒绝京师医学会立案，浙江中医界人士奋起反抗，杭州、绍兴、湖州、宁波等地中医界推出代表，组成“救亡请愿团”，奔走于各地。[③] 浙江中医界的努力斗争增进了浙派中医内部的团结，扩大了自身的影响力。为促进中医教育的发展，浙江各地区积极创办中医学校。1885 年陈虬在瑞安创办我国最早的中医学校利剂医学堂，1908 年徐润之在温州设立医学堂，1916 年杭州中药行业集资建立浙江中医专门学校等。这些中医学校的涌现，培养出众多中医药人才，为现今中医的院校教育做好了铺垫。在此基础上，浙江的中医志士创办医院、中医刊物与学术团体，为中医药的普及做出了巨大贡献。在近代战乱不断的特殊历史背景和社会需要下，如中医内科、骨伤科、眼科和妇科等各学科得到了极大的发展与成熟。

（三）现代时期

中华人民共和国成立初期，20 世纪 50 年代政府提出“面向工农兵，预防为主，团结中西医，卫生工作与群众运动相结合”的卫生工作四大原则，并出台一系列支持政策，使中医药学的发展逐渐回到正轨。且卫生工作方针中有关中医的部分在 20 世纪 80 年代至 90 年代初、20 世纪 90 年代后期逐渐演变为“中西医结合”以及“中西医并重”。

1949 年以来，中医药领域迎来了一个前所未有的繁荣发展时期，特别是特色中医流派，其传承与发展获得了显著的提升。在这一背景下，众多中医流派的杰出传承人被国家各级医疗、教育和科研机构广泛吸纳。随着国家对中医药事业的日益重视，特色中医流派的行医环境得到了显著改善，为其传承与发展打下了更加坚实的基础。此外，各级政府为有效保护与传承特色中医流派诊疗技艺将其纳入非物质文化遗产代表性项目名录。在这一保护框架下，中医流派的独特诊疗技艺得到了系统整理与深入研究。[④] 这一历程不仅见证了中医药事业的蓬勃发展，也为未来中医流派的持续繁荣奠定了坚实的基础。

在这一时期，中医院校教育逐步确立为中医药人才培育的核心路径，这些院校多由政府出资建立，后续的教育工作也由政府支持。1956 年，北京、上海、成都、广州四地经国家批准建立中医学院，此后，这一趋势迅速扩展到全国各省区市，包括浙江

① （清）王学权：《重庆堂随笔》，中医古籍出版社，1987，第 85 页。

② 程良骏、姜黎平：《张山雷研究集成》，中医古籍出版社，2015，第 218 页。

③ 胡滨：《清末民国时期的浙江中医界》，《中华医史杂志》1997 年第 4 期。

④ 翁晓兰、张卓文、焦阳：《浙江地方特色中医流派发展述略》，《中国中医基础医学杂志》2024 年第 6 期。

在内，开办了中医学院。这标志着我国中医药教育事业迈入了一个全新的发展阶段。

综上所述，浙江中医历经数千年发展，形成了独特的医学体系和众多流派，不仅在理论上有所建树，更在临床实践中积累了丰富的经验，为后世中医的发展做出了重要贡献。

二 浙派中医教育模式的发展及其特点

（一）师承教育

中医药学在其教育过程中显示出独特且鲜明的传承特性，旨在通过中医教育的连续性，实现中医学术思想与教育思想的接力与发扬，同时促进与医学模式相匹配的创新发展。在中医药学发展历史中，主要的中医药人才培养模式是家传师承形式。古人认为医学乃仁心之术，且技术门槛高，故有“非其人则不授”的行规，只有子女或被老师认定具备深厚同情心的弟子才能学习和传承医业。[①]

1. 中医经典入门，基础扎实

师承教育伊始，学习内容以背诵汤头歌、药性为主，并在临床跟诊的过程中将理论与实践相结合进行理解运用。除此以外，中医师承强调对中医经典著作的学习和理解，如《黄帝内经》《伤寒杂病论》《温病条辨》等，是中医药学的精髓所在，记录了丰富的治疗方法和临床经验，是中医药人才培养所需的重要文化经典。中医学生通过对此类经典著作的背诵和师承过程中与实践经验相结合进行理解，能够获得更加全面、系统的中医知识，为中医学习打下坚实的基础，是师承教育中极为重要的一部分。

2. 实践导向，注重临床能力培养

中医学科具有极强的实践性，并以经验医学著称。历史上众多杰出中医均为在临床实践中积累了大量经验的医师，其中，随师侍诊作为师承教育的核心方式，有效地将临证融入教学流程。泰定二年，朱丹溪渡钱塘江前往杭州拜罗知悌为师学习医术。罗知悌不仅向朱丹溪传授理论知识，更注重实践指导，这极大地促进了朱丹溪医术的精进。经过长期不断的实践，朱丹溪深刻总结出“阴易乏，阳易亢，攻击宜详审，正气须保护”，这一理论为丹溪学派的创立奠定了坚实而稳固的基础。

在随师诊疗的学习过程中，学生通过将中医古籍中的文字释义、方剂运用以及老师临床辨证施治的经验，与实际病例紧密结合，来深化对中医理论的理解，[②] 同时，老师能够适时结合具体诊断，传授理论知识，及书本上难以获取的实践经验和独特的学术思想，以直观的方式促进学生对中医药相关内容的理解和掌握，以增强临床实践

---

① 吴鸿洲、程磐基：《古今中医教育模式的比较研究》，《上海中医药杂志》2000 年第 12 期。

② 张国民、刘乐平、何清湖：《浅析中医师承教育与现代中医人才培养》，《中医教育》2018 年第 2 期。

能力。

3. 继承老师独特的中医学术思想，引导发展

在师承教育的过程中，学生主要学习老师的中医学术思想和临床实践经验。因此，老师的学术思想及其教学会对学生后续的中医学习和研究起到一定的引导作用，对学生在中医学科方面的发展产生影响。师承作为一种独特的传承模式，确保了中医各流派学术思想的延续与发展，孕育出丰富多彩且独具特色的中医理论体系。但同时，由于师承教育的教育水准受老师的学识和经验影响，有产生学术思想局限，执一家之言的可能性，并伴有一定的狭隘性和保守性。这是需要破除的。

（二）院校教育

中医院校教育最早可追溯至南北朝时期，至隋朝设太医署，唐朝承袭隋制，北宋设太医局，明清设太医院，有较为完善的中医教学机构和机制。近代，面对内忧外患，民间中医院校教育兴起。至中华人民共和国成立初期，经国务院批准，建立中医药院校。几千年来，中医药院校教育形式的流传与演变，使其根本得以保留并得到极大的发展。

1. 院校培养具有规模性和规范性

除近代历史动荡时期的民间中医院校，我国的中医院校教育的建立及其后续运营多由政府出资，以保证中医药人才的持续培养。1947 年，国医大师何任于杭州创立杭州中国医学函授社，将其研读医书与临床实践的心得，编纂为《实用中医学》及《医札概览》等教材，以供教学之用。1949 年杭州解放后，中医事业迎来了新的发展契机，何任先生满怀热忱地投身于这一进程，负责杭州市中医协会的运作，并着手筹建浙江中医进修学校。至 1959 年，逐步发展成为浙江中医学院，标志着浙江地区中医院校教育在规模与规范性上的初步成型，为后续的中医教育体系构建奠定了坚实基础。

2. 中医教育体系建设较为完善，注重理论与实践相结合

近代时期，浙江中医专门学校建于杭州。学校于 1917 年正式招生，学制为 5 年，分预科 2 年，本科 3 年，后效仿上海中医学校改为 4 年学制。预科设置国学课程、中药方剂、生理等课程；本科设置中医经典医籍、医家学说等课程。学校执行严格的考试制度，成绩按照甲、乙、丙、丁计入成绩册。学校设医诊局，也称施医所，不收诊金，临诊的多是学校兼课的名医。实习生上午临诊，下午上课，实习分数由常驻医师根据平时表现评定。[①] 在当代中医院校的教育体系中，为了确保学生能够深刻理解并灵活应用中医理论，教学计划精心规划了较长的临床实践阶段，旨在促进理论知识与实际操作之间的衔接和融合，从而培养出既具备扎实理论基础又拥有丰富临床经验的

① 朱德明：《杭州医药文化图谱》，浙江古籍出版社，2013，第 90-91 页。

中医人才。

在中医药高等教育体系的持续完善中，教学管理的规范化进程已显著促进了具有鲜明特色学科与课程体系的初步确立。在此过程中，一支专业精湛、教学水平卓越的师资队伍应运而生，他们致力于主干课程的教材规范化建设，通过精简必修课程，增设多样化选修课程，拓宽学生的知识视野。此外，教学方法与教学手段的革新亦成为推动教育质量提升的关键一环，通过引入启发式、讨论式等现代教学模式，丰富教学手段，有效激发学生的创新思维与自主学习能力，促进了理论知识与临床实践的深度融合与相互促进。①

三　讨论

（一）院校教育与师承教育相结合

实施中医院校教育与师承教育相结合的基本做法，旨在充分发挥两者的优势，利用浙派中医素有的系统、规范、批量培养人才的特点，通过师承教育模式，将浙江中医各学派，如丹溪学派、绍派伤寒、永嘉医派、钱塘医派等中医大家独到、个性的学术思想和临床经验进行传承与发展，培养优秀的中医药人才。由此，需结合中医药学科特点和社会需求，设定既注重理论知识传授又强调临床实践技能培养的教育目标，将师承教育的经典内容与院校教育的现代科学知识有机结合，形成优势互补的课程体系。为实现二者的有机结合，一方面可充分利用学生在校时间，发挥院校教育的优势，通过现代教育的方法和途径传授代表中医集体智慧的共性知识；另一方面利用学生课余时间开展师承教学，把现有校内外的名老中医的个人智慧，通过传统跟师临诊、言传身教的方法予以传承，做到既有共性要求又最大限度地鼓励个性发展。②

（二）巩固中医院校教育，强化传统文化传承

中医教育的演进根植于多样化的历史脉络与社会需求之中，师承教育与院校教育作为两大支柱，各自承载着独特的优势与特色。鉴于当代社会发展的需求，院校教育体系将继续作为中医教育及人才培育的核心路径，辅以师承教育的精髓，共同促进中医药学科的蓬勃发展。作为中国古代传统文化的重要组成部分，中医中药理论学说与阴阳、五行等哲学思想密切相关，同时兼容并蓄，吸纳了儒家、佛教、道教等多元文化精髓，深刻映射出古代中国人对于宇宙万物的独特认知与哲学观念。在中医学习过

① 吴鸿洲、程磐基：《古今中医教育模式的比较研究》，《上海中医药杂志》2000 年第 12 期。

② 杨承芝、车轶文、孔令博等：《院校教育与师承教育结合实践的认识与思考——以北京中医药大学为例》，《中医教育》2018 年第 6 期。

程中深入探究中国传统文化，不仅能够深化对中医学基本理论与原则的理解和把握，还能提升中医药专业学生综合素养，为成为具备专业性与适应性的中医药人才奠定坚实的基础。因此，强化传统文化教育在中医药教育体系中的地位，对于推动中医药事业的传承与创新发展具有重要意义。

（三）加强导师队伍建设与临床实践开展

在师承教育体系架构中，导师是重要的组成部分，是这一体系的核心支撑。构建一支卓越的师承导师团队，对于保证教学质量是至关重要的。由此，在深化中医药院校教育、强化中医理论学习与传统文化传承的同时，亟须加强对师承教育师资的专业培训。这涵盖了对导师中医基础功底的巩固与提升，以及带教方法的优化与创新，逐步塑造出一支具备高水平专业素养与教学能力的师承导师队伍。进一步地，鉴于中医学的鲜明实践性特征，中医药学科学生的成长路径必须紧密融合理论与实践。应鼓励学生在扎实完成中医基础理论、中医诊断学等核心课程的学习后，尽早且充分地参与到临床实践中去，使理论知识在实际操作中得以验证与深化。这一过程不仅有助于学生深化对中医理论的理解，更能在实践中锤炼其识别问题、剖析问题及解决问题的能力，为培养适应时代需求的中医人才奠定坚实基础。

总　结

浙派中医，历经千年沧桑而不衰，其源远流长的发展历程不仅孕育了无数杰出的中医药精英，更为浙江及全国中医药事业的蓬勃发展贡献了不可磨灭的力量。在中医药发展的历程中，师承教育与院校教育作为两大核心路径，共同构筑了中医药人才培养的坚实基石。两者各具特色，优势互补，尽管各自存在某些局限性，但其蕴含的教育思想却对当前中医教育产生了深远影响，提供了宝贵的经验借鉴与理论指导。当前，为顺应时代变迁与中医药发展的新要求，将院校教育与师承教育进行有机融合，旨在汲取院校教育在理论知识系统传授方面的优势，同时掌握师承教育强调临床实践、注重师徒传承的精髓。通过这一融合，开辟中医教育的新篇章，不仅传承经典，更勇于探索，以适应新时代背景下对中医药人才的新期待新要求，推动中医教育领域的深刻变革与持续发展。

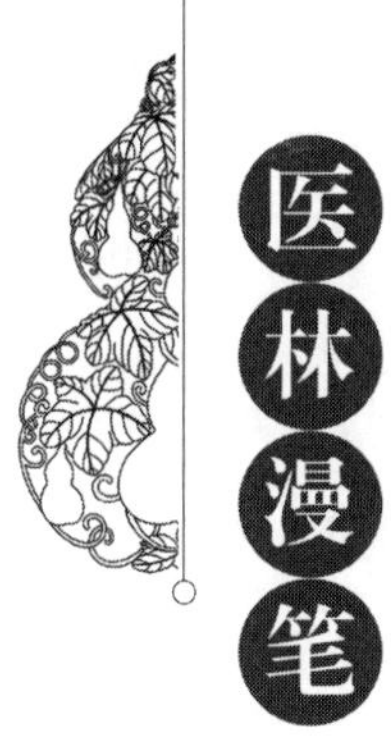

医林漫笔

天人合一与中医*

樊正伦**

摘　要　“天人合一”，中华民族传统文化之精髓，深刻融入中医学血脉。本文回溯儒道两家“天人合一”之观念，阐发中医学此理念之真谛，中医学以人为主体，融自然规律于诊疗之中，彰显人与自然和谐共生之妙。道家重人与自然合一，儒家倡人与天命相应，二者与中医学交相辉映。诊疗疾病，中医不唯见病治病，更察天时地利人和，施个性化之方、养生防病，中医顺应自然之道，调脏腑，和经络，达益寿延年之境。中医学秉承“天人合一”之哲思，为人类健康事业贡献着智慧和力量。

关键词　天人合一；中国传统文化；以人为本；炁；道

“天人合一”思想是中华民族传统文化的精髓。中华民族五千多年的文明史，是被史学界公认的。在古埃及、古巴比伦、古印度、古中国四大文明古国中，唯一没有文化断层的民族就是中华民族。因此，要讲今天的文化，就必须从我们的历史讲起。

在中华文明漫长而悠久的历史中，我认为最根本的思想就是“以人为本”。大家都知道上古有“三皇”，即伏羲、神农、黄帝。史载“三皇”是中华民族的祖先，既是政治、经济、文化的开创者，同时又是高明的医生——伏羲制九针、神农尝百草、黄帝著《内经》。这种历史记载反映出，在上古时期，我们的祖先已经将“人”放在第一位，有“人”才有“文”，有“文”才有“化”。中华民族五千多年来如此繁衍昌盛，与我们的祖先把“人”放在第一位是分不开的。是人主宰着世界，还是神主宰着世界？是人本主义，还是神本主义？这是中国传统文化与西方传统文化最根本的区别，也是我们要讲的“天人合一”的前提。

一　“仁”与“义”

道家和儒家都有“天人合一”的思想，但内涵不太一样。道家讲的是人与自然的合一，儒家讲的是人与天命的合一。[①] 这两种不同的观点，在中国古代是怎么出现

*　本文根据樊正伦先生2013年在“月犁中医文化讲习所”的专题讲座整理而成。

**　作者简介：樊正伦，男，1945年3月出生。曾任中国中医药出版社古籍编辑室主任，现任北京崔月犁传统医学研究中心研究员。

①　楼宇烈：《中国的品格》，四川人民出版社，2015，第52-58页。

的呢？

人首先和自然的关系最密切。远古时代，人类对天地山河等自然界产生崇拜，进而研究人与自然的关系。正是在这一过程中，产生了道家讲的人与自然的合一。老子的思想不是天上掉下来的，《道德经》里面讲“上善若水”“柔弱胜刚强”，从来不讲暴力，为什么？从历史的角度，我们认为，老子的思想实质上是漫长的母系氏族社会思想的高度结晶。妈妈，在自然界中是最伟大的、最公平的，她从来不因为这个孩子美、那个孩子丑，就喜欢这个、不喜欢那个。在自然界和人类社会中，母爱是最包容的，所以老子的思想也讲包容。

儒家讲的是对祖先的崇拜。中华民族认为，人之所以为人，不是其他的类别，是因为祖先给了我们人的生命。祖先虽然去世了，但他们的精神始终指引着我们。这种祖先崇拜，逐渐演变成了人与天命的合一。孔子的思想也不是天上掉下来的，它是父系氏族思想的体现——在外讲“君君，臣臣”，在家讲“父父，子子”，是父系氏族形成以后出现的等级观念。

当等级观念造成争夺和矛盾的时候，孔子用什么办法来解决呢？他提出了一个字：“仁”。“二人”为“仁”，实质上就是孔子说的“己所不欲，勿施于人”。意思是说，做任何一件事情，都要从对方的角度去想，这样你的善良之心、仁慈之心就出来了。在等级森严的父系社会中，要解决等级之间的矛盾，当领导的要想想部下，当部下的要想想领导。这种善良之心、仁慈之心，是缓和社会矛盾非常重要的手段。孔子思想在中国社会发展的几千年中，始终是维系社会安定的重要思想基础，就是这个道理。

但是，如果一味地为对方着想，也会出现问题。《史记》有一句话叫“妇人之仁”，指一味施行仁爱而不分是非，这也是有害的。所以，孟子在孔子“仁”的前提下，提出了另一个重要的思想：“义”。“义”的繁体字，上面是个“羊”，下面是个“我”。羊，在中国古代是最美好事物的象征。那么，“义”的涵义就是“我为了美好的事物，可以献出自己”。这就是“杀身成仁”“舍生取义”的儒家孔孟思想。

儒家思想和道家思想，是构建中华民族本土文化两个最重要的支柱。中医学传承的是什么？中医学解决的是“人”的问题，解决人在自然中如何完成生、长、壮、老、已的全过程。因此，中医学“天人合一”的思想，与老子所主张的人与自然和谐相处的思想，是一脉相承的，二者可以完全结合在一起。唐代太仆令王冰为《黄帝内经素问》作注，就引用了很多《道德经》的话，来说明中医学的道理。如果我们对老子的思想有深刻的理解，再去读《内经》，就不会觉得很陌生了。

二　“道生一，一生二，二生三，三生万物”

道家的“天人合一”思想认为，人是天地自然的产物。《道德经》中讲得非常清楚："道生一，一生二，二生三，三生万物。万物负阴而抱阳，冲气以为和。"什么意思？

"道"是一个混混沌沌的存在，这个存在在不断运动中产生了"一"。中国古代没有"零"的概念。"一"又可以称为"太极"，太极是阴与阳的完全统一，这就是老子说的"道生一"。"道生一，一生二"，这个太极在不断运动中，清阳上升、浊阴下降，清阳为天、浊阴为地，就形成了天和地两个方面。那么有了天、有了地，是不是就有万物了呢？还不行。只有进入"三"的状态，才有万物的产生。什么是"三"？地气上为云，天气下为雨，天地间运动着的气就是"三"。我们聊天的时候，常说一个人有没有"运气"，这个词实际上就源自"三"的运动过程。火星上有天、有地，为什么没有人？因为它没有"三"，缺少这种运动着的气的存在，缺少地气上升、天气下降这样一种天地交泰的状态，所以火星无法产生和地球同类的生物。所谓"三生万物"，是指世界上所有的生物都是由运动着的气产生的，不管是人还是地球上其他生物，都是天地运动的产物。"冲气"，在中国古代指阴阳二气的交会，只有阴阳之气交会，才能产生地球上各种各样的生物。在这个意义上讲，人和其他生物是完全一样的，都是气运动的产物。

那么"气"是什么呢？我们站在山上，会看到一些有形的云雾在不断上升，这是我们可以看到的"气"的存在。咱们到道观里去参观，经常可以看到一个字："炁"。这个字上面是个"无"，下面有四个点，这是道家的"气"。上面的"无"，不代表不存在，是代表看不见。下面的四个点，在中国古代具有"火"的涵义，"火"代表运动。所以，"炁"字的意思就是——有一团看不见的东西在不断地运动，这就是中国古代"炁"的涵义。不管是"一"也好，"二"也好，"三"也好，实质上都是"气一元论"，即世界上所有的物质都是气所化生出来的，这是中国传统文化中一个非常重要的观念。《庄子·知北游》说："人之生，气之聚也。聚则为生，散则为死。"自然界的一切物质，当气以某种形式聚合的时候，就以一定的形态出现；当气以某种形式分散的时候，就再也找不到它了。人就是这样，人活着的时候是气聚；人一死，气散了，有形的生命个体就消失了。

生、长、壮、老、已，是地球上一切生物遵循的法则。人活在地上，地的运动是跟着天的运动变化而变化的，所以《老子》说"人法地，地法天"，后面紧接着说"天法道，道法自然"。我们讲到"道"，大家可能会感觉虚无缥缈，老子用一句非常简单的话告诉我们："道法自然。"什么是"自然"？春天过去是夏天，夏天过去是秋天，秋天过去是冬天。春、夏、秋、冬的自然运动变化规律，就反映着"道"的规律。

《素问·宝命全形论》："人以天地之气生，四时之法成。"我们怎么理解呢？举例来说，人体有一个穴位叫"人中"。为什么叫"人中"呢？大家可能觉得只是个名字而已，其实不然，它是有深刻涵义的。人是天地的产物，是天地形态一种高度的拟象。为什么这么说呢？我们都知道人有九窍，当婴儿在妈妈肚子里的时候，是“九窍不通一窍通”，只有脐带跟妈妈连通着，妈妈形成的屏障在保护孩子。一旦婴儿落生，是“一窍不通九窍通”，脐带割断了，这个独立个体就与天地自然形成了一种相关性。我们看看，人的九窍是怎么分布的？两个眼睛、两个鼻孔、两只耳朵在上面，下面是口、前阴、后阴。在口之上、鼻之下这个地方，就是我们说的“人中”。以中国传统文化来理解，上面三个偶数为“坤”，代表地；下面三个奇数为“乾”，代表天。人的九窍分布，体现了地气必须上升、天气必须下降，这样才形成一种天地交泰的状态，才是一个独立的生命个体存活的状态。当人昏倒的时候，我们都知道要掐人中使之苏醒，为什么？因为这里正是天地之气相交的地方。所以，人法天地自然而生，不是一句空话。

三　“天覆地载，万物悉备，莫贵于人”

中医学非常强调人对自然的依赖。《素问·宝命全形论》：“夫人生于地，悬命于天，天地合气，命之曰人。”《素问·六节藏象论》：“天食人以五气，地食人以五味。”意思是说，人作为独立的生命个体，必须与呼吸之气、水谷之气相结合。具体而言，人的生命之气由三部分组成：先天之气、呼吸之气、水谷之气。

《灵枢·刺节真邪》：“真气者，所受于天，与谷气并而充身也。”爸爸妈妈把你生下来，你得的是爸爸妈妈的真气。所以中国古代有“母壮则子肥”的说法，爸爸妈妈身体好，小孩子身体就好，先天禀赋就好。“天食人以五气，地食人以五味”，人生下来之后，如果没有呼吸之气的供给，最多活半个小时；如果没有水谷之气，最多活七天，所以中医讲“人生于地，悬命于天，天地合气，命之曰人”。作为一个独立的生命个体，只有吸收天地之气，才能维持人的生命，中医学在这个问题上，与道家“天人合一”的观点是完全一致的。

另外，中医学更强调的一个问题是“天覆地载，万物悉备，莫贵于人”。这是《内经》的原话，意思是说：天在上面，地在下面，自然界的一切生物都在天地之间，其中最为宝贵的是人。中医认为，人得天地之全气，物得天地之偏气。在万物中，只有人具备认识天地的能力，所以人是万物之灵，禀受了天地间最精华的物质。中国传统文化常常将天、地、人并举，就是将人放在“万物之灵”的地位上。

我们可以举个例子。中医认为，男同志以阳气为主，女同志以阴气为主。男同志以阳气为主，我们平时看得不明显；女同志以阴气为主，可以看得很明显。女性的月经，在中国传统中叫“月信”。“月信”的意思是说，女同志的生命跟着月亮走，每一个月准时来到，周期在二十八天左右，这和月亮的圆缺是密切相关的。月信在女同志的生命中非常重要。当月信要来的时候，她会觉得非常烦躁，因为这时候血向下行、气向上升，她的气血不平衡了，就像月底和月初的月亮，这个时候世界非常黑暗，所以女同志动不动就发脾气；两次月信中间的时候，就是女同志气血非常旺盛的时候，是月亮圆的时候，这时候世界非常美好。我们从这种生命现象可以体会到，中医学所说的人与天地相参、与日月相应，是有道理的。正是因为我们强调“人”在天地中的重要地位，因此“人”作为独立生命个体，必将与天地形成一种紧密的相关性，这也是道家“天人合一”思想的理论基础。

四　以药性之偏纠正人体之偏

我们生病的时候，比如感冒，西医要检查感染了什么病毒或细菌，中医则要辨别是风寒、风热还是风燥。为什么？风、寒、暑、湿、燥、火，是自然界中正常的气候变化，春天就应该温暖，夏天就应该炎热，秋天就应该凉爽，冬天就应该寒冷。自然界的六气，和人体内的六气是相通的。当人体内的变化与自然界的变化同步的时候，人就不会得病。相反，夏天自然界以热为主，而人天天在有空调的房子里，制造出一个寒冷的小环境，那人就要得病了。所以，中医学讲得非常清楚：“夫百病之生也，皆生于风寒暑湿燥火，以之化之变也。”（《素问・至真要大论》）

举个例子，“非典”暴发的时候，大家都觉得“非典”病毒非常可怕。因为西医遇见这类问题的时候，首先找的是致病因子，然后再寻找武器杀死它。但“非典”病毒到底是什么情况？不了解。得了病以后谁死、谁不死？不知道。再就是，大量的医务人员躺在了病床上，这是造成大家恐慌的重要原因。但是从中医角度看，2003 年的 3 月到 5 月，北京“非典”疫情最横行的时候，北京的气候出现了异常的表现——北京本来是一个多风的城市，但是 2003 年的 3 月到 5 月，北京一次沙尘暴都没有，反而出现了一种寒、湿、热三者共存的气候异常组合，而这个气候条件应该说是适合“非典”病毒蔓延的自然环境。以往流感的时候，出租车司机的感染率最高，因为他们的防护条件最差，但“非典”来的时候，出租车司机的感染率几乎是零，为什么？因为在北京 3 月到 5 月的时候，出租车的窗子始终是开着的——风是最好的祛湿剂。当“风”把“湿”这个条件撤掉的时候，“非典”病毒在自然界生长的条件和环境就被阻断了。相反，医护人员穿着防护服，室内不停地消毒，反而寒、湿、热邪气共存的条件最齐备，所以再好的防护服也没法阻止这种环境给“非典”病毒创造的客观条件。由这个例子可以看出，寒、湿、热其实是正常的气候变化，但当它们“太过”或“不及”，出现了异常组合的时候，就是我们《内经》讲的“风寒暑湿燥火，以之化之变”了。

中医怎么解决这个问题呢？不去找致病因子是谁，也不去杀死致病因子，而是把环境和条件改变了。如果自然界是寒、湿、热共存，而人体内也是寒、湿、热共存的话，这样的人无疑就是易感人群。我们可以看到，“非典”来到的时候，老人和小孩得病不多，体弱的人得病不多，而身强力壮的患者最多。为什么？就是因为他们的生活规律、生活环境，使体内寒、湿、热最容易共存。中医预防这个疾病的方法，就是散寒、清热、祛湿。外边的环境没法解决，但如果体内的寒、湿、热三个条件不能共存，那“非典”病毒能奈你何？所以我们用银翘解毒丸，加上藿香正气软胶囊就行了。为什么？热邪用银翘解毒丸就可以解决，寒湿用藿香正气软胶囊就可以解决，把这三个条件调整过来了，“非典”病毒就没办法生存了。由此可见，中医的“天人合一”思想，在我们的疾病观中占据了非常重要的位置。

正是基于“天人合一”的思想，中医在治病的时候，更强调的是“治人”。从现代医学的角度看，疾病在人体身上产生，一定有它的病因，这个病因是客观存在的。然而，大自然给人以生存的权利，同样给细菌、病毒生存的权利。我们不可能在一个纯之又纯的环境中生存——呼吸的是自然的空气，喝的是自然的水，谁也不能保证自然界的致病因子不侵害你。从另一方面来看，是不是致病因子存在，就一定会产生疾病呢？非也。借用佛教的话，可以理解为“因、缘、果”——因缘相合方为果。疾病的“因”是客观存在的，得病就是“果”，如果说西方现代医学的治疗是从“因”入手的话，中医治病就是从“缘”入手、从疾病发生的条件入手，切断了致病因子赖以发展的条件，这个“因”是不会变成“果”的。

中医在治病的时候，为什么强调因时制宜、因地制宜、因人制宜？就是因为一方水土养一方人，一方水土产一方物。在疾病产生的过程中，不同的气候条件、不同的地理环境、人的不同状态，往往会形成不同的疾病。所以，在治病的时候，中医一定不是用一种定法去解决所有的问题，这也体现了“天人合一”的理念。

同样，基于“天人合一”的思想，中医认为，人的正常脉象随着四季变化，有弦、洪、浮、沉的不同。春天的时候，人正常的脉象应该带有弦象，夏天的脉象应该带有洪象，秋天的脉象应该带有浮象，冬天的脉象应该带有沉象。为什么？春天的时候，所有的物体都是从内向外生长，比如植物春天就会发芽。弦脉，就是手按在脉上，感觉像按在琴弦上；弹琴的人知道，手按在琴弦上，有一种端直而长、绷紧的感觉。为什么春天脉象出现绷紧的感觉是正常呢？因为人和自然是相通的，春天人的气血从里向外走，但外面的毛孔还是闭合的，没有完全开放，因此就会出现弦脉。夏天，自然界的植物枝繁叶茂，人的气血也都到外面来了，这时的脉象应该是洪大的，用手轻轻一按就能感觉到，就像洪水一样；相反，如果使劲按才能按到，那说明阳气不足，夏天应该升发出来的时候，反而升发不出来。中医的脉象理论和四季的关系，清楚地说明了什么是“人法四时而成”——人的气血、藏象、脉象，都是天人一致的。当人的状态与自然界的气候变化完全相符的时候，人就没有病；或者即使有病，也不会是大病。

人是万物之灵，得天地之全气，物得天地之偏气。中医整个的治病过程，就是用药物的偏性来纠正人体的偏性。人本来是得天地之全气，阴阳之气、五行之气都是调和的、平衡的，没有疾病；有病的时候，就是人所具备的这种平衡被打破了。中医讲“阴平阳秘，精神乃治”（《素问·生气通天论》），当完全调和的状态被打破的时候，中医用草根树皮来解决什么问题？不是在治病，而是在治人，即用药物的偏性把人体被破坏的平衡重新调整过来。所以，中药里边金石草木什么都有。从《神农本草经》的 365 味药，到《本草纲目》的 1892 味药，中华民族没有走药物化学的道路，而是根据中医的理念来加以利用。

食物和药物都有偏性，中医正是利用物的偏性来纠正人体的偏性。从这个角度上说，中医随手拈来全是药；因为凡是偏性的东西，只要用得合理，都可以纠正人体被破坏的平衡。比如豆子，有黄豆、绿豆、赤豆、黑豆，虽然都叫豆子，但在中医理念里完全不一样。我们说“白菜豆腐保平安”，豆腐就是黄豆做的，黄豆的颜色是黄的，可以调补脾胃。黑豆的颜色是黑的，入肾经。绿豆，外面是绿的，可以入肝经。赤小豆的颜色是红的，入心经。同样是豆子，由于大自然赋予它们不同的性味，所以在治疗时，这些豆子可以产生不同的作用。

再举个例子，大家都吃过鸭肉，鸭子因为总在水里，所以性质是寒的。在南京，吃嫩鸭子的时候要用盐来腌制，叫盐水鸭；北京吃鸭子的时候吃烤鸭；到了广东，做老鸭汤。为什么用老鸭煲汤？因为老鸭已经不下水了，在地上待的时间长，它的寒性已经被佐制了，可以用来煲汤。如果把嫩鸭子煲了汤，素体虚寒的人喝了就要腹泻。用烤制或者盐腌的办法，把鸭子的寒性佐制之后，它就变成平性的食物了。药食同源，用药的理论、吃饭的理论，都与“天人合一”的思想如出一辙。

五　“辅万物之自然而不敢为”

老子在《道德经》中提出了一个观点，叫“无为而无不为”，“无为”绝对不是不做事。《道德经》讲的“道”，是世界自然变化的规律。如果在做事的过程中，按照事物本身的规律去做事，看似无为实有为；如果不按照事物本身的规律做事，看似有为实无为。

比如说，春天过去之后，必须经过夏天，才能进入秋天。如果你在春天这个季节，就想做秋天收获的事，那只能拔苗助长，结果是适得其反。所以老子在《道德经》中提出了一句话，人应该“辅万物之自然而不敢为”。自然界存在它固有的规律，人所做的只能是辅佐着自然，按照万物自然的规律去做事，不要试图改变规律，否则必然受到规律的惩罚。

现在很多人做事情做不好、做不成，我认为就是不尊重事物运动的规律所致。比如，夏天人本来应该热，因为天气炎热，人的气血也是热的。人的气血从里面向外走，在热天的时候，人一定要出汗，出汗是把体内代谢废物排出体外的过程，这个过程是自然赋予人的一种本能。古人认为，夏天最好的东西是扇子，因为它可以“小大由之”——天特别热的时候扇一扇，不热的时候可以不扇。再例如，古人不是不会盖楼房，但更多的是盖平房，因为平房接地气。住在北方的平房里，你会有种感觉：再热的天，坐北朝南的平房里也有一股清凉之气，不会那么酷热。我们现在生活好了，夏天家里是空调、汽车里是空调、办公室里是空调，毛孔应该张开的时候，人为地让毛孔闭合起来，这肯定是违背规律的；因为我们违背了规律，所以就要受到规律的惩罚。现在临床上可以看到，很多人在夏天患上了冬天的感冒，这个不能赖老天爷，古人有一句话是“天作孽，犹可违；自作孽，不可活”，好像是生活得更舒适了，但是违背了自然界春生、夏长、秋收、冬藏的规律，大自然就必然会惩罚你。

处于疾病状态的时候，人体一定会产生一种对抗的办法。比如受寒了，于是人体调动体内的气血向外发汗，这就是人的自然本能。中国古人非常注重顺应自然，中医治疗的核心大法就是“因势利导”。中医在治疗风寒的患者时，为什么要用辛热、辛温的药？因为当风寒束于体表的时候，人本身就有一个发汗的反应，但发不出来，这时候给一点辅助的力量就解决了。被雨淋湿了，妈妈说“喝点姜汤吧”，干吗呢？因势利导。一般小的问题自己可以解决，解决不了，你找到中医大夫的时候，用点麻黄、桂枝，汗一发，病就好了。因势利导，就是利用人体自然向外抗争的力量，给予辅助。“体若燔炭，汗出而散”（《素问·生气通天论》），这就是中医治疗的根本大法。如果不能因势利导，不能顺应疾病的趋势去治疗的话，必然会适得其反。所以，中医说该发汗的时候要发汗，如果该发汗的时候用攻下法了，那就反其道而行之了，肯定好不了。中医这种思想和老子“辅万物之自然而不敢为”是完全一致的。

中医的养生理念更体现了“天人合一”的思想。《素问·四气调神大论》告诉我们春天应该怎么养生，夏天应该怎么养生，秋天应该怎么养生，冬天应该怎么养生，得出的结论是：“故阴阳四时者，万物之终始也，死生之本也，逆之则灾害生，从之则苛疾不起，是谓得道。”四气，就是春、夏、秋、冬自然界的气候变化。如果按照“春生、夏长、秋收、冬藏”“春温、夏热、秋凉、冬寒”的规律来养生，人就会长寿；如果违背这个规律，就要受到自然的惩罚。

我们现在对自然界的破坏已经不是一天两天了。西方文化和中国文化不一样，中国文化讲的是“和谐”。从历史上看，我们的祖先在宋代就已经发现了石油，为什么不去用它？因为中华民族非常注意对地球上一切生命的尊重，这是中华民族的特点。西方讲的是斗争、弱肉强食，所以对所有问题的解决都是对抗性的。比如说疾病，西方医学花费了大量的人力、物力和财力去研究抗生素，现在已经研究出的抗生素有几千种，但临床上可用的非常有限。为什么？你想杀死它，大自然不让它死；你越想杀死它，它的变异速度就越快，这就把现代医学带入了一个恶性循环的怪圈。医学是如此，人们对自然的破坏也达到了空前的程度。如果科技发展的代价是杀死我们的地球母亲的话，那么我们一定是子孙后代的罪人。

结　语

“天人合一”在中医学里绝对不是一句空话，而是有理论和实践根据的。中医认为，人是自然界的产物，与自然界休戚相关，所以在治病的时候，中医的参照系数是天、地、人，这是一个非常大的参照系统。《素问·六节藏象论》：“不知年之所加，气之盛衰，虚实之所起，不可以为工矣。”意思是，不知道今年是什么年份，今年什么气旺盛、什么气衰弱，哪里是虚、哪里是实，就做不了好大夫。换句话说，一个医生，如果上不识天文、下不识地理、中不懂人事，不了解“天人合一”的辩证关系，是做不了好医生的，这是中医学非常重要的思想。

总而言之，中医学是以中国古代道家“天人合一”“天人同构”思想为指导，运用《周易》阴阳五行象数理论，研究人体生命运动规律的一门学问。这就是我给中医学下的定义。

《美的历程》对中医文化研究的启示

和中浚*

摘　要　本文介绍李泽厚的学术成就及《美的历程》赢得的巨大社会影响，总结《美的历程》的成功经验，认为它有不少值得中医文化研究借鉴的地方：对中国传统文化深邃的认识；富于哲理的思想；雅俗共赏的作品风格。同时回顾40多年来中医文化研究的历程与成果，两相比较后认为中医文化虽有国家政策等大力支持，传播的形式和范围日益扩展，但尚未出现如前者那样受社会广泛欢迎的作品。中医文化本植根于中国传统文化，期望它从该书的成功经验中获得启示。

关键词　《美的历程》；李泽厚；文化启示

记得很多年前曾看到过推荐著名学者李泽厚《美的历程》的信息，当时或是因为忙于他事，或是因为它不属于中医专业范围，没有特别留意。2024年春节，在友人家中看到久违的《美的历程》，刚一打开，就被它别开生面的目录深深地吸引住了，从“龙飞凤舞”到“青铜饕餮”，从“盛唐之音”到“韵外之致”，各章节的标题内容主题鲜明，立意不同凡响。该书不仅是在论述中国古代艺术的美，更多地是在阐释中国传统文化的历史，当你将它捧到手中翻阅时，你就能真切地感受该书富于作者个性色彩的魅力。书中充满智慧的语言中所蕴含的厚重文化，会给你振聋发聩的感受，给你心灵强烈的触动。用了好几天时间，终于读完全书，感触颇多，尤其是觉得它对中医文化和中国医学史的研究都有着诸多启迪，故写出来跟大家分享。

一　其人与其书

李泽厚（1930—2021），毕业于北京大学，思想家，哲学家。生前为中国社会科学院哲学研究所研究员。1988年当选为巴黎国际哲学院院士，成为20世纪下半叶唯一获此殊荣的中国哲学家。美国科罗拉多学院荣誉人文学博士，德国图宾根大学、美国密西根大学与威斯康辛大学等多所大学客座教授，主要从事中国思想史和哲学、美学、伦理学研究，一生著作等身。代表作有《中国古代思想史论》《中国近代思想史

* 作者简介：和中浚，研究员，博士生导师，获四川省医疗卫生首届终身成就奖，主要从事中医医史文献与中医文化、川派中医研究，成都中医药大学国学院退休。

论》《中国现代思想史论》《美学四讲》《美的历程》等多种。作家易中天评价："八十年代以后的'美学热''文化热'便都与李泽厚有关。"[①] 系其文被收入《诺顿理论与批评文选》第二版的第一位中国学者。

《美的历程》1981 年最早由文物出版社出版。从书名看，是一本关于美学或者艺术史的著作，但其涉及的内容远不止此，其论述的文化内容广泛而且深刻，该书对中国古代的历史、考古、文物、文学、音乐、美术、建筑等多个方面都有涉及，而且从古代政治、经济、社会思潮等不同角度，旁征博引，纵横捭阖，比较分析，真知灼见迭出。作者的认识新颖而深邃，阅读时你会感受到它给人的强烈震撼。李泽厚自称在"八十年代的每个学生宿舍里总能翻检出我的《美的历程》"[②]，也有人推荐为"值得每个中国人阅读的书"[③]，或评论为"他的著作如同武侠小说一样畅销"[④]，多年来好评如潮。

《美的历程》自 1981 年出版以来，已印刷 35 次，销量达上百万册。先后被译成英文、德文、韩文等多种语言，在海内外有过多个版本。它从宏观鸟瞰中国古代数千年的艺术、文学，是中国美学的经典之作，充分地展现了作者的艺术修养和魅力。在介绍评价该书的赞美之词中不乏"高屋建瓴""大笔如椽""慧眼如炬"等种种褒扬之词。

2021 年 11 月 5 日韩浩月在《中国青年报》发表《李泽厚的通透与简单同样值得怀念》：

> 李泽厚的名字，被紧紧地与《美的历程》这本书捆绑在一起。在许多读者心目中，这不仅仅是一部文艺理论著作，它凝练而又精准的概括与总结，它所散发的恢弘而又灿烂的气质，它的文字之美与思想之深刻，给无数读者带来过精神洗礼般的阅读感受。

在现代社会电子信息影响越来越大，纸本文献影响日益衰减的条件下，能够达到如此深刻的社会影响和长期思想效果，有很多问题值得我们思考。

当然，任何事物都不可能十全十美，该书首页作者的黑白照片较为朦胧，只能模糊看到头面部的五官轮廓，一本以美学为宗旨的著作，在摄影水平如此高超的现代，为什么要选用这样一张面容和神态都不够清晰的照片，令人费解。而在其去世之后学者追思他的文章中可以看到很多张他充满睿智表情的照片，那些头像和胸影让人一望

---

① 易中天：《猾者 · 李泽厚》，《新京报》2023 年 11 月 26 日。

② 徐颖：《80 年代上大学，文科生必读！但〈美的历程〉并未列入李泽厚最满意的三本书》，《新闻晨报》2021 年 11 月 4 日。

③ 锦瑟酉婀：《值得每个中国人阅读的书》，简书 App，2023 年 1 月 25 日。

④ 李泽厚：《我最恨虚伪》，凤凰网，2023 年 11 月 20 日。

而知其儒雅的学者风度和精神状态，没能在该书上看到这些充分反映作者音容笑貌的照片不无遗憾。更重要的问题是全书没有内容提要，书前无序，文末无跋，篇首“前言”仅仅200余字，只是一个楔子，起着开篇时的导入作用，篇末虽有“结语”，对言外之意有一定发挥，但作者为什么要写这本书，其最初的动机和写作思路、写作过程、全书的意旨、内容结构及特点等都没能通过内容提要和序跋进行明确的提示和介绍，这就给读者最初的阅读和选购带来不便，难以通过内容提要迅速了解该书。现在作者已经辞世，再也无法补救，而他在世时该书再版多次都没能够补充，或许是作者自身坚持的原因？现在已无从得知，但它给读者带来的损失难以回避。另外，也有网民“蚀书饱蠹”指出，该书繁体字、异体字问题及引文中有数处讹误，但多个版本一直未见修正，或有损其学术地位。①

二　经验、启发与启示

《美的历程》成功的原因当是多方面的，学术界从不同角度有很多评论与分析。个人认为作者睿智的眼光和深厚的学术修养是最重要的原因；其次是其论述评价总结的见解独到而深刻，内容和文字充满哲理；再次是体裁雅俗共赏，内容简明而深刻，所以才能受到读者长期的喜爱和追捧。

（一）对中国传统文化的深邃认识

如前所述，《美的历程》就小而论，是一部美学史，从大而言，是一部文化史。之所以取得巨大成功，首先就在于作者对中国文化深邃的认识。全篇内容主要是从论述的角度推出对中国文艺历史的认识，作者不仅仅着力于史实的描述，不是枯燥地罗列历史现象，不是那种不痛不痒、四平八稳的语言风格。相反，作者的观点鲜明透彻，往往一针见血，直击问题要害，语言畅快淋漓，有不少入木三分的论述和结论，喜用排比句增强气势，同时注意不时进行总结概括，如对石器时代“劳动、生活和自然对象与广大世界中的节奏、韵律、对称、均衡、连续、间隔、重叠、单独、粗细、疏密、反复、交叉、错综、一致、变化、统一等种种形式规律”② 的认识。认为巫师是中国最早的思想家，是“原始社会的精神领袖”③。提出“在汉代艺术中，运动、力量、‘气势’就是它的本质”④。书中文字充满鲜活的情感，褒贬评价富于感染力，故而能

---

① 蚀书饱蠹：《〈美的历程〉印次35次，印量高达百万册，竟然还有这么多讹误》，豆瓣小组，2022年7月2日。

② 李泽厚：《美的历程》，三联书店，2009，第29页。

③ 李泽厚：《美的历程》，第36页。

④ 李泽厚：《美的历程》，第84页。

从心灵深处打动读者。该书给人最大的感受首先是其对中国传统文化、艺术和中国历史进程准确而深刻的评价和论述，如对王维辋川名句的高度评价，多处关于李白杜甫诗歌不同风格的论述，对杜诗颜字韩文的学术地位、学术风格、学术特征及其影响的长篇论述，以及对诗境、词境、曲境三者特点的概括："诗境深厚宽大，词境精工细巧，但二者仍均重含而不露，神余言外，使人一唱三叹，玩味无穷。曲境则不然，它以酣畅明达，直率痛快为能事。"① 有关文人画的源头起于元四家的观点，对宋画与元画风格的不同的认识，对宋代花鸟画重细节真实及山水画的诗意追求的论述，对元画讲求笔墨趣味的总结，对中国戏曲文化内涵的认识，对清代文艺的批评，对明清浪漫主义、感伤主义和批判现实主义三个文艺阶段的总结等等都很精彩。如对中国不同时代雕塑风格特点的总结"汉之拙重，六朝之飘扬，唐之圆深"② 以及明清的驯媚，简简单单几句话就点出其要害。

全书充满激情的内容给人诸多触动和心灵的洗礼。其内容跌宕起伏、精彩纷呈，往往给读者在既往的认识上增加更多新意，更多独特而更为深刻的认识。那些人云亦云，中庸之道、流于表象的空言在书中极少，作者独到的观点见解是其充分思考之后的认识，内容酣畅淋漓，视角和眼光独特敏锐，字里行间融入的都是作者对历史、社会、政治、人物、作品的精到的思考和评论，如对《孟子》等早期中国文学作品情感风格的认识："如孟文的浩荡，庄文的奇诡，荀文的谨严，韩文的峻峭。"③ 其评价简明了当，让人深受启发。

如对中国书法的认识：

> 中国书法……它不是线条的整齐一律均衡对称的形式美，而是远为多样流动的自由美。行云流水，骨力追风，有柔有刚，方圆适度。它的每一个字、每一篇、每一幅都可以有创造、有变革甚至有个性……它既状物又抒情，兼备造型（概括性的模拟）和表现（抒发情感）两种因素和成分，并在其长久的发展行程中，终以后者占了主导和优势。④

对中国建筑特点的认识："但就整体建筑群说，它却结构方正，逶迤交错，气势雄浑……是以整体建筑群的结构布局、制约配合而取胜……形成在严格对称中仍有变化，在多样变化中又保持统一的风貌。"⑤ 提出陶潜与阮籍才是魏晋风度的最优秀代表。认

---

① 李泽厚：《美的历程》，第 189 页。
② 李泽厚：《美的历程》，第 214 页。
③ 李泽厚：《美的历程》，第 62 页。
④ 李泽厚：《美的历程》，第 45 页。
⑤ 李泽厚：《美的历程》，第 66 页。

为“汉代文艺反映了事功、行动，魏晋风度、北朝雕塑表现了精神、思辨，唐诗宋词、宋元山水展示了襟怀、意绪，那末，以小说戏曲为代表的明清文艺所描绘的却是世俗人情”①，不同艺术，不同时代的风格特点跃然纸上，列举的史料丰富而典型，内容广泛而极具代表性，对不同时代的题材皆指出其鲜明的文化特征。

如对中晚唐时期文艺作品别开生面的高度评价：

> 然而，也正是在这一时期，出现了文坛艺苑的百花齐放。它不像盛唐之音那么雄豪刚健，光芒耀眼，却更为五颜六色，多姿多彩。各种风格、思想、情感、流派竞显神通，齐头并进。所以，真正展开文艺的灿烂图景，普遍达到诗、书、画各艺术部门高度成就的，并不是盛唐，而毋宁是中晚唐。②

对于“诗景”和“词景”及“曲境”不同凡响的两次比较论述：

> 所谓“词景”，也就是通过长短不齐的句型，更为具体、更为细致、更为集中地刻画抒写出某种心情意绪。诗常一句一意或一境。整首含义阔大，形象众多；词则常一首（或一阕）才一意或一境，形象细腻，含意微妙……③
>
> 诗境深厚宽大，词境精工细巧，但二者仍均重含而不露，神余言外，使人一唱三叹，玩味无穷。曲境则不然，它以酣畅明达，直率痛快为能事……④

与此同时，作者注意恰当地引用前人的资料为依据和充分吸收学术界已有的相关研究成果，是该书成功的又一个重要原因。书中在论述很多问题时都注意适当引录古代原始文献的内容作为论据，如引用曹操诗“白骨蔽于野，千里无鸡鸣”，史书（《晋书》《宋书》《魏书》）对魏晋社会动乱后果深刻的记载说明当时社会令人惊悚的惨况。作者通过直接引用原始文献，可免于大费周折地进行具体描述，又可使读者读到原文后如直面第一手资料，不但增强了内容的说服力，更有力地支撑了作者的观点。该书同时注意广泛利用一些古今名人成熟的研究结论，或对其论述的内容画龙点睛，或在其内容上相辅相成，或在其论述的基础上进一步深入，达到更上层楼的效果，或使其论述的结论得到有力的印证，使之更为可信。凡此皆表明作者学养深厚，对相关研究有着长期的充分关注，对相关学术问题的研究成果有准确无误的把握。书中对古今中外学者的论述信手拈来，作者早已烂熟于胸，故而能够恰如其分地在文中紧要处

① 李泽厚：《美的历程》，第 191 页。
② 李泽厚：《美的历程》，第 152 页。
③ 李泽厚：《美的历程》，第 160 页。
④ 李泽厚：《美的历程》，第 189 页。

援引，从而达到与作者的论述相得益彰的效果。所引既有一些名不见经传的普通学者观点，更有苏轼、朱熹、王世贞、王夫之、闻一多、郭沫若、王国维、鲁迅、陈寅恪等古今名家宏论，如闻一多对中华民族象征“龙”的形象是“蛇加上各种动物而形成的”之认识[①]；朱熹对“赋、比、兴”的解释；刘勰、鲁迅对阮籍的认识；陈寅恪对唐代士人“仕”与“婚”两大课题的认识；苏轼对杜诗颜字韩文的精辟评价等。凡是学者对相关问题已有准确而深刻的见解，作者就虚怀若谷将其纳入，既为该书增色，也使读者扩展了眼界。对他人成果的引用书中皆一一标明出处，既方便读者进一步查阅参考研究，也从侧面彰显其深厚的学术造诣。联想到近年来中医学术界在医家、文献、学术流派特别是中医文化等方面涌现了很多令人耳目一新的研究成果，却不能产生脍炙人口的著作，就不能不佩服李泽厚的大将风度，及由此取得的显著成果。

（二）富于哲理的思想

哲学是文化的核心和灵魂，是文化的最高境界，能够站在哲学的高度来认识中国历史、中国文化、中国艺术，就会给人更多的思考和启发。李泽厚毕业于北京大学哲学专业，著有多本哲学著作，如《哲学纲要》《批判哲学的批判》等，因此他的思想自然富于哲学思维。该书内容和文字处处充满哲学智慧，具有很高的思想内涵，因此他被称为思想家。他在书中响亮地提出“哲学是时代的灵魂，反映时代这一重大的内在脉搏”[②]。该书章节目录中的“儒道互补”“气势与古拙”“韵外之致”“宋元山水意境”“无我之境”“有我之境”等标题都富于哲学思辨。如在“儒道互补”中谓：“表面看来，儒、道是离异而对立的，一个入世，一个出世，一个乐观进取，一个消极退避；但实际上它们刚好相互补充而协调。不但‘兼济天下’与‘独善其身’经常是后世士大夫的互补人生路途，而且悲歌慷慨与愤世嫉俗，‘身在江湖’而‘心存魏阙’。”[③] 对两者互补关系在士大夫人生哲学上的典型表现洞若观火。又如魏晋时期“人的主题”中他反对中国哲学史中当时流行的魏晋玄学是腐朽反动的观点，而认为“魏晋恰好是一个哲学重新解放、思想非常活跃，问题提出很多，收获甚为丰硕的时期”[④]，其后又通过对两汉经学、文艺的比较，提出魏晋哲学是“中国思想史上的一个飞跃”[⑤] 的认识。在“文的自觉”一节中，认为“《文心雕龙》则不但专题研究了象风骨、神思、隐秀、情采、时序等等创作规律和审美特征……把诗文的源起联系到周孔六经，抬到自然之‘道’的哲学高度，可以代表这一历史时期对文的自觉的美学概

---

① 李泽厚：《美的历程》，第 7 页。

② 李泽厚：《美的历程》，第 192 页。

③ 李泽厚：《美的历程》，第 56 页。

④ 李泽厚：《美的历程》，第 89 页。

⑤ 李泽厚：《美的历程》，第 90 页。

括”①，接着又从哲学本体论对从郭璞到谢灵运创作题材的不足进行批评，对两汉与魏晋文学进行对比，对汉赋与六朝山水诗风格的主客体比较进行认识，“前者是与功业、行动对峙，后者是与观赏、思辨对峙”②，融入了哲学理念。他对于中国山水画发展成熟的思想条件是从哲学角度认识的：“与现实生活相适应的哲学思潮，则可说是形成这种审美趣味的主观因素。”③

书中“龙飞凤舞”一章有关于精神与物质，《乐论》（荀子）与《诗学》（亚里士多德）的中西艺术特征差异的比较。在“儒道互补”一节中对两者在艺术、审美、创作的基本特征以及规律上的差异，宋元书画中有关“情”与“景”、“物”与“我”、“诗”与“画”等内容的论述，都洋溢着辩证关系。书中对“言不尽意”这一哲学命题以及与“气韵生动”“以形写神”、“静”与“动”的文学美学原则的论述也是从哲学角度出发进行的阐发。作者论述的很多内容不是孤立地就事论事，而是注意事物之间的前后联系，彼此对比分析，从而突出事物的思想特点，如就汉代艺术特征对生活题材的关注与黑格尔《美学》中荷兰小画派对现实生活的同样关注，提出中西思想观念相一致的判断。对陶器与青铜器、汉文化与楚文化、屈原与庄子、陶潜与阮籍的对比，对（汉代艺术）从天上到地下、从历史到现实的认识，对汉代艺术“气势与古拙”，以及紧邻其后汉与唐宋等后代艺术风格的对比论述，对唐宋不同风尚习俗的对比，将中唐诗与明清绘画个性特色等量齐观，《诗品》的“神与物游”与《沧浪诗话》的“思与景谐”的对比，对扬州八怪笔情墨趣的评价等都深深渗透其哲学思想。

书中的一些内容，特别是中国美学的哲学思想，与中医学某些认识有关联，如：

> 中国美学的着眼点更多不是对象、实体，而是功能、关系、韵律。从“阴阳”（以及后代的有无、形神、虚实等）、“和同”到气势、韵味，中国古典美学的范畴、规律和原则大都是功能性的。它们作为矛盾结构，强调得更多的是对立面之间的渗透与协调，而不是对立面的排斥与冲突……④

以上对美学特点的认识与中医学阴阳观念和“中和”概念的性质不谋而合。

（三）雅俗共赏的作品风格

学者严丰颖的书评是该书众多书评中较有特色的一篇，特别是其注意从社会背景和民族审美心理积淀出发进行评论就极有见地。文中她引用著名哲学家冯友兰对该书

---

① 李泽厚：《美的历程》，第 101 页。
② 李泽厚：《美的历程》，第 102 页。
③ 李泽厚：《美的历程》，第 173 页。
④ 李泽厚：《美的历程》，第 55 页。

的评价“它是一本大书，是一部中国美术史和美学史，一部中国文学史，一部中国哲学史，一部中国文化史”[①] 对该书加以肯定，然后说“《美的历程》颇有几分史诗级的意味，然而与其内涵地位不大相称的却是其有些薄的厚度，200 余页说尽中华上下几千年，李泽厚自称为一次‘匆匆’的‘美的巡礼’”[②]。我认为冯先生的评价是恰如其分的，首先肯定其书之“大”，内容广而范围宽，从艺术、美学、文学、哲学史，到一部中国文化史；同时也蕴含其分量重，也就是严丰颖所说的“史诗级”。但严丰颖先扬后抑，不屑其 200 余页的厚度，将作者自谦“‘匆匆’的‘美的巡礼’”指责为不足，颇让人感到有些意外。因为笔者恰恰非常看重的就是该书的这一优点，以 16 万字的篇幅达到如此惊人的效果，涉及的学科门类如此丰富，历史的跨度如此之长，这不正是其难能可贵之处吗！如果是一篇苦心孤诣达上百万字的鸿篇巨著，称之为一部大书，我想应该理所当然，但那样宽厚而沉重的书籍还有可能如 32 开本这样如此方便地走入平常百姓家，能够做到老少咸宜、雅俗共赏、人手一册的流行吗？正是因为其篇幅的短小精悍，同时内容又深刻精彩，才能出现“八十年代的大学生几乎人手一册”的奇观。鸿篇巨制固然不易，短篇杰作同样难写，特别是要做到文字简明而内涵丰富，纵横中华五千年，富于思想深度，让大众普遍喜爱，读者长盛不衰，自然格外不易。水平的高下不完全以文字篇幅论，作者的文化修养和学术水平才是其成功的最重要因素。社会迫切需要的不仅是学术性的论文和著作，或更偏爱能深入浅出，充分吸引普通读者，雅俗共赏的文化读物。雅是基于其内容高雅，美学属于上层建筑，是精神追求，是大雅的“美”意；俗是其内容深入浅出，通俗易懂，人人喜读，人人能懂，可以提升观众的文化品位，中医文化研究不正是存在这样的短板吗？

严丰颖又说：“全书的第一章第二章显然注入了大量的心血……然而，到后面几章，不难发现李泽厚阐发理论性的观点和评析解释就越来越少，尤其以‘盛唐之音’及以后的章节显得尤其明显。”[③] 其观点似难以苟同。就历史而言，早期的线索和内容无疑较为简明，尚未到高潮，主要涉及考古和文物，总结归纳起来应该更为便利，而唐宋以后特别是到明清时期，文化思潮迭起，头绪和内容纷繁杂乱，如何取舍安排，需要耗费更多的心血。该书对于中后唐文艺成就的独特理论认识、对宋元山水画“有我之境”“无我之境”的理论论述，对明代版画、清代戏曲、感伤文学的理论认识和解析皆精辟而独到，对明清文艺思潮浪漫主义、感伤主义和批判现实主义三个阶段的理论总结论述及对其例证纳兰词的理论分析等都很清晰透彻，怎么能说“‘盛唐之音’及以后的章节”“阐发理论性的观点和评析解释就越来越少”呢？同时严丰颖又批评

① 严丰颖：《浅论美的历程》，《青年时代》2020 年第 7 期。

② 严丰颖：《浅论美的历程》，《青年时代》2020 年第 7 期。

③ 严丰颖：《浅论美的历程》，《青年时代》2020 年第 7 期。

说："《美的历程》仅用2—3个月便完本，很多章节是来源于李泽厚五六十年代的笔记。"① 将读书笔记作为研究成果的基础，笔者认为值得学习，将古代历史、人物、文献、作品、学术思潮等作为研究的原始资料，通过阅读思考后写成读书笔记，不是应该提倡的一种研究方法吗？正是这种一步一个脚印的研究积累，才能聚沙为塔，集腋成裘，说明其既往的研究基础。而"仅用2—3个月便完本"，不见其短，反显其长，如果没有既往的长期积累，没有厚重的研究基础就不可能做到"仅用2—3个月便完本"的效果。好的灵感往往转瞬即逝，内容的博大丰富与篇幅的短小精悍，成书时间的长与短中间存在辩证关系，有时难分优劣。

三　中医文化研究回顾及反思

从20世纪80年代开始，迄今40余年是中医文化研究最为活跃的时期，随着中国传统文化研究的热潮兴起，中医文化研究日益受到国家及社会各界重视，中医界参与研究的人员越来越多，在国家政策的引领下，重大科研课题先后立项，中医文化相关活动和传播的范围大幅扩展，研究成果纷呈。

（一）研究成果回顾

近年来，除了有关中医文化研究的课题屡次列入全国哲学社会科学规划办公室的重要项目，获得国家、省市各级社科基金，中医文化研究成果数量不菲。

中国社会科学院哲学研究所刘长林先生较早出版中医文化研究著作《内经的哲学和中医学的方法》（1982）。20世纪90年代以后，中医界的研究成果纷纷问世，如《中国传统文化与医学》《出入命门——中国医学文化导论》《中外医学文化交流史：中外医学跨文化传通》与《中国医学文化史》、《中医文化研究》（三卷本）、《论医中儒道佛》等。在中医文化的历史和资料的梳理积累上发挥了重要作用，其中马伯英的著作较有影响。其后中医文化的论文、教材、著作不断涌现，令人目不暇接，如《中医文化学》《中医哲学基础》《中医文化导读》等。其中《思考中医》出现过类似的轰动，但它本质上是一部有关中医《伤寒论》的著作，其主要目的是讨论《伤寒论》的特点和机理，其核心不是介绍中医文化，只是写作的角度较为灵活，作者善于讲故事，妙在不先直接介绍《伤寒论》，而是辗转腾挪，循循善诱，待将读者带入自己思路之后，再从容介绍《伤寒论》及其实质内容。2012年前后罗大伦博士因频频在传媒上宣传中医文化及养生等而有很大的影响，成为网络红人。

中医文化研究近年的一个显著特点是它受到了全社会的关注，其影响早已溢出中

---

① 严丰颖：《浅论美的历程》，《青年时代》2020年第7期。

医界，如北京大学著名学者楼宇烈先生多次进行关于中医文化与哲学及传统文化的演讲，出版《中医与传统文化》，复旦大学著名历史学者高晞教授为研究生开设“中国医学文化史专题研究”，台湾地区著名历史学家李建民先生有多部颇有特色的中医著作，其中《从中医看中国文化》与中医文化的关系较为密切。

中医药文化研究的另一个特点是近年本草的文化科普宣传搞得有声有色，如2007年著名本草学者郑金生先生的《药林外史》描绘了形形色色的中药文化及相关社会风尚历史，作者本草造诣深厚，写得得心应手，妙趣横生。王家葵教授的《本草博物志》《本草文献十八讲》也很有影响。同时有关《本草纲目》的科普宣传卓有成效，成果累累，如《走进本草纲目之门：中药的发现》《本草纲目通识》等。

总体而言，目前有关中医药文化脍炙人口的著作还不多，中医文化科普似乎弱于本草文化的科普宣传成果，中医文化研究总结提出的一些理论概念尚未如“辨证论治”“标本兼治”“通则不痛”等中医术语那样为中医界和全社会人们耳熟能详。这就需要中医文化界学者思考，如何进一步总结中医文化的研究思路。不识庐山真面目，可能与“只缘身在此山中”有关。中医文化与中国传统文化休戚相关，认真参考有关研究中国传统文化的研究著作，可能会对中医文化研究有所启发。联系到前文对《美的历程》成功原因的分析，一些中医文化学者，特别是中医史学者，往往对他人的研究成果关注不够，吸收不足，未能在中医相关学术著作中加以全面反映，很多问题明明已有明确的新认识或成熟的结论仍在老调重弹，就不能不让人在折服于李泽厚的风度的同时对中医文化研究有所反思。

（二）传播范围拓展

中医药文化近年传播方式和传播范围有显著拓展，特别重视通过网络大力开展宣传，如“悦读中医”由中国中医药出版社主办，是国家级全民阅读活动的“全国阅读中医活动”唯一官方微信公众号，迄今已举行九届，共发表推文7000余篇，参与人数达1200万，总阅读量过亿。“中医中药中国行”是由国家中医药管理局等主办的大型科普宣传活动，从2007年开始，以传承中医国粹，传播优秀文化，共享健康和谐为主题，是目前规模最大、范围最广、内容最丰富的中医药科普宣传活动，主要目的是面向基层，进乡村、进社区、进家庭为主。同时建成120家全国中医药文化科普基地及各省（市、区）中医药文化科普基地。《本草中国》《国医有方》《新时代的中医药》等主题纪录片，特别是2014年《中国中医药大会》在中国中央电视台黄金时间播出，影响巨大。中医界自身的中医文化研究如火如荼，也不懈地展开对社会的积极宣传，但如果中医文化学者能有更多的学术投入，能有雅俗共赏风格的选择，能早日出现《美的历程》那样一本家喻户晓的著作，不是费力小而影响大吗！

结 语

学术研究需要参考与借鉴，中医文化与中国传统文化关系密切，自当从中国传统文化中汲取营养，《美的历程》是一面镜子，它让我们看到了中医文化研究与中国传统文化研究之间的差距，需要我们从人才的学识涵养、研究方法、研究成果的形式等多方面加倍努力，提高研究水平和研究档次，中医文化研究正翘首以待有《美的历程》这样的一本好书来感染全国大众，迎接中医文化研究的新高潮。

近年来，中医文化研究者不少，中医院校中的国学院、医史文献、医古文、中医基础等多门学科的学者或多或少地都在参与中医文化研究，但又有其自己的专业工作，有的还要参与临床，不免分散精力，真正完全集中于中医文化研究的学者并不多。类似于李泽厚这样中国传统文化造诣深厚、思想敏锐、目光深邃、论述清晰透彻的学者更少，其中一个重要的原因应该是中医文化学者的注意力、时间、精力等投入不够，或在阅读参考借鉴优秀成果方面存在不足。学术研究既需要学者的长期潜心研究积累，也需要从《美的历程》这样的优秀文化研究成果中获得启发和启示。热切盼望中医文化的学者，特别是一些众望所归的名家，除在中医文化研究的一些关键问题上在科学研究方面着力，也能潜心撰写面向普通读者的短小精悍作品，早日产生类似于《美的历程》这样的标志性研究成果以飨读者，让大众通过中医文化更好地认识中医学，认可中医学，热爱中医学。

中医浑然生命观和夫子整合调治法

刘英锋（讲述）　莫等闲（整理）*

摘　要　根植于中国文化的中医，因宏观聚象视野、整体恒动思维，形成了不同于现代西方医学的生命-疾病观和诊断-治疗观，而其中的“治未病”思想，在当下慢病流行的时代，尤其具有现实的指导意义。刘英锋教授在纯正中医的临床诊疗实践中，注重从医道同源的理念出发，力行药物辨治与非药手段有机整合的方法，力争达到病显即治、病隐缓调及未病先防的完整干预之效果。

关键词　中医；生命疾病观；治未病；干预手段

刘英锋教授，第七批全国老中医药专家学术经验继承工作指导老师，江西省名中医，曾先后师承江西中医泰斗姚荷生，当代伤寒名家陈瑞春、熊曼琪，长期从事中医经典教学与内科杂病临床。刘师自读中学起即对中华传统文化饶有兴趣，作为国家恢复高考的首批大学生，即以第一志愿报考了中医学院。在校期间，便拜师习练了太极拳、易筋经等保健功法，在之后的行医任教期间，又进一步对中华文化及防病养生之术颇有研究和心得体会，而能在日常的门诊医疗实践中，于诊病辨证的处方用药之外，重视追寻发病之源，注意匹配相关的饮食建议、相应的功法锻炼与特定的情绪开导等调理手段，使治疗方案不仅要能扭转当下病程，还要力求斩断病源、消除病根，并且力争引导患者树立健康第一责任人意识，学会建立自我调理和自主防养的习惯，实现长久地维护健康状态。

中华文明超五千年历史而绵延不绝，在诗文、书法、武术等诸多传统优秀文化中，中医药更是一支独特而璀璨的奇葩。习近平总书记曾高度评价道：“中医药学是中国古代科学的瑰宝，也是打开中华文明宝库的钥匙。”①

那么，中医学，作为中华传统奇葩与古代科学瑰宝，其与世界其他医学相比，究竟有何独到的优势与特色呢？反省在现代科学飞速进步、技术高度发达的21世纪，为何现代医学仍对许多当代的常见病、多发病，诸如各种免疫性疾病、身心性疾病、功

---

* 作者简介：刘英锋，江西中医药大学教授、主任中医师，博士研究生导师，中医学博士后流动站合作导师。研究方向：中医经典辨证论治规范化研究。莫等闲，女，土家族，云南曲靖人，2022级博士研究生。研究方向：中医内科学临床研究。

① 《习近平书信选集》第一卷，中央文献出版社，2022，第73页。

能紊乱性疾病等诊治疗效不佳，而中医中药的干预却能取得比较满意的效果？当然这也让我们中医药人主动思考：在维护人类健康事业中应该扮演什么角色，发挥多大作用？若要从根本上回答好这些问题，终究要从中医特有的生命—疾病观与诊断—治疗观中，解读出更深层次的答案。

一　中医浑然生命观

（一）源于《内经》的生命—疾病观

中医起源于东方文明，其对生命和疾病现象的观察和思考必然带有东方思维的文化认知特点。中医文化源于典型的农耕文明，农业社会里，人类对于自然的观察和思考，首先是服务于农业生产活动的，因而在气象时节、地理物候方面积累了丰富的经验和知识。即稻麦果蔬等粮食作物的成长均赖天时和地利，受气候和地理的制约极大，如久晴无雨则旱灾减产，寒冬大雪可盼来年丰收。虫鱼鸟兽等动物的生老病死现象，也受到天地自然因素的较大影响。因此，如何认识、把握天地运动变化之规律，必然成为中国古人哲学思考的基本命题。而另一方面，因农业的生产力水平限制，可借助的技术工具十分有限，主要依靠人体的眼、耳、口、鼻、手来看、听、闻、触客观事物，对于超出人体感官限度的微观世界并不能细致、准确地加以认知，故华夏先人认识自然规律，形成了由大处着眼，从高处俯视的宏观具象视野和整体恒动思维的特点。如在取象比类的思维模式下，古人将天之阴晴寒暑、风雨雷电等现象以其特征之差异归类为六气，将地之山川河流、水火草木等物候以其特征之区别归类为五行。六气、五行等便是从观察自然万物的特点中归纳而来的重要观念，其涵义已超越了初指实物的限制，成为中华先祖们对天地要素之基本属性的哲学概括。①

《素问》云："人以天气之气生，四时之法成。"人乃生存于天地间的最高级动物，贵为万物之灵，然究其本源，亦由低级生物进化而来，与万物皆属天地之子，必吸天之六气，食地之五味而后能混成，不过是在天地之道的基础上，进一步交合演化，升级而形成了最具复杂、精密的生命活动的有机体，并孕育出"人道"！因此，"天道"规律乃是"人道"之底层代码，仍在人体复杂的生机活动中发挥着基础性作用。故而，中国传统文化便有"人身为一小天地""天人相应，息息相通"的通行说法。如：天有夏热冬寒，昼暖夜凉，人体一日体温亦相应有高低之波动，只是人体有精密的体温调节机制，其体温变化能被圈定在一个有利于生机性活动的小幅范围内起伏波动！其他类似的还有：地有山川、河流、沟溪，人体应之有筋骨、血脉、经络等。

---

① 李泽厚：《中国古代思想史论》，三联书店，2008，第168页。

人的生命活动丰富多样，无论生活现象还是疾病现象，固然都是其自在必经的方面，那么，平人的健康态与病人的疾病态，彼此在生命活动的属性中又有什么本质的区别呢？盖人禀天地气质而生，并在六气五质的基础上，复合演化出气血津液等人格化的有机产物，而生命活动的复杂过程，又一定会受到机体内外多种具体因素的交织影响，从而产生多样性状态，其中大致可分为“生者为其常，病者为其变”两大类。即环境因素刺激与机体因素反应，相互作用彼此调节，人体的精气神变化能够处于较为匹配和谐的状态，则机体的生理机能及效应发挥良好，此即为生命的优化状态①，又称为生机状态；反之，环境因素刺激与机体因素反应，相互作用彼此失度，人体的精气神变化因而产生失谐状态，则机体的生理机能及效应不能正常发挥，甚至发生冲突，此即为生命的劣化状态②，又称为病机状态。也就是说，人体的生理现象和病理现象都是其生命活动围绕着生机位点，在不同幅度、不同范围上下左右摆动而呈现出的不同状态区间。若在生机位点周围小范围波动、变化者，均为常态，此则呈现为平人，如：人体正常体温为36.5℃—37.3℃，若波动范围超出生机位点的有限区间，出现较大的偏差，此时机体功能也将失其常度，甚至引起结构改变，此均属变态，成为病人。如：人体因寒冷失温体温低至35℃或因感染发热体温高至41℃，在此病态体温下，人体气血动静失和，阴阳偏性太大，如不能及时得到纠正、恢复正常体温，生命必由气血失和，走向阴阳离绝而致死亡。又如：人体暴露在冰雪之中，肢体会因寒冷血管收缩而僵硬疼痛，甚至肿胀发紫，若复以火炉取暖，则可逐渐回温、恢复血运，进而解除血管痉挛、细胞肿胀之病态，但若近火源不去，又将被高温灼伤，形成皮肤红肿、起水疱甚至溃烂的另一端的病态。

总之，源于《内经》的生命—疾病观，即由天道体察人道，由生命思考医理，其平病生死的原理就是一脉相通的生命不同状态，彼此之区别则在于与生命优化状态的相近和偏离，而呈现出平病的不同状态。故所谓“健康”，即人体的身心活动循其常态者，而偏离常态者，即为失其健康的病态。

（二）中西医学的诊治之别

中医由体察气象时节、地理物候的农耕文化中，抽绎出《黄帝内经》蕴含自然整体、天人感应等古代生命科学的气态医学；历千年历史，经社会动荡、流行病暴发，客观需求刺激中医外感、内伤杂病之学的发展，由取象天地的自然生命科学发展到一门讲求整体观念、辨证论治的医学体系。而西方现代医学起源于十六七世纪工业革命时解剖学、病原微生物学等形态医学，又在两次世界大战背景下，跟随外科学、急诊

---

① 肖微：《中医人体生命优化状态的调控与客观表达研究》，江西中医药大学，博士学位论文，2021。

② 肖微：《中医人体生命优化状态的调控与客观表达研究》，江西中医药大学，博士学位论文，2021。

学的快速发展，由初步认识人体八大生理系统的解剖生命学，发展到目前可观察、研究基因、细胞结构层面的分子生物学。中西医两套医学体系颇为不同，但都能有效指导临床实践，然其主治病种的优势领域却大不相同，因而临床疗效各有长短，难以互相取代。

审视中西医发展路径和理念结果，彼此不同的深层原因和底层逻辑，可追溯到滋养其发展的东西方文明差异，其中最关键和核心的问题是——世界的共同本原为何？

中华文化认为“气”是宇宙的本原，称为“元气”。北宋张载《正蒙·太和》谓：“太虚无形，气之本体；其聚其散，变化之客形尔。”弥散无形乃气的本原状态，天地万物由元气聚合而成，气聚成形，形散为气，有形无形只是气之聚散形式不同而呈现出的状态差异。此即为“气一元论”。气有两个核心特质：1）气贯通有形有质之物的内外，没有不可入性；2）气具有运动的内在本性，常处于运动变化之中。[①] 在这种思想支配下，中华医道自然会注重综合演绎的哲学思辨。

现代医学起源于西方文明，认为世界的本原是原子和与原子相对待的虚空。原子必有定形，在希腊原文中有“不可分割”之义，是最后不可再分的物质微粒单位，它的基本属性是“充实性”[②]；而虚空则是绝对的无，性质是空旷，仅是供原子活动的空间，与原子之间不存在转化和交流；世界的一切组成及变化，最后的本原就是原子。在这种思想支配下，西方医学自然崇尚分析还原的实证方法。其时又适逢西方工业革命，生产工具大幅度革新，同时随着宗教和政治运动中思想束缚的解除，科学家们得以用精制的手术刀解剖人体，细致观察人体的心脏结构、血管走向等形态学问题。而在伴行的两次世界大战中，形体外伤及继发感染所造成的病因单一性、病位局限性疾病大量增加，为医学在人体形态病变方面提供了大量的临床样本，使临床医学与由器官到组织甚至到细胞水平的形态生理病理学成果，相互印证、相互促进，取得同步化、飞跃式的发展。

比较可见，从哲学认识论角度，临床诊治仍不失中医重气略形，西医重形略气的基本格局。西医认为结构决定功能，形成了以物体成分、解剖形态为基点的生命科学认识，因此其诊断依赖于 CT、MRI、验血、验尿等以确认人体形质的变化；对于非形质性疾病则认识不清而难以诊断，或不得已归到功能紊乱性疾病甚至精神心理疾病范畴；其治疗的优势病种也是以形质性、结构性、固化性病态为主的疾病，如创伤性疾病、占位性疾病；在治疗手段上，对于上述疾病，可通过外科手术、急救操作快速而确切地解决病疾之结点。诚如国医大师熊继柏教授评价西医三大优势，一是精密的仪器检测，二是高超的外科手术，三是先进的急救手段[③]，可谓语中肯綮。而中医首先

---

① 《张岱年全集》第四卷，河北人民出版社，1996，第 466 页。

② 潘毅：《寻回中医失落的元神·易之篇·道之篇》，广东科技出版社，2013，第 243 页。

③ 熊继柏：《中医创造奇迹：熊继柏诊治疑难危急病症经验集》，湖南科学技术出版社，2015，第 183 页。

关注气化状态，形成了以事物属性、变化状态为基点的生命科学认识，因此其诊断更重视患者身体机能状态的异常，自觉不适的反应；而对于形质的具体改变，或因形而生病的疾病观察不够清晰、确切；其治疗的优势病种也是以环境性、整合性、变动性因素为主导的疾病，如免疫性疾病、身心性疾病和环境性疾病；在治疗方面，在治疗手段上，无论是功能性疾病还是形质疾病，都是通过内服中药、外治针推来加以处理的，并更多是着力于调整气机之状态，精气之流动，间而调形，故作用靶点比较弥散泛化，取效机制相对间接和缓。

总而言之，在生命科学层面上，人是由形、精、气、神不同层面共同构成浑然合一的生命体。气化状态和物质形态均可偏离常态而为病，中西医因其哲学出发点不同，各自从不同的角度看到了人体生命现象不同侧面的部分本质和规律，因而也各有其认识的死角。[①]

（三）大医学观的理念提升

随着二战后人类历史的主题走向和平与发展，世界经济迎来了快车道，人们随着生活水平普遍提高，生活方式也有极大变化。在此背景下，疾病谱也随之发生了明显的改变。如：代谢性患病率井喷式上升，并由此加剧心脑血管疾病的上升，使之成为人类首位的死亡原因和最大的健康威胁；各种精神心理疾病、免疫系统疾病也超越创伤性疾病、占位性疾病、感染性疾病，成为医学和卫生事业亟待解决的“疑难杂症”。这类流行性疾病，在病因上非外伤性、多交集式，在病位上非单点位、定位性，在病程上也非急性，其病程演变则呈现多靶点、渐进性、体质化的特点。也就是说，当今人类的常见病，很少是由于单因、强力的外界因素（如外伤、微生物）作用于人体，超出人体调节范围而产生急性、形变为主的病理改变，更多是由于机体自身隐性活动状态异常或受外界环境、社会中的不良因素长期作用，渐积渐深，使人体生命活动逐渐偏离常态，最终整体化地失其度而为病态。其病理机制也转为由神气而形质的隐缓蜕变。对此，现代医学虽然似能做出诊断，但落实到干预治疗，却拿不出效果明显而代价合适的好方法，因为现代医学的外科手术、急救操作乃至化药强制等优势手段，并不适用于这类疾病，也难以纠正这类疾病发生、发展的根本原因。

基于目前流行疾病特点的转变，客观要求医学界重新思考医学的内涵和外延，即医学是整个生命活动的偏异部分，是生命活动的一个分支，故要与整体生命活动联系考察，务必站在人体生命活动的高度，重新审视医学，进行整合化的判断与调治。

人体生命活动的状态可分为四个层次——病、平、康、寿。病人，指具有痛苦不

① 刘英锋、黄利兴：《实用辨证论治程式通论》，中国中医药出版社，2018，第17页。

适的主观感觉或疾病症状或体征之人。平人，即无病之人，其或有体质偏颇，但因与生命常态相差不大，处于机体能自调节、自平衡的状态，故无自觉不适或疾病指征。健康，在不同时代下标准有高低之分，根据目前世界卫生组织的定义，健康应具备三层含义：1）吃喝拉撒、寤寐起居如常，没有病痛；2）具有良好的人际关系和环境适应能力，并能保持相对稳定；3）精神、心理愉悦、充盈。长寿为生命活动高级目标，其不仅要求保持健康，并在此基础上追求延长生命的长度。

面对生命活动状态有高低层次不同，医学也相应有初中高级之别。初级，即临证医学，重在治已显病，由病种着眼，专于针药之术，对疾病之外的其他生命内涵和要求并不十分关注；中级，即卫生医学，在消除疾病的基础上，还要关注疾病的预防与康复，兼善食疗功法；高级，即健康医学，在前两者的基础上，更进一步思考和探讨如何维护健康、实现长寿，更得生活之道。

诚然，病平康寿，均为生命活动状态，本是浑然一体、进退相连的，但因人体生机位点的偏颇轻重不同，而各呈一态，因而彼此的干预手段也与之相适应地有救治、调理、护养之分，彼此强弱缓急有别：在干预力度上，由大到小渐弱；在干预速度上，由快到慢递减；在干预维度上，由专到宽趋泛。

（四）中医的防病养生法术

中医为天人相合之学，历史发展长河中，涉及养生防病内涵的著述颇多，如从《老子》《庄子》《黄帝内经》到《养性延命录》《颜氏家训》《遵生八笺》等，其养生之泛论，广涉哲理、伦理等内容。试将其中的核心思想总结概括为以下四个方面：顺乎自然、形神兼修、防养为基、气质为核。

1. 顺乎自然

《素问·四气调神大论》云："阴阳四时者，万物之终始也，死生之本也，逆之则灾害生，从之则苛疾不起，是谓得道。"① 人在与自然相伴的进化过程中，形成了生命活动需遵循的自身规律和法则，循此则能保身长生。正如《素问·上古天真论》所说："上古之人，其知道者，法于阴阳，和于术数，食饮有节，起居有常，不妄劳作，故能形与神俱，而尽终其天年，度百岁乃去。"② 此处论顺逆，指依生命规律，人体的形气精神彼此处于很和谐的状态，各自发挥应有的作用，没有冲突和摩擦，因此能得到守护，违背规律则消耗精气而付出代价。举例来说，定时吃饭是维护消化系统健康的必然要求，因为人体在相关时间点，从口腔分泌唾液到胰液、胆汁的分泌，整个消化系统已形成流畅配合的状态，机体只需付出一分的精气，即可以获得两分的收益；

① 《黄帝内经素问》卷一《四气调神大论篇第二》，田代华整理，人民卫生出版社，2011，第 4 页。

② 《黄帝内经素问》卷一《上古天真论篇第一》，田代华整理，第 1 页。

反之，延至深夜才来美食一顿，胆汁、消化液并没有事先备足，胃肠的蠕动也处于较迟滞的状态，满足口欲的美食却成了胃肠道的负担，机体为获一分的收益，却需付出两倍的精气！长此以往，精气损减大于所生，水谷失化，浊气内生，胸闷脘胀、头昏腿重等症渐聚而显，难享天寿。

2. 形神兼修

健康状态本含形神两方面，务求形体健无病痛和心态愉悦心气充沛。一方面，人的精神意识思维活动依附于有形之体，不能脱离形体而独立存在，正常的精神意识和情绪变化，必须以健康的形体为基础；另一方面，精神情志支配人的形体，调控着人的生理活动。[①] 正如《素问·生气通天论》曰："苍天之气，清净则志意治，顺之则阳气固，虽有贼邪，弗能害也。此因时之序。故圣人抟精神，服天气，而通神明。"[②] 形神兼修，即强调养生需重视形体和精神两者的健康，也强调形体强弱和精神活动要互相匹配，这样才能保持精神与形体的和谐统一，达到"形与神俱"的状态。

3. 防养为基

《素问·四气调神大论》中言："病已成而后药之，乱已成而后治之，譬犹渴而穿井，斗而铸锥，不亦晚乎？"[③] 意为疾病已经形成时再去治疗，就好像渴了再掘井，要打斗才造兵器，为时已晚。其喻示医学在治病之外，更应该关注如何防止生病和维持健康，要有防患于未然的意识。防微杜渐、防病调养，在目前慢病井喷的时代，其意义及影响甚大，可谓是医学干预手段之基础。

4. 气质为核

人体生命是形、质、气、神四者的有机统一体。形乃人之形体构造，即器官、组织、细胞等实体物质，为四者中最有界定者。神有广义元神与狭义识神之分：元神，是人体生命活动的主宰及生命活力的整合反应；识神，指人的意识、思维、欲望等精神活动。[④] 神乃四者中最具变幻者。然若有形无神，有神无形，均不可谓之生命机体。神需赖气以支撑其活动，形需靠质以组织其构架，形神之间，气质为其交往之核心载体和沟通枢纽。固然神之偏颇，如心理障碍和精神疾病，需联系心理学、社会学等人文学科内容，并非临床医学所能独揽；形之异常，必精研解剖学、外科学等现代医学成果，亦非中医所能精专；然有许多疾病，从发病源流来看，乃气变为源，形病为流，气在形先，见形治病，已是渴而穿井、斗而铸锥的无奈补救之举。故从生命机制立论，气质为生命活动之变化内核所在；从防病养生看，医生尤其是中医，应为驾驭气质之主攻能手。

---

① 马烈光、章德林：《中医养生学》，中国中医药出版社，2021，第 64 页。

② 《黄帝内经素问》卷一《生气通天论篇第三》，田代华整理，第 4-5 页。

③ 《黄帝内经素问》卷一《四气调神大论篇第二》，田代华整理，第 4 页。

④ 唐华伟、司复春：《中医基础理论》，中国中医药出版社，2023，第 105 页。

二　夫子整合调治法

（一）防在起病之源

当人体由形、精、气、神各司其用又协调统一的生理状态，要转变为失调紊乱的病理状态，肯定受到了异常因素的激发干扰。中医以宏观、整体的视角观察和思考生命现象，并进而由生命常态之规律来思考疾病变态和医疗偏法，其病因学的内涵并不着力于病原微生物、中毒、外伤等有形实质的具体伤害，更多是从活体原形的视角，观察整体生命之反应证候，并将其放在自然、社会的条件背景中，探索其证候产生、存在、变化的动力学因素。如李致重先生称为天地之道、人生之道、个体之道糅合而成的“三道合一之人”①。因此，中医学之病因，从总体源头划分，可概括为天、地、人、事四大类。

“天”之大因，为天之六气——风寒暑湿燥火，太过而为六淫！即自然气候对人体造成的正负影响，如阴雨绵绵，湿度过大，人体易患胸闷脘痞、关节酸痛等疾病。“地”之大因，为地之五运——木火土金水，化味而为酸苦甘辛咸！即地理物候对人体造成的正负影响，如饮食不洁、过食生冷，人易发急性肠炎而痛泻；不同地域的体质偏颇，成为地方性易发疾病。任何疾病的发展过程和呈现症候，都是内因和外因共同作用的结果，若如同感外寒，素体阳虚之人，即易直中内脏，转呈阴进阳退之势，若治疗不得法可因心肾阳衰而亡；遇阳盛之体，则可因寒郁阳抗，郁阳化热，而一转为热势蒸亢之证。“事”之大因，为社会事件——生活、工作、学习、娱乐等！如不良的生活方式熬夜、酗酒、饮食厚味，以及人际关系不和、工作学习压力过大等负面事件，都会成为内伤顽疾的无形元凶。

1. 生活方式，慢病之由

2011 年，世界银行发布了一个名为《创建健康和谐生活：遏制中国慢性病流行》的报告，题目中“流行”二字尤为引人注目，读来颇有“触目惊心”之感。文中指出：“慢性病已成为中国的主要死亡杀手，占疾病负担的 70%。每年全国死亡总人数约 1030 万，其中超过 80%由慢性病所致”，“50%以上的慢性病负担发生在经济活跃人口（年龄在 15 至 64 岁的人口）”。对于个人和家庭而言，因病致贫、因病返贫的现象屡见不鲜；在社会和国家层面上，“如果中国每年能将心血管病死亡率降低 1%，所产生的总体经济效益就相当于 2010 年中国实际 GDP 的 68%”，超过 10.7 万亿美元。②

---

① 李致重：《中医复兴要有大医学观》，《中华中医药杂志》2016 年第 7 期，第 2447-2454 页。

② 世界银行：《创建健康和谐生活：遏制中国慢性病流行》，《中国卫生政策研究》2012 年第 2 期，第 29 页。文中所称“慢性病”，现在一般称作“慢病”。

“流行病”一词，早先在医学术语中多指病原微生物引起的、可感染众多人口的传染病，其流行之原因是病原体具有快速、广泛的增殖性和传染性。但到21世纪的今天，诸如三高、心脑血管疾病等慢病超越感染性疾病，成了新的流行病种，而其流行的“病原体”又该是什么呢？正如报告明言：是主要的（无形）风险因素，包括吸烟、酗酒、不健康饮食，尤其是摄入高脂、高盐的快餐食品和含糖软饮料增多，还有（普遍地）缺乏身体锻炼。若能改变这些影响健康的风险因素，则可以预防一半以上的慢病发生。上述这些因素，基本属于生活方式的范畴，故学者们也将其引起的慢病称为“生活方式病”！也就是说，慢病流行的基础和病根是不健康生活方式的广泛存在。

以中医的眼光看：生命过程中，影响生命活动的任何具体因素太过或不及，皆有可能成为导致机体失去衡态的致病原因。人类在千万年优胜劣汰的进化过程中，形成了一些基本的生活方式，如应时的起居、节律的饮食、必备的运动、足够的休息、稳定的心态，已成为维系生命常态的必备要件，若逆此规律而行，以不健康的方式生活，势必转为逆扰生机之变态。这些违背生态规律的行为因素，其特点是作用力或缓或小，以致主观不适感微弱，甚至有相当长的时期无自觉不适，正因其作用“隐形”，不易被人所察觉和意识，或加之人体具有一定的代偿能力，不良习惯得以维持相当长的作用时间而不被纠正，进而得以日积月累，害力渐深，终致整体偏态超出人体代偿的最大限度而急转暴发，呈现出难以逆转的病理异态。

例如：长期饮食厚味，摄入热量过多，加之多坐少动，多余的能量通过糖—蛋白质—脂肪代谢途径，转为脂肪储存而发胖，但长胖之际似乎并无任何特别难受或直接痛苦之处。但暗随体重的增加，一方面内在血脂和内脏脂肪渐增，外周血循阻力渐长，心泵供血外部负荷渐大；另一方面肌肉等组织对胰岛素的敏感性因脂肪细胞分泌的多种炎性介质而降低，血糖不能被有效地吸入组织细胞（胞内低糖），致使高血压、糖尿病接踵而至，并相互累加。若脂肪堆积情况持续得不到改善，体内重要脏器动脉供血、细胞供糖不足，终必突发心梗、心衰、脑梗、脑瘫等严重疾病而危及生命。又如饮酒，低剂量的酒精会促进大脑内多巴胺的释放，让人感到兴奋和愉快，即使一次喝多，人体尚能通过呕吐、睡眠等及时调节体内的酒精浓度。但若长期贪图酒精刺激的快感，形成酗酒恶习，渐成乙醇蓄积，一方面肝脏代谢负荷增大，分解脂肪能力下降；另一方面大脑细胞被溶解，交感神经系统过度兴奋，酒精性脂肪肝、肝硬化、顽固失眠、心律失常等疾病必然相继找上门来。

上述事实都充分说明，生活之起居、动静、食饮、情志等方面的不健康方式是为治病损命的深层原因和隐性杀手。

2. 上工善术，未病之治

“治未病”，已成近来中医学界一个颇为流行的词语，不少医院还设立了治未病专科。而如何解读“上工治未病”的涵义和意义，事关如何发挥中医优势问题！此概念最早可追溯到内经时代。《灵枢·逆顺》云：“上工刺其未生者也；其次，刺其未盛者也，……上工治未病，不治已病，此之谓也。”① 后世的朱震亨在《丹溪心法》中进一步解说：“与其救疗于有疾之后，不若摄养于无疾之先；盖疾成而后药者，徒劳而已。是故已病而不治，所以为医家之法；未病而先治，所以明摄生之理。”② 后代的中医，又将医生按水平高低分为上中下三级，上工，则类指水平最高明的医生。据《鹖冠子·卷下·世贤第十六》记载，扁鹊兄弟三人均精于医，魏文王问谁医术最好，扁鹊答“长兄最好，中兄次之，我最差”。因长兄能治病治于病前，中兄能治病治在病初，自己治病只能治及病重，不过因“挽狂澜于既倒、扶大厦之将倾”而最易出名。这个故事是从治病于先的差距上，对“上工治未病”的含义进行了具体事例的诠释，并非定义。

古文用语，大言概义，概义之下，还有细别。“上工治未病，不治已病”者，此中之“未病”，不可径直等同于当今之“健康无病”，此中之“治”，不等同于后世之“医务治疗”，其“不治已病”，更不能直译为“不会治疗已成之病”，否则岂不违背了医者“救死扶伤”的基本天职了?！因此，古语今释，当理解如下：“未病”不仅指健康无病状态，还包括疾病未显状态，可称未显之病，即此时人体生命活动的偏颇尚浅，疾病处于初期隐匿状态，不适症状轻微而机体足以耐受；“治”，也非仅指纯粹的药械治疗，还包括饮食调整、情志疏导、导引练功等干预手段；“不治已病”，自然要延伸为“不能仅限于治疗已生可见之病”！而“上工治未病”，更非对已病者采取消极不治疗的态度，而是指高明的医生，不仅能治疗已病者，还要能早期诊断将疾病扼杀在萌芽状态，甚至通过预防措施避免疾病的发生。

因此，临床医师把握“治未病”的意义，在于对未显病态的早期辨识和对已病之源的充分认知，是上工境界的价值体现；对患者而言，则会有易治、可治与难治、不可治的天壤之别。因为慢性病变的发展乃是一个渐进积淀型过程，能越早干预，人体生机越强，越能通过日常生活方式的调整逆转病情，这就是付出代价小、医疗成本低，可治易治的早期阶段。而若延至病症已显，甚至病重难支之时，一方面人体生机已经日久暗伤，另一方面，病理机制已经复杂演绎为多系统的器官受累，治疗时势必矛盾重重，难以切入展开，药物、手术等治疗手段只能控制延缓病情，难以消除源根，甚至出现按下葫芦浮起瓢的继发弊端，疾病治疗丧失较多的主动权，或保命治病需要付出巨大的成本，病情多进入难治甚至不治的后期阶段。例如肥胖型糖尿病，在糖尿量异常的糖前期状态时，药物治疗并非最佳方法，若通过合理减肥，血糖异常的状态是

---

① 《灵枢经》卷八《逆顺第五十五》，田代华等整理，人民卫生出版社，2018，第111-112页。

② （元）朱震亨撰《丹溪心法》卷一《不治已病治未病》，王英等整理，人民卫生出版社，2011，第4页。

有望得到逆转甚至治愈的；如若坐视不管而任其长久持续，终将续发广泛的微血管病变，其可累及四肢末梢神经、视网膜及心、肾等重要脏器，若进入糖尿病肾病的并发症阶段，目前的医疗状况是：不论什么手段，仅能延缓器官病变的速度，不能逆转走向，患者最终难免肾衰而故的结局。

3. 治于已病，法分多术

中医治疗已病，不能只会用药，手段应该多样。中医的干预手段，根据其作用部位不同，可分为内治法和外治法两类，具体包括针灸、推拿、中药、功法、修心几方面。针与灸，均通过经穴效应起效，针刺重在疏通经络，艾灸重在温通血脉。推与拿，属于形体操作，以调整形体异常为主，有摩肤揉肉、松筋正骨之功。中药与膳食，是利用药物、食物的偏性来纠正人体气质之偏，取法自然，通过复方配伍，实现多元调节。导引与功法，又有调气为主，以气带形之气功，和调形为主，以形带气之导引、拳术之别，讲究动静有度，外可伸筋拔骨，内可调息摄神。修心乃调神、治神之法，追求心境恬淡虚静，神静不妄动则气血随之有序运行。运用不同手段，当知其效能之长短，组装配合使用。

（二）救治调养不同，医疗场式各异

疾病乃生命活动偏离常态而成，其偏度有轻重缓急之不同，干预手段与其相适应，也有救、治、调、养之区别。

救者，乃急救措施，属急症、病危之时的抢救之举。病处变化迅速，进出生死关口，临近阴阳离决之机，急救的首要目的是留住性命，再及其余，故指向简明，力求快效，采取手段必须力聚而强大，诸如止血、升压、除颤、醒脑、心肺复苏、气管切开等措施，当生命指征稳定之后，即不需持续使用。治者，常指针药器械性治疗，虽其广义可概指一切改变病态的干预过程，但此狭义指与急救相对而言的专治手段，其方向性也较明确，目的性也较专一，作用力也较明显，适于通常病情，即病尚未至于威胁生命，故较急救更有按部就班回旋余地和时间机会；治疗一般具有明确的疗程性，并有住院治疗和门诊治疗之别；具体手段有药物、手术、器械康复等。调者，乃调节护理之意，一般指微偏性、缓作用、泛区域、弱动作的干预手段，有如微寒微热，微补微泻之举，其作用力较小，疾病的靶向性、目标性不强，乃立足于对生命状态的综合性调整、稳定性追求，目标多元化，作用时间周期长，旨在达到整个体质的康健，如以小剂量药物代茶饮、长时期膳食调整、日常化健身运动等。养者，乃预防保养之意，乃为无病之时，避免不良因素对生命常态的干扰，并保持良好健康状态，一般为非医药性、可日常化的手段，具有综合性强，作用和缓而持久的特点，其具体内容包括功法锻炼、修心养性、饮食起居等中国养生术，故与生活方式具有较大的亲和性。从生命常态之规律而言，防养手段，可以贯穿疾病救治之外的生命全过程。

概而言之，救、治、调、养均是对生命活动状态纠偏维正的干预手段，四者有相同的最终目标——使生命趋于健康状态，因所适应的疾病偏态不同而纠偏的程度与速度有所区别。从其方向性、目的性和作用力来看，从救到养，是逐渐减弱的，而从其作用的持续性和稳定性来看，是逐渐增强的。救与治，适用于发病呈现及其中后阶段，目的是尽量以偏纠偏；调与养，则更强调在疾病缓解乃至康复阶段，人体病变起伏不大，病痛矛盾难以集中的情况下，进行整体性调节，避免生命状态朝某一侧向偏离发展，由未病转至已病。因此，在具体事物中，四者可能交织共存，但各有长短，不能互相取代。

人体疾病状态，在不同阶段，对救、治、调、养的需求比重会不同，而四种手段对医疗服务场所条件的要求也不同。目前的医疗服务模式可分为急诊、住院、门诊、家庭四级。急诊模式专于急救，在生死一线之危急险情中起把握生死关的作用，急诊干预手段中急救占主导和中心，辅以短期常规治疗，患者度过危险期后，经观察病情平稳可转入相关科室的住院病房，即应转为住院模式，在病房接受以常规手段为主的专病化治疗。住院治疗中，病源有急诊抢救后病情稳定转入住院或门诊病人病情加重收入住院两条路径，适于病情较重但相对稳定的阶段，若病情急性恶变也可配备部分急救设施，其干预手段以治疗为中心，辅以必要的急救措施。门诊模式中，是半日常化的医疗模式，适于已病但病情不重，病势发展缓慢或者病情虽重但处于稳定期、暂时危险性较小的患者。相较于急诊和住院的全程院内管理模式，患者大部分时间不需要医院和医生的监管。与住院相比，门诊干预范围小，程度轻，不求速效，更强调长期性、经常性、稳定性。门诊患者，若病情控制良好甚至得到逆转而趋痊愈，则可转入家庭模式，可渐减药物治疗，进入家庭日常调养阶段。这是日常生活化的干预模式，手段以防养为主。在实施过程中，相较于急诊、住院和门诊模式之技术性强，专业化程度高，并需要特定的医疗场所和设备及具有医学知识的专业技术人员，家庭调养模式，个人的自主性更大、生活化更强。

20 世纪以来，随着生产工具的不断革新带来了生产力的飞速发展，人类的劳动方式发生了很大变化。农业社会，大部分人口从事农业生产活动，整个社会体力劳动者多，脑力劳动者少；现代社会，少数人力依靠现代化的农业工具即可以生产养活全部人的粮食，大部分人口从事工业和服务业，脑力劳动者的数量和占比逐渐接近并超越体力劳动者。研究人员指出，在机械化水平低的情况下，体力劳动与脑力劳动从业者之比是 9∶1，在中等机械化水平下是 6∶4，在全盘自动化的情况下是 1∶9。[①] 多坐少动、用脑多而用腿少的生活模式下，现代人普遍缺乏锻炼。古语云“流水不腐，户枢不蠹”，人体气血在静坐思考时是聚集缓滞的状态，加之饮食丰盛，长此以往痰湿内生

① 李振文：《管理心理学》，华中科技大学出版社，2002，第 176 页。

和气血失畅互为因果，高血压、糖尿病、痛风等代谢病蜂起。

针对这类社会隐疾，中医更应发挥其立足门诊、下沉社区，既善治“未病”，也善理“病体”的服务优势，从目前流行的生活方式失度入手，借助日趋成熟的慢病管理理念，根据群体病态的发展过程，设计不同缓急手段的干预方案，如由健康科普服务开始，建立“养之不当需调，调之不及需治，治之不及需救”的递进式连锁化的医疗服务网络。

（三）夫子杂病门诊：治调功养一体

未病之时居家调养为先，已病之时入院救治为急，而门诊医疗则以其半日常化的服务模式，成为疾病在家庭调养与住院治疗的中间环节。门诊患者的病情一般都具有显在的病症或体征，但病势不重或不急，处于比较稳定的状态，因此都有求医的意愿，但尚无住院的需求。因此及时有效的门诊干预，是促进患者病情缓解，阻止病情发展进入住院，而能向家庭调养转变的关键阶段。同时，也是发挥中医特色与优势的主战场！

临证特设中医内科杂病门诊，意在运用经典理论、发挥四因制宜原则，以整体性、个体化、调整式的诊疗思路，辨治疑难杂病，特别是疑难发热、感冒后遗症及并发症、疲劳综合征、三高（高血脂、高血糖、高血压）症、植物神经功能紊乱、变态反应性疾病等多种疑难杂症，确能够发挥独到的中医疗效，弥补现代医学分科之不足。

在疑难杂病中，慢病患者比例较大。来诊患者多抱着看病开药，服药治病的目的，希望通过中药下肚，即可以缓解或治愈自己的病情。但于诊病之时，在细察现状以辨证论治、处方用药之外，应深追切询其发病原由、病史衍绎、经治反应等非显症性信息，以明病根何在，如何从缓治本，进而向患者指出问题之根本所在，并指导患者如何从日常生活中纠偏，达到彻底斩断病根，阻断病程的长稳效果。

如：形体胖壮而渐发血压、血糖、血脂异常者，大多有饮食厚味，嗜食肥甘的生活历程，患者会忧虑地问道：应该吃点什么合适？可给出节食指导：“以前多吃的少吃，以前少吃的多吃，重点不在于该吃什么，而在于不该吃什么。”

针对久坐不动，四肢不勤而气血不活，湿痰内停所致疲劳、便秘、腹胀脘痞者，辨证处方之后，可告诫：“人的祖先是动物，老祖宗是猴子，每日都在上蹦下跳地采果玩耍半天，现在的徒子徒孙们倒好，改当‘坐家’了！长期不动，身必‘生锈’（生病）！”继而另开“动药”：“每天必须坚持活动累计一小时！”

情志所伤、压力成郁者，其心烦、纳差或多思焦虑，劳伤心肝而失眠、经乱，辨证虽多属血亏气郁伤神，但开方服药只能缓解其已病之结果，不能根除其发病之原由，故药物治疗的效果必定会好好坏坏，难以稳定持久。因而要善于在充分交流的基础上，抓住患者情由之症结，积极解析开导患者，并推荐相适应的修心养性网络课程给患者学习。

总之，临证辨治，是在以方药有效为先导的基础上，结合患者病型、体质、气质的不同，配合以饮食建议、情绪开导、功法锻炼等非药物手段，形成已病未病一体、治—调—功—养配伍的整合化医疗特色。

而此中的关键则在于患者能谨遵医嘱，在药物之外充分发挥自身主动性，践行医患协作，实现疾病临床症状改善之后，转入非药物手段的日常调理和生活防养。因此，为医者开药治疗见效不难，难的是治之断根。也就是说，若无治未病之意识和斩断病根之手段的落实，而依靠的药物治疗多是扭转疾病病理中的部分环节，发病的源头不绝，被扭转的疾病病理也难免（或早或晚）有复发再现之机。

为此，我致力于中医非药物性手段的研教与推广。在自身多年研习中国健身之术的基础上，通过简化传统功法，自身示范录像，以视频形式指导、督促患者践行相应的功法锻炼。在此，特别推荐两套最为简便易行却有实效的大众化功法——踮步扭腰功和易筋三式。

1. 踮步扭腰功

将踮步动作和扭腰动作结合，踮步要求脚起时劲从地起，脚落时合劲入地；扭腰要求活动腰腹深部肌肉，西方体育学称之为“核心肌群”，其活动范围和幅度虽然不及外周肌群，因腰骶部是人体重心和应力点所在，相同的运动距离下，核心肌群做功量更大，活动到位有事半功倍之效。

养生、调理是缓长之事，非一日一时之效，须能从长计议，久久乃能见功。当代人生活节奏快，工作时间长且相对固定，持续锻炼的可行性是锻炼方案必须考虑和解决的主要问题。练习踮步扭腰功对活动场地几乎没有要求，只需避开刮风下雨环境；因用力核心在腰腹，四肢活动幅度不大，对运动着装要求也不高，腰腹部宽松即可；动作精简，练习时间和节奏灵活，在久坐伏案后、开会茶歇时、出行等待车船等各种空隙，均可以实施练习。相较中国功法如太极拳、易筋经而言，此套功法更具有日常化程度高、习练持续性好的优势。

2. 易筋三式

由开天辟地、卧虎扑食、三盘落地三式组成，脱胎于易筋经。易筋经，顾名思义，为抻筋拔骨之功法。筋为附着于骨骼上的韧带和肌腱，人体结构以骨为支架，以筋为纽带。肝主筋，又主疏泄，气血津液之活动需赖筋之运动以贯通全身。故筋之活动，不在于其强度、速度，而在于其流畅度，筋顺则力顺，力顺则气行，气行则血畅。初习易筋三式，活动形体即可；中级阶段，要求全身合住劲，即动作之间劲力要连贯顺畅，不要松懈断劲；高级阶段，在合劲的基础上，注重形神合一，运神以调气形，则气形之运动更巧妙，动作开阖转换之间严丝合缝，有行云流水之美。

以形导气，以气运形，形动神定，易筋三式通过对筋之把控，追求筋柔骨正、气血和畅、形展神安之效果。我认真习练三式半年余，一套练习下来不过10分钟，却每有体畅神怡之感。练至高级阶段，以最小的气血消耗实现最大的气血流畅，与西方体育计算能量消耗、追求心肺功能极限的运动模式相比，用养得宜，避免了过用生损的代价，在维护健康方面，远期收益更佳。

踮步扭腰功和易筋三式两套功法，在门诊上适合推荐给合适的患者习练，具有顺筋调气和简便易行之特色和优点！

结　语

中医中药在中华民族几千年的繁衍生息历史中，护佑华夏儿女的生命和健康，近代以来，虽经西学传入的一时冲击仍绵延不绝，在21世纪，其医学观和诊治方法在西方解剖还原医学方式之外，为人类思考生命和疾病提供了另一个视角——从生命之道看疾病之理，站在生命活动规律的高度上，重新审视疾病发生的原因。生命活动不循其常态，有所偏颇即为疾病，治疗原理为以偏纠偏，药物相较食物气质有偏，故可用于治疗疾病。病命一理贯之，药食同源异流，皆因偏度而别态。

人禀天地气质而生，并得天地气质之全，在此基础上演化形成了有机生命体，包含精气神形四方面，形以成其体架，精以为物质载体，气以启机能状态，神以谐生机意念，四者匹配协和，生命体态浑成。凡若不良因素干扰人体，影响生命动态偏离其常轨，并因病程久暂、偏度大小、气形重心、病势轻重的差异而病态有别，因而干预纠偏手段各异，救—治—调—养各司所长！大体而言，救治更显以时功，调养乃隐于素德，功能以力示其强弱，德需以向定其偏正，良医尚法，应力求在选定适宜的方向上发挥得当的力度，使功力德向相配、阴阳动静相助，合和而得圆满，才能应对当下社会化慢病的流行之变。

自毛泽东主席提出中医药是一个伟大的宝库，应努力加以发掘以来，国家领导人在公开场合多次表达了对中医药的支持和信心。根源于东方智慧下整体、恒动的中医医道法术，可弥补西学分析、解剖医技之短板，两者视角有异，眼光不同，但研究对象和服务对象都是人类健康事业，需合力而为，为解决世界医疗卫生面临的健康难题做出应有的贡献！

Table of Contents and Abstracts

The Philosophical Connotation of Traditional Chinese Medicine and Its Significance

Lou Yulie

Abstract: Traditional Chinese medicine is not a purely scientific question, it has humanistic connotation and should be included in our humanistic thinking field. Traditional Chinese medicine and Chinese traditional culture are integrated. Traditional Chinese medicine embodies many abstract ideas of Chinese traditional culture at the practical level and the theory and practice of traditional Chinese medicine fully embody the basic concepts and thinking mode of Chinese traditional culture. Traditional Chinese medicine believes that the human body is a complete and interconnected one, and it should be regarded as the most fundamental things to treat a living organism in such a holistic dialectical way. The Yin and Yang theory of traditional Chinese medicine reflects the dynamic balance and the five-line theory reflects the overall correlation which can be said to be the most fundamental concept of Chinese culture. The survival of traditional Chinese medicine, in fact, involves the survival of the fundamental spirit of Chinese culture. Traditional Chinese medicine affects the world on the technical level, but in depth, it is the impact of traditional Chinese culture.

Keywords: Traditional Chinese medicine; Chinese traditional culture; China's view of life; Chinese philosophical thinking

Research on Cultural Consciousness and Basic Theory of TCM

Pan Guijuan

Abstract: Traditional Chinese Medicine (TCM) is an important component of China's excellent traditional culture. However, over the past century, Chinese culture, including TCM, has been severely invaded and destroyed. Guided by ancient Taoist thought, TCM is the eternal lifeline that connects the spirit and wisdom of the Chinese nation. Its theoretical system is vastly different from Western medicine, and discussing the inheritance and innovation of TCM without understanding Chinese culture is like a water without a source or a tree without a foundation. Cultural consciousness is not only the foundation of the revival of traditional Chinese culture, but also the key to the inheritance and development of TCM theory. Only through cultural consciousness can we understand the origins, rich connotations, modern values, and existing problems of TCM theory, correctly judge the historical position and fundamental direction of TCM, and grasp the essence of TCM in the new era of multicultural coexistence. Only then can TCM stand on its own and develop healthily. Cultural consciousness is a difficult process. Only by deeply understanding the fundamental connotation of traditional Chinese culture can we fundamentally seek a healthy development path for the inheritance, development and innovation of TCM.

Keywords: Cultural consciousness; Basic theories of TCM; Chinese culture; TCM; Taoism

On Yi-ology and Traditional Chinese Medicine Research

Zhang Qicheng

Abstract: As we all know, traditional Chinese medicine is an important part of traditional Chinese culture, which is deeply influenced by Yi-ology and Taoism. Among them, the thinking mode of *I-Ching* directly permeates the whole theoretical system of traditional Chinese medicine. The theory system of traditional Chinese medicine is based on the unique understanding method provided by *I-Ching*. Its theories of visceral outward manifestation, meridian and collateral, five evolutive phases and six climatic factors, and syndrome differentiation embody the thinking method and mode of *I-Ching* in the form of images such as hexagrams, Tai chi, five elements, Hetu and Luoshu, and in the essence of yin-yang theory, variation theory, wholism theory, and neutralization theory. Therefore, in order to understand Chinese medicine, it is necessary to study and discuss the thinking mode of Yi-ology. Besides adopting the empirical method, it is also necessary to combine the traditional thinking mode to find, verify and reveal its essence.

Keywords: *I-Ching*, Image-numerology, Philosophical connotations, Theory of visceral outward manifestation, Meridian and collateral theory

Practical Wisdom of Modern Traditional Chinese Medicine Culture and Its International Influence

He Jialang

Abstract: Ancient traditional Chinese medicine (TCM), based on its systematic holistic view and dynamic evidence-based treatment design, has maintained vitality through time. The "Chinese Medicine Incorporating Western Medicine" proposed in the late Qing Dynasty and early Republic blends faithful traditional Chinese medicine with references to Western medicine. Over the past century, TCM has achieved significant advancements, spreading globally and playing an active role in the world's healthcare. In the post-pandemic era, with major changes in the human disease spectrum, the demands and expectations for modern healthcare have increased. Under the new impetus of modern TCM thinking, the modernization of traditional medicine into modern TCM systems is essential. Systematic promotion of modern TCM culture will popularize TCM knowledge both domestically and internationally, contributing to high-quality development of TCM and its globalization process.

Keywords: Traditional medicine; Combining Chinese medicine incorporating Western medicine, International; Contemporary Value; New thinking; Modern Chinese medicine

The Fate of Artemisia Annua in The History of Anti Malaria of Traditional Chinese Medicine

——A Case Study on the Evolution History of Traditional Chinese Medicine Knowledge

Cheng Wei, Hong Jiachen, Wang Lilin

Abstract: The discovery of artemisinin has made the traditional Chinese medicine (TCM) Artemisia annua well-known far and widely. In the process of artemisinin research, it was inspired by Ge Hong's *Emergency Formulas to Keep Up One's Sleeve* in the Jin Dynasty, and this historical plot has also received much attention. However, as a commonly used traditional Chinese medicinal, the anti malaria effect of Artemisia annua has not been fully demonstrated in history, and has even been almost buried for a long time. Although many ancient medical books have mentioned the therapeutic effect of Artemisia annua on malaria, its status is not prominent. Radix Dichroae (including Folium Dichroae), which was first mentioned in the *Shen Nong's Classic of the Materia Medica* with clear therapeutic effects, has always held an important position. Its emetic side effects have affected the understanding of the pathogenesis of malaria, leading to the theory of "no phlegm, no malaria"; The theory of malaria exclusive to Shaoyang has been continuously strengthened with the rise of the classic status of *Treatise on Cold Damage*. This main theme to some extent suppresses the prominent anti malaria effect and status of Artemisia annua. Analyzing the causes of this historical phenomenon can help to gain a deeper understanding of the tortuous process of academic development of TCM.

Keywords: Malaria; Artemisia annua; Radix Dichroae; Radix Bupleuri

Scientific thinking of recasting the soul of traditional Chinese medicine

Li Zhizhong

Abstract: Traditional Chinese medicine is a miracle in the history of human culture, it belongs to China, more belongs to the world. In the past one hundred years, there have been four kinds of confused ideas in the traditional Chinese culture: confusing the imperial autocratic culture with the core of traditional Chinese culture; the reason why China was backward and beaten in modern times was attributed to the excellent traditional culture; contrast modern western science with traditional Chinese culture; pitting social democracy against traditional Chinese culture. The confused cultural concept derived many mistakes in TCM, failing to correctly treat the relationship among academic, career and management, putting the westernization of TCM above the national Constitution and the general policy of health work; The westernization of Chinese medicine equates with the modernization of Chinese medicine, helping TCM experience to regard it as the standardization and standardization of TCM diagnosis, taking the westernization of TCM education as the direction of the training of the following talents. The Chinese medicine hospital has become more and more "surname west", and the Chinese medicine to the world is distorted into the same country international standards. These mistakes lead to the serious distortion and disintegration of the basic science system and clinical technology system of TCM, and at the same time form a situation of "weakening of TCM thinking, Westernization of TCM evaluation, alienation of TCM scholarship, degeneration of TCM technology, and dilution of TCM characteristics and advantages" in medical treatment, education, scientific research and management. To save the soul of TCM, we must first start from the enlightenment of culture and ideology. With the emphasis on the popularization of traditional culture and the theory and clinic of traditional Chinese medicine, we should grasp the starting strategy of the reform of medical treatment, scientific research and education. This is an important part of realizing the Chinese dream of the great rejuvenation of the Chinese nation which should not be taken lightly.

Keywords: Traditional Chinese Medicine; Culture; Westernization of traditional Chinese medicine; Save; Enlightenment; Renaissance

On Huang Tingjian's philosophy of "Harmony" in health preservation

Xu Yiming

Abstract: The incense in Chinese culture began with Huang Tingjian, so he got the honorable title of "Incense sage". Huang Tingjian can develop his own fragrance, personally participate in the production of incense products, incense and incense burning methods of development and improvement, in the aroma, fragrance appreciation, his insights can also be his own. Of course, so he mainly took incense as the topic, impromptu, with poems to record incense, express the sense of incense, reveal the author's sincere feelings for incense, and reflect the basic spirit and ideas of "harmony". He not only loved incense all his life, but also deeply studied incense, and used incense to make friends, preach, and cure diseases. He also paid great attention to incense virtues, and used incense to expand his philosophical thinking. In his many incense prescriptions, poems and surviving ink treasures, we can realize that he was respected as "incense sage" is well-deserved. From these precious cultural heritages left by him, we can further explore more ways of keeping healthy, and sort out and improve them from the perspective of "harmony" health philosophy.

Keywords: Huang Tingjian; Incense saint; Peace and harmony; Poetic thought; The thoughts of a philosopher; The way to keep healthy

Scientific and Technological Archaeology Reveals the Origin of Mafeisan Powder

Wang Xingyi, Jiang Hongen, Ning Yibing

Abstract: Scientific and technological archaeology has played an important role in archaeology in recent years, such as revealing the origins of wheat and rice, and making significant contributions to modern archaeology. In 2022, Jiang Hongen used scientific and technological archaeology to verify that the cannabis unearthed from Tomb 90 (IM90) of Tomb No. 1 of the Yanghai Ancient Tomb in Turpan, Xinjiang, which was 2, 700 years old. The owner of the tomb was believed to be a shaman, and the cannabis buried with him could be used for religion or for medical anesthesia and pain relief. A dried corpse that had undergone chest surgery 2, 500 years ago was found in the Su Beixi Tomb, not far from the Yanghai Tomb. There was green powder left next to it, which some archaeologists believed to be cannabis. Based on this, we propose that the eternal mystery of Hua Tuo's Mafeisan Powder should be Mafeisan Powder, and the main medicine is Ma Fen, that is, cannabis.

Keywords: Ma Fei San; Ma Fen; Scientific and technological archaeology; Hua Tuo

Creative Transformation And Innovative Development of Traditional Chinese Medicine Culture

——The Curatorial Ideas And Experiences of the "Light of Wisdom-Traditional Chinese Medicine Culture Exhibition"

Hu Guangqin

Abstract: The "Light of Wisdom-Exhibition of Traditional Chinese Medicine Culture" is a cultural feast jointly organized by the National Museum of China and the National Museum of Traditional Chinese Medicine. It aims to showcase the historical development of Traditional Chinese Medicine (TCM) through logical collections, reflect the essence of TCM culture, reveal the significant contributions of TCM to the Chinese nation and human civilization, and promote TCM culture. In terms of exhibition display structure, breaking the traditional exhibition model of "history as the order", and following the logical order of TCM's origin, law, method, prescription, technique, utensil, medicine, advantages, innovative development, and contributions to the world, it is conducive to comprehensively showcasing the core concepts of TCM culture and solving the dilemma of insufficient cultural relics to support large-scale exhibitions in the initial stage of cultural and museum work of TCM. Specifically, the exhibitions are divided into prologue hall, "The Key to Civilization", "The Way of Health Preservation", "The Secret Classics of the Ancient", "The Gathering of Utensils and Medicines", and "Inheritance and Innovation". The exhibition showcases the profound and long-standing culture of TCM to the world, as TCM plays an irreplaceable and important role in the construction of TCM culture. It is necessary to deeply explore the inherent value contained in TCM cultural relics and promote the creative transformation and innovative development of TCM culture.

Keywords: Light of Wisdom-Exhibition of Traditional Chinese Medicine Culture; Traditional Chinese Medicine culture; National Museum of Traditional Chinese Medicine; National Museum of China; curatorial idea.

Medical Historical Materials Found in Wucheng Han Bamboo Slips

Cao Jinyan

Abstract: The wooden slips unearthed in Huzhou, Zhejiang Province are mainly physical relics left by the Wucheng County Office during the Han Dynasty. They are rich in content and mainly involve the daily lives of the general class at that time. They mainly include official documents, administrative affairs, and public and private correspondence, preserving extremely rich social and historical materials of the Han Dynasty. There are three wooden slips unearthed that involve medical historical information, including a letter sent by a doctor named Lv Guang to his family, a record slip for diagnosing and treating plague and a prescription slip. The excavation of Wucheng Han bamboo slips not only fills the gap in the Han Dynasty bamboo slips in Zhejiang, but also includes important materials related to the medical history of Zhejiang, which are precious and worthy of in-depth research.

Keywords: Inscribed wooden slips; Medical history materials; Wucheng Han bamboo slips; Huzhou

A Study on the Producing Area and Application of Cinnamon from the Han Tombs at Mawangdui

Fu Lu, Xiao Yongzhi

Abstract: The cinnamon unearthed from No. 1 and No. 3 Han tombs at Mawangdui in Changsha, Hunan Province is the oldest among the extant cinnamon relics in China. Through the research of relevant unearthed documents and ancient books handed down, this article speculated that the cinnamon unearthed in the Han tombs at Mawangduiwas produced in Lingnan region, and was sent to Han dynasty by the King of South Yue. Medical records from Mawangdui show that cinnamon can be used to treat wounds, boils, caries and other diseases, and has the effect of tonifying and increasing sexual function. Cinnamoncan be made into powder, pills, wine and is often used for external use. During the Qin and Han Dynasties, cinnamon was mostly used for food seasoning and incense. The cinnamon unearthed fromHantombs at Mawangduiwas dressed in silk bags of different sizes to purify indoor air and wear it.

Keywords: the Han Tombs at Mawangdui; Cinnamon; Han Dynasty

Clinical Application and Practice of Huang Yuanyu's Medical Theory

Li An, Huang Tianqi

Abstract: Huang Yuanyu, who advocated the theory of *qi* transformation, developed an academic system that integrates the left-ascending and right-descending model centered on Zhongqi, as well as the physiological and pathological model centered on the Five Elements and Six Climates, which has been highly respected by later generations. This paper elaborates on the origin and theoretical connotation of Huang Yuanyu's concept of Yin and Yang, the characteristics and therapeutic principles of his Six Climates Syndrome Differentiation system, the core ideas and clinical applications of his Four Dimensions and Pivot Earth theory, and applies these ideas to clinical practice through pulse diagnosis, revealing Huang Yuanyu's innovations and developments in the theory of spleen and stomach as well as the overall concept of traditional Chinese medicine. This paper aims to systematically sort out Huang Yuanyu's academic thoughts, summarize the theoretical core of his concept of *yin* and *yang*, Six Climates Syndrome Differentiation, Four Dimensions and Pivot Earth theory, and pulse diagnosis application, providing theoretical references and practical insights for modern clinical practice of traditional Chinese medicine.

Keywords: Huang Yuanyu; Yin-yang theory; Six Climates Syndrome Differentiation; Four Dimensions and Pivot Earth theory; Pulse Diagnosis Syndrome Differentiation

Reunderstanding of The Meanings of The Terms Used in The Preparation of Traditional Chinese Medicine Based on The Cases of Bamboo and Silk Medical Books

Shen Shunong

Abstract: Bamboo and silk medical books are mainly used to study ancient medical culture and ancient medical scholarship. , while they are also language materials for literature in the Qin and Han dynasties, which can be used to study ancient Chinese. Through the investigation and summarization of the prescription processing language of bamboo and silk medical books, it is found that there are deviations in the traditional interpretation of four prescription processing terms. Specifically, there are: (1) Cooking: The original meaning is not ordinary cooking, but rather cooking meat (to offer sacrifices to ghosts and gods); (2) Frying: The original meaning is not ordinary frying, but rather "frying raw fat to make cooked oil or cooking food with oil". (3) Boiling: The original meaning is not "boiling with slow fire", but "removing the moisture contained inside the boiled material by heating". (4) Quenching: The original meaning is not related to fire, but related to water (for heating alcoholic beverages, medicinal liquids, etc.); And the first meaning item of the *Chinese Dictionary* "water container for quenching" may not be valid.

Keywords: Cooking; Frying; Boiling; Quenching; Bamboo and silk; Original meaning

Study on The New System of Materia Medica Constructed by Compendium of Materia Medic

Wan Fang, Hou Youjuan, Zhang Mingjin

Abstract: The Compendium of Materia Medica collects the great achievements of old materia medica and opens up a new system of materia medica. Its title origin, frame construction, literature basis, literature inheritance and content features are all innovative on the old examples of predecessors. The title of the book draws on Zhu Xi's Compendium of Zizhitongjian in the Southern Song Dynasty, and uses the compiling idea and style of the compendium of Materia Medica to create the compiling principle and style structure of the Compendium of Materia Medica, and establishes a new system of Materia medica. Compared with the previous materia medica works, the new system emphasizes both medicine and the fusion of Chinese medicine. Combined with the clinical medicine experience, the clinical medicine theory is supplemented and guided. In the Compendium of Materia Medica, the number of new supplementary prescriptions is much higher than that of the old materia medica, and the supplementary prescriptions are arranged according to the name of the main disease syndrome. From the clinical point of view, the author emphasizes the main disease syndrome of the corresponding prescription, which is more convenient for clinical syndrome differentiation and prescription selection, and shortens the distance between materia medica and clinical application.

Keywords: Compendium of Materia Medica Li Shizhen Materia medica literature; Outline; Materia medica system

The Invention and Spread of Vaccination: a Historical Survey Centered on the Eradication of Smallpox

Zhen Cheng

Abstract: This article systematically reviews the development history of the smallpox vaccine by sorting out the invention, dissemination, and application of variolation and Variolae Vaccinae, that is, the human and cowpox vaccination techniques. Illustrating the time span from the invention of variolation in ancient China to the global promotion of Janner's vaccination, this article confirms the safety, efficacy and significance of the deliberate infection of Variolae Vaccinae in smallpox prevention. Besides, by analyzing the westward spread of variolation and the eastward spread of Janner's vaccination, this paper explores the paths and characteristics of international communication in medicine, emphasizing the importance of medical innovations. The dissemination and application of both variolation and Janner's vaccination demonstrate the harmonization of local development and cultural adaptation. Also, the successful smallpox elimination not only marked the disease as the first infectious one to be eradicated globally but shows the necessity of global cooperation in disease prevention and treatment, highlighting the vision of building a global community of health for all. The role of science, medicine, and culture in global health deserves more attention and in-depth research.

Keywords: Variolation; Variolae Vaccinae; Smallpox; History of medicine

Japanese Kampo Granules and Chinese Classical Medical Prescriptions

Liang Yongxuan, Li Min

Abstract: By exploring the birth and development process of Japanese Kampo granules, an in-depth study was conducted on the relationship between the 148 Kampo granules used in Japanese medical insurance and Chinese classical medical literature. It was found that out of 126 prescriptions, there are 20 kinds that originate from ancient Chinese medical texts. Further analysis was conducted on the overview of citing ancient Chinese medical texts, the frequency of citation, the classification of disciplines, the attribution to dynasties, authors, the number of volumes, and editions, etc. Summarizing the characteristics of Japanese granules citing classical Chinese prescriptions, providing a certain reference basis for future domestic research on classical prescriptions.

Keywords: Japan; Kampo Granules; Ancient Chinese Medical Texts; Classical Chinese Medical Prescriptions

The Anatomical Practices and Their Impact of Yamawaki Touyou and Wang Qingren

Niu Yahua

Abstract: In 1753, Koho-ha School of Japanese Kampo practitioner Yamawaki Touyou led a human dissection activity and authored the book *Zoushi* (藏志, *Book of Organs*), which rejected the visceral theory of the *Huangdi Neijing* (黄帝内经, *Inner Canon of the Yellow Emperor*) and advocated for the restoration of the older "Nine Visceral Organs" theory. In 1797, Wang Qingren, in an effort to resolve contradictions within traditional Chinese medicine's visceral theory, observed abandoned infant corpses at graveyards and wrote *Yilin Gaicuo* (医林改错, *Correction of Errors in Medical Classics*), critiquing the errors of the *Huangdi Neijing*'s visceral theory. Both Yamawaki Touyou's and Wang Qingren's ideas and actions originated within the realm of traditional medicine, challenging the revered visceral theory of the *Huangdi Neijing*. However, their spirit of questioning authority and seeking verification through practice resonated with the modern scientific spirit. Their impacts on their respective countries' medical developments extended beyond traditional medicine, facilitating the introduction and dissemination of western anatomy and medicine.

Key words: Traditional Medicine, Visceral Theory, Classical Medicine School, Anatomy, Yamawaki Touyou, Wang Qingren.

The Development of Medicine in the Southern Song Dynasty

Zhu Deming

Zhejiang Chinese Medical University Zhejiang Institute of Traditional Chinese Medicine Culture

Abstract: Song Dynasty is the important development stage of Chinese medicine and pharmacology, with outstanding contribution in the aspects of medical and health institutions, medical education, medical theory, temporary syndrome subjects, herbal and bureau party; With medical heritage in orderly, improvement in the status of practitioners, and community awareness of medical significantly enhancing. Especially the medical knowledge widely spreads, through the compilation of the medical books, publication, circulation and reading penetrated into the social from all walks of life, the medical facilities, heal the sick, the pills, plasma bolt sheet with approbation ringing in the ears; the prefecture of genuine medical materials are rich, herbal medicine markets are large, pharmaceutical workshop production is specifical, drug is processed with exquisite technology, pharmacy is bristly, druggists always go everywhere even abroad; the Southern Song Dynasty has become the comprehensive management and national public civilization of advanced region; government always takes various measures of medical assistance in epidemic, pacifing the people in the disease area, controlling the spread of the epidemic disease and the medicine exchange between China and foreign countries is very prosperous. Therefore, the Southern Song Dynasty was an important period in the Chinese medicine history of as a connecting link, opening up a new path, this period has extremely profound achievements of their medicine position and influence in the history of science and technology in China, until today.

Keywords: Song Dynasty; Medicine; Development

Talks on Interrelationship Between Life and Nature in *Yellow Emperor's Cannon of Medicine*

Wang Mingqiang

Abstract: This article focuses on the connection between human life and nature, with the key that people should live synchronizing with yin and yang of nature to achieve the inner yin and yang harmony. In the beginning, the author puts forward the viewpoint that people should obey the rules of natural yin and yang. Then, it is said that yang masters yin, believing that storing yang qi is crucial to yangsheng, while overexertion, passion and many other bad behaviors are easy to cause yang qi to diminish. The nature of yang qi is nourishment and tonification, once is lost, it will cause diseases. Moreover, the convergence and divergence of yang qi depends on the changes of environment, meaning that people should act in accordance with nature to avoid diseases. After that, it is discussed that the harmony between yin and yang makes nature keep operating. "The harmony of yin and yang leads to health," as the saying goes. While balancing the Five flavors and regulating diets play vital roles in cultivating the essence.

Keywords: Qi; Yin; Yang; Harmony

Bianque and Cangong recorded in *Huangdi Neijing*

Gu Man

Abstract: The *Biography of Canggong* in the *Shiji* (Records of the Grand Historian) records that Canggong received the "Maishu of the Huangdi and Bianque" from Yang Qing, and used them to teach his students. Some of the titles of the ancient medical manuscripts transmitted by Canggong are also found in the extant edition of *Suwen*. Therefore, HuangfuMi asserted: "According to the biography of Canggong, all of his learning is derived from *Suwen*, and his discussions on diseases were exquisite and ingenious". We have collected the "Bianque's method of pulse diagnosis" in the *Huangdi Neijing* and *Maijing* (pulse classic), and interpreted the ancient medical books cited in the *Neijing* which are related to Bianque; we have also taken the medical records of the *Biography of Canggong* as examples, in which the interpretation of the causes of diseases can be corroborated with that in the *Neijing*, so that we can point out that the *Huangdi Neijing* was compiled after Cangong's era, and closely related to the medicine inherited from the Qi region. The "Maishu of the Huangdi and Bianque" passed on by Cangong is also the basis for the formation of *Suwen*. It is very likely that the extant edition of *Suwen* and *Lingshu* were probably rearranged on the foundation and framework of the "original Huangdi Neijing" compiled by Li Zhuguo, and a large number of new chapters were included to interpret and elaborate on the original chapters. The extant edition also covers the contents of the other books from seven schools of medical classics, such as the *Bianjie Neijing and Waijing* (Inner and External Canons of Bianque).

Keywords: *Huangdi Neijing*; *Biography of Canggong* in the *Shiji*; Bianque; Chunyu Yi.

The Identification of Drug Names and Facts and the Exploration of Academic Value in the Overseas Materia Medica Book *Caiyaolu*

Zheng Hong

Abstract: Chen Zhenxian, a Chinese physician in the Qing Dynasty, collected medicine near Nagasaki, Japan, and wrote a book called *Cai Yao Lu*. The book contains 161 kinds of medicines, including 20 kinds of "official medicines" and 141 kinds of other commonly used medicines and herbs. In addition to the knowledge of drug names, effects and usages, many varieties also describe the morphological characteristics of plants, and many contents are not recorded in the existing materia medica. In 1991, Pan Jixing first annotated most of the drugs in the book, but there are also commercial aspects. Based on the present data, this paper further researched the names of some drugs in order to explore the folk pharmacy culture and drug practice knowledge in southeast China in the early Qing Dynasty reflected in the book.

Keywords: *Caiyaolu*; Chen Zhenxian; Drug name

Five New Studies on Oracle Bone Inscriptions about Diseases andEpidemics

Chen Nianfu

Abstract: This article newly interprets five oracle bone characters. The first four respectively interpret the four characters related to skin diseases: "疹" (zhěn), "疱" (pào), "疕" (bǐ), and "痳" (shuì). The last one interprets the three words related to itchy skin: "雋 (膗)" (juàn), "蛘" (yáng), and "摫哉" (kuǎi zāi). The article argues that there are already records of measles in oracle bone inscriptions, and "疕" was used to mean head sores, which is different from the later use of "疕" to refer to psoriasis.

Keywords: Oracle Bone Inscriptions; Diseases and Epidemics; Interpretation of Characters

Research on the Academic Thought and Diagnosis and Treatment Characteristics of Yongjia Medical School

Liu Shijue, Zhou Jian

Abstract: Through the research method of philology, this paper summarizes the academic thought of Yongjia Medical School and explores its diagnosis and treatment characteristics. The most distinctive academic thought of Yongjia Medical School is the pursuit of simplicity and practicality. In medical theory, it simplifies complexity and constructs the theory of three causes; in the diagnosismethods, it takes the four pulses as the key and attaches importance to pulse diagnosis and differentiation; In terms of therapeutic concepts, from extensive to concise, and then from the pursuit of simplicity to the return of syndrome differentiation and treatment. The medical thought and medical practice of Yongjia Medical School have distinct local colors and characteristics of the times. Protecting the spleen and stomach to create new prescriptions, advocating warm and dry drugs and using them flexibly, and treating plagues with the theory of five movements and six qi are its diagnosis and treatment characteristics.

Keywords: Yongjia Medical School; Academic Thought; Diagnosis and Treatment Characteristics; Philology

Ancient books research on the Physical Cause of Dental Caries "Worm"

Liu Yafang

Abstract: The ancient Chinese medicine believes that dental caries means teeth eaten by worms, and the cause of dental caries is attributed to the physical "worm", which is visible and can be caught. The relevant content is abundant. As for the treatment of dental caries, they commonly used drugs to lure the worm out of the teeth, ears, corner of the eye and other parts. It also included the drug-plug-worm-pore method, Chinese medicine gargles, supplication therapy, miscast magic and other methods, which are directly oriented to the small worms in dental caries. This article mainly adopts the literature research method, collates a great amount of documentation related to caries and worms in ancient medical books, herbals and dictionaries, combing the ancient understanding of the causes of caries and treatment methods, and demonstrate the cognitive context and academic characteristics of dental caries in traditional Chinese medicine through several representative literature articles. The investigation of these problems can enrich the knowledge of the etiology of traditional Chinese medicine and the expertise of ancient Chinese dentistry, explore the origin of modern terms such as zhuya and chongya.

Keywords: Decayed teeth; Worm; Etiology; Literature research

The Construction of National Museum of Traditional Chinese Medicine

——Bringing Benefits to The Present and Future Generations

Yang Rongchen, *Wu Xiaoxiang*, *Wang Yifei*

Abstract: Traditional Chinese Medicine (TCM) has a long and profound history, and is an important component of China's excellent traditional culture. As an important battlefield for promoting TCM culture, the construction of the National Museum of TCM shoulders a strong responsibility and historical mission of the times. This article discusses the significance and urgency of building a national museum of TCM from the perspectives of the cultural characteristics of TCM, national policies and regulations, the development status of TCM museums, and the preservation status of cultural relics. And around the concept which is "a millennium plan, digitization at the forefront, integrating ancient and modern, and upholding integrity and innovation", positioning, and functions of the National Museum of TCM, this article elaborates on its positive role in promoting the development of TCM and promoting excellent Chinese traditional culture.

Keywords: Traditional Chinese Medicine; Museum; Cultural confidence

Intangible Cultural Heritage of Traditional Medicine: Research Perspectives and Methods

Wang Zhenguo, Shen Zhongqi

Abstract: Intangible cultural heritage (ICH) projects of Traditional Medicine are one of the substantial carrier of traditional Chinese medicine (TCM) culture, and their core values can be summarized into four aspects: culture, region, craftsmanship, and inheritance. The existing research theories and methods are relatively single, and the exploration of core values is limited. Multidisciplinary integration is needed to broaden research perspectives and update research methods. With the perspectives and methods of cultural studies, history and anthropology, we can explore the reasons for formation, influencing factors, construction processes of the projects, and discover their cultural connotations and values. With the perspectives and methods of medicine, law and economics, we can delve into the effective mechanisms, rights protection, and industrial development of the projects, to improve the protective measures, support their survival and development, further uncover the core value connotations of the projects, and broaden the scope of their core values. This paper discusses the specific theories and methods that can be applied to the research of ICH projects of TCM, taking the above-mentioned related disciplines as examples.

Keywords: Traditional Chinese medicine; Intangible cultural heritage; Core values; Research perspectives; Research methods

Research on High-quality Development of Regional Collaborative Traditional Chinese Medicine: A Case Study of the Yangtze River Delta Region

Jia Yang, Kang Qian, Xu Liaoyu, Wang Yong

Abstract: Through an in-depth study of the current situation and strategies of the high-quality development of traditional Chinese medicine in the Yangtze River Delta region, the process and mode of the coordinated development of traditional Chinese medicine in the Yangtze River Delta region were discussed and analyzed in the context of regional synergy, and the entropy weight TOPSIS method was used to comprehensively evaluate the development level of traditional Chinese medicine in three provinces and one city, and the problems existing in the high-quality development of traditional Chinese medicine in the Yangtze River Delta were deeply analyzed according to the results, and corresponding countermeasures and suggestions were put forward.

Keywords: Yangtze River Delta; Traditional Chinese Medicine; High-quality Development; Regional Collaboration

The Core Essence and Practical Exploration of Revitalizing and Developing Traditional Chinese Medicine (TCM) in the New Era

Wang Yanlong, Wang Xiaomei, Ma Chongyang

Abstract: Xi Jinping's important discourse about traditional Chinese medicine to develop health and people's livelihood as the starting point and the foothold, the system thinking into the whole development process of traditional Chinese medicine, opened up the health and the health development path with Chinese characteristics, building contains the theory of value, methodology, system theory, and the complete theory system of the strategic theory, is universal, systemic, nationality and open to form the basic connotation. The CPC's contemporary development of TCM ideology and theory has provided ideological and practical guidance for promoting the coordination and sharing of TCM and the well-being of people's livelihood, as well as promoting the modern transformation and international development of TCM.

Keywords: General Secretary's important discussion on TCM; Ideological connotation; Practical value

Implementation Status and Optimization Strategies of Modern Hospital Management Systems in Public Traditional Chinese Medicine Hospitals

Rong Chao, Wu Qunhong

Abstract: With the deepening of medical and health system reforms in China, establishing a modern hospital management system has become a core task for the modernization of governance in public hospitals. This paper explores the current status and optimization strategies of implementing modern hospital management systems in public traditional Chinese medicine (TCM) hospitals. By analyzing relevant policy documents from the State Council and local governments, this paper summarizes the main characteristics of modern hospital management systems, including clear responsibilities and powers, scientific management, and improved governance, and examines their specific applications in public TCM hospitals. The study finds that although the modern hospital management system has promoted the standardization, refinement, and scientific management of TCM hospitals, issues such as unclear responsibilities under the leadership of the Party Committee, administrative restrictions on hospital autonomy, and unreasonable financial input and compensation mechanisms remain in practice. The paper proposes optimization strategies, including clarifying responsibilities, reducing administrative restrictions, adjusting financial input mechanisms, and developing insurance policies that scientifically reflect TCM characteristics, with the aim of providing theoretical and practical references for advancing the modernization of public TCM hospitals.

Keywords: Modern Hospital Management System; Public Traditional Chinese Medicine Hospitals; Medical System Reform; TCM Characteristics; Governance Structure; Operational Management; Policy Implementation

Strategies and Tactics of Traditional Chinese Medicine in serving Healthy China Strategy: SWOT Analysis on Building National Demonstration Area for Comprehensive Reform of Traditional Chinese Medicine Based on Zhejiang Province

Yang Fang

Abstract: The demonstration area for the comprehensive reform of traditional Chinese medicine is an important measure to respond to the party and the government to innovate systems and mechanisms and improve the governance system of traditional Chinese medicine. It is a practical action to practice traditional Chinese medicine to serve the Healthy China strategy. Based on the specific practice of the construction of the demonstration area for the comprehensive reform of traditional Chinese medicine, this paper comprehensively combed the development trend of traditional Chinese medicine in serving Healthy China strategy from the aspects of advantages, disadvantages, opportunities and threats. And according to the goal of promoting the high-quality and sustainable development of traditional Chinese medicine, this paper put forward the development strategies and countermeasures to promote the service of traditional Chinese medicine in Healthy China strategy, in order to achieve the high-quality development of traditional Chinese medicine, and provide theoretical support and reference for realizing the strategy of traditional Chinese medicine serving Healthy China strategy.

Key words: Chinese medicine; Healthy China Strategy; SWOT analysis

The Development History of Zhejiang Traditional Chinese Medicine and Its Impact on Modern Chinese Medicine Education

Tong Xin, Zhao Fazheng, Yu Xinzhong, Chen Yichi, Gu Yunan

Abstract: Zhejiang School of Traditional Chinese Medicine is a medical school with unique characteristics formed during the long development process of Zhejiang Chinese medicine, which occupies a very important historical position in the history of medicine in China. By combing the historical process of the development of Zhejiang School of TCM and analysing the characteristics of the teacher-training education and institutional education mode formed in this process, this paper finds that its educational ideas still have far-reaching influence on the modern TCM education, and thus puts forward the relevant suggestions for the development of the modern TCM education career.

Keywords: Zhejiang School of traditional Chinese medicine; Teacher training; Institutional education; Educational thought of traditional Chinese medicine

Unity of Heaven and Man and Traditional Chinese Medicine

Fan Zhenglun

Abstract: The concept of "unity of heaven and man" is the essence of traditional Chinese culture. This article returns traditional Chinese medicine to the overall perspective of Chinese traditional culture, . Starting from the concept of "unity of heaven and man" in Confucianism and Taoism, the article explains the ideological essence of "unity of heaven and man" in traditional Chinese medicine, as well as its profound manifestation and multi-level application in undeletanding the laws of human life and the process of disease diagnosis and treatment.

Keywords: Unity of heaven and man; Chinese traditionalculture; putting people first; Qi; Taoism; Traditional Chinese Medicine

The Enlightenment from *Path of Beauty* on the Study of Traditional Chinese Medicine Culture

He Zhongjun

Abstract: This paper introduces the academic achievements of Li Zehou and the significant societal impact of his work "*The Path of Beauty.*" It summarizes the success factors of the opus, and suggests that there are aspects worth borrowing for the research of Traditional Chinese Medicine (TCM) culture: (1) profound understanding of Chinese traditional culture, (2) richly philosophical thoughts, (3) artistic style appreciated by both refined and popular tastes. At the same time, the paper reviews the history and accomplishments of over 40 years of research on TCM culture, noting that although TCM culture has enjoyed strong support from national policies and major social science projects, and its forms and scope of dissemination are expanding, there has not yet been a workas weidely welcomed by society as the former. Given its deep roots in Chinese traditional culture, this study anticipates that TCM culture can draw valuable inspiration from the lessons of *The Path of Beauty*.

Keywords: *The Path of Beauty*; Li Zehou ; Book Review; TCM Culture, Inspiration

Holistic View of Life and Integrated Regulation and Treatment Methods From Perspective of Traditional Chinese Medicine

Liu Yingfeng, *Mo Dengxian*

Abstract: Rooted in Chinese culture, traditional Chinese medicine has developed a different view of life-disease and diagnosis-treatment from modern Western medicine due to its macro perspective and holistic thinking, The concept of "treating disease before it arises" has practical guiding significance in the current era where chronic diseases are prevalent. Professor Yingfeng Liu, in the clinical practice of traditional Chinese medicine, focuses on the concept of the same origin of medicine and Taoism. Professor Liu implements an organic integration of syndrome differentiation and non-drug methods, striving to achieve a complete intervention effect of treating diseases when they just occur, smoothly regulating hidden diseases, and preventing diseases before they occur.

Keywords: Traditional Chinese medical; View of life-disease; Preventive treatment of disease; Intervention measures

《中医药文化理论与实践》征稿启事

《中医药文化理论与实践》是由浙江省哲学社会科学重点培育研究基地浙江中医药大学浙江中医药文化研究院主办的学术集刊，创刊于2024年，由社会科学文献出版社出版发行。中医药文化是人类文化史上的瑰宝，是祖先留给我们的宝贵文化遗产。本集刊立足中医，会通人文，瞩望哲学，以期传承东方国粹，弘扬中医药文化。本集刊从创刊号第1辑起，广拜方家，邀约名士，共同探讨中医药文化的历史之根、学术之脉、理论之魂、实践之用、文化之魅。本集刊拟开设中医医史文献、中医药文化、中医药政策法规、中医药文化对外交流等栏目，并视稿件情况设置中医养生文化、中医稀见文献等专栏，敬希海内外学者惠赐大作。

来稿具体要求如下：

来稿须为原创首发，请勿一稿多投，字数一般为8000-15000字，不超过2万字。请附中文摘要和关键词，同时请提供英文题目、关键词。首页脚注位置的首行写“作者简介”，内容包括姓名、单位、职称、研究方向。如果属于基金项目请在“作者简介”下写“基金项目”及相关信息。

本刊为简体横排。注释采用脚注格式，每页重新编号。具体注释格式和体例，以《中医药文化理论与实践》注释为准。

整段独立引文使用楷体，其他部分包括标题使用宋体，特殊字体请专门标注。

稿件的写作语言为中文，外文稿件请译为中文。

本刊编辑部对来稿有权进行技术性处理和适当的文字修改，将不另行知会作者。如需保留修改权，务请在来稿中说明。

本刊采用同行专家匿名审稿制度，审稿周期为三个月。

投稿后三个月未有答复者，作者可自行处理稿件。

来稿请于附件内详细写明作者的姓名、单位、学历、职称、研究方向、通信地址、邮编、邮箱、手机号码等。

编辑部邮箱为：tmcrp@ zcmu. edu. cn

投稿请在邮件标题中注明：《中医药文化理论与实践》投稿。

本集刊为年刊，欢迎随时赐稿。本刊不收取任何形式的版面费、审稿费等费用。来稿一经刊出，即赠送样刊一册，并酌付稿酬。欢迎学林同道惠赐大作！

《中医药文化理论与实践》编辑部

图书在版编目(CIP)数据

中医药文化理论与实践．第一辑／黄文秀主编；朱德明执行主编．--北京：社会科学文献出版社，2025.3．--ISBN 978-7-5228-5228-7

Ⅰ．R2-05

中国国家版本馆 CIP 数据核字第 2025BR7400 号

中医药文化理论与实践（第一辑）

主　　编／黄文秀
执行主编／朱德明

出 版 人／冀祥德
组稿编辑／李建廷
责任编辑／胡百涛
责任印制／岳　阳

出　　版／社会科学文献出版社·人文分社（010）59367125
　　　　　地址：北京市北三环中路甲 29 号院华龙大厦　邮编：100029
　　　　　网址：www. ssap. com. cn
发　　行／社会科学文献出版社（010）59367028
印　　装／三河市东方印刷有限公司

规　　格／开 本：787mm × 1092mm　1/16
　　　　　印 张：27　字 数：551 千字
版　　次／2025 年 3 月第 1 版　2025 年 3 月第 1 次印刷
书　　号／ISBN 978-7-5228-5228-7
定　　价／156.00 元

读者服务电话：4008918866